救援医学

主　　编　商德亚

副 主 编　孟　冲　周　轶　蔡文伟

编　　者（以姓氏笔画为序）

　　　　　　王佃国（山东第一医科大学附属省立医院）

　　　　　　王君业（青岛市急救中心）

　　　　　　史继学（山东第一医科大学第二附属医院）

　　　　　　刘东兴（山东第一医科大学附属省立医院）

　　　　　　许　铁（徐州医科大学附属医院）

　　　　　　孙成玺（山东省疾病预防控制中心）

　　　　　　李连欣（山东第一医科大学附属省立医院）

　　　　　　张　鑫（山东第一医科大学附属省立医院）

　　　　　　张兴国（山东第一医科大学附属省立医院）

　　　　　　季宪飞（山东大学齐鲁医院）

　　　　　　周　轶（山东第一医科大学附属省立医院）

　　　　　　孟　冲（山东第一医科大学附属省立医院）

　　　　　　赵国庆（山东第一医科大学附属省立医院）

　　　　　　胡　海（四川大学华西医院）

　　　　　　夏志明（山东第一医科大学附属省立医院）

　　　　　　商德亚（山东第一医科大学附属省立医院）

　　　　　　蔡文伟（浙江省人民医院）

编写秘书　王　娟

科 学 出 版 社

北　京

内 容 简 介

　　教材共 14 章，系统阐述了救援医学的组织体系、运行机制及保障措施，重点体现了救援医学的四大技术"检伤分类、心肺复苏、创伤救治、医疗后送"，系统讲述了地震、火灾、危险化学品事故、重大传染病、交通事故、核和辐射事故的医学救援应急与处置，并阐述了最新发展的航空医疗救援相关内容。

　　教材具备良好的指导性、实用性及可行性。可以作为高等医学院校临床医学、公共卫生及相关专业学生教材，也可作为各级各类紧急医学救援队员、社会救援力量工作人员的培训教材。

图书在版编目（CIP）数据

救援医学 / 商德亚主编. — 北京：科学出版社，2024. 11. — ISBN 978-7-03-080063-3

Ⅰ．R197.1

中国国家版本馆 CIP 数据核字第 2024G1S880 号

责任编辑：周　园/责任校对：宁辉彩
责任印制：赵　博/封面设计：陈　敬

科 学 出 版 社 出版

北京东黄城根北街 16 号
邮政编码：100717
http://www.sciencep.com

北京富资园科技发展有限公司印刷
科学出版社发行　各地新华书店经销
*

2024 年 11 月第 一 版　开本：787×1092　1/16
2025 年 1 月第二次印刷　印张：17
字数：491 000

定价：118.00 元
（如有印装质量问题，我社负责调换）

前　言

　　突发公共卫生事件是全球性课题。随着全球一体化发展，生物安全形势日趋严峻，全球几乎每年都有一种或几种新的突发急性传染病出现，如严重急性呼吸综合征（SARS）、新型冠状病毒感染、中东呼吸综合征、埃博拉出血热等。鼠疫、霍乱等传统烈性传染病时有发生，威胁并未消除。以新型冠状病毒的流行为例，疫情一旦暴发，波及范围广、处置难度大，对经济、社会造成巨大冲击，严重危害人民群众生命安全和身体健康。我国地域广阔，南北气候变化较大，东西生态环境发展不均衡，自然灾害种类繁多，地震、强台风、泥石流等频发，影响面广，给综合应对处置工作带来巨大挑战。我国作为制造业大国，各类工矿企业多，发生生产安全事故和化学污染、中毒事件概率较高，出现人员伤亡难以避免；全国陆海空人流、物流频繁，车、船、飞机保有量大，发生道路交通、海空难事故的风险长期存在；作为新能源的核电发展迅速，防范核和辐射事故的任务日趋繁重；食品安全事件不时发生。这些事件极易衍生出复杂交织、影响叠加的公共卫生问题和紧急医学救援任务。

　　目前公共卫生应急任务十分繁重，亟须加强紧急医学救援能力建设。医学救援需要专业人才。为了培养未来医学救援的人才梯队，需要总结融汇紧急医学救援相关课题、论文论著、新技术、专利等，充分利用大数据、5G、物联网、区块链等现代信息通信技术，建立贯通全国的紧急医学救援全链条应急网络，并在应急体系的日常管理、突发事件的风险分析、监测监控、预测预警、动态决策等全方位、全链条的信息管理功能方面进行深入探讨和总结。

　　本教材集国内救援医学领域的多位专家，在应急救援指挥、应急救援管理制度、救援专业技术、救援现场的组织及实施、救援信息管理、医学救援的技术标准和质控规范等方面作了详细阐述。

　　鉴于编者水平所限，不妥之处在所难免，敬请斧正！

商德亚

山东第一医科大学附属省立医院

2024 年 2 月 2 日

目　　录

第1章　救援医学概论

救援医学是专门针对现代社会生产、生活活动中发生的各种急危重症、突发事件，及时组织医疗救援的一门学科。它要求在现场对个体或群体实施及时有效的医学处理，以挽救生命、减轻伤残，并在医疗监护下采用现代化交通手段，将患者运送到医院接受进一步的全面救治。它是一门新兴综合交叉学科，涵盖了临床医学、预防医学、护理学、心理学、管理学、工程力学、信息工程学等。

救援医学以"大救援"理念为指导，更强调群体生存，将医学救援从医院内部延伸至救援现场，力求通过高效的医学救援行动，将突发事件对人类健康的损害程度降到最低。救援医学体系作为现代医疗急救服务体系的扩展和延伸，是应对突发事件医学救援运行机制、管理体系、人员组成、资源配置等的综合体系。救援医学的范畴包括医学救援行动的组织管理体系、医学救援行动的运行机制、现场伤员的医学救援技术和心理救援能力、医学救援行动的医学指导、救援现场的公共卫生管理等。工作内容主要分为管理和技术两大方面。要求具备快速反应、高速有效、政府主导、平战结合和全社会参与 5 大特点。

第一节　救援医学的发展

救援医学的发展经历了从现场简单救护、分科救治、灾难医学、急诊医学到救援医学的过程。救援医学与目前的急诊医学是密不可分的，但又有所不同，救援医学是急诊医学发展的新阶段。救援医学与急诊医学的区别在于：救援医学为救援行动提供全程医学指导，而急诊医学只在医疗急救服务体系内发挥作用；救援医学的服务对象是人类群体，而急诊医学的服务对象是患者个体；救援医学需要对救援行动的全过程做出医学评估和响应，而急诊医学只涉及抢救个体生命的医疗服务问题；救援医学是涉及临床医学、预防医学、管理学、心理学等多门学科的交叉学科，而急诊医学则主要涉及临床危重疾病的救治。

救援医学的发展历程大致分为以下 3 个阶段。

第一阶段：20 世纪 70 年代以前。这一阶段属于现场战伤救护和分专科救治阶段。救援医学最初的理论来源于急诊医学。拿破仑时代的法国军医在欧洲战争中发现，战场上通过检伤分类以及现场医疗救治的部分伤病员可以迅速再次投入战场，并在那时发明了由四轮马车改装的"救护车"，车上配备有医护人员和急救药品、手术器材。拿破仑执政时期创编的《法国民法典》，第一次将急诊急救理念纳入法律范畴。在之后的两次世界大战期间，现场战伤救护医学得到了充分发展，但急救医疗工作没有规范化和标准化，通常是单个医务人员或者单个专科各自进行。到了这一阶段后期，相对规范和标准的急救医疗工作逐渐发展，各种急救技术也有了较大发展，为急诊医学的学科发展奠定了基础。这一阶段的标志是心肺复苏（cardiopulmonary resuscitation，CPR）基本技术的建立，即 1956 年卓尔应用胸外电除颤获得成功、1958 年萨法尔开始推广口对口人工呼吸、1960 年裘德应用胸外心脏按压建立人工循环。心肺复苏也被称为 21 世纪第一救命技术。

第二阶段：20 世纪 70 年代至 20 世纪末。这一阶段属于灾难医学和急诊医学发展和确立的阶段。随着医疗急救服务体系的逐步建立，急诊医学也成为一个独立的学科。1976 年，来自 7 个国家的急救与重症监护医师在日内瓦成立了"美因茨俱乐部"（club of Mainz），其为世界上第一个专门研究和探讨急诊医学与灾害医学的学术机构，之后不久改名为世界灾难和急诊医学会（World Association for Disaster and Emergency Medicine，WADEM），这标志着现代急救和灾害医学概念的建立。1976 年，美国完成了相关的立法程序，在全国范围内建立了急救医疗网络。1979 年，急诊医学在国际上正式成为一门独立的学科，其英文名称为 "emergency medicine"。1986 年，欧共体专门成立了欧洲灾害医学中心（European Centre of Disaster Medicine，CEMEC），负责训练各成员国救灾医务人员，培训其实际救援能力。英国的 Peter Baskett 和 Robin Weller 于 1988 年编著了第一部灾害医学的理论著作 *Medicine for Disasters*。之后随着城市化的进展，急诊医学进入蓬勃发展时期，院外急救主要依托于急救医疗服务体系（emergency medical service system，EMSS）的运行。对灾害的救援模式各个国家不尽相同，欧共体成立了欧洲灾害医学中心，美国成立了国际灾难恢复协会（Disaster Recovery Institute International，DRII），英国卫生部突发事件计划协作机构（EPCU）颁布了国民健康服务系统突发事件应对计划，法国设立紧急医疗救助中心（Serviced Aide Medicale Urgent，SAMU），日本设立国家突发公共卫生事件应急管理系统等。德国、意大利、日本等国，计划将每一个社会成员都培养成具有一定急救能力的个体，提升全社会的急救意识。20 世纪 80 年代初，我国也逐步引进急救医疗服务体系。1995 年，卫生部颁布了《灾害事故医疗救援工作管理办法》。1992 年 12 月，联合国人道主义事务协调办公室（Office for the Coordination of Humanitarian Affairs，OCHA）发布了《国际公认灾害管理相关基本术语汇编》，规范了灾难和灾难医学的定义。灾难是指社会功能的严重破坏，导致大量人员、物资或环境损失超出了社会自身功能资源的处置能力。灾难医学是指在综合灾害管理中，为预防、备灾、即时响应和恢复灾难引起的卫生问题，与其他学科合作的研究及各卫生学科的协作应用。

第三阶段：20 世纪末至今。这一阶段的标志是 20 世纪末急诊医学进入以应对突发公共事件为主要目的的救援医学阶段。2002 年 12 月 16 日，联合国大会通过的关于"加强国际城市搜索和救援援助的效力和协调"57/150 号决议是全球灾害救援工作的纲领性文件和依据。OCHA 和国际搜索与救援咨询团（International Search and Rescue Advisory Group，INSARAG）管理国际救援队伍的规范化建设与任务执行。OCHA 与 INSARAG 倡导的国际城市搜索与救援队（Urban Search and Rescue Team，USAR Team）是融合搜索、营救与医疗于一体，即医学急救技术与工程脱险技术高度融合的一支新型队伍，并具备快速反应、自我保障、独立生存等特点，特别适合地震现场救援需求，因此迅速在全球得以推广。INSARAG 根据各成员国的经验和教训，反复修订 INSARAG 指南，以指导各国救援队伍建设，并通过国际救援队伍分级测评与每隔 5 年的复测，保证救援队伍技能熟练和能力不减。评估过程包含核对行政审查记录、许可证、培训记录、过去救援任务表现和 12～48h 团队野外实操。目前，全球有 80 多支队伍加入了 INSARAG 大家庭。2010 年海地地震之后，世界卫生组织（World Health Organization，WHO）认识到现场搜救行动结束后，医疗救援还将持续数月甚至更长时间，便着手建立了国际层面应急医疗救援的管理机制。2012 年，颁布了外国医疗队（foreign medical team，FMT）行动指南，现更名为应急医疗队（emergency medical team，EMT）行动指南，通过规范队伍注册、分级测评、统一行动，加强 EMT 的规范化建设，以确保参与国际救援队伍的安全和高效。目前，申请 WHO 注册的国际队伍已有 70 多支，2016 年 5 月中国 EMT（上海）成为首支通过 WHO 认证的队伍。在 2016 年的厄瓜多尔地震救援中，WHO 首次按 EMT 标准指南对队伍进行了分级管理与调度部署。红十字会与红新月会国际联合会（International Federation of Red Cross and Red Crescent Societies，IFRC）的灾害救援实践早于 OCHA 与 WHO，并致力于灾害中的医疗救援与人道主义援助，推广基于社区急救服务的体系建设，出台系列急救医疗技术培训与操作标准。目前，IFRC 作为 WHO 的团体会员，愿意遵守 WHO 的共同章程与纲领，在国际层面与 WHO 共同开展人道主义救援行动。

第二节　我国救援医学的发展

我国救援医学的发展始于中华人民共和国成立初期，由于受到当时经济和科技发展的制约，救援医学发展缓慢。进入 20 世纪 80 年代，随着我国经济社会的快速发展，在灾难救援过程中的医学救援逐步成为一支重要救援力量，受到全社会特别是医学界专家的高度关注和重视。1985 年前后，中国急救、灾难医学专家加入了世界灾难和急救医学会（WADEM），从此，我国救援医学进入了国际学术舞台。

2001 年 1 月，民政部批准在中国灾害防御协会下成立救援医学专业委员会，同年 4 月，成立了国内的救援医学专业委员会。至此，我国救援医学专业及队伍得以在正常轨道上运行。2006 年，国务院办公厅成立应急管理办公室，负责全国突发事件应急管理的统一指挥；2018 年，组建应急管理部，履行该职责。2003 年 9 月，中国医师协会急救复苏专业委员会成立；同年，教育部在武警医学院（现武警后勤学院）成立我国第一个救援医学系，统编并出版了我国首套救援医学专业教材，之后一些高校相继开设了救援医学选修课。2009 年，"中国医学救援协会"成立；2006 年，我国《中国急救复苏与灾害医学杂志》创刊；2009 年以后，我国相继出版《中国灾害救援医学》、《灾害医学》及《灾难医学知识与技术》等专著，编写了一系列培训教材。灾难医学在我国作为一门新兴学科逐渐发展并成熟起来。2011 年，中华医学会成立灾难医学分会，学历教育和学会、学科杂志的创立和发展标志着我国救援医学学科逐步走向成熟。

近年来，为适应不断变化的国际、国内形势，国家卫生健康委员会（国家卫健委）、军队、民政部等不同职能部门，均已建立或正在研究应对不同公共事件的预案或救援力量以及相关政策。1995 年，卫生部颁布了《灾害事故医疗救援工作管理办法》；1998 年，在我国的综合减灾防灾体系中，明确表明我国"救援医学"已经形成了专业并有了专业队伍；2003 年，严重急性呼吸综合征（SARS）疫情促进了我国在突发公共卫生事件的应急管理工作；2006 年，国务院颁布了《国家突发公共事件总体应急预案》，该总体应急预案将突发公共事件分为自然灾害、事故灾难、公共卫生事件、社会安全事件 4 类。之后，先后颁布 4 类突发公共事件专项应急预案，即《国家突发公共事件医疗卫生救援应急预案》《国家突发重大动物疫情应急预案》《国家突发公共卫生事件应急预案》《国家重大食品安全事故应急预案》。《国家突发公共事件医疗卫生救援应急预案》按照各类突发公共事件的性质、严重程度等因素，将其分为特别重大（Ⅰ级）、重大（Ⅱ级）、较大（Ⅲ级）、一般（Ⅳ级）4 级。根据不同事件级别，启动国家级、省级、市级、县级的 4 级响应。2007 年 8 月 30 日，中华人民共和国第十届全国人民代表大会常务委员会第二十九次会议通过了《中华人民共和国突发事件应对法》，其是我国救援医学最高的法律规范。2013 年 10 月 25 日，国务院办公厅印发《突发事件应急预案管理办法》。随后，各地分别出台突发事件应急预案，开展突发事件应急演练，规范突发事件救援流程，提升各地突发事件救援能力。2017 年 1 月 12 日，国务院办公厅印发《国家突发事件应急体系建设"十三五"规划》，明确提出要"建成与公共安全风险相匹配、覆盖应急管理全过程和社会共同参与的突发事件应急体系"，要求"强化医疗救援等领域核心能力"。目前，国务院是突发事件应急管理工作的最高行政领导机构。在党的十九大之前，应急管理办公室设立在国务院办公厅。党的十九大后，为健全公共安全体系，整合应急救援力量和资源，提高防灾、减灾、救灾能力，根据国务院机构改革方案，设立应急管理部，主要职责是组织编制国家应急总体预案和规划，指导各地区、各部门应对突发事件工作，推动应急预案体系建设和预案演练。2021 年 3 月 11 日，十三届全国人大四次会议表决通过了《中华人民共和国国民经济和社会发展第十四个五年规划和 2035 年远景目标纲要》，其中明确提出继续加强突发事件应急体系建设、强化危险品处置及紧急医疗救治核心能力的要求。《"健康中国 2030"规划纲要》提出，完善突发事件卫生应急体系，提高早期预防、及时发现、快速反应和有效处置能力；建立包括军队医疗卫生机构在内的海陆空立体化的紧急医学救援体系，提升突发事件紧急医学救援能力；到 2030 年，建立起覆盖全国、较为完善的紧急医学救援网络，突发事件卫生应急处置能力和紧急医学救援能力达到发达国家水平。

第三节 救援医学面临的困境

一、医学方面面临的困境

在全球范围内，对救援医学文献回顾性分析发现，近年来，医学专家对急救医学的研究主要集中在感染和创伤两大领域，而对心肺复苏、核辐射、化学毒物、微生物感染的救治研究相对较少。其中，感染方面的研究主要是在脓毒败血症的诊断与集束化治疗；创伤方面的研究主要是手术操作标准。此外，还有多种生物止血材料的研发和器械使用。

救援医学的救治环境与医院不一样，因此，治疗目标也不同于急诊医学，救援人员需要在灾难现场极端不利的环境下完成对患者的救治。我国位于北半球，国土面积辽阔，横跨多个气候区，包括热带、亚热带、温带和寒带，呈西高东低、阶梯状地形。极端的高温和寒冷、高海拔和其他环境因素增加了救援工作的多样性，在这些极端条件下，患者的疾病损伤式病理过程与日常不尽相同。传统的救援医学技术仅包括创伤救治、心肺复苏、紧急救治、检伤分类、医疗后送 5 大技术，救援医学的研究目标需要逐渐向不同灾难场景下的病理生理变化转移，进一步研究和开发专门的药物、治疗方法、个人防护和救援设备，以提高医学救援队在多种类型的复杂环境下的救援能力。目前救援医学在狭小空间救援的技术、挤压综合征的现场救治、现场截肢术、高原及极寒的医疗救援、海上救援、多发复合伤的急救与转送、航空后送等方面的研究进展仍比较缓慢，这些都是救援医学的难点和热点。

此外，有 1/3 或更多暴露于灾难中的人可能会发展为创伤后应激障碍（post-traumatic stress disorder，PTSD）或其他心理障碍。另外，由于持续的工作和缺乏足够的睡眠与休息，救援人员可能会经历心理状态的变化。目前，灾难心理救援的许多问题仍未解决，如怎样最快地识别出存在心理危机的人群并给予他们合适的心理救援，如何预估 PTSD 的发病率和早期识别相关的症状。

相对医学诊断与治疗技术而言，救援医学设备是救援行动成功的必备条件，理想的救援医学设备应该具备便携、集成、机动的特点。目前的救援医学装备包括医学救援装备、指挥通信装备与后勤保障装备，与院内治疗使用设备相近，并无显著进步。真正简便实用的救援现场医学救援设备还在研究。令人欣喜的是，集心电监护、除颤器、呼吸机、输液泵、远程会诊等于一体的小型多功能一体机，技术上已能实现，尚待厂家研发和批量生产。此外，更加微型的多功能化验室、手术室、微型 CT、磁共振、厨房、卫浴可望装配到医疗救援车上。

二、管理学方面面临的困境

救援医学的核心思想是人道主义，行动目标是挽救人的生命、减轻人的痛苦、维护人的最基本尊严，并遵守希波克拉底誓言、WHO 基本原则、《联合国宪章》、《世界人权宣言》、《日内瓦公约》，以及其他约定的行动准则。大量的救援实践揭示了救援医学管理的规律，即从突发事件的监测、预警、响应、处置、恢复，人们已得出救援医学的基本原理，建立起突发事件管理模式，并提出了突发事件危机管理的方法。各国建立起的急救医疗服务体系（EMSS），在突发事件或战时可转化为区域性紧急救治服务体系。

急救医疗服务体系一端是现场急救，一端是医疗机构抢救，转运工具主要包括陆地救护车、航空飞机、海上船只等。救援医学的实践推动了救援的创造性发展，救援医学的"十项基本原则"被总结为"快救、快送、快分类；分阶、分级、分类别；整体、立体、合一体；医疗贯彻全过程"，已在各国执行。其中"三快"是指快速救治、快速后送、群体伤病员快速检伤分类，"三快"中的"快"是共性；"三分"是指分救治阶梯、分灾害等级、分灾害灾种类别，强调分门别类、辨证施救；"三体"是指融搜索、营救、医疗为一体，融空中、地面、水上救援力量为一体，融救援的指挥与保障，医疗及医疗以外的救援指挥与保障（如应急通信、交通、治安等）为一体，强调救援力量的整合；再加"全"，强调医疗救治贯穿始终。这些管理经验来自全球医学救援的广泛实践。联合国、WHO 与国际红十字会主导的国际层面的医学救援，进一步促进了全球医学救援知识的普及，促进了救援技术的交流与救援成效的提高。

2008 年，汶川地震带给我们苦难，也促进了我国救援医学管理和专业技术的发展，是救援医学发展历史上的一个里程碑。在汶川地震的医学救援中，我们总结出"前后方军警地指挥一体化"等经验，也发现了现场医学救援队伍及综合保障能力严重不足等问题，为今后几年医学救援能力的快速提升奠定了基础。近 10 年来，我国在救援医学的管理层面上总结出了"两点一线""四集中""六同步""第一时间应对"的经验。"两点一线"是指现场、转运、医院，现场检伤分类救治、伤病员快速安全转运和医院批量收治是医学救援的 3 个关键环节；"四集中"是指集中患者、集中专家、集中资源、集中救治；"六同步"是指医疗救治、卫生防疫、疾病防控、心理援助、健康宣教、物资保障同部署同安排；"第一时间应对"是指基层第一时间应对，对事件处置至关重要，充分发挥县级医院第一救治现场作用。

救援医学在管理方面发展迅速，但"五缺"的局面依然存在，即缺国家层面救援医学体制建设立法；缺区域性紧急医疗救援力量战略部署与调度平台；地方层面缺救援医学人才的培训计划与专业标准；医疗机构缺紧急医疗救援转化能力与应急物资储备；民众缺自救互救、防灾避险知识的普及。国家高度重视突发事件的医学救援工作，组建了应急管理部，统一协调应对灾害救援，形成专业化医学救援新模式，创新体系建设和运行机制。国家卫健委、民政部甚至军队陆续制定了相关制度、应急预案，同时在全国 20 多个省（自治区、直辖市）建立了 20 余支国家紧急医学救援队和 1 支国际搜索与救援队。医学救援既要在灾难现场就地开展医疗救助和卫生防疫等工作，又要保障救援团队的健康与安全，还要通过联动消防专业救援、地震专业救援、矿山专业救援、危化品专业救援等各类专业队伍，形成高效的联合应急响应机制。

目前，专业的救援医学人才和公众的自救能力严重缺乏。从 2000 年开始，越来越多的中国医学院校，包括徐州医科大学、重庆医科大学、江苏大学、暨南大学、同济大学等，在临床医学和急诊医学的基础上，针对部分本科生和研究生开设了灾难医学、救援医学的课程。这意味着我国在救援医学的学科建立和专业人才培养方面迈出了具有关键意义的一步。课程主要包括救援医学的组织与管理、现场的医学救援、心理救援等，并且在部分医学院校已成功培养出救援医学硕士研究生。近年来，为满足救援医学继续教育的需要，国家也在全国范围内建立了救援医学培训基地，如国家地震紧急救援训练基地、国家矿山救援培训基地、国家应急救援培训基地等。

（商德亚　王佃国）

第2章　救援医学的组织体系、制度与机制

第一节　我国救援医学的法律法规

一、我国救援医学的法律体系

（一）概述

1995 年，卫生部发布《灾害事故医疗救援工作管理办法》，要求县级以上政府卫生行政部门主管灾害事故医疗救援工作，并要求各省、自治区、直辖市政府卫生行政部门成立与"卫生部灾害事故医疗救援领导小组"相应的组织；灾害事故医疗救援领导小组视情况提请地方政府协调铁路、邮电、交通、民航、航运、军队、武警、国家医药管理局等有关部门协助解决医疗救援有关的交通，伤病员的转送、药械调拨等工作；要求各级红十字会、爱国卫生运动委员会办公室协同卫生行政部门参与灾害事故的医疗救援工作。2003 年 5 月 9 日，《突发公共卫生事件应急条例》正式公布，标志着我国卫生应急处理工作纳入法治化轨道。2004 年 3 月，十届全国人大二次会议通过宪法修正案，将规定的"戒严"修改为"进入紧急状态"，确立了我国的紧急状态制度。2006年，国务院发布《国家突发公共事件总体应急预案》和《国家突发公共事件医疗卫生救援应急预案》。2007 年 11 月，《中华人民共和国突发事件应对法》施行，进一步确立了规范应对各类突发事件共同行为的基本法律制度。目前，国务院已经制定了《突发公共卫生事件应急条例》《重大动物疫情应急条例》等应对自然灾害、事故灾难、突发公共卫生事件和社会安全事件的单行法律和行政法规 60 多部，全国人大常委会组织修订了《中华人民共和国传染病防治法》《中华人民共和国动物防疫法》等法律，各地方出台了相关的地方应急管理法规和规章。

（二）我国救援医学的法律体系构成

我国目前已基本建立了以宪法为依据、以《中华人民共和国突发事件应对法》为核心、以相关专项法律法规为配套的应急管理法律体系，应急管理工作逐渐进入了制度化、规范化、法治化的轨道。救援医学相关法律体系属于专项法律法规，如《中华人民共和国传染病防治法》《中华人民共和国食品卫生法》《中华人民共和国职业病防治法》《中华人民共和国放射性污染防治法》《医疗机构管理条例》《核电厂核事故应急管理条例》《国家突发公共事件医疗卫生救援应急预案》等，主要用于规范突发公共事件所导致的人员伤亡、健康危害的医疗卫生救援工作。

1.《中华人民共和国宪法》（简称宪法）　宪法中的条款确立了应急法治的基本原则，如将"国家尊重和保障人权"写入宪法，并对公民的权利和义务进行了列举，为应急管理权利保障原则确立了宪法依据；2004 年，宪法修正案把"戒严"改为"进入紧急状态"，并将"进入紧急状态"写入宪法，标志着我国应急管理进入对各种不确定因素所引起的危机事件的全面法律治理阶段。

2.《中华人民共和国突发事件应对法》　2007 年 8 月 30 日，全国人民代表大会通过了《中华人民共和国突发事件应对法》，作为国家应对突发事件的总体法律。2024 年 6 月 28 日，全国人民代表大会常务委员会对该法进行了修订，自 2024 年 11 月 1 日起施行。修订后的《中华人民共和国突发事件应对法》主要涵盖了突发事件的管理与指挥体制、预防与应急准备、监测与预警、应急处置与救援、事后恢复与重建、法律责任等方面，并与宪法规定的紧急状态制度和有关突发事件应急管理的其他法律作了衔接。《中华人民共和国突发事件应对法》立法目的和基本功能就是预防和减少突发事件的发生，控制、减轻和消除突发事件引起的严重社会危害，提高突发事件预防

和应对能力，规范突发事件的应对活动，保护人民生命财产安全，维护国家安全、公共安全、环境安全和社会秩序。

3. 专项法律法规体系　按照突发事件的分类，我国目前应急法制中专项法律法规主要概括为4类。

（1）自然灾害类应急法律法规：主要涉及地震、洪水、气象、地质等自然灾害，如《中华人民共和国防震减灾法》《中华人民共和国防洪法》《中华人民共和国气象法》《森林防火条例》等。

（2）事故灾难类应急法律法规：主要涉及安全生产事故、交通运输事故、公共设施与设备事故、环境与生态事故，如《中华人民共和国安全生产法》《中华人民共和国道路交通安全法》《中华人民共和国消防法》《危险化学品安全管理条例》等。

（3）突发公共卫生事件类应急法律法规：主要涉及传染病疫情、群体性不明原因疾病、食品安全、动物疫情等，如《突发公共卫生事件应急条例》《中华人民共和国传染病防治法》《中华人民共和国动物防疫法》《中华人民共和国食品卫生法》等。

（4）社会安全事件类应急法律法规：主要包括恐怖袭击事件、群体性突发事件、经济安全事件和涉外突发事件等，如《中华人民共和国戒严法》《中华人民共和国领海及毗连区法》《中华人民共和国中国人民银行法》《信访工作条例》等。

二、我国救援医学的预案体系

（一）概述

应急预案是指各级人民政府及其部门、基层组织、企事业单位和社会组织等为依法、迅速、科学、有序应对突发事件，最大限度减少突发事件及其造成的损害而预先制定的方案。根据我国实际情况，应急预案体系分为政府及其部门应急预案、单位和基层组织应急预案两大类。政府及其部门应急预案包括总体应急预案、专项应急预案、部门应急预案等。单位和基层组织应急预案包括企事业单位、村民委员会、居民委员会、社会组织等编制的应急预案。

我国突发事件应急预案编制工作从 2003 年年底启动以来，经过不断发展和完善，已形成了一个涵盖全面、结构合理的应急预案体系。在这个体系中，国家总体应急预案作为顶层设计和总体指导，为各类突发事件的应对提供了总体框架和行动指南。同时，根据突发事件的不同类型和特点，我国还制定了四大类（自然灾害、事故灾难、公共卫生事件、社会安全事件）数十个国家专项应急预案。其中，公共卫生类专项应急预案在应对各类公共卫生突发事件中发挥着至关重要的作用，包括《国家突发公共卫生事件应急预案》、《国家突发公共事件医疗卫生救援应急预案》、《国家突发重大动物疫情应急预案》以及《国家食品安全事故应急预案》。此外，我国还制定了 80 多个国务院部门应急预案，这些预案针对各部门的具体职责和业务范围，为应对各类突发事件提供了详细的操作指南和应急处置措施。同时，各省（自治区、直辖市）也分别制定了各自的总体应急预案，并根据本地实际情况和上级政府的要求，进一步细化和完善了各类专项应急预案和部门应急预案。在省（自治区、直辖市）及以下层级，我国还建立了包括市、县、乡、村等在内的各级应急预案体系。这些预案与上级预案相互衔接、相互补充，共同形成了一个完整的应急预案体系。这个体系涵盖了各类突发事件，涉及政府、企事业单位、社会组织和基层群众等多个层面，为应对突发事件提供了全方位、多层次的保障。

在救援医学领域，相关的国家专项应急预案同样发挥着重要作用。除了上述提到的公共卫生类专项应急预案外，我国还制定了针对特定救援医学场景的应急预案，如针对地震、洪水等自然灾害引发的医疗卫生救援预案，以及针对突发公共卫生事件中的医疗救治、疾病预防控制等专项预案。这些预案不仅明确了救援医学工作的目标和任务，还规定了救援队伍的组织、装备、培训和演练等方面的要求，为救援医学工作的顺利开展提供了有力保障。

（二）国家突发公共事件医疗卫生救援应急预案

医学救援是所有突发事件抢救中不可或缺的内容，是为了保障自然灾害、事故灾难、社会安全事件等突发公共事件发生后各项医疗卫生救援工作迅速、高效、有序地进行，提高卫生部门应对各类突发公共事件的应急反应能力和医疗卫生救援水平，最大限度地减少人员伤亡和健康危害，保障人民群众身体健康和生命安全，维护社会稳定。2006 年 2 月，国务院印发了《国家突发公共事件医疗卫生救援应急预案》，为开展医学救援工作提供了极为重要的保障。该应急预案主要包括 8 个方面的内容。

1. 明确了突发公共事件医疗卫生救援工作的政策法规依据、工作原则和应对重点等基本内容。

2. 明确了突发公共事件医疗卫生救援工作的组织指挥体系与职责，规范了应急指挥机构的响应程序和内容，并对有关组织应急救援的责任进行了规定。

3. 明确了医疗卫生救援事件的预防预警机制和应急处置程序及方法。

4. 明确了医疗卫生救援事件分级响应的原则、主体和程序。

5. 明确了医疗卫生救援事件的抢险救援、处置流程，采用预先规定方式在突发事件中实施迅速、有效的救援。

6. 明确了医疗卫生救援事件过程中的应急保障措施。

7. 明确了医疗卫生救援的公众参与。

8. 明确了突发公共事件医疗卫生救援工作的责任和奖惩，以及应急预案本身的修订和完善。

（三）国家突发公共卫生事件应急预案

为了有效预防、及时控制和消除突发公共卫生事件及其危害，指导和规范各类突发公共卫生事件的应急处理工作，最大限度地减少突发公共卫生事件对公众健康造成的危害，保障公众身心健康与生命安全。2006 年 2 月，国务院发布《国家突发公共卫生事件应急预案》，该预案分为总则，应急组织体系及职责，突发公共卫生事件的监测、预警与报告，突发公共卫生事件的应急反应和终止，后期处理，保障措施，预案管理与更新，附则 8 个部分。

预案中明确了各级政府和有关部门的职责和任务，规定了应急工作的程序和措施，为应对突发公共卫生事件提供了有力的制度保障。在应急组织体系方面，预案中规定，在卫生健康委员会（原卫生部）成立国家突发公共卫生事件应急指挥中心，办公室设在卫生应急办公室。该指挥中心负责全国突发公共卫生事件应急处理工作的组织、协调、指导和监督。同时，各省（自治区、直辖市）、市、县也相应地建立了应急指挥管理体制，形成了上下联动、协调一致的应急指挥体系。在监测、预警与报告方面，预案建立了国家突发公共卫生事件信息监测预警系统，根据事件的性质、可能造成的危害程度和发展态势，将预警级别分为特别重大（红色）、重大（橙色）、较大（黄色）和一般（蓝色）四级，并规定了相关的报送、通报、发布和媒体应对机制。这一机制的建立，有助于及时准确地掌握突发公共卫生事件的情况，为科学决策和快速响应提供了有力支持。在应急响应和终止方面，预案规定了不同级别突发公共卫生事件的应急响应程序和措施，包括医疗救治、流行病学调查、卫生防护、宣传教育等方面的工作。同时，预案还明确了应急响应的终止条件和程序，确保在事件得到有效控制后能够及时恢复正常生产生活秩序。此外，预案还强调了后期处置和保障措施的重要性，包括恢复与重建、表彰奖励、责任追究以及物资、资金、人员等方面的保障措施。这些措施的实施，有助于及时消除事件影响，恢复社会稳定和公众信心。预案管理与更新部分规定了预案的定期评估、修订和完善机制，确保预案能够适应不断变化的形势和应对新的挑战。《国家突发公共卫生事件应急预案》是我国应对突发公共卫生事件的重要制度保障，其内容的不断完善和更新对于提高我国应对突发事件的能力和水平具有重要意义。

第二节　我国救援医学的组织体系及运行机制

一、我国救援医学的组织体系构成

我国各级卫生行政部门要在同级人民政府或突发公共事件应急指挥机构的统一领导、指挥下，与有关部门密切配合、协调一致，共同应对突发公共事件，做好突发公共事件的医疗卫生救援工作。医疗卫生救援组织机构包括各级卫生行政部门成立的医疗卫生救援领导小组、专家组和医疗卫生救援机构［指各级各类医疗机构，包括医疗急救中心（站）、综合医院、专科医院、化学中毒和核辐射事故应急医疗救治专业机构、疾病预防控制机构和卫生监督机构］及现场医疗卫生救援指挥部。

（一）医疗卫生救援领导小组

国务院卫生行政部门成立突发公共事件医疗卫生救援领导小组，领导、组织、协调、部署特别重大突发公共事件的医疗卫生救援工作。国务院卫生行政部门卫生应急办公室负责日常工作。

省、市（地）、县级卫生行政部门成立相应的突发公共事件医疗卫生救援领导小组，领导本行政区域内突发公共事件医疗卫生救援工作，承担各类突发公共事件医疗卫生救援的组织、协调任务，并指定机构负责日常工作。

（二）专家组

各级卫生行政部门应组建专家组，对突发公共事件医疗卫生救援工作提供咨询建议、技术指导和支持。

（三）医疗卫生救援机构

各级各类医疗机构承担突发公共事件的医疗卫生救援任务。其中，各级医疗急救中心（站）、化学中毒和核辐射事故应急医疗救治专业机构承担突发公共事件现场医疗卫生救援和伤员转送；各级疾病预防控制机构和卫生监督机构根据各自职能做好突发公共事件中的疾病预防控制和卫生监督工作。

（四）现场医疗卫生救援指挥部

各级卫生行政部门根据实际工作需要在突发公共事件现场设立现场医疗卫生救援指挥部，统一指挥、协调现场医疗卫生救援工作。

二、我国救援医学的管理运行机制

（一）应急指挥决策

指挥决策系统是突发公共事件应急响应系统的"神经中枢"。目前，我国指挥决策机构主要由政府领导机构、应急指挥机构、办事机构、工作机构及专家咨询委员会等几个部分组成。各级卫生行政部门要在同级人民政府或突发公共事件应急指挥机构的统一领导、指挥下，做好突发公共事件的医疗卫生救援工作。

（二）应急响应

1. Ⅰ级响应

（1）Ⅰ级响应的启动：符合下列条件之一者，启动医疗卫生救援应急的Ⅰ级响应。

1）发生特别重大突发公共事件，国务院启动国家突发公共事件总体应急预案。

2）发生特别重大突发公共事件，国务院有关部门启动国家突发公共事件专项应急预案。

3）其他符合医疗卫生救援特别重大事件（Ⅰ级）级别的突发公共事件。

（2）Ⅰ级响应行动：国务院卫生行政部门接到关于医疗卫生救援特别重大事件的有关指示、通报或报告后，应立即启动医疗卫生救援领导小组工作，组织专家对伤病员及救治情况进行综合评估，组织和协调医疗卫生救援机构开展现场医疗卫生救援，指导和协调落实医疗救治等措施，并根据需要及时派出专家和专业队伍支援地方，及时向国务院和国家相关突发公共事件应急指挥机构报告和反馈有关处理情况。凡属启动国家总体应急预案和专项应急预案的响应，医疗卫生救援领导小组按相关规定启动工作。

事件发生地的省（区、市）人民政府卫生行政部门在国务院卫生行政部门的指挥下，结合本行政区域的实际情况，组织、协调开展突发公共事件的医疗卫生救援。

2. Ⅱ级响应

（1）Ⅱ级响应的启动：符合下列条件之一者，启动医疗卫生救援应急的Ⅱ级响应。

1）发生重大突发公共事件，省级人民政府启动省级突发公共事件应急预案。

2）发生重大突发公共事件，省级有关部门启动省级突发公共事件专项应急预案。

3）其他符合医疗卫生救援重大事件（Ⅱ级）级别的突发公共事件。

（2）Ⅱ级响应行动：省级卫生行政部门接到关于医疗卫生救援重大事件的有关指示、通报或报告后，应立即启动医疗卫生救援领导小组工作，组织专家对伤病员及救治情况进行综合评估。同时，迅速组织医疗卫生救援应急队伍和有关人员到达突发公共事件现场，组织开展医疗救治，并分析突发公共事件的发展趋势，提出应急处理工作建议，及时向本级人民政府和突发公共事件应急指挥机构报告有关处理情况。凡属启动省级应急预案和省级专项应急预案的响应，医疗卫生救援领导小组按相关规定启动工作。

国务院卫生行政部门对省级卫生行政部门负责的突发公共事件医疗卫生救援工作进行督导，根据需要和事件发生地省级人民政府及有关部门的请求，组织国家医疗卫生救援应急队伍和有关专家进行支援，并及时向有关省份通报情况。

3. Ⅲ级响应

（1）Ⅲ级响应的启动：符合下列条件之一者，启动医疗卫生救援应急的Ⅲ级响应。

1）发生较大突发公共事件，市（地）级人民政府启动市（地）级突发公共事件应急预案。

2）其他符合医疗卫生救援较大事件（Ⅲ级）级别的突发公共事件。

（2）Ⅲ级响应行动：市（地）级卫生行政部门接到关于医疗卫生救援较大事件的有关指示、通报或报告后，应立即启动医疗卫生救援领导小组工作，组织专家对伤病员及救治情况进行综合评估。同时，迅速组织开展现场医疗卫生救援工作，并及时向本级人民政府和突发公共事件应急指挥机构报告有关处理情况。凡属启动市（地）级应急预案的响应，医疗卫生救援领导小组按相关规定启动工作。

省级卫生行政部门接到医疗卫生救援较大事件报告后，要对事件发生地突发公共事件医疗卫生救援工作进行督导，必要时组织专家提供技术指导和支持，并适时向本省（区、市）有关地区发出通报。

4. Ⅳ级响应

（1）Ⅳ级响应的启动：符合下列条件之一者，启动医疗卫生救援应急的Ⅳ级响应。

1）发生一般突发公共事件，县级人民政府启动县级突发公共事件应急预案。

2）其他符合医疗卫生救援一般事件（Ⅳ级）级别的突发公共事件。

（2）Ⅳ级响应行动：县级卫生行政部门接到关于医疗卫生救援一般事件的有关指示、通报或报告后，应立即启动医疗卫生救援领导小组工作，组织医疗卫生救援机构开展突发公共事件的现场处理工作，组织专家对伤病员及救治情况进行调查、确认和评估，同时向本级人民政府和突发公共事件应急指挥机构报告有关处理情况。凡属启动县级应急预案的响应，医疗卫生救援领导小组按相关规定启动工作。

市（地）级卫生行政部门在必要时应当快速组织专家对突发公共事件医疗卫生救援进行技术指导。

（三）现场医疗卫生救援及指挥

医疗卫生救援应急队伍在接到救援指令后要及时赶赴现场，并根据现场情况全力开展医疗卫生救援工作。在实施医疗卫生救援的过程中，既要积极开展救治，又要注重自我防护，确保安全。为了及时准确掌握现场情况，做好现场医疗卫生救援指挥工作，使医疗卫生救援工作紧张有序地进行，有关卫生行政部门应在事发现场设置现场医疗卫生救援指挥部，主要或分管领导同志要亲临现场，靠前指挥，减少中间环节，提高决策效率，加快抢救进程。现场医疗卫生救援指挥部要接受突发公共事件现场处置指挥机构的领导，加强与现场各救援部门的沟通与协调。

1. 现场抢救　到达现场的医疗卫生救援应急队伍，要迅速将伤员转送出危险区，本着"先救命后治伤、先救重后救轻"的原则开展工作，按照国际统一的标准对伤病员进行检伤分类，分别用蓝、黄、红、黑 4 种颜色，对轻、重、危重伤病员和死亡人员作出标志（分类标记用塑料材料制成腕带），扣系在伤病员或死亡人员的手腕或足踝部位，以便后续救治辨认或采取相应的措施。

2. 转送伤员　当现场环境处于危险或在伤病员情况允许时，要尽快将伤病员转送并做好以下工作。

（1）对已经检伤分类待转送的伤病员进行复检。对有活动性大出血或转运途中有生命危险的急危重症者，应就地先予抢救、治疗，做必要的处理后再进行监护下转送。

（2）认真填写转送卡提交接纳的医疗机构，并报现场医疗卫生救援指挥部汇总。

（3）在转运中，医护人员必须在医疗仓内密切观察伤病员病情变化，并确保治疗持续进行。

（4）在转运过程中要科学搬运，避免造成二次损伤。

（5）合理分流伤病员或按现场医疗卫生救援指挥部指定的地点转送，任何医疗机构不得以任何理由拒诊、拒收伤病员。

（四）疾病预防控制和卫生监督工作

突发公共事件发生后，有关卫生行政部门要根据情况组织疾病预防控制和卫生监督等有关专业机构和人员，开展卫生学调查和评价、卫生执法监督，采取有效的预防控制措施，防止各类突发公共事件造成的次生或衍生突发公共卫生事件的发生，确保大灾之后无大疫。

（五）信息报告和发布

医疗急救中心（站）和其他医疗机构接到突发公共事件的报告后，在迅速开展应急医疗卫生救援工作的同时，立即将人员伤亡、抢救等情况报告现场医疗卫生救援指挥部或当地卫生行政部门。

现场医疗卫生救援指挥部、承担医疗卫生救援任务的医疗机构要每日向上级卫生行政部门报告伤病员情况、医疗救治进展等，重要情况要随时报告。有关卫生行政部门要及时向本级人民政府和突发公共事件应急指挥机构报告有关情况。

各级卫生行政部门要认真做好突发公共事件医疗卫生救援信息发布工作。

（六）医疗卫生救援的保障

突发公共事件应急医疗卫生救援机构和队伍的建设，是国家突发公共卫生事件预防控制体系建设的重要组成部分，各级卫生行政部门应遵循"平战结合、常备不懈"的原则，加强突发公共事件医疗卫生救援工作的组织和队伍建设，组建医疗卫生救援应急队伍，制订各种医疗卫生救援应急技术方案，保证突发公共事件医疗卫生救援工作的顺利开展。

1. 信息系统 在充分利用现有资源的基础上建设医疗救治信息网络，实现医疗机构与卫生行政部门之间，以及卫生行政部门与相关部门间的信息共享。

2. 急救机构 各直辖市、省会城市可根据服务人口和医疗救治的需求，建立一个相应规模的医疗急救中心（站），并完善急救网络。每个市（地）、县（市）可依托综合力量较强的医疗机构建立急救机构。

3. 化学中毒与核辐射医疗救治机构 按照"平战结合"的原则，依托专业防治机构或综合医院建立化学中毒医疗救治和核辐射应急医疗救治专业机构，依托实力较强的综合医院建立化学中毒、核辐射应急医疗救治专业科室。

4. 医疗卫生救援应急队伍 各级卫生行政部门组建综合性医疗卫生救援应急队伍，并根据需要建立特殊专业医疗卫生救援应急队伍。

各级卫生行政部门要保证医疗卫生救援工作队伍的稳定，严格管理，定期开展培训和演练，提高应急救治能力。

医疗卫生救援演练需要公众参与的，必须报经本级人民政府同意。

5. 物资储备 卫生行政部门提出医疗卫生救援应急药品、医疗器械、设备、快速检测器材和试剂、卫生防护用品等物资的储备计划建议。发展改革部门负责组织应急物资的生产、储备和调运，保证供应，维护市场秩序，保持物价稳定。应急储备物资使用后要及时补充。

6. 医疗卫生救援经费 财政部门负责安排应由政府承担的突发公共事件医疗卫生救援所必需的经费，并做好经费使用情况监督工作。

自然灾害导致的人员伤亡，各级财政按照有关规定承担医疗救治费用或给予补助。

安全生产事故引起的人员伤亡，事故发生单位应向医疗急救中心（站）或相关医疗机构支付医疗卫生救援过程中发生的费用，有关部门应负责督促落实。

社会安全突发事件中发生的人员伤亡，由有关部门确定的责任单位或责任人承担医疗救治费用，有关部门应负责督促落实。各级财政可根据有关政策规定或本级人民政府的决定对医疗救治费用给予补助。

各类保险机构要按照有关规定对参加人身、医疗、健康等保险的伤亡人员，做好理赔工作。

7. 医疗卫生救援的交通运输保障 各级医疗卫生救援应急队伍要根据实际工作需要配备救护车辆、交通工具和通信设备。

铁路、交通、民航、公安（交通管理）等有关部门，要保证医疗卫生救援人员和物资运输的优先安排、优先调度、优先放行，确保运输安全畅通。情况特别紧急时，对现场及相关通道实行交通管制，开设应急救援"绿色通道"，保证医疗卫生救援工作的顺利开展。

8. 其他保障

（1）公安机关负责维护突发公共事件现场治安秩序，保证现场医疗卫生救援工作的顺利进行。

（2）科技部门制定突发公共事件医疗卫生救援应急技术研究方案，组织科研力量开展医疗卫生救援应急技术科研攻关，统一协调、解决检测技术及药物研发和应用中的科技问题。

（3）海关负责突发公共事件医疗卫生救援急需进口特殊药品、试剂、器材的优先通关验放工作。

（4）食品药品监管部门负责突发公共事件医疗卫生救援药品、医疗器械和设备的监督管理，参与组织特殊药品的研发和生产，并组织对特殊药品进口的审批。

（5）红十字会按照《中国红十字会总会自然灾害与突发公共事件应急预案》，负责组织群众开展现场自救和互救，做好相关工作。并根据突发公共事件的具体情况，向国内外发出呼吁，依法接受国内外组织和个人的捐赠，提供急需的人道主义援助。

（6）总后卫生部门负责组织军队有关医疗卫生技术人员和力量，支持和配合突发公共事件医疗卫生救援工作。

（七）责任与奖惩

突发公共事件医疗卫生救援工作实行责任制和责任追究制。

各级卫生行政部门，对突发公共事件医疗卫生救援工作中作出贡献的先进集体和个人要给予表彰和奖励。对失职、渎职的有关责任人，要依据有关规定严肃追究责任，构成犯罪的，依法追究刑事责任。

（八）医疗卫生救援的公众参与

各级卫生行政部门要做好突发公共事件医疗卫生救援知识普及的组织工作；中央和地方广播、电视、报刊、互联网等媒体要扩大对社会公众的宣传教育；各部门、企事业单位、社会团体要加强对所属人员的宣传教育；各医疗卫生机构要做好宣传资料的提供和师资培训工作。在广泛普及医疗卫生救援知识的基础上逐步组建以公安干警、企事业单位安全员和卫生员为骨干的群众性救助网络，经过培训和演练提高其自救、互救能力。

（九）恢复重建

突发公共事件的结束并不意味着突发公共事件应急管理过程完全终止，只是表明应急管理进入了恢复、重建阶段。政府是突发公共事件恢复、重建的主体，突发公共事件恢复、重建机制包括善后处置、调查、评估及恢复、重建，主要有突发公共事件中遭受影响人员的安置、疾病预防和环境污染消除、危害评估等短期恢复重建，以及突发公共事件后长期恢复、重建两方面内容。

第三节　国外救援医学的组织体系

一、美国救援医学的组织体系

美国救援医学系统是在美国应急体系建设完善过程中，逐步建设起来的一个全方位、立体化、多层次和综合性的医学救援网络，包括突发事件医学救援管理、执法、公共卫生、医疗服务、科研力量和第一现场应对人员等的多维度、多领域的综合、联运、协作系统。

（一）美国救援医学的管理体制

美国向来对医学救援队的建设十分重视，并对各类各级职务的职责、技术水平、工作范围、身体需求、工作环境，以及资格标准进行了详细的规定和要求。1988 年，美国通过了《斯塔福德减灾和紧急援助法》；1992 年，联邦政府出台《联邦应急计划》，旨在协助州和地方政府应对超出其能力范围的重大灾害与突发事件。20 世纪末，美国应急管理体系已发展成为世界上最完善、最有成效的体系之一，被西方国家广为模仿。1979 年，美国成立联邦紧急事务管理署（Federal Emergency Management Agency，FEMA），正式建立美国应急管理体制，也标志着应急管理的开始。FEMA 的主要职责包括协调应对核进攻、核电站事故和核武器事故的准备工作；在紧急情况下协调资源动员；确定战略和重要物资及其储备指标；支援州与地方政府的救灾计划、救灾准备、减灾和灾后恢复工作；对联邦、州和地方政府的应急管理人员进行教育和训练等。各州、市都设立了紧急事务救援办公室，并在各地配备了许多合作救援机构和地震、医疗、消防、交通等各种相应的紧急救援分队。当灾害发生时，首先由州政府实施应急医疗救援，当灾害的医疗救援超出了州政府能力时，州长直接向总统提出救援请求，联邦政府的卫生与公众服务部协调其分支机构参与并协助州卫生局和地方卫生部门开展紧急医疗救援工作。在国家层面，美国成立国土安全理事会、跨机构事故管理团和国土安全运行中心，负责全国医学救援工作的指挥与协调；在区域层面，成立区域应急协调中心、紧急事件行动中心，负责区域医学救援指挥与协调；在现场层面，设置联合现场办公室及州、地方、部落、私营部门紧急事件运行中心，以及区域指挥官、事故指挥所，负责现场医学救援指挥与协调。建立层级指挥，形成多机构的协调统一体，执行战略协调、资源分配、决议发布等。

（二）美国医学救援队伍建设

美国医学救援队伍包括美国国家灾害医疗系统（National Disaster Medical System，NDMS）、美国红十字会志愿者、美国医疗服务预备队（medical reserve corps，MRC）等，共同组成美国体系化、专业化的医学救援队伍。

1. 美国国家灾害医疗系统　主要组成部分包括可部署应急医疗救援队、伤病员后送系统和确定性治疗机构。其中，可部署应急医疗救援队由 55 支常规灾难医疗救援队（disaster medical assistance team，DMAT）和 35 支专科医疗救援队组成。DMAT 是一个快速反应的单元，可在得到通知的 6h 内开始行动，48h 内到达灾区，并且具有足够的物资和设备，在没有其他支持的情况下展开 72h 医疗服务。主要提供基础的紧急医疗服务、大规模的伤病员检伤分类、初步复苏和稳定、高级生命支持和准备疏散受伤人员。DMAT 根据自己的响应能力分为 4 类：1 类级别的 DMAT 队伍能够在接到通知的 8h 内进行部署，然后为自己提供 72h 内的食品、水、住处、药品，以及通过标准化装备和设施每天治疗约 250 名患者；2 类级别的 DMAT 缺乏足够的设备达到自给自足，但能在关键时刻替代 1 类队伍，并利用其留下的设备进行补给；3 类级别的 DMAT 还处于发展的早期阶段，只具备地方响应能力；4 类级别的 DMAT 在发展阶段，暂时没有响应能力。

2. 美国红十字会志愿者　美国红十字会拥有大约 23 万名工作人员，主要依靠无偿工作志愿者，有 50 万美国人接受训练担当红十字会的志愿人员，美国的每一个镇几乎都有红十字会小组，政府对参加救灾的志愿者负全责。红十字会护理服务组织于 1909 年创建，致力于改善公众的健康，现有 3 万多名志愿和非志愿护士。主要任务：①提供直接护理服务，如采血、急救等；②开展救援课程培训，如 CPR（心肺复苏）、现场急救、护理助理培训、婴儿看管等；③担任红十字会各地区的血站或服务机构的负责人；④担任政府机构工作人员。

3. 国家大规模杀伤武器医疗反应队　核与生化事件医疗救援队，能对大量伤亡人员进行洗消、抢救生命、稳定病情，使其能够转运到当地的医疗机构。

4. 护理应急队伍　参与各项大规模救援工作，如协助药物预防与治疗、大范围预防接种、大规模的武器损害性事件救援等。美国 10 个应急管理分局均建立了护理应急队伍，每个队伍有近 200 名护士。

5. 心理咨询与危机干预队伍　心理卫生服务中心（Mental Health Service Center）与灾害救援项目组（Disaster Relief Project Team）为受难人员提供及时、短程的危机咨询、情绪恢复等支持服务。

6. 美国医疗服务预备队　于 2002 年 7 月成立，为美国公民团体（citizen corps）的组成部分。美国组建了近千支 MRC 队伍，约 20 余万医务工作者。MRC 的任务是建立以社区为基础的义务医疗队伍，在紧急状况下缓解突发事件发生后 72h 内一线救援医务人员短缺问题，在非紧急时期参与大规模社区公共卫生服务，如接种流感疫苗、糖尿病监测等。

二、法国的救援医学组织体系

（一）法国救援医学的管理体制

法国建立了十分严密的突发事件应对系统，把突发事件应对作为国家行为，出台了相应的法律，以确保危机应对时的有序进行，并强调突发事件应对不仅是卫生部门的事情，而且是整个国家的统一行动，各级机构必须服从应急协调机构（如急救中心）的调配和安排。

法国具有严密的应急应对系统，始终强调政府职责，制订了由政府主导、多部门参与的医学救援计划，计划分级和操作性相对科学、可行。法国医学救援管理既强调救治患者的重要性，制订了院内和院外应急计划，又强调保护医护人员的重要性，强调医护资源才是化解危机的第一资源。法国针对不同事件具有不同要求的应对计划，对核放射、恐怖和禽流感等特殊事件，计划更加看重危机出现后如何消除可能造成的重大社会混乱的应对措施。

（二）法国救援医学的分级和计划

1. 法国救援医学的分级　采取属地管理的分级形式，共分3级。具体如下。

（1）省级计划：主要针对省级行政区域内的应急计划，服务人口大约50万。计划的启动和终止由省长执行，该计划相当于我国的地市级计划。

（2）防疫区域计划：主要针对各个防疫区域而制订的应急计划，负责多个相对集中的省级行政区域突发事件应急。计划的启动和终止由区域省长执行，该计划相当于我国的省（自治区、直辖市）级计划。

（3）全国计划：主要针对危及全国公共安全的应急计划，由总理动员所有可动用的力量和措施。计划的启动和终止由总理执行，该计划相当于我国的国家级计划。

2. 法国的各级应急计划制订后，均要进行相应的演习，并进行修正，再以政府的命令实施。法国医学救援处理分为红色计划和白色计划。

（1）红色计划：即院外危机处理，是政府统一行为，政府对此制定了专门的法律法规，依法由急救中心负责，消防、警察等部门配合。

（2）白色计划：即院内危机处理，是针对突发事件发生后医院患者大量增加的情况，为了确保医院正常运作并有效地保护医护人员，使有效的医疗资源能够发挥更大的作用而采取的有效危机处理方法。法国院内危机处理的重点强调只有在保证医护人员的安全前提下，才能保证患者的救治，目的是确保更多需要医护的患者得到治疗和护理。

（三）法国院前急救医学系统

法国院前急救医学系统的法文缩写名称为SAMU，是一种以医师为主的全国性应急医疗服务网络，由专科医师赶赴事发现场并承担现场急救医疗和转运服务任务。每个SAMU有权指挥、调度辖区内各医院的救护车，根据技术力量情况以及路程长短调度合适的救护车赶赴现场实施急救。SAMU系统可根据各种急救情况，将伤病员有目的地送至本地区（甚至外地区）的医院，体现了多部门良好的协作关系。政府各有关部门，如消防、警察、通信、交通、社会保险等对SAMU业务工作积极配合，提供各种保障。SAMU与消防服务部门密切配合，由急救热线进行统一指挥调度，国家统一编制院前急救培训教材，每个从业人员都要进行严格的培训并取得相应的资格。在有急症时，医院派出专门装备的医疗组（包括一名麻醉医师在内）去救治生命受到威胁的急诊创伤患者。SAMU实行24h不间断工作制，对所有急诊求救电话进行接收和分派，并对急诊呼救患者提供尽可能好的医疗服务。目前，SAMU在全法国有80多个地区性分支机构运作，这些分支机构在政府的控制下统一装备、统一培训、统一运作。

（四）法国院内急救系统

法国院内急救系统主要由医院急诊科组成。急诊科均为独立科室，且只有大型医院才设有急诊科。急诊科要根据拟接诊患者情况成立专门医疗组，尽可能缩短现场稳定患者病情至到达急诊室后的开始治疗时间。急诊科医师由固定的急诊科人员和其他医院兼职医师两部分组成。固定医师为受过专科培训3～4年的医师（在一个急诊科内要招尽可能多的专科医师），经过2年急诊专业培训并取得急诊医师资格认证。另一部分则由来自私人医院或私人诊所的开业医师组成。政府规定，为防止这部分人员丧失医疗技能，能够了解、掌握医学发展的动态，必须到医院急诊科工作，工作时间约占他们正常上班时间的一半。大学附属医院的急诊科要承担教学任务（医学生、进修生），因此他们有双重身份，其一为公务员（教师），再者为医师，并同时拿双份工资。另外规定医学生可以不实习其他科，但若不实习急诊科则不允许毕业。

三、日本救援医学的组织体系

（一）日本救援医学管理体制

日本是一个自然灾害频发的岛国，经过长期的建设发展，尤其是 1995 年阪神大地震之后，日本建立了完备的现代化灾害救援医学体系。该体系是日本"国家危机管理体系"的重要组成部分，由"现场紧急救护体系"和"灾害医疗救治体系"两个子系统构成。也是以卫生、消防为主体，软硬件结合，中央政府、都道府县、市町村各级政府联合互动，卫生、消防、警察、环保、交通、自卫队等各部门密切合作的立体式网络化救援系统。

日本防灾救灾管理体系经历了由单灾种防灾管理体系向多灾种综合防灾管理体系，再向综合性国家危机管理体系的转变。1961 年日本政府制定《灾害对策基本法》、1962 年颁布第一个《全国综合开发规划》，以及 1974 年成立国土厅，主管国土开发和防灾减灾，表明日本政府完成了灾害管理体制的第一次转变。1996 年 2 月，日本成立内阁官房危机管理小组，同年 5 月，在首相官邸设立内阁危机管理中心。2001 年中央机构改革，进一步强化了首相的危机管理指挥权、内阁官房的综合协调权，以及各危机管理部门防灾减灾工作的地位和作用，并由首相直接担任中央防灾会议主席。在内阁危机管理体系下，日本政府各部门，如警察厅、消防厅、国土厅、防卫厅、厚生劳动省、法务省、外务省等，也相应制定和实施了部门危机管理体制。全国各都道府县都设立了防灾中心，形成了从中央到地方的整体管理体系。厚生劳动省和消防厅负责组织灾害医学救援，消防厅负责灾害现场救护，而厚生劳动省负责医学应急救援和医疗救治，负责包括应对恐怖事件在内的健康危机管理（相当于我国的突发公共卫生事件）。厚生劳动省设有健康危机管理局和健康危机管理对策室，以及紧急医疗课，具体组织和承办医学救援工作。灾害发生后的现场救援活动由事发地政府负责组织实施，超出其能力时，迅速上报，都道府县或中央政府快速支援。灾后现场救护（检伤分类、挽救生命、快速后送等）由当地消防部门首长组织指挥，必要时灾害医疗中心或医院急救中心予以支援。

（二）日本现场紧急救护体系

在日本，灾害现场紧急救护（包括危重患者的现场救护）由消防部门负责。各级消防厅（局）都设有急救部和指挥中心，各消防队均配属有急救队，由此形成了高度发达的城乡急救网络。

以东京为例，目前全市共有 200 余支车载急救队和数支航空救援队，遍布东京各个地区。在市区内接警后，急救队到达现场的平均时间不超过 10min。现场处置后，急救队根据伤病员情况和指挥中心指令，就近将患者快速送达最合适的急救中心或专科医院。按照日本法律规定，消防急救队员必须经职业培训，具备执业资格，并在指挥中心值班医师的指导下从事现场急救，但不得处方给药、输液治疗，不得进行有创性急救处置。为弥补其不足，近年来，经过急救专家的努力，日本政府规定，对心脏停搏的患者，急救员可施行气管插管术，可使用除颤器和输液治疗，医师也可到现场参加救护。发生重大灾害时，医院和医务人员在消防急救部首长的统一指挥下参与现场救援。

（三）日本灾害医疗救治体系

日本政府在全国建立了完备的灾害医疗救治体系。该体系由国家级灾害医疗中心、区域性中心、地区中心和数百家指定医疗机构或急救中心组成，其中包括国立医院、红十字会医院、地方政府医院，以及私立医疗机构。

各指定医疗机构都具备高水平的急救能力和接收灾后重症伤病员的能力，都能快速派遣急救医疗队实施灾后医学救援，都能开展灾害医学专业培训。如东京立川国立灾害医疗中心（下文简称中心）是日本灾害医疗救治体系的核心机构，也是日本最大的灾害医疗专业机构，在全国灾害医疗体系中发挥了医疗救治中心、临床研究中心、教育培训中心和情报信息中心的作用，同时又履行国家、区域和地区三级灾害医疗中心职能。救灾时救治能力可达每天千余人。中心面向全国灾害医疗定点医院，每年定期举办灾害医疗技术培训，200 支灾害医疗救援队轮训。中心灾害医疗信息系统覆盖全国，并与中央各省、厅、局互联互通，能实时收集灾害信息、评估危害，并迅速向厚生劳动省提出对策建议。该中心不仅具备高水平的自然灾害救援能力，也承担核化生恐怖事件的医学救援任务。中心储备了全院 7 天所需的药材、粮食和 3 个救援队的救护装备，保证救援队可随时派出。中心先后参加了印度洋海啸、哥伦比亚地震、阿尔及利亚地震、吉尔吉斯斯坦人质事件，以及日本国内东海村原子能反应堆事故、美滨核电站核泄漏事故等国内外重大事件的医学应急救援行动。

四、国际救援医学组织

（一）国际救援及协同的主要机构

国际救援及协同的主要机构包括联合国、国际红十字会、非政府组织（NGOs）、政府间的双边直接援助等。

1. 联合国 是所有国家组织的最高形式，它对灾害救援负有总协调的责任和某些特定的责任。联合国粮食及农业组织（FAO）、难民事务高级专员公署（UNHCR）、环境规划署（UNEP）、儿童基金会（UNICEF）及世界卫生组织（WHO）均参与各类救灾行动。联合国为使系统内救灾工作有秩序地进行，在日内瓦设立了联合国救灾署（UNDRO），它是联合国救灾的协调机构，在全世界的灾害救援工作中与 WHO 密切合作。UNDRO 的主要任务是了解和传递灾情的信息，并与 WHO 合作在受灾国协助制订救灾计划、组织救灾队伍，并根据专家的意见加强物资准备和人员组织，更有利于救援工作。

WHO 在灾害医疗救援的国际合作方面起着举足轻重的作用。WHO 在国际救援中的作用是减少灾害对健康的影响，协调国际救援组织与受灾国在急救准备和反应方面的合作。当发生重大灾害时，WHO 宣布对受灾地区或成员提供急救援助，恢复和重建受灾地区的卫生系统设施，以保证急救服务。WHO 将给受灾地区提供急救服务的费用、药品及物资装备，派出专家代表团，制订进一步的救援计划。平时，世界卫生组织对易受灾地区的救援组织、人员开展教育培训，出版急救标准、指南等。

2. 国际红十字会 包括 3 类机构，即红十字国际委员会（ICRC）、红十字会与红新月会国际联合会（IFRC）、各国红十字会和红新月协会。红十字国际委员会是瑞士的一个非政府性团体，其按照《日内瓦公约》，对战争或国际冲突中的战俘和伤病员履行人道主义义务。红十字会与红新月会国际联合会是各国红十字会和红新月协会的联合组织，现有 190 余个成员国，总部也设在瑞士日内瓦，是国际救灾的重要协调机构，主要参与自然灾害的救援。各国红十字会和红新月协会，主要是各国的救灾机构，虽都属非政府机构，但在每个国家都有正式地位，具有特殊的重要性。

3. 非政府组织 这些组织多为慈善机构，较知名的有世界基督教会联合会、国际救援委员会、牛津饥荒救济委员会和无国界医生组织等。这些组织为受灾地区提供食品、衣物、药材、技术等，现已组织自愿救灾机构国际理事会协调各慈善机构的救灾工作。

4. 政府间的双边直接援助 根据政府间达成的协议，每当一国遭灾时，另一方要直接提供援助，如我国对许多发展中国家承担的援助。自然灾害所造成的后果是很严重的，国际救援是有限的，要彻底战胜灾害还需要依靠本国政府领导人民自力更生、艰苦奋斗，开展生产自救消除灾害后果。

（二）国际救援的组织协调

1991 年，联合国人道主义事务协调办公室成立了国际搜索与救援咨询团（INSARAG），INSARAG 秘书处为国际救援日常管理机构，设在联合国现场协调支持部门（field coordination support section，FCSS），隶属于联合国人道主义事务协调办公室（OCHA），由一名联合国副秘书分管并向秘书长负责。OCHA 从全球不同区域挑选并培训专业评估人员，建立起覆盖全球的灾害救援评估网络，确保灾后就近选择评估队员组成评估小组，以便在灾后 12～48h 以内快速到达灾区，开展客观、独立、全面的灾害评估，形成书面报告，并通过因特网虚拟现场行动协调中心（virtual on site of coordination center，virtual OSOCC）向国际社会及时发布和实时更新，指导随后到达的各国救援队展开行动，并协调国际救援队与当地政府应急指挥部之间的关系。INSARAG 致力于建立地震灾害现场救援行动标准与协调机制，指导各国救援队按照国际搜索与营救标准建队、开展区域性培训、救援后总结交流，不断修订行动指南，从而发展成为受灾国与救援国之间的桥梁，目前已有多支队伍加入了 INSARAG。国家层面的协调也相对稳定，原因在于各国驻外使馆提供了协调的组织基础，但巨灾之后，政府机构受损，工作基本瘫痪，因此，其国家层面的协调作用有时也会力不从心。

1. 联合国人道主义事务协调办公室（OCHA） 作为 INSARAG 指导委员会的秘书处，在灾害和人道主义危机超出受灾国处置能力的情况下，处理协调工作。

2. 当地紧急事务管理中心（LEMA） 指当地紧急事务管理机构，是救援行动的全局指挥、协调管理的最高负责机构。

3. 联合国灾害评估与协调队 在受灾国或联合国常驻受灾国代表的请求下，OCHA 将派遣一支联合国灾害评估与协调队（UNDAC）。UNDAC 由各个国家、国际组织的紧急事务管理人员组成。

4. 国际城市搜索与救援队 是受灾国或国际社会的响应资源，他们在倒塌的建筑物中执行搜索和营救行动。

5. 接送中心（RDC） 是现场行动协调中心的延伸，一般建立在国际响应力量进入受灾国的地点（如机场）。RDC 由 UNDAC 或由最先到达的城市搜索与救援队建立，承担帮助后续国际响应队伍抵达和离境的工作。

6. 现场行动协调中心（OSOCC） 必须建立在距离当地 LEMA 和灾害地区很近的安全地区。OSOCC 由 UNDAC 建立或由最先抵达的国际城市搜索与救援队建立。OSOCC 为国际响应和 LEMA 提供了一个协调平台。

7. 虚拟现场行动协调中心（virtual OSOCC） 是一个基于网络的信息管理平台。作为一个信息门户，旨在促进突发灾害后受灾国和响应国之间的信息交流，由 OCHA 管理该信息平台。

（三）国际应急医疗队

国际应急医疗队（International EMT，I-EMT）是世界卫生组织管理下的国际人道主义医疗卫生救援合作组织，旨在加强备灾并促进国际应急医疗队的快速部署和有效协调，遵守紧急医疗队的分类和最低标准，以减少生命损失并防止因灾难、疫情及其他紧急情况而导致的受灾者长期残疾。I-EMT 是一组医疗专业人员（包括医师、护士等），负责治疗受紧急情况或灾难影响的患者。他们可以来自政府、慈善机构、军队和国际组织。他们努力遵守世界卫生组织及其合作伙伴制定的分类和最低标准，并经过培训和自给自足，以免给相应的国家系统造成负担。

I-EMT 是全球公共卫生人力资源的重要组成部分，具有特定作用。不同国家的医师、护士在紧急情况下跨国实施医疗救援都需要首先成为队员。该类队伍必须拥有相应的培训体系、运营系统、设备和物资，才能在不给被救助国医疗卫生体系带来负担的情况下完成国际救援任务。

（蔡文伟）

第3章　紧急医学救援队的组建和管理

第一节　紧急医学救援队的现状

一、国际紧急医学救援队的分类与管理

（一）世界卫生组织认证的国际应急医疗队

1. 建设背景　21世纪以来，派往受灾的中低收入国家救援批量伤病员的国际医疗队伍数量不断增加。2010年，海地地震中，提供创伤手术服务的队伍数量创历史新高，18个中高收入国家共44个外国野战医院参与了救援。应对伤害最及时、最有效的方式是受灾国家自身的应急措施，但在以下3种情况中需要得到国际医学救援力量的支持：①本身没有灾难应对能力的国家；②受到灾难的影响而丧失了应对能力的国家；③灾难的严重程度已经超过了国家应对能力范围的国家。由于各个国际医学救援队伍并无统一的标准和规范，队伍间缺乏沟通和协调，因此，在世界卫生组织的统一规划下，建立了外国医疗队（FMT）的规范和认证体系，并发布了"突发性灾害中的外国医疗队分类和最低标准"。2015年12月，在巴拿马举行的外国医疗队全球会议上，各国专家建议把国内的医疗队也纳入此体系中，同时将外国医疗队更名为应急医疗队（EMT），并且区分国际应急医疗队（I-EMT）和国家应急医疗队（national EMT，N-EMT）。

2. 国际应急医疗队的分级体系　为了规范国际救援，WHO于2013年发布了《国际应急医疗队分级认证标准》，建立国际应急医疗队认证分级体系，由WHO在全球范围内遴选专家进行队伍认证评估，规范国际应急医疗队业务和自我保障能力。此认证体系将国际应急医疗队分为3类。

第Ⅰ类：门诊和急救。

（1）提供的关键服务包括分诊、评估和急救；稳定和转诊严重创伤和非创伤性的紧急情况；对轻度创伤和非创伤性紧急情况提供有效救治。

（2）每天可救治的伤病员超过100名，连续救治时间至少2周，但工作时间仅限于白天。

（3）人员上要求至少有3名接受过急诊急救培训的医师，其余为护理和后勤人员，理想的医师、护士比例为1：3，要求工作人员熟悉的内容包括创伤和急救、孕妇和儿童健康、地方病的管理知识。

第Ⅱ类：急诊住院、手术和急救。

（1）提供的关键服务包括急诊住院治疗、创伤手术、产科手术、重大疾病的手术；外科诊断和评估、高级生命支持、确切的创伤救治和基础骨折处理及损伤控制外科、急诊和产科手术、非创伤性急诊住院治疗；急诊基础麻醉、X线检查、输血、实验室检查和康复治疗；双向转诊、治疗和随访。

（2）要求提供至少1个手术室和20张住院病床的设施，平均每天可施行至少7次大手术或15次小手术；要求每天24h待命。

（3）人员包括熟悉急诊和一般医疗护理（包括儿科和产妇健康）的医师、外科医师和麻醉工作人员，以及管理住院患者的医疗、护理和后勤人员。要求麻醉人员和外科医师的比例至少为1：1；要求8张24h病床。

第Ⅲ类：住院、转诊治疗。

（1）提供的关键服务包括具有重症监护能力的复杂住院手术治疗、复杂的创面整形术和骨科治疗、增强X射线、输血相容性实验室检查、康复治疗与随访、高级儿科和成人麻醉手术、24h观察重症监护病床。

（2）1 个设有至少 2 个手术台的手术室，有 40 张住院病床，每天可施行 15 次大手术或 30 次小手术。

（3）人员配备至少要遵守第 Ⅱ 类队伍的配比，要有整形重建外科医师，24h 重症监护病房的护士和床位比例为 1∶2。

在 Ⅱ 类、Ⅲ 类 EMT 中都设置了特殊专业医疗治疗，包括烧伤治疗和护理、挤压综合征透析和护理、整形外科、骨科、强化康复、产妇护理、婴幼儿护理、转运及救治等专业。

特殊专业医疗服务可由其他机构或当地卫生机构提供。特种专业医疗团队必须携带足够的相应专业设备、维护器材和物资储备。同其他 EMT 一样，特种专业医疗团队必须坚持 EMT 指导原则和核心标准，遵照当前的指导方针派遣专业代表，确保提供的救治服务满足当前需求。

3. 我国的国际应急医疗队 目前，我国已经通过世界卫生组织国际应急医疗队认证评估的队伍包括澳门卫生局承建的澳门应急医疗队（第 Ⅰ 类）、同济大学附属东方医院（上海市）承建的国家紧急医学救援队（第 Ⅱ 类）、广东省第二人民医院/广东省应急医院承建的国家紧急医学救援队（第 Ⅲ 类）、天津市人民医院承建的国家紧急医学救援队（第 Ⅱ 类），以及四川大学华西医院承建的国家卫生应急移动医疗救治中心（第 Ⅲ 类）。

（二）国际城市搜索与救援队

联合国国际城市搜索与救援队和世界卫生组织的应急医疗队医学救援任务有所不同，世界卫生组织的医疗救援任务是通过展开现场急救、设置患者救护点，以及帐篷医院等方式将专业的医学处置前移至灾难现场或是邻近灾难现场的安全地带，给予灾难中的患者最及时的专业医学救治。而联合国国际城市搜索与救援队的主要任务是灾难现场搜索营救，医学处置仅包括现场救援中需要医学现场急救的部分。我国的紧急医学救援队伍的主要任务与世界卫生组织的应急医疗队医学救援任务类似，但由于在灾难救援时，紧急医学救援队伍与其他消防救援队伍会联合协同行动，因此，本章也简略介绍国际城市搜索与救援队相关情况。

为了规范多支国际城市搜索与救援队伍的国际救援工作，联合国人道主义事务协调办公室（OCHA）于 1991 年成立了国际搜索与救援咨询团（INSARAG）。INSARAG 是联合国框架下的一个政府间人道主义救援和援助协调组织，由灾害管理人员、政府官员、非政府组织和城市搜索与救援队员组成，接受 OCHA 的指导。2002 年，联合国大会通过了"加强国际城市搜索与救援援助效力和协调"的决议，对 INSARAG 组织和指南给予充分的认可，并倡导联合国各成员国遵照执行。在此框架下，2005 年，联合国启动了国际城市搜索与救援队分级测评项目，将国际上的搜索与救援队分为轻型、中型和重型 3 种类别，并将全球的国际城市搜索与救援队的能力进行综合评估和认证。分类标准见表 3-1。

表 3-1 国际城市搜索与救援队分类

分类	任务描述	能力要求	人员要求
轻型	在灾难发生后立即进行区域内的地面搜索和救援。救援队伍通常来自受灾国的相邻国家或区域。通常不推荐国际远距离的调度部署	无具体要求	满足完成任务的基本人员
中型	开展结构性倒塌事件中的技术搜索和救援行动，需要能够搜索被困人员	国际救援队必须在灾难发生 32h 内到达受灾国，并有足够的搜救人员能在 1 个搜救点满足至少 7 天的 24h 搜救	满足完成任务的基本人员
重型	可开展复杂且综合的技术搜索及救援行动，能使用营救犬和营救设备搜索被困人员，并能够完成在灾害中国际援助队伍会遭遇的各种类型结构倒塌物的搜索营救任务	受灾国家应对能力有限或缺乏搜救技术时，国际救援队应在灾难发生后 48h 内到达受灾国，并至少能够在 2 个搜救点满足 10d 以上的 24h 搜救	满足完成任务的基本人员

目前，我国通过认证的国际城市搜索与救援队是中国国家地震灾害紧急救援队（中国国际救援队，英文缩写为CISAR）。这支队伍在2001年成立，其主要任务是对因地震灾害或其他突发性事件造成建（构）筑物倒塌而被压埋的人员实施紧急搜索与营救。中国国际救援队是由中国应急管理部的地震救援专家、解放军某工程部队、武警总医院医务人员共同组建的一支团结协作、训练有素、装备精良的队伍。2009年，中国国际救援队通过联合国国际城市搜索与救援队分级测评，获得国际重型救援队资格，成为全球第12支、亚洲第2支国际重型救援队。同时，经联合国授权，具备在国际救援行动过程中组建现场协调中心和行动接待中心的能力，拥有在国际救援行动过程中协调其他国际搜索与救援队伍的职责。

中国国际救援队在联合国框架下、国际灾难救援的总体协调下，实施了赴阿尔及利亚、伊朗、印度尼西亚、巴基斯坦、海地、新西兰和日本等国际救援行动，成为联合国框架下国际灾难救援的一支重要力量。

中国国际救援队的主要职责是现场搜救，因此，这支队伍的紧急医学救援人员数量较少，仅负责现场救援和队内保障。

二、我国紧急医学救援队伍的建设与管理

中国国家紧急医学救援队是指由国务院卫生行政部门建设与管理，参与特别重大及其他需要响应的突发事件现场紧急医学救援处置的专业医疗卫生救援队伍。国家卫生应急队伍主要分为紧急医学救援类、重大疫情医疗应急类、突发中毒事件处置、核和辐射突发事件卫生应急类。国家紧急医学救援队的成员来自医疗卫生等机构的工作人员，平时承担所在单位日常工作，应急时承担紧急医学救援处置任务。国家紧急医学救援队是我国紧急医学救援体系的重要组成部分，是防范和应对突发事件的重要力量，是确保有效处置突发事件的中坚力量。20世纪我国并没有专业的紧急医学救援队伍。2001年4月成立的中国国际救援队（即中国国家地震灾害紧急救援队）是我国第一支包含紧急医学救援队员的综合救援队伍，在国际与国内多次大型灾害灾难医学救援中发挥了积极作用。2008年汶川地震以后，国家深刻认识到开展全国范围内紧急医学救援专业队伍体系建设的重要性和紧迫性，于2010年6月，卫生部在全国范围内开展了紧急医学救援基本情况调查，结果表明我国紧急医学救援队与现代紧急医学救援实际需要存在巨大落差。为此，2010年12月，卫生部出台了《国家卫生应急队伍管理办法（试行）》统筹建设国家级紧急医学救援队，并且指导地方建设具有地域特点的各类紧急医学救援专业队伍，初步形成从中央到地方的紧急医学救援队伍体系。2024年3月，国家卫生健康委发布了正式版《国家卫生应急队伍管理办法》，在紧急医学救援类、重大疫情医疗应急类、突发中毒事件处置类、核和辐射突发事件卫生应急类这四类队伍基础上增加了中医应急医疗类、突发急性传染病防控类这两类国家卫生应急队伍。

近10年来，我国的突发事件紧急医学救援工作取得了显著成效。在国家层面，建设国家紧急医学救援移动处置中心（帐篷队伍），升级完善国家紧急医学救援队（车载队伍），重点加强专业处置、装备保障和远程投送能力；完善国家现场紧急医学救援专家库，有效发挥专家指导现场处置的作用。在地方层面，推进省级、地市级和县级紧急医学救援队伍建设，切实提升地方各级救援队伍第一时间反应、迅速到达现场、有效开展处置的能力。在国际层面拓展国际交流合作，"对遭受重特大灾害并需要支持的国家和地区及时提供援助，积极参与全球重特大灾害事件紧急医学救援行动"。基于此，我国构建的中国紧急医学救援队伍体系包括了国际、国家及地方3个主要层次。目前，我国的国际和国家队伍的建设已经日趋成熟，但地方队伍的建设尚未完善。

近年来，在多次紧急医学救援任务的实践推动下，我国紧急医学救援队已经制订了一系列建设管理的原则和具体工作方案，后文将详细介绍我国紧急医学救援队的建设原则、建设部门及其职责、队伍职责、运行管理流程和日常管理等内容。

第二节 紧急医学救援队伍的建设

一、紧急医学救援队伍的建设原则

我国建设紧急医学救援队伍的指导思想是坚持以人为本，树立底线思维，着眼应急响应，以快速反应和有效处置为重点，着力提升突发事件现场紧急医学救援水平和能力，逐步建立布局合理的卫生应急现场处置力量网络，有效应对重特大突发事件，切实保障人民群众健康和生命安全。其建设原则如下。

（一）统一规划，分级负责

上级卫生行政部门编制建设指导方案，明确指导思想、建设任务和内容，并根据突发事件应对实际需要统一规划、合理布局。中央安排补助资金，支持相关设备装备的配置。地方卫生行政部门承担建设的主体责任，结合当地实际情况制订项目实施具体计划或方案，积极筹措配套资金，完善有关政策措施，确保实现建设目标。

（二）平急结合，提升能力

紧急医学救援队伍应依托有较好工作基础的中央和地方医疗卫生单位进行建设；支持和鼓励项目省份卫生健康委员会和具体承建单位根据项目要求和工作实际需要，整合现有资源，填平补齐，加强建设。国家紧急医学救援队伍在加强日常培训演练的同时，可以通过开展对口支援、便民活动、下乡服务等多种方式的医疗卫生服务活动以锻炼和提升能力，既满足应急处置需求，又提高设备装备的使用效率。

二、队伍建设部门及各部门职责

紧急医学救援队伍的规划、建设和管理由各级卫生行政部门负责，其紧急医学救援队伍组建和日常管理工作由卫生行政部门属（管）医疗卫生机构具体承担。根据卫生应急工作需要，经国务院卫生行政部门组织评估、批准后，对符合国家紧急医学救援队伍条件的紧急医学救援队伍进行授牌管理，享有紧急医学救援队伍的权利并履行义务。国务院卫生行政部门对国家紧急医学救援队伍予以授牌管理。

在建设过程中，各个单位都有自己的职责，具体如下。

（一）管理队伍的卫生行政部门职责

1. 制订队伍建设和管理制度，统一指挥和调度紧急医学救援队伍。

2. 指导、监督、检查紧急医学救援队伍建设和管理工作。

3. 负责组织紧急医学救援队伍的评估和授牌工作。

4. 组织指导紧急医学救援队伍的培训和演练工作。

5. 负责组织紧急医学救援队伍评比奖惩工作。

（二）委托建设单位职责

1. 负责紧急医学救援队伍的组建和日常管理。

2. 负责紧急医学救援队伍装备的具体购置、运行维护和管理。

3. 具体组织实施紧急医学救援队伍的培训和演练。

4. 制订紧急医学救援队伍的具体管理方案。

（三）队员所在单位需要履行的职责

1. 积极支持队员参与卫生应急工作，不得以任何理由推诿、拖延、妨碍队员参加卫生应急工作。

2. 保障队员在执行卫生应急任务期间的工资、津贴、奖金及其他福利待遇。

三、紧急医学救援队伍职责

当队伍建设完成时，紧急医学救援队伍职责包括：①接受有管理职权的卫生行政部门的调遣，参加卫生应急行动；②向上级卫生行政部门和委托建设单位提出有关卫生应急工作建议；③参与研究、制订紧急医学救援队伍的建设、发展计划和技术方案；④承担有管理职权的卫生行政部门委托的其他工作。

委托建设单位应当按照《全国卫生部门卫生应急管理工作规范（试行）》等相关要求，根据国务院卫生行政部门统一安排，制订紧急医学救援队伍年度培训和演练计划，开展相关活动。

四、紧急医学救援管理与运行流程

（一）队伍启动流程

当发生突发事件时，由管理部门确定是否启动紧急医学救援。管理部门如卫生健康委员会向委托建设单位发出调用函，由委托建设单位在规定时间内组织紧急医学救援队伍前往突发事件现场开展卫生应急救援；紧急情况下，可采取先调用、后补手续的方式。紧急医学救援队伍在开展现场卫生应急处置工作时，接受突发事件现场指挥部指挥，并遵守现场管理规定和相关工作规范等，定期向上级卫生行政部门和委托建设单位报告工作进展，遇特殊情况随时上报。地方卫生行政部门、医疗卫生机构须提供必要的工作支持，协助紧急医学救援队伍完成相关工作。现场卫生应急处置工作实行队长负责制，队员要服从队长指令，履行各自分工和职责。

（二）队伍撤收流程

队伍完成卫生应急任务后，由上级卫生行政部门通知委托建设单位实施现场撤离，并由队长负责按要求提交现场卫生应急处置工作总结报告和相关文字、影像等资料。

此外，在执行国际医疗卫生救援任务时，应当遵照通行的国际惯例，遵守所在国的法律法规，尊重当地风俗习惯，维护国家尊严和形象。

（三）队伍工作基本流程

紧急医学救援队伍的工作基本流程包括紧急医学救援队伍出发到撤收的各个环节，但大部分紧急医学救援队伍主要的工作流程至少应包括救治总体流程、急诊工作流程、药房工作流程、检验工作流程和防疫工作流程。各支队伍会根据队伍内情况制订适用于自己队伍的工作流程。此外，还需要根据当地的灾种特点有的放矢地制订工作流程，以四川大学华西医院为例，在制订紧急医学救援队伍流程时，考虑到四川及其周边地区常见灾种为地震，可能会导致城市生命线的崩溃，因此，制订了断水、断电、无通信支撑条件下的紧急工作流程；另外，考虑到四川地区高原紧急医学救援的特点，还建立了高原紧急医学救援时队员发生高原反应的流程。

（四）区域分布，合理布局

按区域规划布局的原则，优先选取突发事件应对需求较多、化工产业集中、中毒事件发生频繁且致死率高、核电站集中分布的区域，同时兼顾地理区位、航空运输等交通运输情况，力争项目实施后能够有效辐射所在区域乃至全国，并可通过航空运输延伸至国际。

第三节 紧急医学救援队伍的日常管理

为规范我国紧急医学救援队伍的日常管理，国家卫生健康委员会在《中华人民共和国突发事件应对法》《中华人民共和国传染病防治法》《健康中国行动（2019—2030年）》的总体要求下，已经出台了多项指导性文件，对紧急医学救援队伍的人员管理、物资管理及保障措施等都给出了指导性意见。

一、人员管理

（一）队员构成

专业技术人员高级职称、中初级职称的比例为1:4，具备5年以上工作经验。

紧急医学救援类队伍人员的专业组成：由内科、外科（特别是骨科、神经外科等）、妇产科、儿科、急诊、重症监护、麻醉、影像、检验、心理、公共卫生与预防医学等专业的医护技人员以及医疗应急管理、宣传、后勤和通信保障等方面的人员组成，医护比为1:1。根据突发事件的初步判断、事件规模以及复杂性，选定相应专业和数量的人员组建现场应急队伍。

（二）队员遴选

紧急医学救援队伍的队员遴选，按照本人自愿申请，所在单位推荐，委托建设单位审定，报相应卫生行政部门备案的程序进行，并要求队员满足相当条件，见表3-2。

表3-2 队员遴选标准

分类	项目
政治思想	热爱紧急医学救援事业，忠实履行职责和义务
	具有奉献、敬业、团队合作精神
身体情况及年龄	身体健康
	年龄原则上不超过50岁
知识技能	熟练掌握相关专业知识和技能
	接受过紧急医学救援培训或参与过突发事件紧急医学救援处置工作者优先考虑
	在同等条件下，外语沟通能力强的优先考虑

（三）紧急医学救援队伍队员的权利与义务

紧急医学救援队伍的队员享有的权利与义务见表3-3。

表3-3 紧急医学救援队伍的队员享有的权利与义务

分类	项目
权利	执行紧急医学救援任务的知情权利
	执行紧急医学救援任务的加班、高风险、特殊地区等国家规定的各项工资福利待遇的权利
	接受紧急医学救援专业培训和演练的权利
	优先获取紧急医学救援相关工作资料的权利
	紧急医学救援工作建议权
	执行紧急医学救援任务期间队伍所在单位按规定购置人身意外伤害保险的权利

续表

分类	项目
义务	服从上级的统一领导，服从工作安排，遵守纪律，保守国家秘密
	及时报告在执行紧急医学救援任务中发现的特殊情况
	提出紧急医学救援工作建议
	做好紧急医学救援响应准备，参加紧急医学救援相关培训和演练，随时听候调派
	参与对省级及以下紧急医学救援队伍的业务培训，提供技术咨询和相关工作指导
	队员要保持通信畅通；当联系方式变更时，应及时通知队长及委托建设单位，以保证紧急医学救援队伍数据库的信息准确和传递畅通

（四）奖励与处罚

紧急医学救援队员工作表现突出者，根据国家或部门相关规定予以嘉奖和表彰。委托建设单位和队员所在单位在同等条件下，应当在职称晋级、评先选优等方面对紧急医学救援队员予以倾斜。对紧急医学救援队伍委托建设单位或队员所在单位承担并完成上级交办的紧急医学救援任务出色的，给予相应表彰。

紧急医学救援队员或其所在单位，在紧急医学救援行动中不服从调派者及不认真履职、违反相关制度和纪律者，经委托建设单位核实，报由上级卫生行政部门审核确认，对队员予以除名，并在所在单位进行通报。如因失职等原因造成突发事件危害扩大，产生严重后果的，依法追究相关单位和当事人责任。

（五）队员培训与演练

紧急医学救援队伍的委托建设单位应当按照《全国卫生部门紧急医学救援工作规范》等相关要求，根据上级卫生行政部门统一安排，制订紧急医学救援队伍年度培训和演练计划，开展相关活动。

1. 队员培训　紧急医学救援队伍的队员培训包括 2 个步骤，即专业能力训练和适应性训练。

（1）专业能力训练：是指紧急医学救援的队员应通过各自专业技术的培训，并获取了相应的专业资质证书。专业能力是队员的基本能力，在队员报名的时候就进行筛选，或者在预备队员的情况下有计划地进行培训。专业能力的培训与日常的医疗技术、护理技术或后勤人员的各种基本技术培训相类似。

（2）适应性训练：在队员熟练掌握专业知识的基础上，还需要对队员进行灾难时资源短缺情况下的适应性训练。该训练的核心是培养队员在灾难时将有限的医学资源进行合理分配的综合能力，包括专业技术类培训与非专业技术类培训。适应性训练主要内容见表 3-4。

表 3-4　适应性训练的主要内容

分类	项目
灾难环境下的医学技能	大规模伤亡的检伤分类
	狭窄空间的医学救援
	损伤控制手术
	现场伤口护理
	洗消技术
	转运技术

续表

分类	项目
灾难环境下的医学技能	灾难现场医学处置
	危重症医学处置
	心理卫生
公共卫生知识	疾病预防
	流行病管理
	水卫生
	饮食卫生
	尸体处理
管理类技能和技术	应急管理体系
	突发事件的识别和启动
	资源管理
	志愿者管理
	响应团队
	伤患激增的管理
	伤患示踪
	批量伤患管理
	特殊需要人群管理
通信基本技术	现场通信设施的搭建
	通信终端的使用
后勤保障	住所（帐篷）建设
	垃圾和排泄物处理
	疏散
	安全与安保
非专业技术类培训	伦理
	信息
	法律
	文化
	习俗
	领导力
	沟通能力
	体能

2. 演练　即团队整体训练，以整个团队为单位，以团队合作为核心，是队员培训与演练过程中最重要的步骤。演练的目的是将多个经过培训的专业人员凝聚成一个多学科的救援团队，在灾难情况下能顺利开展救援工作，并且以工作坊讨论的形式总结和反馈演练中的问题，针对问题进行持续改进，不断提升团队能力。

二、物资管理

（一）紧急医学救援队伍物资配备基本要求

紧急医学救援队伍物资配备需要具备急救物资的基本要求，如实用性、安全性、耐用性和适用性。实用性和安全性在所有的医学物资中均有此要求，不再赘述；耐用性和适用性则是急救装备常见的要求，由于急救任务紧急，通常要求物资设备不易损坏，有一定的耐用性；而适用性要求则是仅需满足急救所需的紧急判断精度即可，并非物资设备的精度越高越好。

此外，与医院内常规物资配备有所不同，紧急医学救援队伍物资配备在确保物资的实用性、安全性、耐用性和适用性的基础上，还应满足以下要求。

1. 轻便化　紧急医学救援队伍的物资需要随时携带到救援现场，因此，轻便化可减少物资运输所带来的物流障碍，便于紧急医学救援人员携带，也便于患者转运。

2. 模块化　与医院内传统的物资储备有所不同，紧急医学救援队伍需要将准备的部分物资进行模块化处理，以功能为单位进行模块化包装，当执行任务时，携带模块化的物资，可以使紧急医学救援人员在一个模块中找到做某项操作的所有物资，包括设备、耗材、药物等。

物资模块化的难点主要是平时维护成本高，很多功能模块需要包括多个厂家的产品，有些还包括耗材或药品，因此，需要库房管理人员定时对模块进行维护，更换超过保质期的物资。

3. 集成化　是指在模块化的基础上，联合企业，将相同功能的设备集合在一起，形成集成化的产品，推进紧急医学救援工作。

目前，在新产品研发还在起步阶段的时候，还可以通过箱组化将相同功能的设备、物资、耗材放在一个统一的包装中进行储存，便于执行紧急医学救援任务时随时动用和运输。

（二）装备管理基本要求

1. 装备的购置与维护要求　委托建设单位参照《卫生应急队伍装备参考目录（试行）》，对紧急医学救援队伍进行装备配置，并制订相应的管理制度；按照有关政策规定进行采购，队伍标识、服装、队旗、通信等要求统一。队伍装备纳入委托建设单位固定资产管理。

委托建设单位承担紧急医学救援队伍装备的维护和更新工作，保证队伍装备状况良好，运行正常。

2. 装备的使用与调配要求　在紧急医学救援行动中，上级卫生行政部门可以根据需要，对紧急医学救援队伍装备进行统一调配。

紧急医学救援队伍经上级卫生行政部门批准，可用于国内外紧急医学救援处置工作。委托省级卫生行政部门组建的国家紧急医学救援队伍，在确保国家紧急医学救援行动需要的前提下，经所在地省级卫生行政部门批准，可在本行政区域内用于应急处置工作。

中央财政对国家紧急医学救援队伍装备、培训和演练等经费给予必要的支持。

（三）装备目录

根据《紧急医学救援队伍装备参考目录（试行）》，紧急医学救援队伍的装备应包括但不限于以下品目（表3-5）。

表 3-5　紧急医学救援队伍装备参考

分类	项目
通信办公装备	全球定位系统
	辖区地图
	笔记本电脑
	电池
	录音笔
	数码相机
	其他办公用品
个体防护装备	防护服
	防护眼镜
	乳胶手套
	防护鞋/防护靴
	N95口罩
	16层面纱口罩
	其他个体防护装备
医疗急救装备	急救箱（含听诊器、血压计、叩诊锤、镊子、砂轮、体温计、剪刀、压舌板等急救必需品）
	复苏箱/包
	清创缝合包
	换药包
	胸科器械包
	妇产科手术器械包
	五官科检查器械箱
	心电图机
	高压消毒器
	医用冰箱
	担架
	其他医疗急救装备
现场检测、检验装备	共用采样设备
	常用传染病现场诊断设备
	常见传染病快速诊断试剂
	常见化学中毒（如一氧化碳、二氧化碳、硫化氢、有机磷酸酯农药）现场检测处理设备等
	常用消杀器械
	其他现场检测、检验装备

紧急医学救援队伍常用应急药物储备包括但不限于以下药物，见表 3-6。

表 3-6　紧急医学救援队伍常用应急药物储备参考

序号	分类	药物
1	抗生素类	注射用青霉素 G、注射用头孢曲松钠、注射用亚胺培南-西拉司丁、头孢拉定胶囊、头孢氨苄胶囊、阿米卡星注射液、硫酸庆大霉素注射液、氯霉素注射液、罗红霉素片、注射用乳糖酸红霉素、注射用去甲万古霉素、复方磺胺甲噁唑（复方新诺明）片、左氧氟沙星注射液、氧氟沙星片、替硝唑注射液、甲硝唑片、黄连素片、注射用两性霉素 B、注射用阿奇霉素、阿奇霉素胶囊、氟康唑注射液
2	抗病毒药	利巴韦林注射液、奥司他韦胶囊
3	抗结核药	异烟肼、乙胺丁醇片、利福平胶囊
4	抗寄生虫药	左旋咪唑片、阿苯达唑片、青蒿素注射液、双氢青蒿素片、吡喹酮片、氯喹片、乙胺嗪片
5	解热镇痛药	阿司匹林、索米痛片（去痛片）、对乙酰氨基酚片、复方氨基比林注射液
6	镇痛药	哌替啶注射液、盐酸吗啡控释片
7	麻醉药	利多卡因注射液、普鲁卡因注射液、丁卡因注射液、布比卡因注射液、芬太尼注射液、恩氟烷注射液、氯胺酮注射液、注射用硫喷妥钠
8	麻醉辅助药	泮库溴铵注射液、氯化琥珀胆碱注射液、新斯的明注射液、加兰他敏注射液、酚妥拉明注射液
9	镇静药	苯巴比妥注射液、盐酸氯丙嗪注射液、地西泮注射液、地西泮片、盐酸氟西泮片、硫酸镁注射液
10	抗过敏药	盐酸异丙嗪注射液、苯海拉明片、氯雷他定片、氯苯那敏（扑尔敏）片
11	抗高血压药	硝苯地平片、硝普钠注射液
12	升压药	多巴胺注射液、多巴酚丁胺注射液、肾上腺素注射液、去甲肾上腺素注射液、异丙肾上腺素注射液、间羟胺注射液、盐酸麻黄碱注射液
13	强心药	毒毛花苷 K 注射液、毛花苷丙注射液、地高辛片
14	抗心律失常药	利多卡因注射液、普罗帕酮注射液、维拉帕米注射液、美托洛尔片、胺碘酮注射液
15	抗心绞痛药	硝酸甘油片、硝酸甘油注射液、速效救心丸、硝苯地平片、吲哚美辛（消心痛）片
16	呼吸中枢兴奋药	尼可刹米注射液、盐酸消旋山莨菪碱注射剂
17	镇咳药	磷酸可待因片、复方甘草片、喷托维林（咳必清）片
18	平喘药	氨茶碱注射液、氨茶碱片、硫酸沙丁胺醇气雾剂
19	消化系统药	阿托品注射液、氢溴酸山莨菪碱注射液、硫糖铝胶囊、雷尼替丁胶囊、注射用奥美拉唑、丁溴东莨菪碱片、多潘立酮片、甲氧氯普胺（胃复安）片、甲氧氯普胺（胃复安）注射液、果导片、蒙脱石散（思密达）
20	利尿药	氢氯噻嗪（双氢克尿噻）片、呋塞米注射液
21	脱水药	甘露醇注射液
22	促凝血药	氨甲苯酸注射液、注射用血凝酶冻干粉、注射用凝血酶冻干粉
23	抗凝血药	注射用枸橼酸钠、肝素钠注射液
24	激素	地塞米松注射液、地塞米松片、甲泼尼龙注射液、氢化可的松注射液、脑垂体后叶注射液、缩宫素注射液
25	内分泌药	普通胰岛素注射液、胸腺五肽注射液

序号	分类	药物
26	维生素类	维生素 B_1 片、维生素 B_2 片、维生素 B_6 片、维生素 C 片、维生素 C 注射液
27	水电酸碱平衡药	5% 葡萄糖注射液、10% 葡萄糖注射液、50% 葡萄糖注射液、葡萄糖氯化钠注射液、0.9% 氯化钠注射液、10% 氯化钠注射液、氯化钾注射液、葡萄糖酸钙注射液、碳酸氢钠注射液、注射用水、口服补液盐、复方氯化钠注射液、乳酸钠注射液
28	血浆及血浆代用品	血浆、羟乙基淀粉注射液、低分子右旋糖酐注射液
29	解毒药	青霉胺、依地酸钙钠注射液、二巯丙醇注射液、解磷定注射液、氯解磷定注射液、亚甲蓝注射液、注射用硫代硫酸钠、氟马西尼注射液、药用炭片、蛇药片、亚硝酸异戊酯吸入剂、注射用亚硝酸钠、维生素 K_1 注射液、纳洛酮注射液、乙酰胺、二巯基丁二酸钠注射液、二巯基丙磺酸钠
30	抗辐射药	雌三醇注射液、尼尔雌醇、碘化钾、普鲁士蓝、褐藻酸钠、DTPA-CaNa₃、DTPA-ZnNa₃、酰胺丙二磷、磷酸铝凝胶
31	去污染药	5% 氢氧化钠溶液、5% 亚硫酸氢钠溶液、0.2% 硫酸氢铵溶液、0.1% 盐酸溶液、无菌蒸馏水、无菌洗眼液
32	常备疫苗及血清制品	(A 群、A+C 群) 脑膜炎球菌多糖疫苗、流行性乙型脑炎灭活疫苗、流行性乙型脑炎减毒活疫苗、破伤风抗毒素、人用狂犬病疫苗、口服霍乱灭活疫苗、肾综合征出血热灭活疫苗、抗狂犬病血清
33	中成药	柴胡注射液、速效救心丸、板蓝根冲剂、通便灵胶囊、云南白药、麝香壮骨膏、精万红烫伤膏、清凉油
34	专科用药	氟轻松软膏、复方酮康唑霜、无极膏、氯霉素滴眼液、利福平滴眼液、阿昔洛韦滴眼液、碘必舒滴眼液、红霉素眼膏、盐酸麻黄素滴鼻液、咪康唑栓、痔疮宁栓、双氯芬酸乳
35	消毒防腐药	过氧乙酸、碘伏、碘酊、乙醇、过氧化氢溶液、高锰酸钾片
36	消杀药品	漂白粉、漂白精、过氧乙酸、84 消毒液、二氧化氯

（四）紧急医学救援队伍装备的仓储和库房管理要求

物资仓储在物流供应链中起着至关重要的作用，传统的物资仓储办理体系注重对货品的出入库挂号办理与货品数量的统计，易出现货品方位凌乱，增加寻找货品的难度，需要投入许多人力进行规范物品放置、定时整理盘点，以及出入库挂号等作业，这使得仓储办理问题非常烦琐，增加办理成本。推荐以"物资仓库"为中心，建立应急物资的集中管理、统一调配制度；研究开发物料编码管理、仓储管理、运输管理等信息技术。完善一套标准，建立统一的外观识别系统、统一的仓储管理流程、配备统一的仓储设备器具；编制包括库存物资管理、仓储业务管理、仓库设备实施管理、仓储安全管理、仓储数据管理及考核与监督等仓储管理标准。

紧急医学救援队伍库房管理的目标是确保应急物资安全存放，保证突发公共事件应对的需要。其管理要求包括以下几方面。

1. 库房只存放专用物资　应急物资包括个人防护用品、生活用品、应急处置用品、应急药品、诊疗用品、照明用品和个案调查表等。其他物资不得存放。

2. 库房的基本要求　应保持通风、干燥、卫生、无鼠害，并配备灭火设施。做到"三不"，即不丢失、不失火、不霉变。库房管理人员必须定期检查库房的通风、防火、防盗、防潮设施，确保物资的完好率。

3. 库房应急物资的调拨程序

（1）正常情况下：先提出申请，再由分管的领导审批，最后由管理人员接到审批通知后调拨出资。

（2）紧急情况下：经管理部门同意，可先调用应急物资，再补申请。

4. 库房内应急物资的储备原则　原则是"宁可备而无用，不可用而无备"。

根据物资存放的时限和条件，原则上每年更新一次，如遇突发事件调拨，物资使用完后要及时更新。

5. 库房管理责任　库房管理人员负责对应急物资进行统一登记造册，准确记录物资的调入和调出，防止资产流失。严禁私自倒卖、借出、使用应急物资。

（五）物资运输

紧急医学救援队伍由于装备数量多、种类杂，在赶赴灾区或外出演练的过程中会出现各种复杂情况，特别是受气候、海拔、语言、道路状况、安全、道路管制、次生灾害等极端条件因素的影响，会给紧急医学救援队伍的运输带来极大的困难，甚至不能安全抵达指定地点。因此，紧急医学救援队伍在整个运输过程中首先要考虑队员和装备的安全，其次再考虑速度和进度。

1. 紧急医学救援队伍物资运输路线　在路线选择上首先考虑安全，特别是长途跋涉。要优先考虑距离最近的高等级公路，出发前一定要咨询灾区指挥部和当地相关机构，征询意见和建议。在某些情况下，通往灾区的道路可能有一些距离较近的县级公路，但在灾害发生后由于受道路损坏、救灾车辆较多等因素影响，救援队运输车辆可能无法顺利通行。

2. 紧急医学救援队伍物资运输方式　紧急医学救援队伍在考虑运输方式时（火车、汽车、飞机、轮船等）要考虑 3 个方面，安全、迅速、节约经费。紧急医学救援队伍装备运输应与运输公司签订运输合同，确定运输时间、地点、货物内容、运输费用、赔偿事宜及必要的发票。

紧急医学救援队伍装备有大型设备及大量的医用和民用物资，按照派出计划认真清理装备，仔细计算设备体积，及时联系运输车辆。车辆性能十分重要，易损坏的车辆不能租用；如果可能，最好雇用灾区当地或附近的运输车辆。

紧急医学救援队伍装备的装卸工作需联系和租用大型吊车（包括出发装车、撤离、返回驻地），以确保安全和快捷地装卸装备。人工装卸速度慢，有可能造成装备损坏，仅在无大型装备可用时才选择使用。

三、保 障 措 施

紧急医学救援队伍的后勤保障是指为了保障紧急医学救援队伍完成工作任务，持续提供救援工作中必需的各类资源条件的过程。保障措施应该根据不同性质和级别的突发事件制订相应预案、计划和实施方法，详细制订药品、器材、装备、设施等储备计划，根据保障内容分门别类地采取不同的保障制度和方法。

紧急医学救援队伍的保障体系需要一个设置科学、组织严密的管理机构，该管理机构分为常态和突发状态、前方与后方。常态下的管理机构一般依附于各级卫生行政部门原有的组织机构独立运转，保障的主要工作是资金和物资的调拨、储备；突发状态下的管理机构可新成立，也可使用常态下管理机构，保障的内容是资金和物资的供给、协调与组织。

应急保障内容一般包括物资保障、人力资源保障、通信保障和生活保障等方面。物资保障是指在应急救援中所涉及的除医学救援装备外的后勤装备，包括帐篷、服装、工具、办公设备、水电供应、交通工具等。保障管理机构应建立物资采购、储备、运输等管理规范和应急体系。人力资源保障是医学救援工作的主体，其管理水平、技术能力及配备的合理程度影响突发事件医学救援的成效，包括前文已经论述的队员和队伍管理等内容。通信保障是指队伍应该配备能够满足队伍内部、队伍与上级部门、队伍与其他队伍之间通信需求的物资、人员和技术保障。建议在整合应急职能部门现有专业通信网的基础上，逐步建立跨部门、多手段、多路由及反应快速、稳定可靠的应急通信系统。应急通信常态管理维护应由专门的信息保障机构承担，保障通信畅通。安全保障是后勤保障工作的重点，安全保障除了加强在常态下危机意识和救援技能的培训外，也要包括在一些非常环境下的防核辐射、防疫情、防毒、防灾等保护措施，其中涉及住宿帐篷、隔离屏障、工作用品、个人着装，甚至工作地点和宿营地点的选择等。安全保障需要针对不同突发事件的性质、地理环境做出预案，并根据当地当时的具体情况做出相应的调整。生活保障是指保障队员的生存需求，包括饮食、休息等。

保障物资包括消耗性保障物资和非消耗性保障物资。消耗性保障物资的主要特点是不宜长期储存，只能根据队伍的规模配置基数量。一般采用物资资源池的方法，即利用现有的后勤或供应商仓库，以一定人员的数量配置基数储备，并不断更迭，仅需保持有足够的库存。非消耗性保障物资，如个人携行背囊、生活保障帐篷、车辆等，与一般的物资保障相同。

（胡　海）

第4章 救援医学技术

第一节 救援队员的生存与保障

一、救援队员的体能

随着社会经济的发展，先进的救援装备在搜救、医学救援过程中发挥了十分重要的作用。但是，并不能由此降低对应急救援队员的体能要求，因为应急救援往往是在恶劣的环境（如交通不便的山地或者高温的火灾爆炸现场）下实施的，快速、高强度、危险的连续性现场救援工作对体能和心理素质的要求非常高。具备强健的身体素质才能够支撑应急救援队员在现场处置中保持旺盛的精力和敏捷的思维；反之，一旦应急救援队员的体能下降，就难以完成艰巨且危险的救援任务。

2018年，中国的消防事业迈进职业化时代，灾害现场应急救援和人员搜救等工作主要由消防队伍以及各级各类救援队伍承担，其中消防队伍发挥主力军和国家队的作用。但是，参与应急救援的所有人员都应该具备应急救援的基本体能和自我生存能力，强化常态化的体能训练，才能够有效地提高应急队员的身体素质。

医学救援对应急队员的体能要求是全面增强，包括但不限于以下体能要求，即肢体和腰部力量、爆发力和耐力，以及灵活性和协调性等方面。体能训练与竞技是提高并维持良好体能的必由之路，要特别重视力量训练、爆发力与耐力训练、灵敏协调性训练、稳定性与平衡性训练。

（一）体能训练

1. 力量训练 托举（肘部力量）、跳跃攀爬常贯穿于救援全过程，对上肢、下肢和腰腹部力量的要求很高，需要进行针对性训练以提高手臂力量、腿部力量和腰腹肌力量。可通过"鸭步"状行走、踮脚跳、俯卧撑和仰卧起坐等简单易行的肢体运动，也可以借助器械（如哑铃、杠铃、单双杠等）来提高大腿、小腿、上肢和腰腹部力量。

2. 爆发力和耐力训练 在极度危险现场实施应急救援需要救援队员具有极强的爆发力，能在短时间内把体能发挥到极致，最大限度地救助伤员；然而，绝大多数灾害现场应急救援需要持续很长时间，也需要应急救援队员的耐力和抗疲劳能力。在增强力量训练的基础上，立定跳远（蛙跳）、连续垂直跳跃、负重跳跃等训练方法可以提高爆发力；长跑特别是负重跑步是最常用的耐力训练方法，逐步增加长跑的距离和负载的负荷量，能够有效地提升耐力。

3. 灵敏协调性训练 灵敏协调性是指人体在各种突发情况下，迅速地改变身体运动的能力，是应急队员不可缺少的体能素质要求之一。良好的灵敏协调性需要身体各部位（特别是肌肉、关节和神经系统）的密切配合，加强肌肉、关节和神经反射的灵活性锻炼对提高身体的协调性十分重要。提高协调性最常用的训练方法：①跳跃运动，如纵跳（双足并拢向上跳）、前后跳、转体跳（跳起后向左或向右转体180°着地）、侧向交叉步，以及街舞等；②球类运动，如拍皮球，打乒乓球、羽毛球、篮球等；③筷子夹豆子（锻炼手眼协调性）；④跳绳、踢毽子等；⑤滑冰、游泳等。以上运动对身体协调性都有很好的锻炼效果。

4. 稳定性与平衡性训练 稳定和平衡是身体维持所处的姿态，以及在运动或者受到外力作用时能够自动调整并维持姿势的能力。平衡分为：①对称性平衡，将重量均等地分配到身体支撑点的能力；②静态平衡，在相对静止的状态下，在一段时间内维持某种特定姿态的能力，如倒立、金鸡独立等；③动态平衡，运动过程中控制身体姿态的能力，如滑冰、体操等。影响稳定和平衡的主要因素是肌肉耐力和神经系统，特别是前庭系统、视觉系统、躯体感觉。

与稳定性和平衡有关的训练方法如下。

（1）单足闭眼站立：以惯用脚单足站立，另一脚屈膝离地，双手自然下垂，置于体侧，在听到"开始"口令后，立即闭眼，保持身体平衡，直至支撑脚的足掌移动、偏离原来位置，随即停止。

（2）走平衡木：通过在平衡木上坐、站、爬行或跳步等动作来训练。平衡木的高度要适宜，越高就越要注意辅助用具及安全。

（3）单双杠运动：可做翻转、悬挂、垂、悬等运动，训练身体在空中的平衡，要特别注意保护并配备安全垫。

（4）爬绳网游戏：爬上摇动的绳网对平衡训练有很大帮助，能发展双手、双足动作之间的协调能力，并消除攀登高处的恐惧感。

（二）竞技

单纯力量训练是枯燥无味的，将训练与竞技有机结合，可以提高训练的效率。在日常训练或者模拟救援时，引入比赛竞争来提高队员的兴奋度，提高训练的效果；竞技训练还能够增强团队的凝聚力。可根据各自特点选择具体竞技方式。

二、救援队员的心理

心理素质是人们应对、承受和调节各种心理压力的能力，主要体现在情绪及行为的稳定性方面，心理素质的强弱在处理各种事件、应对各种压力等方面具有重要的影响。灾害现场应急救援多是在极其复杂危险环境中进行，特别是在巨灾情况下，往往出现人员大量伤亡，残酷现场所带来的精神冲击，以及生命受到威胁的恐惧，都是应急救援队员必须面对的心理考验。

（一）救援过程中经常出现的心理问题

1. 恐惧心理　恐惧也就是俗称的"害怕"，被心理学家定位为人类情绪之冠，是人们在面临某种危险情景、试图摆脱而又无能为力时产生的一种情绪体验。一旦有恐惧心理，人们就会出现焦虑、紧张、惊慌、恐惧和沮丧等表现。恐惧心理对现场救援具有双向影响，对危险情景适度的恐惧，可以使救援队员更加小心谨慎，正确处理危险的事件，避免发生意外，达到更好地保护伤员和自己的目的；反之，恐惧心理没有及时克服，变成一种消极情绪，反复发作甚至可发展为创伤后应激障碍（PTSD）。

2. 紧张心理　紧张是由强大压力所引起的生理和心理上的应激状态。面对灾害现场所展现的惨烈场景和人员伤亡，救援队员出现紧张心理是一种很正常的心理反应，适度的紧张有一定的积极作用，有助于调动人的内在潜力、集中精力做好救援工作，但是，过度紧张会导致救援队员情绪亢奋、反应错乱、动作失衡，无法按照救援流程开展救援工作。

3. 急躁心理　急躁是情感和意志方面的不良心理现象，外在常表现为暴躁、愤怒、激动状态。在灾害现场救援过程中，如果救援力量不足，无法控制灾情，救援行动进行不畅，容易产生急躁情绪，出现盲目蛮干等过激行为，对复杂的救援工作极为不利。

4. 厌战心理　是救援队员在救援行动中所产生的厌倦和排斥的心理体验。长时间的重复性救援工作耗损了救援队员的"动力"和"激情"，由此出现情绪低落、消极懈怠现象，影响救援队员的积极性和救援效率。

5. 盲目乐观心理　是救援队员对灾害现场情况估计不足而产生的麻痹、松弛的不良心理状态。在接到现场救援指令后，救援队员都会不自觉地处于紧张状态，如果灾情相对简单，或者对困难估计不足，或者高估了救援力量、低估了瞬息万变的抢险救援的难度，会导致盲目乐观的心理，并造成不应有的损失和伤亡。

6. 个人英雄主义　还有一类人属于冲动型英雄主义或表现欲很强,非常想表现自己不畏险阻的精神,而没有更多去分析现场的具体情况、具体问题,反而可能会增加应急救援队伍的风险。因此,个人英雄主义倾向显著的人不适合参与应急救援。

(二)救援队员必备的心理素质及培养

1. 坚强的意志品质　意志是人们自觉地调节自己的行动去克服困难,以实现预定目标的心理活动过程,良好的意志品质是实现意志行动的根本保证。在救援过程中经常会遇到种种意想不到的困难,可以说灾害现场救援是一种不断克服困难、战胜困难,以达到预定目的的意志行动过程。坚强的意志是救援队员的必备心理素质。坚强的意志品质主要表现为在高强度和超负荷连续作战中克服饥饿、干渴、寒冷、高温、浓烟和高空、地下作业及抗疲劳的毅力,以及在失去援助陷入困境的情况下勇敢大胆、冷静谨慎、临危不惧、灵活处置的意志品质。

意志品质强弱有很大的个体差异,通过培养锻炼可以提升人们的意志品质。在不超过心理、身体极限的情况下,有意识地逐步增加体能、技能训练的强度和难度,在不断挑战心理、身体极限中树立英勇顽强、坚韧不拔的意志品质。选择暴风雨、严寒、酷热及黑暗等复杂天气和时间对救援队员进行意志训练,能极大地培养队员对特殊环境的适应能力,达到事半功倍的锻炼效果。必要时可进行针对性训练,如对有晕血、恐高等心理问题的救援队员实施针对性强化训练。

2. 敏锐的观察和评估能力　观察是一种有目的、有计划、比较持久地认识某种对象的知觉过程,是对客观事物的一种主动的感性认识形式。准确地对灾害现场的风险,如山体滑坡、泥石流、建筑物坍塌、爆炸燃烧、危化品泄漏等进行评估,确保救援队员的生命安全是现代救援医学高度重视、严格执行的一项极为重要的原则。落实这一原则离不开救援队员敏锐的观察和评估能力(灾情和风险评估能力),观察必须按照一定的顺序依次进行,做到全面、不遗漏和周密、不重复,在观察的过程中要积极运用思维对观察到的现象进行分析辨别并做出评估。

观察能力是观察、记忆和思维能力的综合集成,特殊科目训练可以提高救援队员的灾情侦察能力,俗称"心明眼亮",视觉训练可以有效锻炼视觉的灵敏度,锻炼视觉和大脑在瞬间的观察力和注意力,还可以使人更加聪慧。视觉训练的核心要素是观察注视、回忆记住、详细描述或写下所见物的特征、与原物对照、多次重复。常用视觉训练注意力的方法如下。

(1)静视(一目了然):短时间(1~15min)内集中注意力注视一个静态简单物体,再逐渐过渡到复杂变化的物体,尽可能多地记住物体特征,把观察物的轮廓及特征描述出来与原物进行对照。

(2)边视(边走边看):以一定的速度通过某个区间,留意其中的物体,尽可能多地记住其特征,接着回想一下你看到的物体并详细描述,对照原物强化。例如,看马路上疾驶而过的汽车牌照,回想起字母和号码;看广告牌,然后回想起内容和文字。

(3)抛视(天女散花):取20~30块大小适中的彩色圆球及类似物(如花瓣),至少有红、黄、白3种或3种以上不同颜色,每种颜色数量相等,将它们完全混合在一起,用两手迅速抓起两把,然后放手让它们同时从手中落下,全部落下后迅速看一眼落下的物体,然后闭眼或转身,将每种颜色的数目凭记忆(避免猜测)写下来,检查是否正确,多次重复可以提升准确度。

(4)速视(疏而不漏):速视的核心是用极短的时间,仔细看10个以上分散的、写有文字或者数字的卡片,然后凭着记忆把所看到的字写下来,再核对正确与否,每天至少练习3次,重复10天可显著提高注意力。

(5)统视(尽收眼底):将注意力调整到高度集中状态,睁大眼睛注视正前方(眼珠不可以有一点的转动),观察视野中的所有物体,坚持10s后回想所看到的东西,凭借你的记忆将所能想起来的物体的名字写下来,重复10天,每天变换观察的位置和视野。

3. 团队协作精神　灾害应急救援时经常面临的情况是救援力量相对不足,有多处险情亟待救援，不及时救援会导致大量伤病员的伤亡。此时，需要应急救援队员特别是救援指挥人员能够当机立断、准确下达指令，确保救援流程优化、救援的资源和人员分配合理，实现救援效果最大化。

灾害现场救援是一个或多个集体在战斗，服从指挥是救援队员必须具备的心理素质，即使指挥人员的命令违背个人的意愿也必须竭尽全力执行命令。救援队员还必须具备较强的合作意识，在重大的灾害现场，只有协同作战、互相帮助才能最大限度地发挥救援队的作用。每一名队员都要在现场指挥员的统一指挥下，按照分工不折不扣地完成各自承担的救援任务。

4. 稳定的情绪及自我心理调节　情绪是与机体生理需要是否获得满足相联系的最简单的体验，当有危险或出乎意外的紧张情况所能引起的一种情绪状态，称为应激情绪。灾害救援是在恶劣的环境中进行的，并随着灾害现场情况变化的程度迅速发生变化，救援队员时刻处于紧张状态。在紧张的情绪背景下，情绪稳定的人表现为沉着、镇静，能保持正常甚至较高的工作效率；情绪不稳定的人则可能出现动作不协调，工作效率下降，甚至因为惊慌失措而危及自身和他人的安全。由此可见，稳定的情绪是顺利完成灾害救援任务所必备的心理条件。

培养情绪的稳定性是救援队员训练的一个重要内容。通过反复收看、模拟抢险救援的情景刺激，熟悉掌握各类灾害医学救援的任务和流程，能够降低消极情绪形成的强度，防止产生应激情绪。增强自我心理调节和适应能力，也能够稳定情绪。自我心理调节也称为自我心理训练，就是通过有意识的意志活动，使心理活动达到最佳的临战状态。主要的方法有转移法、语言提示法、身体活动法、自我监督法和暗示法等（详见专业书籍），通过上述方法摆脱恶劣环境造成的应激情绪，消除恐惧、紧张等消极心理。

5. 敏捷的反应和应变/适应能力　反应（response）即是通过外界信号的刺激而产生的一系列反应。对外界的信号可能会产生比较快的反应，也可能是比较慢的反应，反应快是救援队员必备的心理特质。在灾害现场救援队员的感官受到外界刺激时，需要快速准确地找到刺激物的来源，并能够快速地做出反应，对刺激物进行处理，才能够提高工作效率，挽救幸存者生命。例如，在爆炸燃烧的环境下，可以通过受害人发出的微弱声音信息，准确地找到受害人的位置，及时将其救出，避免耽误最佳的救助时机。此外，作为一名救援队员，还应该具有足以应对各种特殊情况和突发事件的随机应变能力。当灾害现场的性质出现重大变故时，如灾害由燃烧转为爆炸伴有毒气体泄漏、建筑物坍塌，救援人员应对突如其来、危机四伏的恶劣环境中所发生的一切变化做出积极而有效的反应和应对。

三、救援野外生存技能

所谓的野外生存，是指人在非生活条件下，最大限度地维持生命力的行为，被动的野外生存多是意外或者灾害所致，如探险迷路、地震等自然灾害。人们为了学习和掌握一些基本的野外生存知识和技能，经常有准备、有计划地开展野外生存训练（主动野外生存）。应急救援通常需要在现场处理意外灾害事故造成的急危重症伤员，在特别恶劣的环境，应急队员还要面临救援和生存双重压力，寻求生存的场所（庇护所）并加以保护、寻求维持生命的水和食物、寻找求生之路等，因此救援野外生存能力是救援队员必须掌握的技能。

（一）搭建庇护所

在野外恶劣的环境下，不论是救援队员还是幸存者都需要一个适合居住的庇护所，以避免阳光直接暴晒、遮风避雨、免遭野外低温侵袭。寻找或者搭建庇护所是野外生存的基本技能。

1. 寻找天然庇护所

（1）寻找山洞设立天然庇护所：天然山洞的优点是坚固、防风雨；缺点是生火排烟困难。天然的山洞需要在洞口加一道"防护门"，不仅挡风，还可防止动物骚扰。若有动物或山洞较深，可用火把照明、试探氧气是否充足,还能吓跑动物,但应注意防止一氧化碳中毒。若有动物幼崽,则应将其放到洞口,母兽一般会叼走;若有应对不了的大型动物,那么可另找露营地。

(2)寻找树洞作为临时庇护所:原始森林中可以找到容纳一人的树洞。进入前,应观察树洞内外的情况,回避有大型动物的树洞;若没有动物留住,应在洞口设置结实的木栅栏,以防止动物的袭击。

(3)倒扑的树根是现成的庇护所:这里所说的是大树的树根。根据情况进行适当的搭建,就可以做成一个简易的庇护所。

2. 改建庇护所

(1)利用凹坑建一个庇护所:在山坡上寻找大的凹坑,在上面盖上一些树枝、杂草,坑底铺一些干草,其保暖、避风的效果比帐篷还好。

(2)利用天然"猫耳洞"改建庇护所:山坡、岩壁下、峡谷两旁、路基、土岗等处凹入的浅洞一般称为"猫耳洞"。在野外,这种地方很多。在黏土地区,利用树枝或尖石片可较轻松地在厚土层的陡坡挖一个容身洞穴。在"猫耳洞"外面加一道墙和搭一些树枝即可作为庇护所。

(3)冰雪环境下的庇护所:在冰雪环境下可以挖雪洞、搭建雪屋,既可防风雪,也能保障安全。

3. 搭建庇护所 可利用石块和树枝等材料搭建庇护所;如果利用织物搭建帐篷,注意固定和通风。正确选址是搭建庇护所极为重要的一环,首先,地址要靠近水源,如果灾害现场存在水源且未被污染,庇护所应该选择靠近水源地,如溪流、河流边;但在山区不能将庇护所搭建在河滩上或紧靠溪流,否则暴发山洪可冲毁庇护所而危及生命。其次,要考虑风向、滑坡、雪崩等因素,选择坚固岩石突起的背风处,可避免搭建好的庇护所或展开的帐篷因为风大而坍塌,要避免选在悬崖的背风面(积雪可能坠滑)以及冰雪可能崩裂的地点。

(二)获得饮用水

生命离不开水,正常人每天需要饮水 2L 以上,炎热和干燥地区饮水量更大。在野外生存中,水是最重要的需求,是维持生命的必需品,寻找水源获得可以饮用的水成为野外生存首先要考虑的问题。减少机体水的消耗也相当重要,要尽量保持凉爽、少动,甚至要少进食,以避免体液转入消化道而加速脱水。

1. 寻找水源

(1)根据地形地貌寻找水源:地形地貌特征可以判断地下水位的高低。在平原和沙漠沙丘地带寻找水源的首选之地是谷底、边缘,以及有茂盛绿色植物的地方。干涸的河床沙砾下、洞穴内、悬崖下面地下水位高,通过挖深坑让水渗入后取用。

(2)根据气候及地面干湿情况寻找水源:春季在解冻早的地方;夏季在地面潮湿或者久晒而不干裂的地方;秋季在早晨有雾、晚上露水重、地面潮湿的地方;冬季在地表面的裂缝有白霜、封冻晚、降雪后融化的地方,地下水位较高、水量充足,挖坑就可获得饮用水。

(3)通过动物寻找水源:食草动物、谷食性鸟类(如鸽子)都不会远离水源,跟踪它们的足迹或飞行方向,能帮助找到水源。

特别注意:周围无绿色植物生长的池塘或者有动物残骨的水源要保持警惕,这类水源多被重金属污染,必须经过蒸馏才能饮用。

2. 收集水的方法

(1)收集雨水:在雨季且是多雨地区,用容器和清洁的布料收集雨水是获得饮用水的最行之有效的方法。

(2)利用冰雪化水:寒冷地区由于存在大量冰雪,通过加热使之融化可以获得饮用的水。冰比雪更容易融化,需要少许热能就可以融化成水。如果只有积雪,需要将雪放置在锅中加热融化,先放置少量雪，再逐步增加；雪层底部的雪颗粒结构多，与同体积表层雪相比，融化后能产生更多的水。

（3）从植物中取水：许多植物如中空的竹子节中、椰子等存有可以直接饮用的水；仙人掌类植物也蕴含丰富的水，切开将外皮去掉，将剩余部分切成片吮吸或捣碎取汁；将香蕉树、甘蔗折断留下 30cm 的树桩，中心部位挖成漏斗状，根部水分就会渗出。注意：不可盲目地饮用不熟悉植物的汁液。

（4）在海岸边或者海岛上获得饮用水：通过海水淡化或收集雨水等方法获得饮用水；或在海岸线最高处挖深坑让水渗入，再进行蒸馏也能获得饮用水。

3. 水的净化 一般情况下，泉水、井水、暗流水、雨水、流动的河水可直接饮用。水库水、湖水、溪水、池水、雪水等应进行净化处理。常用的水净化方法如下。

（1）煮沸法：通过煮沸对水进行消毒净化，简便实用。

（2）沉淀法：在收集的水中放入少量明矾并充分搅拌，沉淀 1h 后就可以得到清澈的饮用水。

（3）吸附法：活性炭或者木炭吸附水中悬浮物和重金属。

（4）过滤法：用布类织物如手帕重复过滤几遍就可以得到较为干净的水。

（5）化学净化：利用过氧化氢（双氧水）、漂白粉对水进行消毒净化处理。

4. 科学的饮水方法 在野外，合理科学地饮水，可以在饮用水有限的时候极大地延长人的生命。正确的饮水方法是少喝、勤喝；一次只喝一口，含一会儿再分多次慢慢咽下。一般 1L 水的饮用时间应在 5h 以上。这样的饮水方法，既可使身体将喝下去的水充分吸收，又可解决口舌、咽喉干燥的问题；既不会让体内严重缺水，又不会排出多余的水分。切忌口渴时大口喝水甚至狂饮。

（三）野外用火

野外生存离不开用火，生火不仅可以煮熟食物、蒸煮净化饮用水、为机体提供热能，还可以为"绷带"消毒、发出求救信号、避免野兽袭击。空气、热量和燃料是生火的"三要素"。

1. 生火材料

（1）火绒：是一类具有燃点低、容易点燃物质的总称。可将艾蒿、棉花等物质燃烧至半透熄火，趁干燥微温时装入器具制成火绒，也可将干燥的多纤维植物捣碎做火绒。在灾害现场，鸟的羽毛、棉花、稻草、麦秆、干枯的树叶或野草也能作为火绒使用。

（2）引火物：易燃材料，如枯草、干小树枝（条）、硬纸板、用汽油浸泡过的木块，甚至动物脂肪等都可作为引火物使用，极容易点燃，又可增加火势，便于点着不太容易燃烧的材料。

（3）薪柴：是不易点燃但能持续稳定燃烧的材料，如干枯的树枝、干燥的动物粪便。

2. 生火方法 携带现代点火工具，如火柴、电子打火机等点燃引火物、薪柴相对容易。但在灾害现场可能需要传统野外点火方法。常用的传统点火方法如下。

（1）敲击法：燧石（又称"火石"，是比较常见的硅质岩石，致密、坚硬，多为灰、黑色，敲碎后具有贝壳状断口）互相敲击或与金属碰撞会产生火花。在燧石的周围围上火绒，不断地敲打石头，直至火绒物冒烟，轻轻一吹，火苗即可燃烧起来。

（2）聚焦法：凸透镜可以聚集太阳光线，并在焦点处产生高温，从而点燃易燃物。老花镜、照相机镜头、玻璃瓶底等都可用来聚焦取火。

（3）锯木取火法：用一块带锐缘的竹子在另一块竹子凸起的地方来回摩擦，锯屑落在下面的引火物上就会冒烟，轻吹会出现火苗。若没有竹子，可用坚硬的木头替代。

（4）摩擦取火法：劈开木头的一头，并在裂缝中加上细木棍和火绒，然后用结实的绳子来回摩擦，里面的火绒会逐渐发热、冒烟，最后起火。

（5）钻木取火法：用一根木棒，下面削成尖，两手夹住，在一个边缘钻有开放性小孔的木板上来回搓转；木板的开口处应放置火绒。这种方法若有快速的转动装置，可提高成功率。

3. 篝火　是在空旷的地方或野外架木柴燃烧的火堆。在寒冷地区，篝火可用来取暖、防止体温流失；在有野兽出没的地方，篝火可以驱赶野兽；在黑暗中，篝火可以用来照明；篝火可以烹煮食物、烤干潮湿衣物；遇险时，篝火可以在夜间发出求救信号，上面放上湿柴就变成白天的烟雾信号。

为了点火方便并提高燃烧效率，应该把木柴搭成通风透气的结构。常采用的篝火堆积方法如下。

（1）"井"字形堆积法：把两根较粗的木头按一定距离平行排列，另外两根与下面的两根垂直放在上面，依次垂直垒放 40～80cm，形成一个"深井"，里面放置一些细柴和引火物，很容易点燃。因为通风透气，燃烧充分。适于单纯的营地篝火，不适于取暖和做饭。

（2）圆锥形堆积法：为方便通风和点火，在来风的方向留一个小"门"，堆积时要内细外粗，内干外湿；由于燃烧到一定程度木头向内倒塌，没有危险；可以靠近取暖；上面吊上炊具可以煮饭、烧水，也方便直接烧烤食物。

（3）轴心堆积法：找一根粗大的木头或树根充当篝火的轴心，把收集到的干柴搭在这个轴心上，在轴心与干柴之间放上引火物，点燃后要不断地添加干柴，经过一段时间后，轴心会被点燃，并保持很长时间。

4. 建立炉灶　在野外烧煮食物，最节省燃料的方法是建立炉灶。

（1）野战灶：找三块等高的石头，较垂直或平整的一面向内，架上炊具，并使之平稳。特点是简单、方便，但不节约能源。

（2）马蹄灶：用石块垒砌成高约 40cm、内径约 30cm 的半圆形，上面向内收缩，以方便架锅。石块间留有空隙，方便通风；开口处方便添柴，并开向来风方向。

（3）看山灶：用石头、水和黏土，搭建一个锅台，灶门开向与风向一致，在灶门相反的方向修一条火道（沉淀火星，防止走火），火道前竖立一个中空的枯树作为烟囱。在所有的野外炉灶中，看山灶是最节约燃料的，也是比较安全的。

（4）八卦灶：选择长方形的石块，在地面摆成直径 1m 的圆圈，石块之间留出 5cm 左右的空隙以方便通风；上面的石块压在空隙的上面并稍微内缩，依此类推，做成七八层高，上口内径约40cm，这样"八卦炉"就造成了。该炉灶火力大、热效率高，烧水做饭十分快捷。不用时可以用泥土将上面封住，从而长时间地保持火源，小雨也不能使它熄灭。在封火期间，石头有相当大的热量辐射，可以取暖、烤干衣服，石头间的缝隙还可以烤熟食物。这种炉灶适合时间较长、地点固定的野外生活，不仅可以满足烹饪、取暖、烤衣服的需要，还可以避免每天点火的麻烦。

5. 设置点火地点和隔离带　在野外生火一定要注意安全，合理设置点火地点和隔离带，周围不得有易燃物，并应有专人负责值守。

（1）湿地点火点的设置：在地面上铺上一块石板或一层石头，使火在其上面燃烧。

（2）山地点火点的设置：如果条件允许，应远离树林 20m 以上，并在篝火周围垒好防火墙。有风时，为防止热气流带起火星，应避免燃烧干树叶。

（3）草地点火点的清理：清理至少 15m 之内的所有杂草，而这些被清理的杂草同时可以作燃料。

（4）大风天点火点的设置：尽量不点火，若必须点火则应挖火塘，变篝火为"沟火"。火塘既防止走火，又方便烹饪。

（5）反射热能的点火地点：如果生火的目的是取暖，而且燃料还不充分，可以找岩壁、山洼、土坎等有反射热能的地方点火，在这里要比在空阔的地方点燃相同的火堆效果要好得多。

（四）获取食物

1. 动物食物　几乎所有的动物都可以食用，只要条件允许应将食物煮熟后食用。因地制宜设置陷阱猎捕小型动物（如兔子、鹿、猴等）较容易，捕猎大型动物比较困难且有一定的危险。

2. 鱼类 含有丰富的蛋白质和脂肪，在有强水流时鱼常常在漩涡或岩石处藏身，捕捉也较为容易。淡水鱼需要洗净煮熟（杀死寄生虫）后食用；海洋鱼类一般不含寄生虫，可以生吃。

3. 鸟类 捕捉鸟类比较困难，借助夜色可直接在鸟窝抓鸽子等，也可在鸟类飞行路径上设网捕鸟。筑巢的鸟类常有鸟蛋，可取部分食用。

4.其他 在极度困难条件下，为了生存，可以食用昆虫、蠕虫，以及甲壳类动物，以补充必要能量。

（五）寻找逃生之路

1. 判断方向的方法 利用自然界具有方向特征的星体/物体来判断方向。白天是最可靠的"指南针"，太阳随时间由东向西移动，由太阳映射产生的影子则由西向东移动；依据"立竿见影"的原理，再根据影子的移动轨迹，可以确定东西方向，与之垂直的是南北方向，向着太阳的一端为南方。夜间通常是利用北极星来判定方向，直接寻找北极星比较困难，可先找到北斗七星（容易发现），沿着勺边两星连线向勺口方向延伸，可见到一颗明亮的星，就是北极星。

2. 迷路后处置 发现自己或者团队迷失方向后，应立即停止移动，仔细回忆所走过的路，同时想办法利用具有方向意义的标志来重新确定方向，再寻找道路；深山森林要登高望远，登上山脊仔细观察，判断应该往哪里走，通常应该向地势低的方向走，这样容易碰到水源，顺河而行最为保险；如果山脉走向分明，山脊坡度缓、灌木低矮，可沿山脊走，易于观察方向、确定位置。

3. 发出求救信号 不论是灾害还是意外事件导致与外界失去联系，并陷入危险境地时，都应该积极发出求救信号，主要是表明所处的位置。夜间可在高处点火堆，白天可以燃烟，在火堆上放些青草或者鲜树枝就能发出白烟，国际上惯用的白烟救难信号是每分钟 6 次燃烟。

（许　铁）

第二节　搜索与营救技术

一、搜索技术

灾害事件发生后，需要立即启动救灾和应急救援工作，其中搜索和营救幸存者是重中之重。搜索是指由搜救人员利用人工、搜救犬和辅助工具确定幸存者位置的过程。搜索的首要任务是及时发现幸存者，地震、矿难、强台风或龙卷风等灾害常引起建筑物坍塌，未及时逃离人员常被埋压在废墟中，坍塌的建筑物充满蜂窝状结构空间，使得掩埋其中的幸存者可以存活数日。

（一）搜索原则

1. 侦查评估、鉴定标示危险区域 建筑物坍塌废墟存在许多不可知的危险因素，生存空间非常脆弱，直接踩踏导致废墟的负荷增大，可引发二次坍塌造成埋压人员的二次伤害甚至死亡。因此，在搜救展开之前，要对建筑物的结构及破坏情况进行快速全面评估，用醒目的标识将悬空建筑物、结构不稳定的建筑物，或者有潜在坍塌风险，以及存在有害物质、有毒气体等危险之处逐一标示出来，必要时设定警戒线。

2. 确定优先搜救区域 将最有可能含有幸存者或潜在幸存者人数最多区域的地理区域确定为优先搜救区域，设定优先搜救区域的主要依据是灾情特点、幸存者生还的可能性和耐久能力、搜救的难度和所需时间，以及搜救人员的安全。对学校、医院、养老院、宾馆、办公楼、高层建筑等区域优先开展搜救。

3. 统一指挥、密切配合 大型灾害现场的搜索行动常有多支甚至十多支搜索营救分队参与，为了提高效率必须指定一名全权负责人，赋予现场全权调动指挥权，统筹指挥、协调现场搜索工作。各搜索分队必须无条件服从指令，密切配合完成交办的搜索任务。在复杂的灾害现场，还需要配备一位安全负责人，时刻关注并评估现场的风险。

4. 设立警戒线 在开展搜索工作之前，必须将受灾区设为禁区，在其周围设置封锁线（警戒线），只允许搜索营救队伍和其他救援人员进入；坍塌区是有二次坍塌危险的区域，更要限制人员进出，未经许可的搜索人员不能进入该区域。

5. 搜索行动持续时间 幸存者在坍塌建筑物蜂窝状空穴中（特别是在有水的情况下），可以存活 2～3 周及以上，在搜索时间超过 3 周或完全排查所有空穴之前，不能放弃搜索。

（二）搜索方式

1. 人工搜索 利用人的视觉直接在受灾区域狭小空间和空穴寻找幸存者。搜索队员排成队列，呈地毯式或扇形整体推进，同步仔细倾听幸存者发出的呼救声音；搜索队员通过大声喊叫，或利用功放设备喊话，或敲打可传声的结构（如钢管），再安静下来仔细倾听。人工搜索只适用于受灾面积较小的灾害情况。

2. 搜救犬搜索 犬对气味的辨识能力比人类高出百万倍，听力是人的 10 多倍，在光线微弱的条件下也有视物的能力，利用训练良好的搜救犬进行现场搜索是目前最为有效、最常采用的搜索方法之一。一般由两条搜救犬、它们的训练师，以及搜救队队长组成搜救犬搜救分队。搜救犬搜索的优势是能够在较短时间搜索较大区域，可到达有危险或搜索队员无法进入的区域，能够发现失去意识的幸存者。但搜救犬的有效工作时间只有 20～30min，且受环境影响较大，如危化品泄漏或爆炸现场常有浓烈的有毒气体气味。在执行搜救任务时，需要部署两支相互独立的搜救犬分队参与，首次发现可疑目标时训练师要默记下地点，另一支搜救分队搜救犬在同一区域再次发现目标，则可确认目标并标记上报予以救援。将搜救犬与各类电子搜索设备协同搜索能取得更好的搜索效果。

3. 仪器搜索 仪器搜索延伸了搜索的范围，在人工和搜救犬搜索不能达到搜救目的的时候，就需要利用先进的仪器装备进行搜索。常用的仪器设备有光学探测搜索设备、红外探测搜索设备和声波探测搜索设备等。

（1）光学探测搜索设备：主要由冷光源、光学探头、光纤传导束、目镜或显示屏组成。利用光反射原理制作的光学生命探测仪是一类专用于搜索的光学生命探测设备，仪器主体呈管状，前端有光学探头（又称"蛇眼"），非常柔软，可进入细小的缝隙，特别适用于难以到达的狭小空间的搜索，能够准确发现幸存者及所在位置。但是，受到光纤镜特性以及光源强度的限制，搜索探测的区域有限。此外，坍塌物体内的缝隙无序又不规则，前进的方向受到很大限制。

（2）红外探测搜索设备：是通过感知温度差异来发现幸存者，在黑暗中可照常工作。常用的有主动红外夜视仪、红外热成像仪和微光夜视仪等。

（3）声波探测搜索设备：是利用声波振动识别声音来发现幸存者，如声波振动生命探测仪等电子监听设备，探测时需要在多区域放置携带传感器的接收探针。对不能发声、失去意识的幸存者，声波搜索设备无法探测；受到现场周围环境噪声的干扰，声波探测范围有限。

（4）搜救机器人：是利用人工智能技术为灾害搜救而设计的专用机器人，配备彩色摄像机、热成像仪和通信系统，用于危险复杂环境中的搜救以及处理危化品泄漏。

（5）其他搜索仪器设备：如无人机、救生艇等，不再赘述。

（三）多学科团队协作

灾害现场环境恶劣、灾害类型繁多、次生灾害频发，除了搜救团队、疾控和医学救援专家及队员之外，要高效、安全完成搜救任务离不开多学科团队协作配合。至少应有以下几支队伍。

1. 危险品鉴定团队 灾害事故现场疑似存有危险物品，如危化品、放射性材料、有毒有害气体、易燃易爆物品等，针对这类灾害需要有专业鉴定和风险评估能力的专家团队，就救援工作提出建议。

2. 建筑结构专家团队 建筑物坍塌破坏了建筑物的结构和完整性，因为搜救需要在坍塌建筑物表面（如楼板上）钻一系列观察孔，在搜救展开和钻孔之前，需要建筑结构专家团队对坍塌建筑物潜在风险进行快速全面评估。

3. 重型装备专家及操控团队 灾害现场搜索与救援常需要动用重型机械设备，如起重机、重型搬运机等。搜救分队、重型装备专家及操控团队有效沟通、密切合作是完成坍塌灾害现场搜救的重要环节。

二、营救技术

火灾、地震、矿难、强台风或龙卷风等灾害常引起建筑物坍塌，多有受灾人员被埋压在废墟中，在确定幸存者位置后，需要利用救援专用设备和器材，采用起重、顶升、支撑、破拆等手段将幸存者从险境中解救出来。

（一）破拆

破拆是指救援人员对火灾现场，或者坍塌建筑物及其构件，或其他物体进行局部或全部拆除，如在混凝土构件（如楼板）上开凿通道，或清除拆解坍塌建筑物、门窗护栏等障碍物，创建营救通道的救援行动。在实施破拆行动时，要根据破拆对象不同采用不同的破拆方法，如砸撬法、拉拽法、切扩法等。

1. 窗户的破拆 一般情况下，击碎窗户玻璃就可以将窗户打开，为了避免碎玻璃伤害救援者，应掌握正确的击碎玻璃方法。

（1）救援队员击打玻璃应该站立于上风方向，并佩戴面罩和防护手套，切忌直接用手击打玻璃。

（2）用破拆工具从上方向下击打，以防玻璃碎片误伤救援者。

（3）玻璃击碎后立即用工具清除残留在窗框上的玻璃碎片，以免戳伤爬进去实施应急救援者的身体，或割坏可能通过的水带、绳索等器材。

（4）击碎窗户玻璃、清除玻璃碎片后将窗框执手扳动，即可将窗打开。

2. 门的破拆 门的种类繁多，其材质、结构及闭锁部位也各不相同，应根据实际情况采用最简单、快捷的方法将门打开。

（1）击碎玻璃开门：需要破拆的门上镶有玻璃时，可将玻璃击碎，伸手（戴手套）进去将门锁打开。如果门上嵌有薄板，也可将薄板击破，伸手将门锁打开。

（2）破坏门锁开门：破坏门锁将门打开是破坏性较小而又比较方便的开门方法。使用铁铤拔出锁筒：将铁铤的叉口插入锁筒金属环，将锁筒拔出，然后用开锁器插入锁眼旋转，即可将门打开。用切割机切断锁舌：将锯片式切割机的锯片插入门缝，割断锁舌，即可将门打开。用薄刃撬开门锁：将薄刃插入门与门框之间的缝隙，适当用力撬动，再将另一薄刃从撬开的缝隙中插入门锁插销处，拨动锁舌，将门打开。切割金属升降门：遇有金属升降门时，可用油锯或丙烷切割机将金属门打开。

（3）打开电梯门：需打开电梯门时，可先用一工具的薄刃插入门缝，用力撬动，等中间有3cm缝隙时，再用扩张器插入门缝，将门打开。

3. 墙的破拆

（1）砖墙的破拆：用大锤或风镐破坏 2～3 块砖，其余砖块可顺利拆下。

（2）板条抹灰墙的破拆：用工具剥去外层灰泥，再用斧头劈开板条即可。

4. 屋顶的破拆 根据屋顶的不同情况，采取不同的破拆方法。

（1）屋顶有天窗、老虎窗、百叶窗及其他出口时，应利用原出口进行破拆。

（2）强行破拆。对无出口的屋顶需要强行破拆。

破拆时，救援队员要站立在上风方向，站立稳固，防止滑倒，必要时要有人用安全绳保护；随时注意屋顶构架不牢固及可能发生其他危险的情况，不能损伤支撑屋顶的构件，使用动力工具时尤须注意。破拆的顺序是先除去表层砾石、沥青、油毡之类的覆盖物；再劈开屋面板或切割金属屋面层；最后切割椽木或金属梁，用挠钩等物捣通建立通道。

（二）顶升、支撑

由坍塌的建筑物形成的空间狭窄，使得掩埋其中的幸存者难以逃生，且坍塌建筑物存在许多不可知的危险因素，生存空间非常脆弱，营救行动可能会触动承重的不稳构件，引发二次坍塌造成埋压人员的二次伤害甚至死亡。因此，在实施这项工作前，应在建筑结构专家的协助下制订初步营救方案，行动要细致谨慎，尽可能选派有经验或受过专门训练的人员来承担此项工作。

1.废墟表面被困人员　是指倒塌建筑边缘、顶部、躯体暴露、浅层处能看到的人员，这些被困人员仅是被倒塌物局部挤压，甚至是跌落在倒塌废墟的上部因无逃离途径而被困，这些人易被发现，且救援难度小、生存概率高。在营救废墟表面被困人员时，应注意以下几点：①及时给予正确的指导，防止其脱险后因惊慌失措而再次遇险；②指派专人负责对刚脱离险境的人员进行清点和姓名、单位登记；③如果时间和情况允许，应仔细询问脱险人员，了解其他被埋压人员所处的位置，以便确定后续的搜寻与挖掘工作；④对于受伤人员，在进行必要的现场急救后，应及时安排运输车辆送医院治疗，并对已送院伤病员做好记录，避免因疏忽漏记造成后续对已脱险人员进行不必要的现场搜寻。

2.营救废墟内部被困人员　这类被困人员的营救难度大，一般分为 3 个步骤：①加固建筑构件。选用合适的方法和工具，扩张、顶升倒塌建筑物形成的空区；起吊、牵引被困人员周围的大型建筑构件；切割建筑钢筋或梁柱，置入支撑材料加固建筑构件。②开辟救援通道。使用起重机等重型机械清理部分倒塌废墟，在此基础上，在楼板、墙体上打洞，挖掘竖井，或者用梯子、救生索道、三脚架等搭建救生通道。③转移被困人员。根据被困人员的情况，采取引导、搬运等方式安全转移被困人员。

（许　铁）

第三节　检伤分类

检伤分类是在现场救援过程中，当医疗卫生的需求明显大于现有医疗资源时，需要救援人员根据伤病员的数量、受伤严重程度，以及灾害事故现场的条件等因素，决定救治和后送顺序的一种现场救援策略。其宗旨在于迅速识别危及生命且预期治疗效果好的伤病员情况，开展必要的急救干预措施。检伤分类的首要目标是提高救援资源的利用率，即利用有限的医疗资源，尽快将众多伤病员分为不同类别/等级，按照伤情的轻重缓急有条不紊地开展现场急救并有序后送，使重症伤病员得到及时救治、轻症伤病员迅速脱离灾害现场。因此，临床决策不能局限于某个患者的需求，应尽可能考虑到因资源受限而造成进一步伤亡的可能。

一、检伤分类的发展

"检伤分类"一词是由法文"trier"变化而来，表示分类排序的意思，也称为伤病员治疗优先分类或鉴别分类。检伤分类的概念来源于战争，是根据伤病员需要得到医疗救援的紧迫性和救治的可能性决定哪些伤病员应该优先救治，在第一次和第二次世界大战期间用于伤兵现场处置，战场医师将精力集中在那些需要马上治疗且预期治疗效果明显的伤病员身上，对那些受伤较轻或者受到致命性伤害的伤病员则暂缓治疗。

急救检伤分类经历不断的发展、改进、完善，逐步发展并形成用于大型灾害现场和医院伤情评估的检伤分类方法。1963 年，美国耶鲁-纽黑文医院制定了急诊检伤分类制度，由医师进行评估，将伤病员分为危急（emergent）、紧急（urgent）和非紧急（non-urgent）3 类。随后，不同国家和地区推出了不同的检伤分类方法，如 1983 年美国加利福尼亚州的霍格纪念医院和纽波特海滩的消防部门提出简明检伤分类法（simple triage and rapid treatment，START）；再如，1999 年，我国台湾地区提出并开始实施急诊五级检伤分类标准，该标准是根据患者呼吸窘迫程度、血流动力学变化、意识状态、体温、疼痛程度等病情指标以及致伤机制，经急诊专业人士筛选评估，辅以电脑研判，将伤情/病情进行分类。

世界医师协会推荐的大规模灾难事件检伤分类标准：①生命垂危，需要立即治疗，而且有望救活的伤病员（红色标志，优先 1 级）；②生命没有立即的危险，需要紧急但不是立即处理的伤病员（黄色标志，优先 2 级）；③不需要或仅需要简单处理的伤病员（绿色标志，优先 3 级）；④患者的伤情超过目前已有的救治能力，如严重的辐射伤、严重烧伤、严重颅脑损伤等濒临死亡或者已经死亡的患者（黑色标志）；⑤心理受到创伤需要安慰和镇静的患者（没有特别的分类标志）。

较完善的检伤分类包括现场分类（初级分类）、医疗分类（二级分类）和伤病员后送 3 个阶段。

1. 现场分类（初级分类）

（1）现场分类由当地受过训练的救援人员或第一批进入现场的救援人员开展。

（2）在现场或现场附近的检伤分类区进行。

（3）根据伤病员伤情的严重程度，对伤病员进行分类，并用红色、黄色、绿色和黑色 4 种颜色对伤病员进行标记。

现场检伤分类可以使救援、治疗和转运工作及时、有效地进行，并能优化医疗资源和后勤保障人员的配置。

2. 医疗分类（二级分类）

（1）现场分类以后，医务人员需要快速对伤病员进行进一步伤情评估，以判断具体受伤部位和受伤程度。

（2）在伤病员收集区，由资深的医师根据不同的伤情以及预后等再次对伤病员进行检伤分类。

（3）优先治疗那些从现场治疗中受益最大的伤病员，而对那些不治疗也能存活和即使治疗也会死亡的伤病员则暂时不予治疗。

3. 伤病员后送　伤病员后送的首要任务是把重症伤病员运送到医疗资源相对充足的地方，使其及时得到进一步救治。根据伤病员伤情严重程度及现有的设备，合理运送伤病员。

二、检伤分类的原则和要求

检伤分类是一种理念，应该根据现场伤亡情况有序进行，包括初次检伤、二次甚至多次检伤，其目的是利用有限的医疗资源救治最多数量的伤病员。检伤分类主要的依据是灾害事故现场条件、医疗资源和伤病员的数量及受伤的严重程度等要素。所以，检伤分类人员除了要具备快速熟练的评估分类能力之外，还需要了解灾害的起因和严重程度、附近医疗机构的分布地点和救治能力等。

（一）检伤分类的原则

1. 由经过培训的专业人员来承担检伤分类　在灾害事故现场救援人员面临的最大挑战是使用检伤分类方法确定哪些患者需要立即进行救治、哪些患者可以暂时不进行治疗、哪些即使立即救治也无法挽回其生命而不得不暂缓救治。不掌握检伤分类决策的方法、道德价值和伦理学要点，就会做出错误的分类决策。因为在常态医疗活动中，医务人员基本都是针对个体患者进行诊疗活动，而在灾害事故现场，未经检伤分类培训的救援人员没有从个体救援到群体救援理念和角色的转换，会本能地对每一位伤者进行救治，反而可能会增加整体死亡率。由此可见，检伤分类应由经过培训的专业人员来承担，一般现场初级检伤分类由最先到达现场的医护人员实施；最终要由经过训练、具有一定创伤救治经验、有组织协调能力的高年资医师确定检伤分类结果。

2. 快速和准确原则　检伤分类是现场伤病员救治的第一环节，快速（对每名伤病员的分类时间应小于 60s）、准确、有效地检伤分类，确定优先抢救顺序，才能挽救更多的生命，最大限度地减轻伤残程度。对于危重伤病员个体而言，检伤分类关系到生命或者器官功能的存续。因此，对任何一名伤病员的分类都必须具有充分的科学依据，做出科学的判断和准确的评估。

3. 公平和效用原则　公平原则是突发事件检伤分类的重要原则，主要体现在救援现场的每一名伤病员均享有均等接受医学救治的机会，对每个伤病员都采取相同的、规范的步骤进行检伤，与国籍、民族、性别、年龄、伤病前的健康状况等因素无关。效用原则主要体现在实施现场检伤分类和急救时，首先，只进行简单、可以稳定伤情且不需要消耗过多人力和急救资源的急救措施，即只进行手法开放气道和直接按压止血两项处理，而不进行更高级的抢救方法，如辅助通气、心肺复苏等；其次，在积极抢救生命垂危但有望救治的伤病员的同时，还应对其他伤病员进行检查评估，不在一个伤病员身上停留过久。

4. 不伤害和有利原则　是检伤分类人员最起码的伦理守则和道德底线。不伤害和有利原则要求检伤分类人员在利害共存时要权衡利害大小，使用最优化原则，以最小的损伤代价获得最大的救治效果。

（二）检伤分类的要求

1. 避免二次损伤　伤情检查应认真、迅速，检查方法选择恰当，简单易行，尽量减少翻动受伤者的次数，避免造成"二次损伤"，如脊柱损伤后不正确翻身会造成医源性脊髓损伤。

2. 动态评估　危重伤病员的伤情处于不断变化状态，如随着时间延长内脏损伤出血会致循环不稳定；另外现场救援力量、后送能力也会变化，均可使检伤分类级别发生改变。因此，重复检伤、动态评估是检伤分类的必然要求。在对伤病员进行初步检伤分类后，要设置不同时间段对其进行重复检查评估和记录，并对比前后检查结果的变化情况；在伤病员后送前或到达医院时，也需要进行再次检伤评估、标识和分流。

3. 重视伤后病理生理改变　因为无法进行全面的病史采集和体格检查，只能根据简要的病史和体格检查做出判断。因此，伤后的病理生理学改变比解剖损伤更应得到重视，如截肢和挽救生命相比，显然后者更优先。

4. 正确标识　在灾害事故现场对多名伤病员按照初步检伤分类的结果分别给予不同颜色的标识进行分类/分级，目前统一采用"红、黄、绿、黑"4 种颜色的标签，分别标示不同的伤情及获救轻重缓急的先后顺序；伤情危重用红牌标记，伤情略轻用黄牌标记，普通轻伤且能自主行动用绿牌标记，已经死亡或伤情较重即将死亡的患者用黑色标记。制定的分类标识应该醒目、共识、统一，符合国际规范；有条件的可以在标识牌上加载电子识别码。

5. 个体与整体/局部与全局　检伤分类是充分利用有限资源，最大限度地降低伤残、挽救生命的决策过程，检伤应该时刻关注全体伤病员，而不是救治某个危重伤病员，必须处理好个体与整体、局部与全局的关系。

6. 敬畏逝者　对于无存活希望的伤病员，检伤分类后可给予姑息性处置；对无反应、无呼吸、无脉搏者直接标记为死亡，应尽快将其转移至远离检伤现场的尸体处理场所。

三、检伤分类的方法

检伤分类必须遵循一定的方法流程，现场或者医院的急救人员通过这些方法能快速、准确地判断伤病员的伤情并做出标记。常用的检伤分类方法有以下几种。

（一）简明检伤分类法

简明检伤分类法（START）适用于大规模伤亡事件、现场短时间内大批伤病员的初步检伤。已成为国际通用的快速简单的检伤分类方法。检伤人员根据呼吸、循环和意识状态的严重程度对伤病员进行评估分类（图4-1），要求对每名伤病员的分类时间小于60s。在整个检伤分类过程中，只进行手法开放气道和直接按压止血两项处理，而不进行更高级的抢救措施，如辅助通气、心肺复苏等。

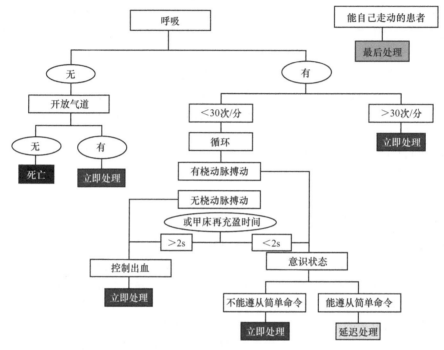

图 4-1　START 检伤分类流程

（二）五步检伤分类法

五步检伤分类法（five-step injury detection method）又称ABCDE检伤分类法，涵盖气道（airway）、呼吸（breathing）、循环（circulation）、神经功能（disability）和充分暴露（exposure）5个核心检伤评估内容，可指导快速识别有生命危险、需要立即抢救的患者。具体内容如下。

A. 检查气道：首先判定呼吸道是否通畅，有无窒息、舌后坠、口咽及气管异物阻塞，以及有无颜面部及下颌骨折；如果存在气道阻塞，需要立即开放气道并保持气道通畅。

B. 呼吸情况：观察是否有自主呼吸，如果有自主呼吸，需要观察评估呼吸频率、呼吸深浅或胸廓起伏程度、双侧呼吸运动和呼吸音的对称性，以及口唇颜色等；如果无自主呼吸，或存在张力性气胸、连枷胸等情况，须立即给予人口呼吸、穿刺减压和（或）胸廓固定。

C. 循环情况：检查桡动脉、股动脉、颈动脉搏动情况，如可触及，则收缩压估计分别为80mmHg、70mmHg、60mmHg左右；检查甲床毛细血管再灌注时间，以及有无活动性大出血。

D. 神经功能：检查意识状态、瞳孔大小及对光反射、有无肢体运动功能障碍或异常、昏迷程度评分。

E. 充分暴露检查：根据现场具体情况，短暂解开或脱去伤病员衣服，充分暴露身体各部，进行望、触、叩、听等检查，以便发现危及生命或正在发展为危及生命的严重损伤。

（三）SALT 检伤分类法

SALT（sort assess lifesaving interventions–treatment/transport）检伤分类法（图 4-2）是目前公认的最先进的检伤分类模式。首先，通过简单的指令对伤病员进行分类（整体分类，sort）；随后单独评估每一分类内的伤病员（个体评估，assess）；再根据分类决定采取必要的拯救生命的干预措施（lifesaving interventions）和（或）治疗/转运（treatment/transport）。SALT 检伤分类法完全符合大规模人员伤亡事件检伤分类的核心要求，且易于掌握和记忆，在美国被确定为大规模人员伤亡事件的检伤分类标准。

SALT 检伤分类法把伤病员分为 5 大类。

I（immediate）：亟须救援的伤病员（红色）。伤病员通过紧急处理可以存活。

D（delayed）：可延迟处理的伤病员（黄色）。需要治疗但可延迟处理而不影响生存率。

M（minimal）：轻微伤病员（绿色）。轻微受伤，无须治疗也可存活。

E（expectant）：姑息治疗伤病员（灰色）。尚存活但在目前医疗资源下存活概率低。

D（dead）：死亡伤病员（黑色）。无自主呼吸，已死亡。

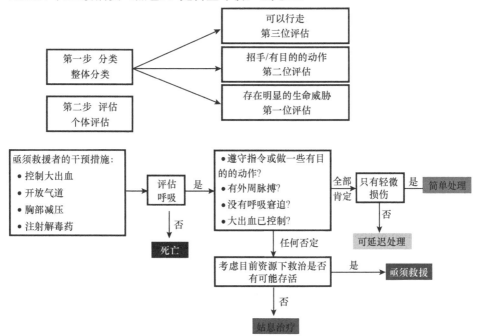

图 4-2　SALT 检伤分类法

需要特别说明的是检伤分类是一个动态的过程，因为伤病员的病情在不断变化，所以需要反复对伤病员的状况进行重新评估并做出适当的调整；目前有许多种检伤分类方法，没有证据表明哪一种方法优于其他方法。

（许　铁）

第四节　现场急救

一、心肺复苏

（一）心肺复苏的历史

心肺复苏（cardiopulmonary resuscitation，CPR）是最近几十年才出现的急救技术，也是目前救治心搏骤停（sudden cardiac arrest，SCA）患者的标准治疗手段。由于古代落后的科学技术和宗教的原因，复苏曾经是被禁止的。从 1750 年左右，科学家和哲学家们开始质疑过去的教条，并相信人类能够认识和掌握自己的命运，"医师的使命是延长患者生命"的理念第一次出现，开始了心肺复苏的萌芽。在一些国家已经开始进行复苏的所有主要要素的研究，在接下来的 200 多年里，这些要素得到发展并最终共同创造了现代 CPR 技术。

1. 人工呼吸 18 世纪时，溺水是导致猝死的首要原因，特别是在大型的欧洲港口城市都成立了救援协会。而这些协会都推荐了处理溺水者的技巧，如让溺水者趴在一个大桶上，并抓住他的腿前后来回挤压腹部，可让少量的空气到达肺；另外一种方法是利用波纹管将空气直接吹入溺水者的口中，很显然，大部分空气会进入胃或从鼻孔流出。当时，科学家们认识到呼出的气体里含有有毒的气体，他们称之为"固定气体"（即二氧化碳），认为这种气体不能为罹难者提供足够的氧气。在 19 世纪中叶，随着对胸壁的机械扩张和压缩等技术的发展，人工通气发生了重大改变。在接下来的 100 多年里，发明了数十种人工通气方法，其中大部分是直接挤压腹部、胸部和背部。这些发明者错误地认为被动地使空气进入肺中就足以维持充分的氧合。在欧洲和美国数以千计的人们学到这些方法，但是没有一种方法被证实是有效的。甚至到 1954 年，麻醉师伊拉姆（Elam）对一个口唇发绀的脊髓灰质炎患儿实施了口对口人工呼吸，4 次呼吸后患儿的脸色变为粉红色，证实呼出的气体可有效保持足够的氧合。当时人工通气方法还在持续流行，很多人仍然不相信口对口人工呼吸优于其他人工通气技术。然而，直到 1956 年，Elam 和 Safar 在一次会议上的相遇使这种认识才得以改变。随后 Safar 开展了一系列证实口对口人工呼吸是否有效的研究。1957 年春天，Safar 得出了 3 个结论：①单纯使患者的头后仰常常能开放气道；②大部分机械通气的方法仅能提供少量空气，而口对口人工呼吸可提供足够的气体；③任何人都可轻松、高效地完成口对口人工呼吸。在发现这些后的 1 年内，Elam 和 Safar 已经能够说服人们从人工通气改为口对口人工呼吸。

2. 胸外按压 早在 18 世纪，人工循环作为一项技术被描述过，但直到 20 世纪中叶，其一直被无视。虽然约翰·霍华德（John Howard）在 18 世纪首次描述了胸外按压，直到 1878 年，Boehm 博士才在动物身上报道了通过胸外按压实现人工循环的第一次成功尝试。1891 年，弗里德里希·马斯（Friedrich Maass）报道了体外胸部按压法在人类身上的首次成功应用。尽管事实上胸外按压已经在几个病例中有很好的描述，其中一种形式已经用于如上所述人工通气方法的一部分，但胸外按压作为人工循环的手段一直未能流行起来。事实上，在那个年代甚至不相信人工循环可以重新建立。直到 1960 年，考恩霍文（Kouwenhoven）、尼克博克（Knickerbocker）和裘德（Jude）偶然发现用手在胸壁上施压可以获取足够的人工循环。那一年，他们以一种非常直接的方式发表了他们的发现。正如作者在文章中写道："任何人，任何地方，现在都可以进行心脏复苏，只需要两只手。"

3. CPR 的诞生 现在已经确定，口对口呼吸是有效的人工呼吸技术，胸外按压是一种有效的人工循环技术。现在所需要的只是两个人将各种技术结合在一起来创造心肺复苏。这些结合的正式出现是在 1960 年 9 月 16 日，当时 Safar、Jude 和 Kouwenhoven 在马里兰医学会议上发表了他们的发现。在这次演讲中，Safar 强调了人工呼吸和人工循环相结合的重要性，指出口对口通气和胸外按压这两种技术不能再被看作单独的部分，而是作为复苏整体的一部分，这就是现代 CPR 的诞生。为了让 CPR 被广泛接受，还需要一种方法来重建正常的心脏节律。

4. 电除颤 当然，重建正常心律的主要手段是让电流穿过心脏来实现电复律。然而，这项技能的实现需要发现心室颤动（ventricular fibrillation，VF）和电复律之间的联系。1899 年，普雷沃斯特（Prevost）和巴泰利（Battelli）在动物身上发现了这种联系，他们证实了微弱的电流直接穿过心脏或者穿过胸部，会导致心脏颤动，而更强的电流能够终止这种纤维性颤动。然而，这个重大发现由于发生于动物身上，在随后的 30 年里并未得到重视。1926 年，电力公司开始寻求如何应对他们公司员工大量致死性电击事件的办法。在电力公司资金的资助下，胡克（Hooker）、Kouwenhoven 和 Langworthy 开始研究电流对心脏的直接影响，他们在动物身上进行的研究结果，支持了 Prevost 和 Battelli 早期研究的这一观点。但是，第二次世界大战阻滞了三人在人心脏上开展除颤的研究进程。在他们研究的基础上，1947 年，贝克（Beck）发明了第一台体内除颤器，并第一次在一位患者身上成功完成了除颤。然而，医学界依然无法在不打开罹难者胸腔的情况下对心脏进行除颤术。1955 年，佐尔（Zoll）发明了体外除颤器，这一情况才得以改变。然而，Zoll 发明的体外除颤器（就像 Beck 早期发明的体内除颤器一样）只能用交流电，所以除颤器非常笨重，要把这种除颤器带到患者身边并不切合实际。20 世纪 60 年代早期，劳恩（Lown）发明了使用直流电的除颤器，从而取代了交流电除颤器。因此，除颤器可以用电池蓄电，从而更加便携，意味着现在可以将除颤器推到患者身边。尤其重要的是，便携式除颤器的发展与心肺复苏术的出现是同时发生的。

5. 我国心肺复苏的历史　早在 1700 多年前的东汉时期，名医张仲景在其所著的《金匮要略》中对救治自缢进行了详细的阐述："救自缢死……徐徐抱解，不得截绳，上下安被卧之。一人以脚踏其两肩，手少挽其发，常弦弦勿纵之；一人以手按据胸上，数动之……如此一炊顷，气从口出，呼吸眼开……。"这应是世界上最早的关于心肺复苏的详细描述，早于西方 1000 多年。晋代葛洪在其所撰写的《肘后备急方》里明确记载："徐徐抱解其绳，不得断之，悬其发。令足去地五寸许，塞两鼻孔，以芦管纳其口中至咽，令人嘘之。"此方法和当今复苏学界仍倡导应用的"口咽管通气"如出一辙，即控制气道（"以芦管纳其口中至咽"）、保持气压（"塞两鼻孔"）、人工通气（"令人嘘之"）。安放芦管吹气复苏，可谓是现代心肺复苏中"口咽管通气"在古代的原始雏形。

总之，开放气道、人工呼吸、胸外按压、电除颤构成了现代心肺复苏术。

（二）心搏骤停的流行病学和危险因素

1. 心搏骤停的定义　心搏骤停是指被证实的心脏有效搏动停止，循环征象消失。心搏骤停时可能出现的 4 种心律失常分别为心室颤动（VF）、无脉性室性心动过速（pulseless ventricular tachycardia，PVT）、无脉性电活动（pulseless electrical activity，PEA）和心脏停搏（asystole）。其中 VF 和 PVT 最佳的治疗策略是快速电除颤，PEA 和心脏停搏对电除颤无反应，唯一有效的治疗方法是立刻行胸外按压及注射肾上腺素等。

2. 心搏骤停的发生率　心搏骤停是目前导致死亡的首位因素。在美国，急救医疗服务系统（EMSS）每年救治 347 000 名以上的成人院外心搏骤停（out of hospital cardiac arrest，OHCA）患者和 7000 名以上的儿童（<18 岁）院外心搏骤停患者。大约 10.4% 的 OHCA 患者存活出院，其中大约 8.2% 的 OHCA 患者神经功能完好。2014 年国内的一项流行病学调查显示，北京城区每100 000 成人中有 71.2 人发生院外心搏骤停，出院存活率约 1.3%。据报道，我国每年发生心源性猝死的患者约为 54.4 万。当患者发生心搏骤停时，尽早实施电除颤和 CPR 非常重要，抢救时间每延迟 1min，其生存率会降低 10%～15%。

（三）心搏骤停的原因

在众多引起心搏骤停的原因中，急性心肌缺血和继发的恶性心律失常是最常见的原因。西方国家心源性猝死中约 80% 是由冠心病及其并发症引起的，其中约 75% 是急性心肌梗死诱发的心搏骤停。心肌梗死后左室射血分数（LVEF）降低是心源性猝死的主要预测因素。各种心肌病引起的心源性猝死占 5%～15%，如梗阻性肥厚型心肌病、致心律失常型右心室心肌病、离子通道病，如 Brugada 综合征、长 Q-T 间期综合征等。此外，心脏压塞、肺栓塞、严重缺氧、严重电解质紊乱均可导致心搏骤停。

（四）心搏骤停的病理生理

心搏骤停导致全身的组织器官血流停止，组织器官缺血、损伤。与断肢再植、器官移植、溶栓术后及动脉旁路移植术后一样，心搏骤停造成的缺血缺氧在心肺复苏恢复自主循环后，可发生相应器官的缺血再灌注损伤（ischemia reperfusion injury）。不同组织的敏感程度不同，其中脑组织对缺血缺氧最敏感。缺血再灌注损伤已经在动物模型中被验证，目前广泛被认可的机制包括活性氧族、钙超载、细胞凋亡和炎症反应等。心肌的收缩舒张功能障碍、心肌顿抑、能量代谢障碍、再灌注心律失常和心肌超微结构损伤是常见的表现。缺血再灌注损伤与临床联系广泛，且影响着心搏骤停患者的预后。

（五）心搏骤停的临床表现

心搏骤停后脑血流量急剧减少，可导致意识突然丧失，伴有局部或全身性抽搐。在心搏骤停刚发生时，脑中尚存有少量含氧的血液，可短暂刺激呼吸中枢，出现呼吸断续，呈叹息样或短促痉挛性呼吸，随后很快呼吸停止，出现皮肤苍白或发绀、瞳孔散大固定、大小便失禁等。心搏骤停发生后，大部分患者将在4～6min内开始发生不可逆脑损害，随后经数分钟过渡到生物学死亡。心搏骤停发生后尽早实施心肺复苏和尽早电除颤，是提高心搏骤停患者存活率的关键。心肺复苏成功后死亡的最常见原因是中枢神经系统损伤，其他常见原因有低心输出量、继发感染及恶性心律失常等。

（六）心搏骤停的处理

成人心搏骤停事件的主要关注点包括快速识别、及时提供CPR、对心室颤动（VF）和无脉性室性心动过速（PVT）患者尽快进行电除颤，以及自主循环恢复（return of spontaneous circulation，ROSC）后的综合性监护治疗和对根本病因的治疗。大多数成人突发的心搏骤停是心脏原因导致的，特别是急性心肌梗死和恶性心律失常。非原发性心脏原因的心搏骤停（如呼吸衰竭、中毒、肺栓塞或溺水）也很常见，在这种情况下，对可逆的潜在原因进行治疗对于救援人员来说非常重要。尽管大多数复苏成功是通过提供高质量的心肺复苏和除颤来实现的，但在某些情况下，针对可能潜在原因的其他特定治疗可能对某些病例会有所帮助。总之，早期识别和呼救、早期除颤、高质量的心肺复苏、尽量减少胸外按压中断和治疗可逆性病因是心搏骤停抢救成功的关键，最重要的是以团队的形式实施心肺复苏，明确分工，高效协同作战。

1. 识别心搏骤停 首先需要判断患者是否有意识、是否有呼吸，并同时判断有无脉搏（5～10s内完成）。救援人员对心搏骤停的识别包括脉搏检查，但强调不要因延长检测脉搏的努力而延误CPR。在复苏工作开始时以及在连续CPR周期之间检查脉搏时，可能会出现CPR较长时间的延迟。之前的研究表明，救援人员通常需要很长时间才能检查脉搏，并且难以确定脉搏是否存在，从而导致CPR延迟，或者在某些情况下，没有对心搏骤停患者进行CPR。因此，非专业救援人员对心搏骤停的识别是依据患者的意识水平和呼吸频率。濒死呼吸（agonal breathing）的特点是缓慢、不规则的喘息呼吸。非专业救援人员用各种术语来描述濒死呼吸，包括异常呼吸、打鼾呼吸和喘气。濒死呼吸很常见，据报道，多达40%～60%的OHCA患者存在濒死呼吸。濒死呼吸被认为是非专业救援人员误诊患者未发生心搏骤停的常见原因。对于无反应、无呼吸或呼吸异常的患者，非专业救援人员应假定患者处于心搏骤停状态，寻求帮助，并及时启动心肺复苏。患者反应能力和呼吸评估这两个标准已被证实可以快速识别出相当大比例的心搏骤停患者，从而允许立即启动非专业施救者CPR。此外，对失去知觉的患者开始胸外按压但与心搏骤停无关的显著不良事件发生率较低，这些不良事件包括胸外按压区域疼痛（8.7%）、骨折（肋骨和锁骨，1.7%）和横纹肌溶解综合征（0.3%），尚未有内脏损伤的报道。一旦确立心搏骤停，应立即开始初级心肺复苏。

2. 呼救 在不耽误实施心肺复苏的同时，应设法（打电话或呼叫他人打电话）通知并启动急救医疗系统（EMS）。在识别出心搏骤停后，应立即启动 EMS 并启动 CPR，迅速开始实施 CPR 可能是提高生存率和神经系统预后的最重要干预措施。理想情况下，EMS 的启动和 CPR 的启动应同时发生。在当前移动设备广泛使用和可访问性的时代，单独的救援者可以在启动 CPR 的同时激活 EMS，方法是拨打电话寻求帮助、将电话置于扬声器模式以继续通信，然后立即开始 CPR。在极少数情况下，当单独的施救者必须离开患者才能启动 EMS 时，应优先考虑立即启动 EMS，然后返回患者身边以启动 CPR。现有证据表明，CPR 对被错误识别为心搏骤停患者的潜在危害很低。总体而言，对心搏骤停患者实施 CPR 的益处是使其伤害风险大大降低甚至低于未发生心搏骤停患者。

3. 初级心肺复苏 即基础生命支持（basic life support，BLS），一旦确立心搏骤停的诊断，应立即进行。首先应使患者仰卧在坚固平整的平面上，在患者的一侧进行复苏。主要复苏措施包括通过人工胸外按压建立人工循环（circulation，C）、开放气道（airway，A）和人工呼吸（breathing，B），心肺复苏程序为 CAB。

（1）胸外按压：CPR 是心搏骤停患者最重要的单一干预措施。胸外按压是 CPR 最关键的组成部分，在除颤和药物干预使血流恢复正常前，胸外按压有助于产生前向血流，为心、脑和其他重要脏器供氧。胸外按压时，血流产生的原理比较复杂，主要是基于胸泵机制和心泵机制，通过胸外按压可以使胸膜腔内压升高和直接按压心脏而维持一定的血液流动。如果非专业施救者未经培训或不愿提供人工呼吸，单纯胸外按压是合适的。从胸外按压开始 CPR 序列，可最大限度地缩短第一次胸外按压的时间；应尽快提供胸外按压，而无须先脱掉患者的衣服。

人工胸外按压时，应使患者仰卧在硬质平面上，若胸外按压在床上进行，则应在患者背部垫以硬板。胸外按压的部位是胸骨中下 1/3，即双乳头连线中点。用一只手掌根放在胸部双乳头连线正中间的胸骨上，另一手平行重叠压在手背上，保证手掌根部横轴与胸骨长轴方向一致。以手掌根部为着力点，保证手掌用力在胸骨上。施救者身体稍微前倾，使肩、肘、腕处于同一轴线，与患者身体平面垂直，按压时肘关节伸直，依靠上身重力垂直向下按压，每次按压后让胸廓完全回弹，放松时双手不要离开胸壁，按压和放松的时间大致相等。高质量的胸外按压强调快速、有力，按压频率为 100～120 次/分；成人按压的深度至少为 5cm，但应避免超过 6cm。对于儿童（包括婴儿至青春期开始的儿童），按压深度约为胸部前后径的 1/3，大约相当于婴儿 4cm，儿童 5cm。对于青少年，应采用成人的按压深度，即 5～6cm。同时，尽可能减少胸外按压中断的次数和持续时间，胸外按压时间在整个心肺复苏中的目标比例至少达 60%。人体观察性研究显示，专业救护人员在整个复苏过程中中断按压的时间为 25%～50%。理想的目标是将整个心肺复苏过程"无按压时间"降至 10%。为了实现这一目标，救护人员必须改进抢救措施，如按压的同时让除颤器充电，检查脉搏时间不要超过 10s，初级心肺复苏不建议气管插管，以免耽误按压时间。研究显示，CPR 90～120s 后胸外按压深度开始减少，每 2min 更换一名救援人员进行胸外按压是明智的，因为这种方法可以保持胸外按压质量，并通常利用 CPR 暂停的时间进行心律分析。

（2）开放气道：保持气道畅通是复苏成功的重要环节。应立即清除患者口腔中的异物和（或）呕吐物，若有义齿松动应取下。若无颈部创伤，可采用抬头举颏法开放气道（图 4-3A）：术者一手置于患者前额用力下压，使头后仰，另一手的示指、中指抬起下颏，使下颌尖、耳垂的连线与地面呈垂直状态，以畅通气道。对有颈部创伤的患者，可采用双手托颌法（图 4-3B）。

（3）人工呼吸：用置于患者前额的手拇指与示指捏住患者鼻孔，吸一口气，用口唇把患者的口全部罩住，然后缓慢吹气，每次吹气时间不超过 1s。1s 的建议是让 CPR 中断的时间尽可能缩短。开放气道后，首先进行 2 次人工呼吸，无论是否有胸廓起伏，两次人工通气后应该立即行胸外按压。口对口人工呼吸和面罩通气均可为心搏骤停患者提供足够的氧气和有效的通气。无论是单人还是双人进行心肺复苏时，按压和通气的比例均为 30∶2，但同时应避免过度通气。研究报告

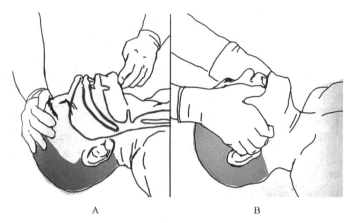

图 4-3　开放气道
A. 抬头举颏法；B. 双手托颌法

称，500～600ml 的潮气量足以引起胸部明显上抬，可提供足够的通气，同时将过度通气或胃注气的风险降至最低。采用常规的通气而不是深呼吸可以防止救援人员眩晕或头晕眼花，并防止患者肺部过度充气。过度通气是不必要的，并且会导致胃膨胀、反流和误吸，还会增加胸内压、减少静脉回流到心脏，降低心输出量和存活率。通气困难的最常见原因是气道打开不正确，因此，如果患者的胸部在第 1 次人工呼吸时没有上抬，应重新开放气道，然后进行第 2 次人工呼吸。与成人心搏骤停不同，儿童和婴儿心搏骤停多由各种意外（特别是窒息）导致，因此施救更重视人工通气的重要性。对于儿童与婴儿 CPR，若有 2 名以上施救者，按压和通气比例应为 15∶2。

4. 高级心肺复苏　高级生命支持（advanced life support，ALS），是在基础生命支持的基础上，应用辅助设备、特殊技术等建立的更为有效的通气和血液循环，主要措施包括气管插管建立通气、除颤转复心律、建立静脉通路并应用必要的药物维持已恢复的循环。心电图、血压、脉搏血氧饱和度、呼气末二氧化碳分压测定等必须持续监测，必要时还需进行有创血流动力学监测。

（1）通气与氧供：如果患者自主呼吸没有恢复，可以考虑行气管插管，达到充分通气的目的是纠正低氧血症。院外患者通常用面罩、简易球囊维持通气，使用球囊-面罩通气，挤压球囊 1/3～1/2 量即可；气管插管后，通气频率为每 6s 一次（每分钟 10 次）。使用呼吸机后，需要根据血气分析结果进行呼吸机参数调整。

（2）电除颤：终止心室颤动（VF）和无脉性室性心动过速（PVT）最有效的方法是电除颤，时间是治疗心室颤动的关键，每延迟除颤 1min，复苏成功率下降 7%～10%。但是对心脏停搏和无脉性电活动无效。在 VF/VT 发作后尽快进行除颤往往能取得成功。相反，如果 VF/VT 拖延了很长时间，心脏能量储备的耗竭会使除颤的效果大打折扣，除非在除颤之前通过 CPR 来补充能量。同时，最大限度地减少围除颤期心肺复苏中断时间也是一个高度优先事项。与单相（单极性）除颤器相比，双相波形除颤器（提供相反极性的脉冲）使患者暴露于更低的峰值电流，而终止心房和室性快速性心律失常的效果相同或更高，因此推荐优先使用双相除颤器。除颤后立即给予 2min 的心肺复苏，再观察心律。在未监测的心搏骤停情况下，单次电击策略优于叠加电击进行除颤。单次电击策略的基本原理是，在第 1 次电击后立即进行胸外按压，循环评估应在实施 5 个周期（即 2min）CPR 后进行，而不是在连续"叠加"电击后恢复胸外按压，这是基于多种考虑，其中包括双相波形第 1 次电击的高成功率（减少对连续电击的需要），当第 1 次电击失败时立即进行第 2 次和第 3 次连续电击的成功率下降，以及一系列 CPR 所需的长时间中断堆积的冲击。与连续"叠加"电击相比，单次电击策略可缩短 CPR 中断的时间，并显著提高入院和出院生存率。

除颤电极的位置：最常用的电极片位置是指胸部电极片置于患者右锁骨下方，心尖电极片放在与左乳头齐平的左胸下外侧部。其他位置还有左、右外侧旁线处的下胸壁，或者心尖电极放在标准位置，其他电极片放在左、右背部上方。若植入了植入性装置（如起搏器），应避免将电极片直接放在植入装置上。如采用双相波电除颤，首次能量选择可根据除颤仪的品牌或型号推荐，一般为 120J 或 150J；如使用单相波电除颤，首次能量应选择 360J；第二次及后续的除颤能量应相当，也可考虑提高能量。自动体外除颤器（AED）在检测可电击心律失常方面非常准确，但需要在 CPR 中暂停以进行自动心律分析；手动除颤可缩短操作人员的心律确认时间。

除了除颤之外，已经探索了几种替代电击和（或）伪电疗法作为心搏骤停期间可能的治疗选择，如经皮起搏在心搏骤停期间与心动过缓心律失常的应用已进行了研究。该理论认为，心脏是通过产生心肌收缩和产生血液向前运动对电刺激做出反应，但临床试验并未显示起搏可以改善患者的预后。其他伪电疗法，如咳嗽 CPR、拳头或打击起搏和心前区重击，都被描述为在特定患者中的临时措施，这些患者要么是处于围骤停期，要么是在目击心搏骤停的最初几秒内（在咳嗽 CPR 的情况下失去知觉之前）无法获得明确的治疗时。心前区重击是由紧握拳头的尺侧对胸骨中部进行单一、尖锐、高速的冲击，心前区重击产生的力量将电能传输到心脏，类似于低能量电除颤，以期终止潜在的快速性心律失常。拳头或打击起搏是通过闭合的拳头对胸骨进行连续的、有节奏的、相对低速的冲击，拳头（或打击）起搏是为了产生足以引起心肌去极化的电脉冲刺激。咳嗽 CPR 被描述为反复深呼吸，然后每隔几秒钟立即咳嗽一次，以试图增加主动脉和心内压，在失去知觉之前提供短暂的血流动力学支持。现有证据（包括观察性和准随机对照试验数据）表明，在心搏骤停中通过经皮、经静脉或经心肌方法进行起搏并不能提高心搏骤停患者 ROSC 或存活的可能性，且在评估起搏是否成功时长期中断胸外按压也可能不利于生存。没有证据表明在院外或院内常规心搏骤停护理期间使用心前区重击可提高 ROSC 率或出院存活率，它可能仅在 VT 的早期发作时有益，此时心律失常最容易受到低能量终止的影响，但即便如此，它也很少有效。如果在规则心律的易损期（T 波期间）实施心前区重击（类似不同步的电除颤），可使心律恶化或有转换为 VF 的风险。

（3）药物治疗：心搏骤停的药物治疗通常在尝试除颤或尝试除颤后 CPR 未能达到 ROSC 时进行。这可能包括血管升压药物，如肾上腺素；以及没有直接血流动力学影响的药物（非升压药物），如抗心律失常药物、镁、碳酸氢钠、钙或类固醇。后一类药物尽管可能对特定人群和（或）在特殊情况下有益。

1）血管通路：给予紧急药物治疗的传统方法是通过外周静脉注射通路。然而，在紧急情况下获得静脉注射通路可能具有挑战性，从而导致药物治疗延迟。用于急性给药的静脉注射通路的替代方案包括骨髓腔输液（IO）、中心静脉输液等通路。IO 通路越来越受欢迎，因为它与静脉注射插管相比具有更高的成功放置率，以及相对较低的手术风险。但是，静脉注射与 IO 给药在心搏骤停中的疗效仍有待阐明。IO 通路越来越多地作为紧急血管通路的一线方法实施。

2）血管活性药物：肾上腺素是 CPR 期间的首选药物，可用于电击无效的心室颤动及无脉性室性心动过速、心脏停搏或无脉性电活动。其常规用法是 1mg 静脉注射，每 3～5min 重复 1 次，每次经周围静脉给药后应使用 20ml 生理盐水冲管，以保证其能够到达心脏发挥作用。肾上腺素被假设在心搏骤停期间具有有益作用，主要是因为它的 α 肾上腺素能作用，导致心肺复苏期间冠状动脉和脑灌注压增加；相反，β 肾上腺素能作用可能会增加心肌需氧量，减少心内膜下灌注，并可能导致心律失常。两项随机、安慰剂对照试验纳入了 8500 多名患者，评估了肾上腺素对 OHCA 的疗效。对这些研究和其他研究的系统评价和荟萃分析得出结论，肾上腺素显著增加 ROSC 和出院生存率，但并未显著增加存活者 3 个月时神经功能完好率。现有的试验结果可能部分归因于从心搏骤停到接受肾上腺素的中位时间为 21min，这种时间延迟是 OHCA 试验中的一个一致性问题。对心搏骤停者，首先考虑电除颤和 CPR，如果 CPR 和电除颤的初始尝试不成功，则给予肾上腺素。血管升压素也可以作为一线药物，但不推荐与肾上腺素联合使用。严重低血压可以给予去甲肾上腺素、多巴胺、多巴酚丁胺。迄今为止，没有试验发现在 CPR 期间，高剂量肾上腺素或其他血管升压药优于标准剂量肾上腺素。最近的系统评价发现，在比较单独使用升压素或升压素联合肾上腺素与单独使用肾上腺素治疗心搏骤停的试验中，结果没有差异。多项随机对照试验对高剂量肾上腺素与标准剂量肾上腺素进行了比较，尽管一些随机对照试验显示高剂量肾上腺素的 ROSC 发生率更高，但没有一项显示出出院生存率或任何长期结果的改善。

3）床旁心脏超声：可以识别心脏压塞或其他可能导致心搏骤停的可逆原因，并识别无脉性电活动中的心脏运动。但是，进行心脏超声检查会增加胸外按压中断时间。一项小型随机对照试验发现，在 CPR 期间使用心脏超声没有改善结果。

4）复苏过程中产生的代谢性酸中毒通过改善通气常可得到纠正，不应过分积极补充碳酸氢盐。已存在代谢性酸中毒、高钾血症、三环类或苯巴比妥类药物过量的患者，可适当补充碳酸氢钠。对于心搏骤停时间较长的患者，在胸外按压、电除颤、气管插管、机械通气和血管活性药物治疗无效时，可考虑使用碳酸氢钠。其用法是起始剂量 1mmol/kg，在持续 CPR 过程中每 15min 给予 1/2 的量，并根据血气分析结果调整剂量，避免发生碱中毒。观察性研究发现，呼气末二氧化碳（$ETCO_2$）增加超过 1.33kPa（10mmHg）可能指示 ROSC。

5）抗心律失常药物：给予 2 次除颤加 CPR 以及肾上腺素之后仍然是心室颤动/无脉性室性心动过速，应考虑给予抗心律失常药。常用药物为胺碘酮，也可考虑用利多卡因。硫酸镁仅适用于尖端扭转型室性心动过速。对于一些难治性多形性室性心动过速、尖端扭转型室性心动过速（TDP）、快速单形性室性心动过速或心室扑动（频率＞260 次/分）及难治性心室颤动，可试用静脉 β 受体拮抗药。异丙肾上腺素或心室起搏可能有效终止心动过缓和药物诱导的尖端扭转型室性心动过速。缓慢型心律失常、心脏停搏的处理不同于心室颤动，给予基础生命支持后，应尽力设法稳定自主心律，或设法起搏心脏。上述治疗的同时，应积极寻找可能存在的可逆性病因，如低血容量、低氧血症、心脏压塞、高钾血症等，并给予相应治疗。

5. 复苏后高级生命支持 自主循环恢复（ROSC）仅是心搏骤停患者复苏后治疗过程的开始，因为患者在经历全身性缺血缺氧性损伤后，将进入更加复杂的缺血再灌注损伤阶段，称为心搏骤停后综合征（post-cardiac arrest syndrome），是复苏后院内死亡的主要原因。研究表明，早期干预这一独特的、复杂的病理生理状态可有效降低患者死亡率，进而改善预后。复苏后的治疗是生存链的关键组成部分，要求综合性、结构化、多学科协作实施综合性的治疗。

（1）原发致心搏骤停疾病的治疗：应进行全面的心血管系统及相关因素的评估，仔细寻找引起心搏骤停的原因，鉴别是否存在诱发心搏骤停的可逆病因，并对心搏骤停的病因和诱因进行积极的治疗。

急性冠脉综合征是成人心搏骤停的常见病因之一，早期急诊冠脉造影和血管再灌注治疗可显著降低病死率及改善预后。患者 ROSC 后应尽快完成 12 或 18 导联心电图检查，以明确 ST 段是否抬高。无论患者昏迷或清醒，对于怀疑有心脏性病因或心电图有 ST 段抬高的院外心搏骤停患者，都应尽快行急诊冠脉造影。对怀疑有心脏性病因但 ST 段未见抬高的院外心搏骤停患者，若存在血流动力学不稳定或心电不稳定，也可考虑行急诊冠脉造影。

（2）维持有效循环：心搏骤停后常出现血流动力学不稳定，导致低血压、低心输出量。其原因可能是容量不足、血管调节功能异常和心功能不全。对危重患者常需放置肺动脉漂浮导管进行有创血流动力学监测。患者收缩压需维持不低于 90mmHg，平均动脉压不低于 65mmHg。对于血压低于目标值的患者，应在监测心功能的同时积极进行容量复苏，并根据动脉血气分析结果纠正酸中毒。容量复苏效果不佳时，应考虑使用血管活性药物，维持目标血压。同时积极处理影响血流动力学稳定的心律失常。完善床旁心脏超声，以帮助判断是否有心脏压塞出现。

（3）维持呼吸：ROSC 后，患者可有不同程度的呼吸系统功能障碍，一些患者可能仍然需要机械通气和吸氧治疗。呼气末正压通气（PEEP）对呼吸功能不全合并左心衰竭的患者可能很有帮助，但需注意此时血流动力学是否稳定。

（4）防治脑缺氧和脑水肿：亦称脑复苏。脑复苏是心肺复苏成功的关键，应对复苏后神经功能进行连续监测和评价，积极保护神经功能。在缺氧状态下，脑血流的自主调节功能丧失，脑血流的维持主要依赖脑灌注压，任何导致颅内压增高或体循环平均动脉压降低的因素均可降低脑灌注压，从而进一步减少脑血流。对昏迷患者应维持正常的或轻微增高的平均动脉压，降低增高的颅内压，以保证良好的脑灌注。主要措施：①降温。低温治疗是保护神经系统和心脏功能的最重要治疗策略，复苏后昏迷患者应将体温降低至 32～36℃，并维持 24h。②脱水。应用渗透性利尿药配合降温处理，以减轻脑组织水肿和降低颅内压，有助于脑功能恢复。③防治抽搐。通过应用冬眠药物控制缺氧性脑损伤引起的四肢抽搐以及降温过程的寒战反应。④高压氧治疗。通过增加血氧含量及弥散，提高脑组织氧分压，改善脑缺氧。⑤促进早期脑血流灌注。使用抗凝血药物以疏通微循环，用钙通道阻滞药解除脑血管痉挛。

（5）防治急性肾衰竭：如果心搏骤停时间较长或复苏后持续低血压，则易发生急性肾衰竭。原有肾脏病变的老年患者尤为多见。心肺复苏早期出现的肾衰竭多为急性肾缺血所致，由于通常已使用大剂量脱水药和利尿药，临床可表现为尿量正常（非少尿型急性肾衰竭）。防治急性肾衰竭时，应注意维持有效的循环功能，避免使用对肾脏有损害的药物。若注射呋塞米后仍然无尿或少尿，则提示急性肾衰竭，此时应按急性肾衰竭处理。

（6）其他：及时发现和纠正水、电解质紊乱与酸碱失衡，防止继发感染。对于肠鸣音消失和机械通气伴有意识障碍患者，应该留置胃管，并尽早地启用胃肠道营养。

（7）体外心肺复苏（extracorporeal cardiopulmonary resuscitation，ECPR）：是指在潜在的、可逆病因能够去除的前提下，对使用传统心肺复苏（conventional cardiopulmonary resuscitation，CCPR）不能恢复自主心律或反复心搏骤停而不能维持自主心律的患者快速实施静脉体外膜肺氧合（veno-arterial extracorporeal membrane oxygenation，VA-ECMO）、提供暂时的循环及氧合支持的技术。对于可逆病因导致的心搏骤停患者，经 CCPR 治疗不能恢复自主循环或反复心搏骤停不能维持自主心律的患者，如果患者和医院的条件允许，可考虑及时使用 ECPR 辅助循环及氧合。目前并无 ECPR 的统一适应证，但强调适用于由可逆因素导致的心搏骤停，且患者家庭经济条件和医院的技术条件允许时。ECPR 前应尽早实施不间断高质量心肺复苏，ECPR 开始的时间以心脏骤停 20min 内合适，最长不超过 60min。目前 ECPR 的适应证：①年龄 18～75 周岁；②心搏骤停发生时有目击者，并有旁观者进行心肺复苏，从患者心搏骤停到开始持续不间断高质量心肺复苏时间间隔不超过 15min；③导致心搏骤停的病因为心源性、肺栓塞、严重低温、药物中毒、外伤、急性呼吸窘迫综合征等可逆病因；④心肺复苏进行 20min 无 ROSC、血流动力学不稳定或出现 ROSC 但自主心律不能维持；⑤心搏骤停患者作为器官捐献的供体或即将接受心脏移植。ECPR 的禁忌证：①心搏骤停前意识状态严重受损；②多脏器功能障碍；③创伤性出血无法控制、消化道大出血、活动性颅内出血；④有明确的拒绝心肺复苏的意愿；⑤左心室血栓；⑥严重的主动脉瓣关闭不全。ECPR 相对禁忌证：①主动脉夹层伴心包积液；②严重的周围动脉疾病；③严重脓毒症；④心搏骤停时间已超过 60min。

ECPR 对于 CCPR 失败的心搏骤停患者是非常重要且临床可行的治疗措施。需要严格掌握 ECPR 的适应证，该技术的实施依赖于综合性技术熟练的团队合作。从心搏骤停到 ECMO 开始转机的时间窗是 ECPR 预后的决定性因素。ECPR 维持期间鉴别病因并进行针对性治疗也至关重要。目前尚无大规模随机对照临床试验来明确 ECPR 与 CCPR 患者结局有何不同，但回顾性分析和荟萃分析均提示 ECPR 患者的生存率和神经系统的恢复率更高。对于院内心搏骤停，ECPR 能够提高出院生存率和神经系统恢复率，该点目前意见比较一致。但 OHCA 患者使用 ECPR 是否能够受益却存在争议。院内和院外心搏骤停预后的差异主要在于心搏骤停后开始 ECPR 的时间，而不是地点。未来需要进一步研究来明确 ECPR 在心搏骤停治疗中的角色和地位。

6. 腹部提压 CPR 对于合并有胸部外伤、肋骨骨折的心搏骤停患者，胸外按压因可能加重骨折，并导致骨折断端伤及肺与胸膜同时胸廓复张受限，难以保证传统的按压力度和幅度，影响"心泵"和"胸泵"作用的理想发挥，继而可降低 CPR 效果。因此，对于该部分的心搏骤停患者，适合行腹部提压 CPR。

1）腹部提压 CPR 的主要机制

①腹泵机制：Babbs 等认为在腹部加压时腹腔内压力升高，促使肝脏内血液迅速排空，这种排空作用使肝静脉血流汇入下腔静脉，血压提升。腹部放松时，腹腔内压力减小，腹腔大静脉开放，下肢血液顺利回流。当实施腹部按压时，腹腔内压力升高，腹部脏器及容量血管受压，使腹部器官中含有人体 25% 的血液回流入心脏，增加动脉压力以及冠脉灌注压。实施提拉腹部时，腹腔内压力减小，利于心脏输出，同时腹腔大静脉开放，下肢血液顺利回流，为下次心脏输出做准备。

②胸泵机制：Rudikoff 提出了胸泵学说，认为行腹部按压时，腹腔内压力增大，使膈肌受压上移，胸腔内容积减小，增加胸内压，心脏受压容积减小，发挥胸泵作用，心脏射血产生前向血流，提高心输出量；提拉腹部时，腹腔压力迅速减低，膈肌最大限度下移，扩大了胸腔的容积，增大了胸腔的负压，亦充分发挥了"胸泵"机制，心脏舒张，促进了血液回流，为下次按压心脏泵血做准备。

2）腹部提压 CPR 的适应证和禁忌证。腹部提压 CPR 尤其适用于存在胸廓畸形、胸部外伤、胸肋骨骨折、血气胸等胸外按压禁忌的心搏、呼吸骤停患者；但对存在腹部外伤、膈肌破裂、腹腔脏器出血、腹主动脉瘤、腹腔巨大肿物等情况时，禁用腹部提压 CPR。

3）腹部提压 CPR 的进展：Havel 等研究发现，对心搏骤停患者使用 Lifestick 装置进行腹部提压与使用 Thumper 装置进行标准胸外按压在提高冠状动脉灌注压（coronary perfusion pressure，CPP）和呼气末二氧化碳分压（pressure of end-tidal carbon dioxide，$PETCO_2$）方面两者之间没有显著差异。他们发现，使用 Lifestick 进行复苏是安全可行的。但研究的设计和纳入的患者样本较小，限制了有关 Lifestick 血液动力学影响的结论。一项 Meta 分析显示，与使用标准 CPR 相比，使用主动腹部按压-减压心肺复苏（active abdominal compression-decompression cardiopulmonary resuscitation，AACD-CPR），对心搏骤停患者的生存率和 ROSC 方面有明显的改善；与标准 CPR 相比，使用 AACD-CPR 在骨折发生率、长期生存率 $PETCO_2$ 和 CPP 方面也有明显改善；在呕吐率和不良事件方面，各组之间差异没有统计学意义。但也有学者对该项研究提出质疑，首先，患者的合并症没有正确呈现，这可能会影响 CPR 的结果。其次，没有提到心搏骤停和复苏开始之间的时间，这段时间对于评估存活患者的任何暂时或永久性神经损伤非常重要。最后，胸外按压的方式和力量没有标准化。

目前，AACD-CPR 的标准化、多样化和个性化的临床操作方法需要探索，未来还需要更多大型的临床研究来验证。

7. 终止心肺复苏的指征 OHCA 通常生存率较低。对于 EMS 救援者来说，能够识别哪些 OHCA 患者继续复苏是徒劳的，而哪些 OHCA 患者有存活的机会，并应继续接受复苏并送往医院非常重要，这将有助于资源利用和优化患者的生存机会。无效通常被定义为小于 1% 的生存机会。当满足以下条件时，可终止复苏，不再转运 OHCA 患者至医院。

（1）基础生命支持终止 CPR 的规则：①非 EMS 提供者或急救人员目击的心搏骤停；②没有获得 ROSC；③未行电除颤。在最近对 7 项已发表的荟萃分析研究中，只有 0.13%（95% CI，0.03%～0.58%）的符合 BLS 终止标准的患者存活到出院。

（2）ALS 终止 CPR 的规则：在以下所有标准都适用时，推荐在移至救护车进行运输之前终止心肺复苏。①没有目击者的心搏骤停；②未提供旁观者 CPR；③在现场对 OHCA 患者进行高级生命支持后仍然没有获得 ROSC；④未实施 AED 电击。在最近对 2 项已发表研究（10 178 名患者）进行的荟萃分析中，只有 0.01%（95% CI，0.00%～0.07%）满足 ALS 终止标准的患者存活至出院。

（七）特殊情况下的心肺复苏

1. 低钾血症/高钾血症和其他电解质紊乱 高钾血症和低钾血症是最常见的电解质紊乱，与导致心搏骤停的心律失常有关。作为心搏骤停可逆原因的钙和镁紊乱不太常见。高钾血症定义为血清钾离子浓度＞5.5mmol/L。所有心搏骤停的患者都应考虑高血钾性心搏骤停，尤其是合并有高钾血症风险的疾病，如肾衰竭、心力衰竭、糖尿病、横纹肌溶解症等。存在多种危险因素时，高血钾性心搏骤停的风险会显著增加。高钾血症一般多有先兆，如四肢无力、弛缓性麻痹、感觉异常和疑似高钾血症的典型心电图体征（一度房室传导阻滞、P波平坦或消失、T波高尖、ST段压低、QRS增宽、室性心动过速、心动过缓）。高血钾性心搏骤停治疗的最优先事项是保护心脏，将钾转移到细胞内和从体内清除钾。静脉注射钙盐（氯化钙或葡萄糖酸钙）可通过降低血钾，防止进一步的心律失常来保护心脏。胰岛素/葡萄糖（10U/25g）和50mmol碳酸氢钠将钾转移到细胞内。在难治性高血钾性心搏骤停中，应考虑透析以去除体内钾离子。对低钾血症患者，紧急恢复血钾水平很重要。补充镁将有助于更快速地纠正低钾血症，因为镁缺乏在低钾血症患者中很常见。如果低钾血症与低镁血症同时发生，则在20min内给予8mmol硫酸镁。

2. 窒息 窒息被定义为空气中缺氧导致血液和组织中缺氧及二氧化碳增加（高碳酸血症）的病理变化。症状通常包括不规则和紊乱的呼吸，或完全没有呼吸，口唇苍白或发绀。缺氧通常与高碳酸血症相结合，是导致心搏骤停的除心脏因素以外的常见原因。单纯由低氧血症引起的心搏骤停并不常见。无脉性电活动（PEA）是完全气道阻塞后最常见的节律，将在5～10min后出现，常导致严重的神经损伤。窒息性心搏骤停患者治疗的最优先事项是治疗潜在原因，因为窒息可能是可逆的，应提供具有最高可行氧浓度的有效通气。$ETCO_2$值的突然增加表明ROSC恢复。如果气管插管后在心肺复苏期间$ETCO_2$没有波形，而是一条平线，提示气管插管可能不在气管内。

3. 心脏压塞 可能发生在胸部或上腹部的穿透性创伤、心脏手术或心肌梗死后的心肌损伤之后。心搏骤停是由充满液体的心包腔所产生的压力引起的，如果不立即解除心包腔内的压力，死亡率很高。除了临床表现和患者病史以外，床旁超声可有助于诊断，必须立即对心包进行减压以尽可能提供任何生存机会。应考虑超声引导下的心包穿刺术来治疗与疑似创伤性或非创伤性心脏压塞相关的心搏骤停；如果超声不可用，非图像引导的心包穿刺术是一种替代方法。

4. 张力性气胸 是胸膜腔内的空气积聚，通过纵隔移位阻碍静脉回流，从而导致心搏骤停。张力性气胸可能由外伤、严重哮喘和其他呼吸系统疾病引起，但也可能是侵入性手术后的医源性原因，如中心导管插入。张力性气胸的诊断基于患者的病史（先前的呼吸窘迫、胸痛、已知的肺部疾病）、临床表现（缺氧、听诊时单侧呼吸音消失、皮下气肿、气管偏斜和颈静脉扩张）和（或）床旁超声。在进行CPR期间，其表现可能会有所改变，但当怀疑存在心搏骤停或严重低血压时，如果有专业知识，应立即通过开胸手术进行胸部减压。在张力性气胸中，胸部减压可有效治疗张力性气胸，并优先于所有其他干预措施，针刺胸腔减压是一种快速的方法。对于体质正常的患者，针头长度至少需要7cm才能到达胸膜腔。腋前线第4肋或第5肋间隙是最可靠进行穿刺减压的穿刺部位。

5. 毒物中毒 中毒是年轻群体中OHCA的一个重要原因，意外中毒的儿童比成人更常见。最相关的中毒物质类别是镇痛药、家用清洁剂、化妆品和个人护理产品、镇静药、催眠药、抗精神病药和抗抑郁药。农药的故意中毒（即自杀）和意外中毒都是导致死亡的重要原因。不适当的药物剂量、药物相互作用和其他用药错误也会造成伤害。心搏骤停可由有毒物质直接或间接引起的心血管或神经系统原因引起。

对于有毒物质引起的心搏骤停，应考虑采取具体的治疗措施，如解毒药、去污和清除毒物。对中毒患者进行复苏有可能需要长时间持续复苏，尤其是在年轻患者中，因为在延长CPR期间毒物可能会被代谢或排出。有许多替代方法可能对严重中毒的患者有效，包括比标准方案和标准药物疗法更高剂量的药物治疗、ECPR 和血液透析。在一些特殊的患者群体中，应优先考虑这些特殊原因中的一种或多种，即使这意味着在资源有限的情况下，基本生命支持措施的优先级较低。

6. 妊娠期心搏骤停 孕产妇死亡率仍然很高，2017 年估计有 295 000 人死亡，其中大多数（94%）发生在中低收入国家，非洲和南亚的某些地区最高。孕产妇心搏骤停是指发生在妊娠任何阶段及出生后 6 周内的心搏骤停。

（1）与妊娠相关心搏骤停的原因：最常见的原因是心脏病（23%），其余分别为血栓栓塞（16%）、癫痫和卒中（13%）、败血症（10%）、心理健康状况（10%）、出血（8%）、癌症（4%）和先兆子痫（2%）。高危因素是高年龄、贫困和少数民族。

（2）孕妇心搏骤停的预防和治疗：尽早让产科和新生儿科专家参与对患病产妇和新生儿的救治非常重要。专家共识是，使用经过验证的产科特异性早期预警评分可以提高对病情恶化的早期识别，并能够对患病的妊娠患者进行危险分层。

妊娠 20 周后，孕妇的子宫可以压迫下腔静脉和主动脉，使静脉回流和心输出量减少 3%～40%，可导致低血压或休克，对于特别危重的患者，可引起心搏骤停。由于静脉回流和心输出量的降低可能会使胸外按压的效果大打折扣。此时，用手将子宫移向左侧是减少主动脉、静脉压迫最简单的方法，且可以保持仰卧位，从而可以持续有效地进行胸外按压。除非妊娠患者在倾斜的手术台上，否则在左侧倾斜位保持高质量胸外按压并不容易。胸外按压频率为 100～120 次/分；按压的深度至少 5cm，但应避免超过 6cm。基于当前指南是在可行的情况下使用标准的手动胸外按压技术，不建议在妊娠期间使用机械胸外按压装置。

一旦孕妇发生心搏骤停，需要紧急子宫切开或剖宫产。研究表明，妊娠 20 周后子宫达到一定大小可产生阻碍静脉回流的作用，而妊娠第 24～25 周后胎儿才有存活的可能。因此，妊娠<20 周的孕妇不应该考虑急诊剖宫产手术，妊娠第 20～23 周的孕妇施行急诊剖宫产手术对复苏孕妇有利，但不可能挽救婴儿的生命。妊娠第 24～25 周及以上实施急诊剖宫产手术，对于挽救母亲和胎儿生命均可能有利。急诊剖宫产手术应尽量在孕妇心搏骤停 5min 内实施。分娩将减轻主动脉、腔静脉压迫，并可能提高母婴复苏的机会。欧洲复苏委员会指南推荐，如果妊娠超过 20 周或在脐水平以上可扪及子宫且立即复苏不成功（4min 内），则在心搏骤停后 5min 内紧急剖宫产分娩胎儿。这要求围死亡期剖宫产决策尽早发生，理想情况下在心搏骤停后立刻实施围死亡期剖宫产。

如果有条件可在心搏骤停前开始体外生命支持系统（extra-corporeal life support，ECLS），或者传统 CPR 无效时，考虑实施 ECPR。1997～2017 年，在体外生命支持国际组织登记的需要体外膜肺氧合的围产期 280 名患者，总生存率为 70%。如果在心搏骤停前开始 ECLS，生存率会更高。

对于具有可电击节律的心搏骤停，请尽快尝试除颤。妊娠期间经胸阻抗没有变化，这表明在妊娠患者中应使用标准电击能量进行除颤尝试。没有证据表明电击对胎儿心脏有不利影响。左侧倾斜和大乳房会使放置心尖除颤器变得困难。

1）气道管理：孕妇胃反流和误吸的风险增加，并且插管失败的风险增加。应根据救援人员的技能逐步使用球囊面罩、声门上气道装置、气管插管等方法。早期插管使氧合和通气更容易，防止误吸。

2）可逆原因：救援人员应在复苏期间尝试确定妊娠期心搏骤停的常见和可逆原因。4H 和 4T方法有助于确定妊娠期心搏骤停的所有常见原因。孕妇在其年龄组中面临所有其他心搏骤停原因的风险（如变态反应、药物过量、外伤）。应由操作熟练的人员使用腹部超声来检测妊娠期间心搏骤停的可能原因；但是，不要延迟其他治疗，尽量减少胸外按压的中断。异位妊娠、胎盘早剥、前置胎盘、胎盘植入和子宫破裂都可能发生危及生命的出血。出血风险高的妇女应在有输血、重症监护和其他干预设施的中心分娩，并应提前制订管理计划。

3）心血管疾病：心肌梗死和动脉瘤，或主动脉（或其分支）的夹层，以及围产期心肌病导致大多数死于获得性心脏病。患有已知心脏病的患者需要在专科病房进行治疗。孕妇可能发生急性冠脉综合征，通常与肥胖、年龄较大、产次高、吸烟、糖尿病等危险因素有关。妊娠期高级生命支持需要确保产科、麻醉、重症监护和新生儿团队的早期参与。

4）羊水栓塞：通常在分娩时出现，伴有突然的心力衰竭、呼吸困难、发绀、心律失常、低血压，以及与弥散性血管内凝血相关的出血。患者可能在发病前出现早期表现，包括呼吸困难、胸痛、寒冷、头晕、窘迫、恐慌、手指有针刺感、恶心和呕吐。英国产科监测系统在 2005～2014 年期间确定了 120 例羊水栓塞病例，总发病率和致死率估计分别为每 10 万人 1.7 例和 0.3 例，并与高龄产妇、多胎妊娠、胎盘早剥和引产、器械阴道分娩和剖宫产相关。

7. 雷击、电击所导致的心搏骤停 雷击（lightning stroke）、电击（electric shock）是指人体直接接触电源或高压电经过水、空气及其他导电介质传导使电流经过人体而引起的机体组织细胞损伤、破坏和功能损害。电流的能量可以转变为热量，使局部组织温度瞬间升高，组织细胞变性、坏死、凝固，引起烧灼伤。心室颤动造成心搏停止，是雷击、电击死亡的首位原因。部分患者导致呼吸停止，其原因是电流经过头部引起延髓呼吸中枢抑制、触电时膈肌和胸壁肌肉强直性抽搐、长时间的呼吸肌麻痹。触电的常见原因有两种，首先是家庭生活用电，在用电终端或电力传送过程中人体接触电源，电流通过人体而产生触电现象；其次是被自然界的静电放电，其中最常见的是雷电击伤。据报道，在美国，每年触电所致死亡率为 0.54/100 000，其中 50% 是在家庭或工作场所中触电而死亡，其他为遭到雷电的袭击。在我国触电的总死亡率尚不清楚，但每年因遭雷电伤亡者达 1 万人以上。

急救处理首先是尽快切断电源，脱离电源，用绝缘物（如干燥的木器、橡胶、塑料、瓷器、棉布、书本等）挑开电源线路。在没有切断电源的情况下，救护人员切忌用手直接推拉、接触或以金属器具接触患者。

雷击、电击所导致的心搏骤停复苏的要点：①救援人员施救前首先确认急救现场安全，自身无受电击的危险。②患者无意识、呼吸、脉搏，立即开始实施 CPR，求助 EMS，尽可能早期行电除颤。遭受雷击、电击的患者如果没有心肺基础疾病，立即实施 CPR，存活可能性较大，甚至需要超过一般 CPR 要求的时间。③雷击、电击均可导致复合性外伤，可有头颈部和脊柱损伤，应注意保护和制动。患者燃烧的衣服、鞋、皮带应给予去除，避免进一步损伤。④颌面部和颈前等部位有烧伤的患者，可能出现软组织肿胀而导致呼吸困难，即使存在自主呼吸，也应尽早气管插管建立人工气道。⑤对有低血容量性休克和广泛组织损伤的患者，应迅速静脉补液，给予抗休克治疗，维持水、电解质平衡，保持足够的尿量，以促进组织损伤时产生的肌红蛋白、钾离子等排出体外。此外，可输入适量的碳酸氢钠溶液，碱化尿液。若肌红蛋白尿持续存在，则提示有大面积深层肌肉坏死，必须及时对受伤肢体及病灶进行彻底清创或减压术。⑥防治脑水肿。患者多合并有不同程度的脑损害或脑水肿，尤其是头部触电患者或心搏骤停后经心肺复苏的患者，应尽早给予脱水、利尿药，同时采用低温疗法及有利于脑细胞营养和恢复的药物。

8. 失温导致的心搏骤停 2021 年 5 月 22 日中午，甘肃省白银市山地马拉松百公里越野赛高海拔赛段 20～31km 处，受突变极端天气影响，局部地区出现冰雹、冻雨、大风等灾害性天气，气温骤降，参赛人员出现失温等情况。甘肃山地马拉松赛事故共搜救接回参赛人员 151 人，其中 8 人轻伤，在医院接受救治。21 名参赛人员找到时已失去生命体征，不幸遇难。

（1）失温的定义：失温，又称低温症、低体温症，是指人体热量流失大于热量补给，造成人体核心温度降到 35℃ 以下而出现的一系列病理生理反应，如寒战、意识障碍、心肺功能异常等，甚至最终造成死亡的病症。失温见于任何季节、任何环境。高原、山地、沙漠、海域等特殊环境的特定温度、湿度和风力条件，以及寒冷季节、严重创伤、体温调节中枢受损及其他危重疾病迁延是失温发生的重要条件或高危因素。每年，全世界有数千人死于原发性低温，未知数量的人死于继发性低温。体温过低对多个器官及功能有不利影响，包括心脏、大脑、肾脏、凝血，可能还对免疫系统有影响。总体而言，意外体温过低会增加受灾者的发病率和死亡率。

（2）失温的流行病学：自古以来人们就已经认识到意外体温过低的影响。纵观历史，体温过低一直是战争和灾难的疾病，如雪崩、地震和海啸。如今在发达国家，原发性体温过低主要影响在户外生活、工作和娱乐的人以及无家可归的人。在最不发达国家，原发性低温影响无家可归者和发生大规模事故的人，如掩埋村庄的雪崩受灾者和保护不佳的山区旅行者。一般而言，因暴露于寒冷而导致意外体温过低的风险随着温度的降低而增加，但许多无家可归者的病例发生在低度和中度寒冷压力期间。在美国，原发性体温过低是每年至少 1500 人死亡的原因。1995～2004 年，每年约有 15 000 名患者因体温过低和其他与感冒相关的疾病到医院就诊。在欧洲国家和新西兰，意外体温过低的发生率为每年每 10 万人 0.13～6.9 例。体温过低导致苏格兰每年每 10 万人中有 2 人死亡，波兰每年每 10 万人中有 5 人死亡。没有来自非洲、南美和东南亚最不发达国家的流行病学数据。

（3）失温的病理生理：人类是恒温动物，核心温度受到严格控制，最终变化在 37℃±0.5℃。中枢（下丘脑）和外周温度调节器（外周血管收缩和扩张、颤抖和出汗）自主调节核心温度。人类可能会通过行为、运动和服装有意识地影响核心温度。在健康个体中，可能是能量通过传导、对流、蒸发或辐射（原发性体温过低）过度转移到寒冷环境的结果；体温过低也可能由损害产热或体温调节的条件引起（继发性体温过低）。体重指数低的儿童和成人最容易出现体温过低，因为他们的体表面积与体重之比大，与体重指数正常或高的较大个体相比，其热量损失更大。自然灾害会使大量受灾者面临意外体温过低的风险，严重的体温过低在温带或寒冷气候以及山区很常见。诱发因素包括寒冷潮湿的环境、疲劳、疲惫和高海拔、缺氧。在一项山区研究中，57% 的重伤员［损伤严重程度（ISS）≥16 分］和超过 1/3 的颅脑外伤重伤员在入院时体温过低。在另一项研究中，有超过 90% 的被困在机动车辆中的创伤患者体温过低。特别是在创伤患者中，体温过低会导致死亡率和并发症显著增加，包括心脏收缩力下降、心律失常、创伤引起的凝血障碍（出血风险增加）和炎症反应减弱。由于体温过低更常见于严重受伤的患者，因此很难确定体温过低与死亡率增加之间是否存在因果关系。在日本，对于患有多种合并症的独居老人来说，体温过低是一个常见的室内问题，特别是作为受伤、疾病或使用药物的并发症患者。在许多国家，体温过低会影响并导致社会中最弱势的成员死亡，如无家可归者和酗酒或吸毒者。体温过低会导致生命体征下降，并可能导致心搏骤停。失温是长期暴露在寒冷的环境下，而不是极度严寒引起的。多风和潮湿的环境会加速冷却，因为流动的空气不断把热量由体表移走，这种"风冷效应"使体感温度在有风时较实际气温更低。此外，与 –30℃ 的寒冷相比，–10℃ 的绵绵细雨加强风更容易引起失温。

人体自身对体温有一个相对强大的调节系统，低温暴露时，人体会开始代偿，下丘脑会通过诱发寒战、刺激甲状腺素、肾上腺素等激素释放产生更多热量；同时收缩皮肤毛细血管，减少热量散发。但这种代偿是有限的，一旦超过极限，失温情况就会进一步加剧。一般来说，核心温度低于 32℃，人的意识就会开始淡漠、想要睡觉，而人体核心温度低于 28℃ 属于重度失温。这种情况下，人体的细胞组织、器官会功能受损，出现凝血功能障碍、横纹肌溶解、心律失常和休克等。重度失温造成的严重后果之一就是心律失常，包括心室颤动、心搏骤停等。人体一旦出现重度失温，如果 2～3h 内不采取措施，极有可能造成不可逆转的影响，甚至死亡。

在年轻、健康的成人中，体温过低引起的心搏骤停可能发生在 28℃ 以下。在老年患者和有合并症的患者中，心肌可能会变得更加易损，低于 32℃ 时可能会导致低温诱发的心搏骤停。低温心搏骤停与常温心搏骤停根源不同，治疗和结果差异很大。

失温对人体造成的影响主要表现在以下方面，①温度调节和新陈代谢：由于皮肤温度下降，下丘脑促甲状腺激素释放激素诱导脑垂体前叶释放促甲状腺激素和催乳素，从而刺激甲状腺产生三碘甲状腺原氨酸和甲状腺素。后者与去甲肾上腺素一起作用，通过与脂肪细胞中的肾上腺素能 β_3 受体结合来诱导产热。暴露在寒冷环境中，去甲肾上腺素会促使棕色脂肪组织中的三酰甘油降解为游离脂肪酸，从而将新陈代谢与产热解偶，而不是生成三磷酸腺苷。如果缺乏棕色脂肪组织，失温更容易发生。②心输出量：体温过低通常与心肌功能障碍有关。先前的研究显示，当犬的核心被冷却到21℃时，心输出量呈指数下降至正常核心温度值的20%。③呼吸状况：在失温的情况下，呼吸频率和深度随着核心温度的下降而降低；不断发展的通气不足会导致二氧化碳潴留，从而导致缺氧和呼吸性酸中毒；呼吸道上皮的黏液纤毛功能和咳嗽反射减弱，易发生分泌停滞和肺炎。对股静脉-股动脉旁路术中降温的绵羊进行的研究表明，在降温和复温期间，肺力学会受到影响。在深低温期间，肺顺应性暂时下降，但在复温至24～30℃时恢复正常，并在进一步升温时再次下降。一项对心搏骤停后接受低温治疗的机械通气患者的回顾性研究显示，与正常体温对照组相比，$PaCO_2$和气道压力显著降低，肺顺应性增加。④肝脏和凝血：失温通过降低凝血和血小板功能加重创伤和酸中毒后的凝血障碍。在中度低温下，平均凝血酶原和部分促凝血酶原激酶时间可能增加40%～60%。复温可能会从受损组织中释放组织因子，从而引发弥散性血管内凝血。低温可能会抑制血小板聚集和凝血。⑤肾脏：由于入球小动脉的收缩、电解质和体液紊乱，以及血液黏度增加，肾血流量减少。由严重失温合并创伤引起的横纹肌溶解可导致重度肾功能损伤。

（4）失温程度的分级

一级为轻度失温：32～35℃，身体横纹肌出现颤抖、心率增快、尿频、呼吸增快、行动迟缓、走路不稳、行为异常等。

二级为中度失温：28～32℃，神志恍惚、颤抖减少甚至消失、虚弱、思维麻木、智力降低、口齿不清、记忆障碍、视觉障碍、心律不齐、瞳孔放大。

三级为重度失温：24～28℃，昏迷、神经反射消失（对疼痛没有反应）、呼吸频率和心率极低、低血压，可能出现心室颤动，患者无法自主调节体温。

四级为严重阶段：低于24℃，肌肉僵硬，很少能觉察到心跳或者呼吸，很容易出现心室颤动，然后真正死亡。

（5）失温的诊断：失温的院外诊断可能具有挑战性。最重要的是，对于有冷暴露史以及躯干摸起来感觉冷的患者，应考虑并排除失温。应通过测量核心温度来确定体温过低的程度。因为身体的体表温度比核心温度降得更快，所以应在尽可能靠近重要器官（大脑和心脏）的地方测量核心温度。如果无法测量核心温度，可通过评估生命体征进行临床诊断。随着核心温度的降低，生命体征通常会呈线性下降。颤抖不是一个一致的症状，它可因各种原因被抑制，不应用于诊断体温过低的程度。但是，如果患者出现颤抖，则核心温度≥30℃。如果无法测量核心温度，使用意识水平是评估体温过低的最佳方法。非血管核心温度计，如食管、膀胱、直肠和鼻咽温度计，这是在稳定状态下测量核心温度的最准确的方法。在温度快速变化期间，非血管核心温度计读数落后于真实核心温度，因为它们受到具有热惯性的周围组织和身体内容物（如空气、尿液和粪便）的影响。如果可以测量核心温度，最好在非插管患者中使用基于热敏电阻的外鼓室探头，在插管患者中使用食管探头。如果没有基于热敏电阻的外鼓室装置可用，则对于意识受损且没有安全气道的患者，可以选择院外鼻咽深部测量（10～14cm）。在医院，测量膀胱温度是一种广泛使用的替代方法。红外线外鼓室装置适用于筛查体温过低患者，但不适用于监测核心温度。

（6）失温的救治措施：严重低体温（＜30℃）伴随心输出量和组织灌注下降，机体功能显著降低，表现出临床死亡征象。低温时，心脏对药物、起搏刺激及电除颤的反应明显下降，因此，低温导致心搏骤停的救治原则是在积极处理低体温的同时进行 CPR。

在急救过程中，针对不同程度的失温，要采取不同的施救方法，如果方法错误，甚至有可能危害到患者的生命。主要的办法是脱离低温环境和加强保温。在医疗护理期间，防止或减缓进一步的热量损失并尽快开始复温至关重要。为防止进一步的热量损失应保持正常体温，但由于设备有限和运输时间短（＜1h），在大多数紧急医疗服务系统中，院前复温是不可行的，重点应放在防止进一步的热量损失上。入院前体温过低患者的基本处理措施是从寒冷环境中解脱出来，限制进一步的热量损失和快速转移到医院。由于创伤、继发性体温过低、使用镇静药物或神经肌肉阻滞等情况，对于体温调节机制受损和颤抖能力下降的患者，发生严重体温过低和体温过低心搏骤停的风险很高。入院前低温的处理原则见表 4-1。

表 4-1　院外失温的处理原则

处理措施	轻度失温	中度失温	重度失温	严重失温
吸氧使 $SpO_2 > 94\%$	＋	＋	＋	＋
补充碳水化合物	热糖水	葡萄糖静脉注射或 IO	葡萄糖静脉注射或 IO	－
主动运动	＋	－	－	－
被动复温	＋	＋	＋	＋
主动复温	（＋）	＋	＋	＋
谨慎移动/水平搬动	－	＋	＋	－
除颤电极	－	＋	＋	＋
气管插管	－	－	可考虑	＋
CPR	－	－	－	＋
除颤	－	－	－	＋
药物（CPR）	－	－	－	＋
转运至医院进行体外生命支持	－	－	＋	＋

"＋"表示需要采取的干预措施；"－"表示不需要采取的干预措施。

1）复温：目前主要有以下几种复温方式。①被动复温：覆盖保暖毯或将患者置于温暖环境；②主动体外复温：通过加热装置包括热辐射、强制性热空气通风和热水袋等进行复温；③主动体内复温：指采用加温加湿给氧（42～46℃）、加温静脉输液（38～42℃），以及腹腔灌洗、食管复温导管和体外循环等有创性技术复温。复温方法的选择取决于患者有无灌注、心率，以及体温下降程度。复温方式选择：有灌注心律的轻度低体温患者采用被动复温；有灌注心律的中度低体温患者采用主动体外复温，重度低体温和无灌注心律的心搏骤停患者采用主动体内、外复温。

①轻度失温：轻度失温的患者通常完全清醒，可以在现场对其进行处理，无须运送到医院。应当迅速为其换上干衣服，离开寒冷环境，转移到远离风口的温暖位置，且与冰冷的地面隔绝开来，以减少热量进一步流失，并喂食流质食物、含糖食物或葡萄糖水溶液为其身体补充能量，还可以将热水袋放到失温者的腋窝、颈部等重要部位，帮助其核心温度有效回升。

②中度或重度失温：中度或重度失温的患者需要主动复温。应提供防寒、防风和防潮保护。应将大型化学或电的保温包敷在胸部和背部，但不应接触皮肤，防止灼伤。在潮湿或有风的情况下，或者如果湿衣服无法脱掉，则应添加防潮层。毯子或干衣服应放在蒸汽阻凝层里面。对穿着湿衣服且能行走的患者应换上干衣。

当人体出现重度失温时，首要症状是血糖降低。糖是热量的根源，肝糖原分解不及时，体温就无法恢复，所以补充葡萄糖水溶液可以迅速恢复自身升温的能力。处于水平体位的失温患者，在摄入热量并肌肉颤抖约 30min 后才允许水平行走。

对于处于严重失温阶段的失温者，其身体已经很难产生热量，必须依靠更多的外界力量支持才能有效救治。除了上述处理方式之外，必要情况下还应当进行心肺复苏急救。需要注意的是，重度失温者心脏跳动非常缓慢和轻微，外界力量很有可能会导致心跳停止而死亡。心肺复苏急救必须在确认脉搏和心跳都已经停止的情况下才能进行，否则会适得其反。

院外复温可能很困难，尝试复温不应延误运输。体温过低的患者有发生心搏骤停的风险。他们应该接受足够的氧合，并进行心电监护。应使用除颤贴代替监护仪导联，因为它们可以减少颤抖引起的心电图伪影，从而可以快速检测和治疗可电击的节律。虽然外周静脉通路是可取的，但由于低温引起的外周血管收缩可能难以获得。如果无法建立静脉通路，则应使用骨髓腔注射方法。当需要静脉内或骨髓腔内输液时，应将其加热至 38~42℃，并应在生命体征监测下快速推注。在中度或重度体温过低时，心动过缓和低血压除了复温之外不需要特殊治疗，因为它们是对细胞代谢整体下降的反应。室上性心律失常，包括心房颤动，通常在复温后自发消退。在寒冷的条件下，静脉注射通路可能会冻结，大多数药物在体温过低时无效；气管内导管变得不那么柔韧，气管插管应推迟到患者处于温暖的环境中。严重低温患者的僵硬和牙关紧闭会使插管困难。呼气末二氧化碳（ETCO$_2$）在严重低温中不可靠，患者应使用基于体重的标准设置进行通气，而不依赖于 ETCO$_2$。换气过度比换气不足的危害要小。应轻柔地水平运送患者，以避免引发低温心搏骤停（抢救崩溃）。必须提醒的是，通过热水袋等辅助热源帮助失温者回温时，应当将其用于躯干和头部，帮助人体的核心温度有效上升，绝对不能用其温暖四肢，这样不但会导致核心部位的热量加速散发，还会让冷血液加速回流到人体核心区；辅助热源的温度也不可过高，以人体正常体温的温度为宜，否则易导致失温者被烫伤；只有处于轻度失温阶段的失温者可以通过饮用热水来回升体温，中度失温阶段、重度失温阶段喝热水会导致血液迅速回到四肢造成严重低血压，严重时有致死的可能。

2）心肺复苏（CPR）：对在低温环境中昏迷的患者很难判断是否有心搏骤停。其生命体征可能很微弱且极难检测。救援人员应在 60s 内尝试寻找生命体征。使用心电图、呼气末二氧化碳分压（PETCO$_2$）或床旁超声可能有助于检测有规则的心脏舒缩运动和显著的心输出量。对体温过低的心搏骤停患者，进行胸外按压和通气应与体温正常的心搏骤停患者一样。如果在 3 次电击后心室颤动持续存在且核心温度<30℃，则应延迟进一步尝试除颤，直到核心温度>30℃。如果核心体温<30℃，则暂停使用肾上腺素；如果核心温度>30℃，则将肾上腺素的给药间隔从每 3~5min 调整至每 6~10min。一旦体温恢复至正常（≥35℃），则应恢复标准治疗流程。

3）院前分诊：对于体温过低的心搏骤停患者，其有效的"不复苏"指令是明确的不可逆死亡迹象，包括固定的尸斑、救援环境不安全、救援人员精疲力尽，或雪崩埋葬时间超过 60min，伴有心搏停止和气道完全阻塞。在体温过低的患者中，明显的尸体僵硬不是可靠的死亡迹象。以下情况并非体温过低心搏骤停患者复温的禁忌证，包括心脏停搏、没有目击的心搏骤停、核心温度低，以及固定、散大的瞳孔、低碳酸血症（PETCO$_2$<10mmHg）、高龄或创伤（甚至是重大创伤）。

4）患者转诊和转运：将体温过低的患者直接转移到体外心脏生命支持（ECLS）中心的标准是心搏骤停、核心温度<30℃、收缩压<90mmHg 或室性心律失常。机械 CPR 应用于长时程或技术上有困难的抢救和转运。如果无法通过连续 CPR 进行转运，另一种方法是执行间歇 CPR。当核心温度<28℃的患者无法进行连续胸外按压，或者如果核心温度未知，但低温引起的心搏骤停的情况明确，则至少交替进行 5min 的 CPR 和≤5min 的 CPR 间歇。对于体温<20℃的患者，至少交替进行 5min 的 CPR 和≤10min 的 CPR 间歇。尽管在水平位置运送正在进行 CPR 的患者是合理的，但没有足够的数据来提出明确的建议。即使在非水平位置快速运输也比在水平位置较慢运输更可取。

5）院内治疗：住院治疗方案取决于循环状态、失温的阶段，以及可以获取的资源。循环稳定的患者，应采用被动和主动体外复温技术复温。对于有心搏骤停风险或循环不稳定的患者，ECLS 应保持待命状态，并在需要时迅速启动。失温性心搏骤停或血流动力学不稳定的患者除了积极的内部复温外，还需要循环支持，这最好通过 ECLS 实现。在体温过低的心搏骤停中，应使用 ECLS 进行复温，最好使用 ECMO 而不是体外循环。因失温导致心搏骤停的儿科幸存者经过 ECLS 复温后神经系统完整存活的最低纪录温度为 11.8℃，而成人幸存者的最低纪录温度为 13.7℃。据报道，低温心搏骤停在 ECLS 支持下，出院的总生存率在 20%~100%，最值得注意的是，61%~100% 的幸存者在神经功能的评分为 1~2 级。雪崩受灾者（从 0~17%）和溺水者

（从 10%～42%）的存活率较低。可以根据复温后低体温预后评分确定失温导致心搏骤停住院患者的生存率，HOPE 评分基于入院时可用的 6 个协变量，已经过验证的截断值为 10%，对失温后心搏骤停的患者经 ECLS 复温后是存活还是死亡具有出色的辨识力。HOPE 评分＜10% 的患者中，死亡患者的比例为 97%。

对于有自主循环且核心温度为 33～36℃ 的患者，复温目标的核心温度约为 37℃。在体温过低的心搏骤停患者中，首要任务是自主循环恢复（ROSC），因为与 CPR 相比，生理器官灌注可改善氧输送并减少心搏骤停期间的无和低灌注器官损伤。一旦自主循环恢复，目标应该是根据当地指南进行有针对性的温度管理。如果患者在没有外源性的情况下增加核心温度，复温是被动的。主动复温可以是外部的，也可以是内部的，这取决于传热的方法。大多数患者需要被动和主动的外部复温。复温失败的迹象包括核心温度保持不变或降低、乳酸水平升高、意识水平降低、血压降低或发生室性心律失常。中度至重度失温的主动内部复温方法包括血管内复温导管和连续性肾脏替代治疗（CRRT），但并发症（如出血、深静脉血栓形成、感染）较主动的体外复温更常见。理想的复温速度目前尚不清楚。目标复温速度应≤5℃/h。较慢的复温速度（约 2℃/h）可能与提高失温性心搏骤停患者的存活率和良好的神经系统功能预后有关。

6）体外心肺复苏术（ECPR）：在没有生命体征的失温性心搏骤停患者中，与单独使用传统 CPR 相比，可能与更高的生存率和更好的神经系统功能预后相关。快速的技术进步，包括 ECLS 设备的小型化和改进的功效、安全性和可运输性，以及正在扩大 ECPR 和 ECLS 复温的可能性。即使长时间无血流或低灌注的失温性心搏骤停患者，良好的神经系统功能预后是可能的，但前提是在心搏骤停前出现体温过低。由于未经选择的患者的存活率低且发生重大疾病的可能性很高，对那些核心温度＞30℃、存在严重创伤或存在即使患者存活后生活质量不高且有不可接受的合并症，则不应使用 ECPR。在大的 ECMO 中心，具有精湛的技能和精简的流程，ECPR 可以提高生存率和神经系统预后。静脉-动脉 ECMO（VA-ECMO）是 ECPR 的首选方法，因为抗凝要求最低，而且 VA-ECMO 能够提供 ROSC 以外的循环和呼吸支持。ECMO 复温后的生存机会高于 CPB。有目击的失温性 CA 患者的生存机会也高于没有目击的失温性 CA 患者。雪崩受灾者幸存的可能性最低。男性、初始体温高、pH 低和高钾与生存机会降低有关。

除 ECPR 之外，通常还需要采取其他措施，如低温时间超过 45～60min 的患者在复温过程中血管扩张、血管床容量增大，需要及时用等渗液体进行液体复苏和使用血管升压药，使平均动脉压维持在 6.67～9.33kPa（50～70mmHg）。严重的酸碱平衡紊乱、凝血障碍和其他问题需要额外的治疗。还应严密监测机体核心温度。

如果在目标核心温度下仍没有 ROSC，则应考虑终止 ECPR。停止治疗的决定也可能基于其他临床因素，如无法控制的出血、有关心搏骤停病因的进一步明确或严重缺氧性脑损伤的迹象。脑死亡是 ECPR 后常见的死亡原因，应考虑器官捐献。

9. 创伤复苏　创伤是工业化国家死亡率和发病率的首要原因之一。由创伤引起的心搏骤停历来存活率很低，幸存者往往遗留永久性神经功能损害。大约 1/3 的创伤性心搏骤停（traumatic cardiac arrest，TCA）患者在到达医院前死亡。早期研究表明，接受超过数分钟心肺复苏的 TCA 患者很少存活。早期被认为对 TCA 的急救是徒劳的，因此，一些临床医师主张对大多数 TCA 病例不进行复苏。最近的研究一致报道 TCA 的存活率可高达 7%，其救治理念和策略在近年发生较大的变化。TCA 多见于年轻人，其心脏功能通常较好，常由失血性休克、严重颅脑损伤等引起，单纯 CPR 的效果并不理想，现在集束化救治策略将 TCA 救治成功率提高到接近内科性 CA（medical CA，MCA），未来对 TCA 的期待救治成功率可能高于 MCA。

（1）创伤性心搏骤停的病因：TCA 的病因有很多，但主要归类为穿透性损伤或钝性损伤。TCA 患者可根据损伤部位进一步分类，其中有几种可能挽救生命的、可纠正的 TCA 原因，可由急诊医师立即治疗。尽管区域差异很大，尤其是在穿透伤比其他国家更常见的北美，出血仍然是导致创伤性死亡的主要原因。出血的机制和部位都是 TCA 结果的重要预测因素。

与钝性机制相比，穿透性损伤与更好的结果相关，但损伤的位置极大地影响了生存。2015年，Seamon 及其同事在对文献进行系统回顾后发表了一种基于证据的 TCA 方法。在他们的分析中，作者报道，遭受穿透性损伤患者的总生存率为 10.6%，大约 90% 的幸存者神经系统完好。然而，只有 15.8% 的刺伤者幸存下来，只有 7.2% 的枪伤者幸存下来。而钝性损伤只有 2.3% 的患者存活，在这些钝性损伤患者中，只有 59.4% 的患者神经功能完好。

张力性气胸占 TCA 病例的 6%～13%，必须迅速评估和治疗。胸腔闭式引流术可以挽救患者生命，因为张力性气胸是 TCA 的潜在可纠正原因。尽快识别和解除张力性气胸应该是 TCA 的重中之重。

心脏压塞是 TCA 的潜在可逆原因。开胸手术的快速识别和治疗，或者如果开胸手术不可用，则进行针头减压，这对患者的生存很重要，并且是 TCA 治疗的优先事项。快速识别和清除心脏压塞物应该是急诊医师的重中之重。

（2）超声在创伤性心搏骤停救治中的作用：几十年来，超声在创伤初步调查中的使用一直是支柱。它是创伤患者初步评估的有价值的辅助手段，既可用于识别可逆性停搏原因，也可在评估心脏是否暂停或终止复苏努力时发挥作用。在心搏骤停的情况下对心脏进行超声检查是创伤超声重点评估法（FAST）检查的一部分，专门用于识别心包积血导致的心脏压塞，其占 TCA 病例的 10%。心脏超声还可以帮助预测 TCA 患者的生存率。对于长期进行院前心肺复苏的患者，超声评估无脉性创伤患者的心脏运动是帮助确定哪些患者在致命损伤情况下没有生存机会的快速方法，从而可以停止徒劳的复苏。

（3）创伤复苏患者的救治：创伤复苏的患者常常合并大量失血、组织低灌注和心搏骤停。标准的治疗包括气道管理、输血、开胸心脏按压、降主动脉阻断和胸腔损伤修复。但是，实施这些措施仍然很少有患者存活，一些新的血管内和体外技术可能改变这一切，如放置主动脉球囊导管控制出血以便行损伤控制手术。

给予温的血液制品和（或）晶体溶液进行容量复苏是最重要的，可以快速恢复有效的血管内容量。同时，需要立即采取干预措施来控制出血，如手术、内镜检查、血管内技术。在复苏的初始阶段，应使用任何立即可用的晶体溶液；如果可能出血，需要早期输血和给予血管升压药。如果转移到接收医院的时间超过 20min，则新鲜血浆和浓缩红细胞的院前输注可显著提高创伤性、失血性休克患者的生存率。

1）急诊科开胸术（EDT）：到达急诊科（ED）的 TCA 患者应立即进行生命体征评估，并确定 CPR 的时长，因为这些数据可以决定是否继续进行 EDT。EDT 的早期研究表明，接受 EDT 的 TCA 患者中只有 4% 的神经系统完好无损。重要的是，发现有生命体征的胸部刺伤患者的生存率高（23%），而在表现出一些生命体征的垂死患者中，生存率更高。

对于创伤外科手术，目前建议 EDT 用于钝性损伤后院前 CPR 少于 10min、胸部穿透伤后院前 CPR 少于 15min、颈部或四肢穿透伤后院前 CPR 少于 5min 的患者，以及严重难治性休克的患者。在钝器损伤后没有生命体征的患者中不要进行 EDT。成人创伤的早期诊疗规范建议应该在有生命体征的患者中进行 EDT，尤其是在穿透性损伤后、院前转运期间或到达医院时。

2）闭胸心脏按压与开胸心脏按压：在 TCA 后复苏的初始阶段，闭胸心脏按压是为机体提供一定程度的循环并灌注心肌和大脑的最方便的方法。然而，EDT 允许临床医师选择性进行开胸心脏按压（OCCM）。OCCM 是手辅助心脏压缩，被认为可以增加或刺激心脏收缩，改善心脏充盈，并改善远端组织的灌注。一些动物数据表明，在非创伤性心搏骤停后，OCCM 可能优于闭胸心脏按压（CCC）。然而，最近在 TCA 患者中的临床数据显示，二者并没有明显的差异。

复苏性主动脉血管内球囊闭塞（resuscitate endovascular balloon occlusion of the aorta，REBOA）越来越多地用于膈下出血危及生命患者的创伤复苏，也可用于 TCA 患者。传统上，对因失血性休克引起的 TCA 患者进行复苏性开胸术和主动脉交叉钳夹（RT-ACC）操作；然而，在选定的 TCA 病例中，REBOA 已替代 RT-ACC。在 TCA 的 CPR 期间，REBOA 增加脑和冠状动脉灌注，并暂时控制出血。动物和临床研究都报道了 REBOA 对 TCA 的疗效。最近的一项观察性研究表明，REBOA 可能有助于 TCA 后自主循环的恢复。尽管仍有多个问题没有得到解答，但 REBOA 已作为一项新技术应用于创伤领域。

REBOA 是将球囊导管置入主动脉后使用生理盐水充盈球囊，阻止血液流向主动脉远端，减少阻断位置以远部位的活动性出血，同时增加心脏后负荷和近端主动脉压，提高心脏和脑的灌注量，为进一步救治争取更多时间。REBOA 初期主要用于创伤性质的不可压缩性躯干出血，作为手术止血的过渡措施。它包括将球囊导管从股动脉插入出血休克患者的主动脉。当主动脉内球囊充气时，位于近心端的冠状动脉和脑血流得到改善，远心端的出血亦得到控制。最近，已经开发出了更加小巧的 REBOA 器械，减少植入所需的时间和难度。COBRA-OS（Front Line Medical Technologies）是美国食品药品监督管理局（FDA）批准的最小的，只有 4F 外径的 REBOA 器械。在首次人可行性试验中，该设备平均植入时间仅 70s。该设备无需导丝，并具有松软的 J 形头端，以防止进入主动脉分支血管。像这样一个轻巧、简单的设备可能是理想的院前 REBOA 器械，将来甚至可以由非医师的高级护理人员使用，提高了院前心搏骤停患者 REBOA 植入的可行性。

体外复苏是 TCA 研究的一个活跃领域。体外生命支持在创伤环境中变得越来越频繁，使用 ECMO 作为 TCA 的主要辅助手段可能是今后 TCA 临床研究的热点。

总之，创伤性心搏骤停的评估和治疗仍然是急诊医学提供者面临的挑战。REBOA、ECMO 等较新的技术可能会改善结果，但仍主要处于研究阶段。

10. 致命性淹溺 溺水是全球意外伤害死亡的第三大原因，根据世界卫生组织（WHO）的统计，全球每年约有 372 000 人死于淹溺，意味着每小时有 40 人因淹溺而死亡。发生率和死亡率最高的是 1～4 岁的儿童。据不完全统计，我国每年约有 57 000 人因淹溺死亡，而在青少年意外伤害致死的事故中，淹溺事故则成为头号杀手。临床证明，第一目击者和专业急救人员迅速而有效的抢救可以改变预后。

（1）病理生理：当患者被水淹没时，淹溺者起初会屏住呼吸，但在这一过程中，淹溺者会反复吞水。随着屏气的进行，淹溺者会出现缺氧和高碳酸血症。喉痉挛反射可能会暂时地防止水进入到肺内，但是最终这些反射会逐渐减弱，水被吸入肺内。在很多成人肺中发现大约有 150ml 的液体，这个液体量（2.2ml/kg）已足够引起机体出现严重的缺氧症状。虽然吸入 150ml 的液体量会改变机体内环境，但实际临床中极少发生。

研究显示，无论肺内水量多少，抑或是吸入海水还是淡水，从临床的角度并没有实质性区别，这几种情况共同之处都是缺氧。此时逆转缺氧可以防止心搏骤停。很多淹溺患者在心搏骤停前可因低氧而出现严重的心动过缓，此时通过给予有效的通气纠正低氧血症至关重要。部分病例仅靠单纯通气便恢复自主呼吸和循环，可能与这些患者存在微弱的循环但没有被发现有关。通过有效的人工通气迅速纠正缺氧是淹溺现场急救的关键。无论是现场第一目击者还是专业人员，初始复苏都应该首先从开放气道和人工通气开始。鉴于浸水持续时间和心搏骤停持续时间是关键的预后指标，强烈建议在安全可行的情况下尽早开始复苏。

（2）淹溺生存链

1）第一目击者救援：淹溺时，第一目击者在早期营救和复苏中发挥关键作用。当发生淹溺事件时，第一目击者应立刻启动现场救援程序。首先应呼叫周围群众的援助，有条件的应尽快通知附近的专业水上救生人员或"110"、消防人员。同时应尽快拨打"120"急救电话。第一目击者在专业救援到来之前，可向淹溺者投递竹竿、衣物、绳索、漂浮物等。不推荐非专业救生人员下水救援，不推荐多人手拉手下水救援，不推荐跳水时头扎进水中。在拨打急救电话时应注意言简意赅，特别要讲清楚具体地点。先说区县，再说街道及门牌号码，最好约定明显城市或野外标志物等候。一旦急救车到来，可迅速引领医疗人员到现场。不要主动挂掉电话，并保持呼叫电话不被占线。呼叫者应服从于调度人员的询问程序，如有可能，可在调度指导下对患者进行生命体征的判断，如果发现患者无意识、无呼吸或仅有濒死呼吸，可在"120"调度指导下进行徒手心肺复苏。除非有明显的不可逆死亡证据（尸僵、腐烂、断头、尸斑等），均应立即复苏，此时，"120"调度人员应指导第一目击者清理患者口腔异物，开放气道，进行人工呼吸和胸外按压，并在能够保持按压质量的前提下尽量转送到急诊室进一步治疗。如果淹溺患者出现心搏骤停，不推荐单纯的胸外按压指导。一旦将患者救上岸，应在不影响心肺复苏的前提下，尽可能去除湿衣服，擦干身体，防止患者出现体温过低（低于32℃）。

除非是浅水跳水、使用水滑道、滑水运动、风筝冲浪、赛舟等高风险情况，否则无须实施脊柱防范措施。不建议救生员在水中常规固定颈椎，应立即将淹溺者移离水中，特别是在淹溺者无脉搏、无呼吸时。

2）水中人工呼吸：冲浪救生员在深水区发现无反应的淹溺者时，可实施水中通气，部分淹溺者对这一措施有反应。如果没有反应，救生员需根据具体情况（如海面情况、到岸距离、是否有救援船或直升机等）决定尽快将淹溺者带往岸边还是继续在原地实施水中通气直到救援船或直升机到达接管复苏。有研究表明，第二种措施对于淹溺者的存活率更高。

对于呼吸停止者，尽早开始人工呼吸可增加复苏成功率。专业救生人员可在漂浮救援设施的支持下实施水中通气。不建议非专业救生人员在水中为淹溺者进行人工呼吸。

3）上岸后基础生命支持：对于呼吸、心搏骤停者，迅速清除呼吸道异物后若呼吸已停，应立即按照基础生命支持流程进行人工呼吸，方法以口对口或口对鼻正压吹气法最为有效。如果溺水者尚有心跳，且较有节律，可单纯做人工呼吸；如果心跳也停止，应在人工呼吸的同时做胸外按压；如果需要使用电除颤，应该设法尽快获取除颤器并尽早电除颤。尽早创造条件，最好在现场就开始高级生命支持。基础生命支持应遵循 A—B—C—D 顺序，即开放气道、人工通气、胸外按压、早期除颤。

A. 开放气道：由于淹溺患者的核心病理是缺氧，尽早开放气道和人工呼吸优先于胸外按压。过去抢救溺水者上岸后，迅速清除呼吸道异物，如有心跳者，习惯上采用"控水"方法进行处理。控水就是指用头低足高的体位将肺内及胃内积水排出。近年研究发现，大多数淹溺患者吸入的水分并不多，而且很快会进入到血流循环，没有必要清除气道中的水。有些患者由于发生了喉痉挛或呼吸暂停（apnea），气道内并没有吸入水分。用除吸引以外的任何去除气道内水分的方法（如海姆立克氏手法）不但延误人工呼吸机会，并且可能存在潜在危险。目前大部分专家认为，除了将溺水者置于相对头低位外，无须刻意进行排出肺部进水的操作。

溺水者上岸后应立即清理患者口鼻的泥沙和水草，用常规手法开放气道。不应为患者实施各种方法的控水措施，开放气道后应尽快进行人工呼吸和胸外按压。

应将患者置于平卧位，头高足低位会降低脑血流灌注，头低足高位则会导致颅内压增高。如果患者存在自主有效呼吸，应置于稳定的侧卧位（恢复体位），口部朝下，以免发生气道窒息。

B. 人工通气：淹没后数分钟之内被营救离水的淹溺者很可能出现濒死样呼吸，这时不要将其与正常呼吸相混淆。有临床循证研究证明，将最初的 2 次人工呼吸增加到 5 次人工呼吸，可以在第一时间为患者提供充足的氧合。欧洲复苏协会推荐首次给予 5 次人工呼吸，美国心脏协会和国际复苏指南仍为 2 次人工呼吸。

淹溺患者上岸后应首先开放气道，口鼻内的泥沙、水草要及时清理。用 5～10s 观察胸腹部是否有呼吸起伏，如果没有呼吸或仅有濒死呼吸应尽快给予 2～5 次人工通气，每次吹气 1s，确保能看到胸廓有效的起伏运动。有时由于肺的顺应性降低以及高的气道阻力，通常需要更长的时间通气。但通气压力越高则可能会造成胃的膨胀，增加反流，并降低心输出量，建议训练有素者可实施环状软骨压迫（cricoid pressure）以降低胃胀气并增强通气效力，不推荐未接受培训的人员常规使用此方法。在人工通气时，患者口鼻可涌出大量泡沫状物质，此时无须浪费时间去擦抹，应抓紧时间进行复苏。

C. 胸外按压：如果淹溺者对初次通气无反应，接下来应置其于硬平面上开始胸外按压。成人按压深度为 5～6cm，按压与通气比遵循 30∶2。由于大多数淹溺者是在持续缺氧后导致心搏骤停的，因此，实施单纯胸外按压的 CPR（只按压不通气）并不能达到复苏目的，应予以避免。如果现场施救人员充足，尽量避免水中施救人员进行复苏，因为他们很可能已经非常疲劳，让他们再做心肺复苏则质量会大打折扣。淹溺患者接受胸外按压或人工呼吸时，可能出现呕吐。在澳大利亚一项长达 10 年的研究中，65% 接受单纯人工通气、86% 接受胸外按压和人工通气的患者都出现了呕吐。如果患者出现呕吐应立即将其翻转至一侧，用手指、吸引器等清除呕吐物防止窒息。怀疑脊椎损伤者应整体翻转。在一些特殊情况下的转运过程中，如海滩、山地、绞车悬吊等，推荐使用自动体外按压设备进行移动中的复苏。

不建议实施不做通气的单纯胸外按压。注意提高胸外按压的质量，如有可能，尽量让体力充沛的人员实施胸外按压。

D. 早期除颤：AED 是否应常规配备在水上活动的场所一直存在争论。少量的研究显示，淹溺患者上岸后心搏骤停的心律大多数是心室静止，但是一旦出现可电击心律，AED 仍然可以迅速逆转病情。

4）复苏后生命支持

①肺损伤：淹溺者肺部的主要病理生理变化是肺表面活性物质被冲洗且功能紊乱，导致肺泡塌陷、肺不张和肺内分流。多重的肺损伤机制导致难治性低氧血症，常需要气管插管和机械通气。高级气道与球囊面罩通气相比，在保护气道、减少胃反流、提高胸外按压比值等方面更具优势，有条件者应尽快置入。气管插管可以提供更好的气道保护和呼吸管理。危重患者一旦气管插管成功，应给予妥善固定，及时吸引，保持气道通畅；放置胃管减压；常规检查胸片、心电图、血气分析等。大多数患者会发生代谢性酸中毒，此时应首先通过改变呼吸参数予以调节。设置呼气末正压通气（positive end expiratory pressure，PEEP）为 5～10cmH$_2$O（1cmH$_2$O=0.1kPa），如果严重缺氧则可能需要 15～20cmH$_2$O 的 PEEP。如有需要可进行胃管减压。淹溺患者发生急性呼吸窘迫综合征（acute respiratory distress syndrome，ARDS）的风险很高。虽然尚缺乏大样本的随机对照分析，但有证据显示淹溺后早期实施保护性通气可改善 ARDS 患者的存活率。有报道 ECMO 对于难治性心搏骤停、难治性低氧血症和长时间淹没在冰水中的患者有一定效果，但是生存率仍然很低。

无论病情轻重，所有经历过淹溺的患者均应常规到医院观察或治疗。淹溺后肺炎较为常见，预防性使用抗生素并没有显现出临床益处。如果患者淹没于污水中则考虑预防性使用抗生素，如果明确有感染则应给予广谱抗生素治疗。

②循环系统：部分淹溺患者的大动脉搏动极其微弱，此时脉搏检查对于心搏骤停的判断通常不可靠。如有可能，一些监护设备如心电图、ETCO$_2$、超声等辅助检查可帮助尽快明确心搏骤停的诊断。处于长时间浸泡的患者，由于水对人体的流体静水压中断，大多数淹溺者会出现低血容量，此时需要快速开放静脉通道给予静脉输液以纠正低血容量。大多数淹溺患者的循环会在充分给氧、快速晶体液注入、恢复正常体温之后变得稳定。早期发生的心功能障碍可加重肺水肿症状。没有证据支持和反对使用特定的液体、利尿药或限制入量等疗法的临床效益。当考虑伴有心功能不全及液体复苏不能稳定循环时，超声心动结果可指导临床决定如何使用正性肌力药物和血管收缩药物。

③神经功能的监测与保护：复苏后神经功能损伤是淹溺性心搏骤停致死、致残的主要原因，应重视对复苏后淹溺性心搏骤停患者的神经功能连续监测和评价，积极保护神经功能。目前，推荐使用的神经功能评估方法有临床症状体征（瞳孔、昏迷程度、肌阵挛等）、神经电生理检查（床

旁脑电图、体感诱发电位等)、影像学检查 (CT、MRI) 及血液标志物,如星形胶质源性蛋白 (SB100)、神经元特异性烯醇化酶 (NSE) 等。如果进行 CT 检查,损伤后 2~3d 内发现的任何异常都是神经系统不良结果的一个强有力的预测因素。当复苏后超过 24h,MRI 可能是有益的,最好是在 4~7d 内检查。有条件的单位可以对复苏后心搏骤停患者进行脑电图等连续监测,定期评估神经功能。亚低温可能有助于改善神经功能预后。对于实施目标温度管理患者的神经功能预后评估,应在体温恢复正常 72h 后才能进行。对于未接受 TTM 治疗的患者,应在 CA 后 72h 开始评估,如担心镇静药、肌肉松弛药等因素干扰评估,还可推迟评估时间。因此,在评价患者最终的神经功能预后时应特别慎重。

5) 终止复苏:一些研究显示,被水淹没的时间与死亡概率直接相关,淹没 5min 死亡概率为 10%,10min 为 56%,25min 为 88%,>25min 接近 100% 死亡率。但是也有个别报道证明长时间淹没于冰水或温水中被成功复苏。提示预后有利的因素:水温低于 10℃、女性、3 岁以上儿童、开始有效复苏的时间 <10min、快速恢复自主心跳、核心温度低于 35℃、格拉斯哥昏迷评分 >6 分、瞳孔有反应。但是没有哪个单一指标可以准确预测预后。很多情况下现场做的决定到后来被发现是错误的。

推荐对所有淹溺患者实施尽可能的医疗救治行为。如有尸斑、腐烂、断头、尸僵等明确不可逆的依据,则不予心肺复苏。在持续高级生命支持条件下,30min 内未出现任何生命迹象可考虑终止复苏。医疗人员亦可根据具体情况适当延长复苏时间。不建议进行没有意义的过度救治。

(季宪飞)

二、创伤现场救治

在灾害、战争或者事故中,现场死亡的人数是最多的。据统计,50% 的创伤患者死亡在伤后 1h 之内,死因多为严重的颅脑损伤、高位脊髓损伤,以及心脏、主动脉或其他大血管的破裂、呼吸道阻塞等。30% 的创伤患者死亡在伤后 2~4h 之内,死因多为脑、胸或腹内血管或实质脏器破裂、严重多发伤、严重骨折等引起的大量失血。20% 的创伤患者在伤后 1~4 周内死亡,死因多为严重感染、脓毒症休克和多器官功能障碍综合征。国内外历次战争数据表明,伤后即刻死亡高达 40%,伤后 5min 死亡占 25%,伤后 5~30min 内死亡占 15%,伤后 30min 以上死亡占 20% 以上。在我国车祸所致的重度创伤患者中,约有 2/3 的伤病员因得不到及时有效的现场救助而在伤后 30min 内死于现场或运输途中。所以,严重的创伤患者必须强调现场急救,这已得到广泛认可。

(一) 创伤现场急救的基本原则和步骤

现场急救需要立即解除创伤对生命的威胁,按照"先保命后治伤,先重后轻,先抢后救,边抢边救"的原则尽快使患者脱离事故现场,维持患者的生命体征稳定,具体的急救技术有心肺复苏、止血、固定、包扎、搬运等。

在实践中,评估和急救有时是同步进行的。通常按照"ABCDE"的顺序进行。A (airway maintenance with cervical spine protection):保持气道通畅,注意保护颈椎;B (breathing and ventilation):维持呼吸和通气;C (circulation with hemorrhage control):稳定循环、控制出血;D (disability neutrologic status):评估神经功能状态;E (exposure/enviroment completely undress the patient and prevent hypothermia):充分暴露机体/控制温度环境 (去除伤者所有衣物评估外伤,预防失温)。

1. 保持气道通畅,注意保护颈椎 (A)　气道堵塞可瞬间致命,因此复苏时第一优先处理的就是开放和维持气道通畅。神志清楚的患者可通过询问简单问题来评估气道通畅性。如果患者回答问题时声音正常,那么气道暂时是安全的;如果声音微弱、气短、声嘶或无反应,均提示气道功能受损。易激惹提示低氧。某些通气不足的患者常被误诊为中毒或脑外伤。呼吸急促、发绀和辅助呼吸肌用力常提示上气道阻塞，阻塞的原因有舌后坠、咽喉部软组织水肿、血块、异物、牙齿或呕吐物，可以及时用适当的方法清除异物，解除气道阻塞，必要时放置口咽通气管或者鼻咽通气管。神志昏迷的患者，需要立刻检查气道是否通畅，检查患者的口腔内有无异物，检查颌面部、颈部、胸部及主支气管是否有引起气道阻塞的外伤。如果气道有问题需要立刻手法开放气道，并清除口腔内分泌物及异物。对于怀疑有脊髓损伤的患者，要注意保护颈椎。所有伤病员必要时立即气管插管通气给氧，并防误吸。气管切开主要适用于气管插管方式均失败或不宜气管插管（喉部骨折或严重喉面部外伤）者。

2. 维持呼吸和通气（B） 充分暴露胸部，遵循视、触、叩、听的原则检查通气状况。视诊重点是观察呼吸频率、深浅，检查有无胸廓不对称运动、连枷胸、挫伤、穿通伤、开放伤口、颈静脉怒张。触诊可用双手放在伤病员胸壁上感觉呼吸运动，检查有无压痛、捻发感、皮下气肿、气管偏移，以及骨性异常等。叩诊在嘈杂的创伤现场操作相对困难，但可发现叩诊浊音和语音震颤增强。听诊同样会受现场噪声影响，但对于患者胸部检查却是非常重要的。除了能确认双侧呼吸音外，听诊还能辨别下列情况：气胸或血胸时呼吸音不对称、气道异物时喘鸣、听诊心率和节律判断有无心包积液所致的心音低钝、心瓣膜受损时可听到杂音或提示心力衰竭的异常心音如奔马律等。检查中要重点识别有无张力性气胸、开放性气胸、大量气胸、连枷胸，如果存在这类创伤，需要立刻紧急处理。如果呼吸浅慢（呼吸频率＜8 次/分），需要进行球囊面罩通气；如果呼吸过快，则可给予高流量吸氧。所有严重创伤伤病员，都建议给予高流量吸氧，并使用便携式指脉氧监测仪监测，但是要注意贫血（血色素低于 5g/L）和低体温（低于 30℃）两个现场常见因素的影响。

3. 稳定循环、控制出血（C） 现场通过检查桡动脉搏动评估创伤患者的循环情况，同时也要注意伤病员的皮肤颜色、温度、毛细血管充盈时间。如果患者清醒或者可以触及桡动脉搏动，则无须触诊颈动脉。睑结膜苍白、皮肤湿冷、脉搏细速、神志淡漠都是判断休克的重要临床指标。

对创伤伤病员而言，失血性休克是最常见的休克，但也可表现为心源性休克（心脏压塞、张力性气胸或心肌直接损伤所致）和神经性休克（脊髓损伤）。无论是哪种休克伤病员，迅速建立两路以上静脉通路并快速补液复苏是必要的。一般原则上应选择上肢静脉，需要注意的是，对于失血性休克，积极的补液不能代替确切的止血。

（1）失血性休克：最基本的治疗原则是快速确定出血源头，进行止血处理。开放性伤口，可实行伤口直接加压法止血，必要时在出血远端血液回流方向也加压止血（如股动脉在腹股沟、肱动脉在肘关节处加压），而钳夹止血则主要适用于手术室。大面积的头皮出血很难通过压迫止血，此时可缝合止血。

（2）心源性休克：通常由直接心肌损伤、心脏穿通伤、心脏压塞和张力性气胸所致，需要快速诊断和急救。心脏压塞需要现场行紧急心包穿刺引流，张力性气胸也需要现场行胸腔穿刺术处理。

（3）神经性休克：通常由于脊髓损伤导致，而不伴随颅脑损伤。脊髓损伤休克的特点为交感张力丧失、血管扩张和心率不升，同时也可伴随低血容量性休克。因此，对于神经性休克的初期处理原则也是容量复苏。由于脊髓损伤后迷走神经对心脏刺激，因此不表现为心动过速，反而是心动过缓。血管活性药物对神经性休克有效。

4. 评估神经功能状态（D） 当现场伤病员经过呼吸与循环评估并处理后，下一步进行神经功能状态的评估。评估主要包括意识状态、瞳孔直径和对光反射，甚至运动和感觉功能的对称性与节段性。意识状态主要依靠格拉斯哥昏迷评分法（GCS）评估。瞳孔直径、对光反射及运动和感觉功能的节段性与对称性能定位判断脑和脊髓的损伤。神经功能检查必须重复进行以判断病情变化。运动或感觉功能的不对称改变以及 GCS 评分的进行性恶化，均提示有需要进行外科干预的颅内病变可能。

5. 充分暴露机体/控制温度环境（去除伤者所有衣物评估外伤，预防失温）（E） 创伤伤病员在现场应脱去所有衣物，充分暴露受检部位，以免漏检伤情。检查完毕后，要尽量保暖，将伤者置于温暖的房间治疗，条件许可时使用加温的液体输注，以预防失温。伤病员体温的监测必须动态进行。维持伤者体温的最佳方法是充分止血。

（二）止血

1. 出血的分类　按出血的部位可分为内出血和外出血。内出血——体表见不到，血液由破裂的心脏或者血管流入体内组织、脏器或体腔内；外出血——体表可见到，血液由破裂的心脏或者血管流出体外。后者是突发事件救援现场常见的出血类型。由于目前现有的医疗技术很难实现内出血的现场准确诊断和止血处理，因此本节主要介绍外出血的止血处理及注意事项。

外出血按血管类型可分为动脉出血、静脉出血及毛细血管出血。

（1）动脉出血：出血速度快，呈波动喷射状，颜色鲜红，出血量大，如不及时处理，迅速危及生命。动脉出血的现场急救常采用指压止血法。

（2）静脉出血：血液自伤口缓慢流出，与动脉相比压力较小，颜色暗红。由于局部的血管收缩、凝血功能激活，出血可逐渐减慢，危险性较小。现场急救常采用纱布等压迫止血法。

（3）毛细血管出血：许多伤口和创面伴有毛细血管出血，开始出血可能比较快，但通常出血量较小，有时无法找到明显出血部位，危险性最小。击打身体可以使毛细血管破裂，导致组织内出血（淤血）。

2. 止血方法

（1）指压止血法：是一种简单而有效的临时止血方法，即将动脉的近心端用拇指或者其余四指按压在骨面上达到止血的目的。在动脉的走行中，最易压迫的部位称为压迫点，常位于身体的浅表部位、动脉搏动最强点。指压止血法是现场急救中最简单有效的止血方法。但因手指容易疲劳，需尽快换用其他止血方法。当出血急剧、一时找不到包扎和止血材料时可用此法；或者在放松止血带的时候，也可临时采用。

1）头面部出血：①头顶及颞部出血，采用颞浅动脉压迫法，压迫点在耳屏前方搏动最强处，正对下颌关节。②颜面部出血，采用面动脉压迫法，压迫点在下颌角前方约3cm，动脉搏动最强处，将面动脉压迫至下颌骨上。因为双侧面部血管分支吻合丰富，即使一侧颜面部出血也要同时按压双侧面动脉才能有效止血。③枕部出血，采用枕动脉压迫法，压迫点在耳后乳突附近搏动最强处。④头面部大出血，采用颈总动脉压迫法，压迫点在气管外侧、胸锁乳突肌中点前缘搏动最强处，将动脉压向后内侧的颈椎。严禁同时压迫双侧颈总动脉，避免因迷走反射引起心动过缓或者大脑缺氧晕厥。

2）上肢出血：①手指出血，采用手指动脉压迫法，压迫点在手指根部两侧；②手掌出血，采用尺桡动脉压迫法，压迫点在前臂远端掌侧面尺桡动脉搏动最强处，同时压迫止血；③前臂出血，采用肱动脉压迫法，压迫点在上臂中段内侧肱动脉搏动处，压迫至肱骨止血；④肩部或者上肢出血，采用锁骨下动脉压迫法，压迫点在锁骨上窝中部动脉搏动处，向下后压迫止血。

3）下肢出血：①足部出血，采用胫前胫、胫后动脉压迫法，压迫点在足背中部（胫前动脉）和足跟内踝（胫后动脉）之间的动脉搏动处；②小腿出血，采用腘动脉压迫法，压迫点在腘窝中部腘动脉搏动处；③下肢出血，采用股动脉压迫法，压迫点在腹股沟韧带中点下方略偏内侧动脉搏动处。

（2）加压包扎止血法：适用于小血管的出血，包括小动脉、小静脉及毛细血管。用消毒的纱布或者清洁的毛巾、手帕等覆盖伤口，然后用三角巾、绷带或者衣物加压包扎，以达到止血目的，同时可将患肢抬高，以减慢血流和加速凝血。伤口有异物时不可使用此法；伴有骨折时须同时固定骨折断端。

（3）填塞止血法：适用于伤口较深、较大，以及组织受损严重、出血较多的情况。用无菌纱布或者敷料填塞在伤口内部，再用加压止血包扎法进行止血。

（4）加垫屈肢止血法：适用于四肢膝肘以下部位出血。将一厚纱布垫或者绷带卷垫于肘窝或者膝关节，然后屈肘或者屈膝，再用绷带或者三角巾捆绑固定患肢屈曲位。伴有骨折或者关节损伤时不可使用此法。

（5）止血带止血法：适用于四肢动脉出血、其他方法无法控制的情况。常用的止血带有气囊止血带、表带式止血带、橡胶止血带及布料止血带。

止血带要放于伤口的近心端，上臂和大腿放置在上 1/3 处。上臂的中 1/3 易挤压桡神经，避免放置在该部位；大腿中段以下，动脉位置较深，压迫效果欠佳。止血带不可直接与皮肤接触，应加平整的衬垫，以免损伤皮肤。止血带松紧要适宜，以远端动脉触不到搏动和恰好出血停止为标准。过紧容易损伤皮肤神经组织；过松仅造成静脉回流受阻，反而加重出血。止血带要标明使用时间和部位，每 1h（上肢）至 2h（下肢）放松 1 次，每次松解 2min 左右，松解期间可在伤口近端使用指压止血法止血。注意记录松解的时间。

3. 止血注意事项

（1）首先要准确判断出血的部位和出血的性质，决定采取何种止血方式。

（2）大血管损伤导致严重出血时，常需要采取多种止血方式联合或者序贯使用。颈动脉、锁骨下动脉、肱动脉、股动脉及腘动脉出血迅速，如不及时处理常危及生命，应先使用指压止血法初步止血，再使用加压包扎止血法进行止血。

（3）口腔或面部的出血可能会影响呼吸，要避免出现窒息。

（4）处置出血时，要检查伤口内有无异物或骨折，如果有，要小心处理，避免按压异物，及时固定骨折端。

（5）要严格掌握止血带的使用指征，能用其他方式临时止血的，就不要轻易使用止血带。若止血带松解后，伤肢继续出血，应再次使用止血带，并记录第二次使用止血带的时间。

（6）现场若无现成止血带时，可就地取材，利用三角巾、绷带、毛巾等做绞紧带使用（禁止使用铁丝、电线等 0.5cm 以下的）。先在伤口近心端加垫，使用上述绞紧带缠绕 1～2 圈打活结，再用小木棒一端插入绞紧带，提起小棒绞紧后，将小棒另一端插入活结外圈内，拉紧外圈。

（三）包扎

现场急救时，常用的包扎材料包括敷料、绷带、医用三角巾、纱布、创可贴，以及其他现场环境下清洁的衣物、布匹等替代品。

包扎的注意事项：先健侧后患侧，快速暴露伤口，评估、明确使用包扎的方式和所需材料；动作轻柔，创面覆盖准确，避免按压伤口加重伤病员疼痛和出血；松紧适宜；打结时避开伤口和不宜压迫部位。

1. 敷料使用原则

（1）尽量使用无菌敷料，现场条件不具备时，也可选用相对清洁的毛巾等，伤口上面盖上敷料有助于预防感染，必要时可在敷料上撒抗生素药粉。大量出血时，用敷料对伤口加压可以促进凝血。

（2）若现场条件允许，在使用任何敷料前务必戴一次性手套。

（3）敷料尽量大于伤口边缘。

（4）使用敷料时，捏住敷料的边缘，手指不要触碰伤口，然后将敷料直接放置在伤口上，不要从一侧拖拽。

（5）如果敷料移位，应直接丢弃并更换；如果仅有一块无菌敷料，可直接盖在伤口上，再把其他清洁布料放在敷料上；如果血液渗透了敷料，不要直接丢弃，而应把第二块敷料放在上面；如果血液将第二块敷料也渗透，则将两块敷料同时丢弃，更换一块新的敷料，同时注意在出血点上加压。

（6）现场如果没有合适的敷料，可用清洁无绒的衣物、布匹等临时代替。

2. 绷带使用原则

（1）从伤病员正面开始操作，且尽量从受伤一侧开始。采取从远心端向近心端、由内侧向外侧的方式缠绕。

（2）将绷带从伤病员身体的自然凹陷部位（足踝、膝盖、腰、脖子）穿过，然后前后移动，使绷带调整到合适位置。

（3）绷带松紧适宜，避免影响到绷带远端肢体的血液循环。手指或足趾尽量显露出来，以便检查血液循环。

（4）绷带末端用胶布、别针或打结进行固定。绷带打平结，避免将结打在骨突出的部位；尽量将末端掖进结的下面，以提供额外的填充。

（5）固定后，每 10min 复查一次绷带远端肢体的血液循环。如果需要，解开绷带直到血液循环恢复正常，然后放松一点，重新包扎。

3. 绷带包扎

（1）环形包扎法：是绷带包扎的基础方式，常用于手、腕、足、颈、额等处或用于其他包扎法的开始和终结。把绷带斜放在伤口敷料上，用手压住，将绷带绕肢体包扎一周后，再将绷带头和一小角反折过来压住，然后继续绕圈包扎，第二圈压盖第一圈，包扎 3～4 圈，最后打结或者胶布粘贴固定。

（2）螺旋包扎法：多用于四肢和躯干等粗细差别不大的部位。先环形缠绕两圈，压住伤口敷料，从第三圈开始包扎时，做单纯螺旋上升，每一圈压盖前一圈的 1/3～1/2，最后打结或者用胶布粘贴固定。

（3）反折螺旋包扎法：适用于肢体粗细相差较大的部位。在螺旋包扎的基础上，用一拇指压住绷带上方，另一手将绷带将其反折向下，压盖前一圈的 1/3～1/2，反折线尽量排列整齐，呈一条直线，最后以环形包扎两圈结束。反折处要避开伤口及骨骼突起部位。

（4）"8"字形包扎法：多用于手、肘、腰、踝、肩、髋等关节处。用敷料盖住伤口，绷带在关节上方开始做环形包扎数圈，然后将绷带斜行缠绕，第一圈在关节下缠绕，第二圈在关节凹面交叉，反复进行，每圈压盖前一圈的 1/3～1/2，最后在环绕包扎两圈结束，固定于外侧。

（5）回返式包扎法：用于头部、肢体残端的包扎。先在残肢近心端以环形包扎法包扎两圈，然后由近心端转向远心端包绕残肢，再返回近心端，反复进行包扎，每一圈压盖上一圈的 2/3，最后在残肢近心端以环形包扎法包扎两圈固定。

4. 三角巾的使用原则

（1）三角巾可以是专用三角巾，也可以使用布匹、衣物现场制作，起到包扎固定作用。

（2）宽带：打开三角巾，置于平整的物体表面，水平对折，使其顶角对住底边中心；再次同向对折，使第一次的折边与底边平齐；窄带：先将三角巾折成宽带，再对折；存放：先将三角巾折成窄带，再将两个底角折向中间；继续将两端折向中间，直到大小便于保存。

（3）大手挂：将患肢屈肘 80°，将三角巾展开铺于胸前，底边与躯干平行，顶角对着肘关节，在患侧锁骨上窝处将两底角打结，打结处垫衬垫，一手抵住肘部，另一手拉紧三角巾，直至小指指端露出，将顶角多余部分塞入；小手挂：屈肘 45°，将三角巾展开，平铺于患肢上，顶角对着肘部，将肘部多余部分塞于肘下，一手固定患肢，另一手将伤病员手部的三角巾塞于手下，将患肢下方的三角巾收紧经腋下向后绕过肩胛骨至健侧锁骨上凹处打结固定，打结处垫衬垫。

（4）三角巾固定时，务必打平结。避免将结打在伤口处或者周围。

（5）三角巾包扎时，边要固定，角要拉紧，包扎要结实，打结要牢固。

5. 三角巾包扎法

（1）头面部包扎

1）头部帽式包扎：将三角巾底边两横指宽反折，底边中点置于前额齐眉弓处，顶角后拉至枕部，两侧底角经两耳上方拉向枕后，于枕骨粗隆处交叉并压住顶角，再绕回至一侧前额打结，一手按住头顶，另一手将顶角拉紧，将顶角塞进底边交叉处。

2）头部风帽式包扎：将三角巾顶角、底边中点各打一结，将顶角打结处置于前额，将底边打结处置于枕后部，将底边拉紧，包住下颌，两底角在下颌交叉绕到枕后，在底边打结处上方打结。

3）面部面具式包扎：在三角巾顶角处打结，套住下颌，从两底边拉向枕部，拉紧并交叉，再绕至前额一侧打结。包扎完毕后在眼、口、鼻处剪开小孔。

4）眼睛包扎：将三角巾折成窄带，从枕后经耳上方拉向前，在眼前交叉，然后再经耳下方绕向枕下打结固定。

5）下颌包扎：将三角巾折成窄带，一端从颈后绕向前，包住下颌，与另一端在面颊侧面交叉、反折、转向颌下，再经两耳前方，在头顶部打结固定。

（2）肩部、胸背部、腹部包扎

1）单肩包扎：三角巾折叠成燕尾式，燕尾巾夹角约90°，大片在后压住、小片放到伤侧肩上，大片在肩背部，燕尾夹角对准伤侧颈部，燕尾底边两角绕上臂上部打结，拉紧燕尾两底角绕胸、背部至对侧腋窝前（或腋窝后）打结。

2）胸（背）部包扎：三角巾叠成燕尾式，燕尾夹角约100°，置于胸前，夹角对准胸骨上窝（背部包扎夹角对准后正中线），燕尾底边两角绕过肩于背后（背部包扎燕尾角绕过肩于胸前）打结，将燕尾顶角系带与底边在背后打结（背部包扎在胸前打结），然后将底角系带拉紧绕横带后上提，与另一燕尾顶角打结。

3）腹部包扎：三角巾平铺，顶角朝下，底边平放在腹部，拉紧两底角绕腹部在一侧腰部打结，顶角绕会阴部拉至腰部与两底角连接处打结，绕过会阴时注意加垫保护。

4）单侧臀部包扎：三角巾叠成燕尾式，燕尾夹角约60°，朝下对准伤侧外裤线，伤侧臀部的后大片压住前面的小片，顶角与底边中央分别绕过腰腹部到对侧打结，两底角包绕伤侧大腿根打结。

（3）四肢包扎

1）膝关节包扎：三角巾顶角向上盖在膝关节上，底边反折向后拉，左右交叉后再向前拉到关节上方，压住顶角打结。

2）手、足包扎：三角巾平放展开，手（足）心向下放在三角巾中央，手指（足趾）尖指向顶角，将顶角折回盖住手（足）背，两底角拉向手（足）背左右交叉压住顶角，再绕一周打结。拉紧顶角塞入结下。

3）残端包扎：将三角巾平铺，残肢放在中间，对准顶角，把顶角上翻盖住残肢，然后两底角环绕残肢交叉，压住顶角，在背侧打结，拉紧顶角。

（4）特殊部位包扎

1）腹部内脏脱出：取半卧位，下肢屈曲，用生理盐水纱布覆盖外露脏器，用三角巾做成保护圈加以保护，外罩器皿，然后用三角巾腹部包扎法包扎固定。

2）异物包扎：现场禁止将异物拔出，用敷料卷放在异物两侧，也可以将敷料剪洞，套住异物，或用三角巾做一环形圈套住异物，将异物固定，再用三角巾包扎固定。

（四）固定

骨折是灾难发生时最常见的创伤，现场急救要求对骨折伤病员进行妥善固定。正确的固定可以保护骨折附近的神经血管、减轻疼痛，有利于后续的转运和进一步治疗。因为现场急救条件有限，所以本章将重点讲述现场的夹板和三角巾固定，如果没有特制的材料，也可以就地取材，使用木棍、树枝、毛巾、衣物等。

1. 骨折固定的原则

（1）凡是骨与关节损伤及广泛的软组织、大血管、神经和骨髓损伤，均需在处理休克、预防感染的同时进行早期固定。如疑有骨折，也应先按骨折处理妥善固定。

（2）如有伤口和出血，应先止血，再包扎，然后固定。

（3）禁止对骨折断端反复尝试准确复位。对开放性骨折，不要把外露的骨折断端送回伤口内，以免增加感染。现场不要冲洗伤口或者外涂药物，只进行简单止血、包扎及固定。

（4）夹板与皮肤之间应加衬垫，尤其是夹板两端和骨的突出部位，以防局部受压而引起组织坏死。

（5）夹板长度要超过骨折部位的上下两个关节。除固定骨折上下两端外，其上下两个关节也需固定。伤肢应固定在功能位置。

（6）固定必须牢固，松紧要适宜，以免影响血液循环。固定四肢时，要暴露出指（趾）端，以便观察血液循环情况。如发现指（趾）端苍白、麻木、疼痛、肿胀和青紫等情况时，则应松开重新固定。

（7）对于大腿、小腿及脊柱等骨折的固定，在固定前不要无故移动伤肢和伤病员。固定时若无专用夹板，也可就地取材，做临时性固定或者使用躯干、健肢固定。

2. 固定方法

（1）锁骨骨折固定：使用丁字夹板放置背后肩胛骨上，骨折处垫上棉垫，然后用三角巾绕肩两周打结在板上，夹板下端用三角巾固定好。无夹板时可单用三角巾固定，伤病员挺胸，双肩向后，两侧腋下放置棉垫，用两条三角巾窄带"8"字固定或锁骨带固定两肩部，两肘关节屈曲，两腕在胸前交叉，再用一条三角巾宽带，从上臂肱骨下端处绕过胸部，两端相遇时打结固定。

（2）前臂骨折固定：固定时，先将肘关节屈曲成直角，腕关节稍向背屈，掌心朝向胸部。取两块长短适当的木板（由肘至手心），垫以柔软衬物。将两块夹板分别放在前臂掌侧与背侧（只有一块夹板时放在前臂背侧），并在手心放棉花等柔软物，让伤病员握住，使腕关节稍向背屈。在骨折上下两端扎牢固定，再用三角巾大手挂悬吊。若无夹板时，可先用三角巾或衣服片做大手挂将伤臂吊于胸前，然后用一条三角巾宽带将上臂与胸部绑在一起，对侧打结固定。

（3）肱骨骨折固定：固定时，肘关节屈成直角，肩关节不能移动。将两块夹板分别置于上臂内、外侧（如只有一块夹板时，则放在上臂外侧）。用绷带或三角巾将上下两端扎牢固定。肘关节屈曲90°，前臂用三角巾小手挂悬吊。现场无夹板时，可用三角巾固定。将三角巾叠成宽带，其中央要正对骨折处，将上臂固定在躯干上，屈肘45°，再用三角巾小悬臂小手挂悬吊。

（4）手腕骨折固定：将一块夹板加垫放置在前臂和手的掌侧（夹板长度超过肘关节和指尖），手握纱布卷，用绷带将夹板和前臂手腕缠绕固定，再用三角巾大手挂悬吊胸前。

（5）肋骨骨折的固定：用两条三角巾宽带，在伤病员深吸气后，立即围胸固定，在健侧胸壁打结。

（6）股骨（大腿）骨折固定：伤病员仰卧位，用两块夹板放于大腿内、外侧。外侧由腋窝到足跟，内侧由腹股沟到足跟（只有一块夹板则放到外侧），将健肢靠向伤肢，使两下肢并列，两足对齐。在腋下、膝关节、踝关节骨突起部位及空隙放棉垫保护，用5～7条三角巾或绷带将骨折上下两端先固定，然后分别在腋下、腰部、髋部、膝关节、踝关节等处打结固定。最后必须使足底与小腿垂直，用"8"字形包扎固定。无夹板时，可将伤肢与健肢按照上述方式固定在一起。

（7）小腿骨折固定：伤病员仰卧位，两块由大腿中段到足跟长的木板加垫后，放在小腿的内侧和外侧（只有一块木板时，则放在外侧），关节及空隙处放置软垫。用5条三角巾或绷带分段打结固定。首先固定小腿骨折的上下两端，然后，依次固定大腿中部、膝关节、踝关节。最后使小腿与足底垂直，用"8"字形固定。无夹板时，可将伤肢与健肢按照上述方式固定在一起。

（8）骨盆骨折固定：伤病员仰卧屈膝位，双膝下放置软垫，将三角巾置于臀后，顶角朝下，两底角向前绕骨盆在腹前打结，顶角经会阴部拉至腹前，于两底角连接处打结，会阴部注意保护；或者将伤病员骨盆部用三角巾宽带环绕包扎，在耻骨前打结固定。两膝部之间加垫，用三角巾宽带捆扎固定。

（9）颈椎骨折固定：伤病员仰卧，将头颈固定摆放呈正中位，不要前屈或后仰，颈下、肩部两侧要加垫，在头的两侧各垫枕头或衣服卷，然后用绷带式三角巾将额、下颌、胸固定于木板上，防止头部活动。现场若有颈托，可使用颈托固定。

（10）胸腰椎骨折固定：伤病员仰卧位于硬质板上，伤处垫一薄垫，使脊柱维持前凸，然后用三角巾宽带将伤病员固定，使其不能左右活动。

（五）搬运

现场搬运应根据伤病员的不同伤情，选择合适的搬运方法。正确的搬运方法可使伤病员免受进一步伤害。

1. 徒手搬运 常在狭小的空间中使用，适合短距离搬运。

（1）单人扶行法：救护人员站在伤者一侧，使伤病员一侧上肢绕过自己的颈部；救护者用一只手抓住伤病员的手，另一只手绕到伤病员背后，搀扶行走。适用于较轻、清醒、无骨折、能步行伤者。

（2）单人抱法：蹲在伤病员的一侧，面向伤病员，将伤病员一侧上肢搭在自己肩上，然后一手抱伤病员的腰，另一手肘起大腿，将伤病员抱起。适用于体重较轻及神志不清伤病员的搬运。脊柱/大腿骨折禁用此法。

（3）单人背持法：救护人员背向伤病员蹲下，嘱伤病员用双臂从救护人员肩上伸到胸前，两手握紧；双手绕过伤病员大腿，并抓紧自己腰带，慢慢站起，保持背挺直。若伤病员卧地不能站立，救护人员可躺在伤病员一侧，一手紧握伤病员的手，一手抱其腿，慢慢站起。适用于清醒、体重轻的伤病员（尤其溺水者）。胸部损伤及四肢、脊柱骨折禁用此法。

（4）拖行法：现场环境危险，搬运路程较近，可采用毛毯拖行、毛毯担架、衣服拖行、腋下拖行等方法搬运。腋下拖行时，对于一般伤病员，让其双臂交叉放于胸前，然后救护者蹲在伤病员背后，双手穿过伤病员腋下，抓住伤病员手腕及前臂，用力向后拖行；疑有脊柱伤病员，救护人员蹲在伤病员头侧，双手从伤病员背后伸向腋部，手臂护托伤病员头部，将伤病员拖行。勿弯曲旋转颈部和腰背部。

（5）爬行搬运：适用于清醒或昏迷伤病员。在狭窄空间或浓烟的环境下，伤病员平卧于地面，救护人员将伤病员双手抱胸，并用一宽带绑在伤病员双手交叠处。救护人员双膝跪于伤病员身体两侧，面朝向伤病员面部，将伤病员绑好的双手挂在脖子上，双手撑住地面，向前爬行。

（6）双人扶行法：适用于清醒、上肢无损伤的一般伤病员（如双足受伤者）。两名救护人员站在伤病员两旁，伤病员手臂绕过救护人员肩部，救护人员紧握其手/手腕，步伐一致行走（此法简便省力，常用于运动会救护）。

（7）双人椅托式：适用于清醒但体弱无力的一般伤病员。一人以右膝、另一人以左膝跪地，各以一手伸入伤病员大腿近腘窝处，互握对方手腕；各伸另一手在伤病员背后交叉，同时抓住伤病员腰带；尽量将身体贴近伤病员，保持背部挺直，慢慢站起，一齐迈步、外侧足先行。

（8）双人轿式：适用于清醒、能合作的一般伤病员。两名救护人员在伤病员背后两旁面对面，各自用右手握住自己的左腕，再用左手握住对方的右腕，然后蹲下让伤病员两手搭在救护人员肩上，然后坐在相互握紧的手座上。尽量将身体贴近伤病员，保持背部挺直，慢慢站起，一齐迈步、外侧足先行。

（9）双人拉车式：适用于无骨折、清醒的一般伤病员（移上担架/狭窄地方）。前臂/肩部受伤禁用此法。扶伤病员坐起，将他双臂交叉胸前；一人在伤病员背后蹲下，两手从伤病员腋下穿过，抓紧伤病员的手腕/前臂，把伤病员抱在怀里，保持背部挺直；另一人反身站在伤病员两腿中间，将伤病员两腿抬起（或另一人在伤病员腿旁蹲下，双手穿过伤病员两腿近足踝部位，用力抓紧）。同时抬起行走。

（10）多人平托法搬运：适用于脊柱外伤的伤病员。①一人在伤病员的头部，双手掌抱于头部两侧轴向牵引颈部；②另外三人在伤病员的同一侧（一般为右侧），分别在伤病员的肩背部、腰臀部、膝踝部，双手掌平伸到伤病员的对侧；③四人均单膝跪地；④四人同时用力，保持伤者脊柱为一轴线，平稳将伤病员抬起，放于脊柱板上。

2. 器材搬运　担架是搬运伤病员的最常用工具。按其结构、功能、材料特征可将其分为简易担架、通用（标准）担架、特种用途担架 3 类。

（1）简易担架：在缺少担架或担架不足的情况下，就地取材临时制作的担架。一般采用两根结实的竹竿配合毛毯、衣物、绳索等结实的织物制成临时担架，以应对紧急情况下的伤病员转运。

1）绳索担架：用两根木棒将坚实的绳索交叉缠绕在其间，两端打结系牢。

2）毛毯担架：在伤病员无骨折的情况下使用。毛毯可用床单、被罩、雨衣等替代。

3）衣物担架：用两根木棒将大衣袖翻向内成两段，木棒插入其中，衣物整理平整。

（2）通用（标准）担架：主要是指采用统一规格的制式担架，一般保证在不同部门间能够互换使用，不太强调外观，以实用为主。目前，常见通用担架的外形包括直杆式、两折式和四折式 3 种。直杆式担架适用于大型救护场所及医院；两折式担架适用于现场抢救；四折式担架携带方便，适用于规模较小的救援任务。

1）折叠楼梯式担架：便于在狭窄的走廊、曲折的楼梯里搬运。

2）折叠铲式担架：铝合金结构，长度可调节，重量轻，便于携带，对头部和脊椎损伤者可避免搬运时加重病情。常用于脊柱损伤伤病员的现场运输，是一类医用专业担架，担架双侧均可打开，将伤者铲入担架。

3）脊柱板担架：主要用于骨折伤病员，如脊柱板可用于脊椎损伤的固定和搬运，MILLER 全身固定夹板担架则可用于脊柱伤和头部伤，配合夹板还可用于其他部位骨折伤病员的搬运。

4）帆布担架：为应用最为广泛的担架。伤病员躺在上面的舒适度较高，特别适用于头部受伤者。禁止用于脊柱损伤伤病员的搬运。

（3）特种用途担架：是针对特殊气候、地形、伤病员伤情特点等不适合使用通用担架进行转运而设计使用的。

1）罗宾逊担架：为海军舰艇上的常用担架。为无杆半硬式，可抬可拖，方便上下舷梯，适用于舰艇狭窄空间使用。

2）斯托克斯担架：是一种较特殊的篮形担架，由刚性框架构成篮形框架，并且担架底部中央插有木板条，以放置伤病员。斯托克斯担架可承受 1000kg 以上的静态压力，适用于海上舰船之间高架索转运伤病员及甲板上吊运伤病员。

3）SKED 轻量化多功能担架：具有斯托克斯担架的优点，采用聚乙烯制成，体积紧凑，质量轻，适用于狭窄地形的营救使用。

4）应急带轮担架：担架铝合金框架下安装有转向小轮。只需一名担架兵就可抬运伤病员，常用于直升机的伤病员转运。

5）软式手提担架：由纤维材料制成，具有防水功能，并且轻便易携带，能透过 X 射线，易于洗消，适用于脊柱损伤伤病员的搬运。

6）新型充气式担架：附带充气垫及吊带，通过调整吊带长度可将伤病员转为半卧位或坐位抬运，用于颅脑损伤及胸外伤伤病员的搬运。

7）漂浮式吊篮担架：用于水面上急救或空中转送，将伤病员固定于垂直的位置保证头部完全露出水面。

3. 搬运体位

（1）颅脑损伤：颅脑损伤者常有脑组织暴露和呼吸道不通畅等表现。搬运时应使伤病员取半仰卧位或侧卧位，易于保持呼吸道通畅；脑组织暴露者，应保护好脑组织，并用衣物、枕头等将伤病员头部垫好，以减轻震动，注意颅脑损伤常合并颈椎损伤。

（2）胸部损伤：胸部损伤者常伴有开放性血气胸，需要包扎。搬运已封闭的气胸伤病员时，以坐椅式搬运为宜，伤病员取坐位或半卧位。有条件时最好使用坐式担架、折叠椅或担架调整至靠背状。

（3）腹部损伤：使伤病员取半卧位，双下肢屈曲，有利于放松腹部肌肉，减轻疼痛和防止腹部内脏脱出。注意脱出的肠管要包扎，不要回纳，此类伤病员宜用担架或木板搬运。

（4）脊柱损伤：脊柱、脊髓损伤或疑似损伤的伤病员，不可任意搬运或扭曲其脊柱部。在确定性诊断治疗前，按脊柱损伤原则处理。千万不能双人拉车式或单人背、抱搬运，否则会引起脊髓损伤以致造成肢体瘫痪。

（5）休克：伤病员取平卧位，不用枕头，或足高头低位，搬运时用普通担架即可。

（6）呼吸困难：伤病员取坐位，不能背驮。用软担架（床单、被褥）搬运时注意不能使伤病员躯干屈曲。如有条件，最好用折叠担架（或椅）搬运。

（7）昏迷：昏迷者咽喉部肌肉松弛，仰卧位易引起呼吸道阻塞。此类伤病员宜采用平卧头转向一侧或侧卧位。搬运时用普通担架或活动床。

（8）其他：头部、大腿、小腿、手臂或骨盆发生骨折，或是背部受伤者，均不得让其坐在担架上运送。

4. 搬运注意事项

（1）保护伤病员

1）避免伤病员跌落。由于搬运时常需要多人，所以齐心协力避免失衡，最好的方法是一人指挥，其他人服从。

2）密切监测病情，预防伤病员在搬运中继发损伤。搬运过程中如果伤病员有病情变化，须立即处理。对骨折的伤者，要先固定后搬运，避免不正确的搬运导致额外损伤。

3）搬运时，伤者的足在前，头在后，便于观察；抬起时，先抬头，后抬足；放下时，先放足，后放头（或水平抬放）。步调一致，平稳前进；上坡/上台阶时，伤者头朝前，足朝后，下则相反（或前面放低、后面抬高，保持水平状态）。对呼吸困难的伤病员，搬运时一定要使伤病员头部稍后仰开放气道，不能使头部前屈而加重气道的不通畅。

（2）保护自身

1）避免腰部损伤：搬运较重伤病员时，用力不正确会发生搬运者自身的腰部急性扭伤，正确的搬运方法是搬运者先蹲下，保持腰部挺直，先使用大腿肌肉力量把伤病员抬起，置于大腿上，再统一站起，避免弯腰时使用较薄弱的腰肌直接用力。

2）避免摔倒：有时搬运伤病员要上下楼，或要经过高低不平的道路，或路滑的地方，所以搬运者要互相提醒，步步走稳，避免自身摔倒，产生二次损伤。

（孟　冲）

三、创伤性休克

休克是指机体在强烈的致病因素（创伤、骨折、失血、挤压、细菌等）作用下，组织细胞受损和代谢功能障碍的一种急性综合征。1743 年，法国医师 Le Dran 在描述枪伤引起的危重状态时，第一次提出休克概念。目前认为，休克是由于微循环功能障碍造成组织血液灌注不足、组织细胞缺氧和氧债的病理过程。休克发生时，细胞代谢由有氧代谢转变为无氧代谢，产生乳酸并堆积，进而产生氧债。偿还氧债和血清乳酸水平恢复正常是休克复苏成功的标志。

目前常见的休克有 4 类，即分布性休克、心源性休克、低血容量性休克及梗阻性休克，但它们之间并不互斥，很多患者同时存在数种休克（多因素休克）。创伤作为现代生活中的常见疾病，所致病死率已跃居疾病死亡谱第三位，仅次于肿瘤和心脑血管疾病，同时也是灾难中最常见的致死原因。而创伤失血引起休克所致的死亡可达创伤早期死亡的 30%～40%。

创伤性休克是一种多因素休克，最常见的原因是失血引起的有效循环血量减少，其他可能的原因或诱因包括氧合不足、机械性阻塞（如心脏压塞、张力性气胸）、神经系统功能障碍（如脊髓高位损伤）和心脏功能障碍等。本节重点讲述创伤失血性休克。

创伤失血性休克是指创伤造成机体大量失血导致有效循环血量减少、组织灌注不足、细胞代谢紊乱和器官功能受损的病理生理过程。休克经常合并低血压（定义为收缩压<90mmHg，脉压<20mmHg，或原有高血压者收缩压自基线下降≥40mmHg）。30%～40% 的创伤患者死亡是失血性休克所致，此类患者中，有 10%～20% 因为错误的救治方案及不恰当的治疗措施而死亡。急性失血是创伤失血性休克首要的可预防性死因。及时、快速、有效地控制出血，对于严重创伤患者至关重要，可有效减少多器官功能障碍综合征（multiple organ dysfunction syndrome，MODS）的发生，降低死亡率。

（一）创伤失血性休克的病理生理

创伤失血性休克的病理生理变化首先是有效循环血量不足，造成组织灌注不足，从而引起微循环障碍、线粒体功能紊乱、创伤性炎症反应与凝血障碍、创伤三联征。

1. 微循环障碍　创伤失血性休克最根本的病理生理改变是失血所致的微循环功能障碍，尤其是重要脏器微循环改变。导致微循环功能障碍的主要机制如下。

（1）休克产生损伤相关分子模式（damage-associated molecular pattern，DAMP），引起过度免疫应答及失控性炎症反应，引起血管内皮损伤、毛细血管渗漏、有效循环容量减少，最终加重组织缺氧。

（2）内皮损伤激活凝血系统、微血栓形成，阻塞毛细血管，出现严重酸中毒，引起毛细血管舒缩功能障碍。

（3）创伤所致的疼痛刺激影响神经内分泌功能，导致反射性血管舒缩功能紊乱，加剧微循环障碍。

2. 线粒体功能紊乱　机体 95% 的能量来自线粒体，创伤性休克时细胞内对缺氧和灌流不足最敏感的细胞器是线粒体，在血液灌注不足时线粒体肿胀，内膜上的通透性增加，导致线粒体膜电位发生变化，影响氧化磷酸化和能量生成；另外，由于蛋白酶和脂质溶酶对线粒体膜蛋白的损伤，影响了电子传递，损伤后释放的细胞色素 c 和细胞凋亡诱导因子可促进细胞凋亡。因此，创伤性休克时一方面会引起细胞缺氧，即在组织供氧正常的情况下，细胞摄取氧气出现障碍，血液乳酸含量增加；另一方面，创伤性休克促进细胞凋亡，参与休克后期多器官功能障碍综合征的发生。

3. 创伤性炎症反应与凝血障碍　创伤失血性休克早期，在致伤因子的刺激下，机体局部可出现炎症反应，损害的组织、器官、细胞，表现为局部血管通透性增加，血浆成分外渗，白细胞及趋化因子聚集于伤处以吞噬和清除致病菌或异物。适当的炎症反应在一定程度上利于创伤修复，但过度炎症反应会导致炎性介质的大量释放，引发失控性炎症反应与组织损害，甚至造成凝血功能障碍，加重失血。

4. 创伤三联征　严重创伤对全身各系统功能产生严重损害，可表现出致命性大出血并导致生理功能耗竭，称为"创伤三联征"。具体包括以下 3 个方面。

（1）代谢性酸中毒：持续灌注不足，细胞缺血缺氧，能量代谢由需氧代谢变为无氧代谢，导致体内乳酸堆积，造成代谢性酸中毒。

（2）低体温：由于失血、肢体暴露热量丢失增加及低温液体复苏，导致严重创伤患者体温往往较低。

（3）凝血功能障碍：失血导致凝血因子减少、血小板黏附聚集，以及血小板凝血酶受体复合物形成等功能均受损害。纤溶系统过度活化，纤维蛋白原裂解产物增加，导致凝血功能紊乱。

以上 3 个因素彼此联系，相互作用，构成"创伤三联征"（"死亡三角"），导致机体进行性功能衰竭和死亡。

（二）创伤失血性休克的分级

高级创伤生命支持（advanced trauma life support，ATLS）将失血分为 4 个等级，强调了早期发现休克征兆的重要性。救援人员需要注意，一般情况下，在达到Ⅲ级失血前，患者的失血量最高可以达到总量的 30%，但血压通常没有明显下降。

Ⅰ级失血：失血量不超过 15%。心率正常或者略增快，血压、脉压及呼吸频率变化不明显。

Ⅱ级失血：失血量为 15%～30%，常表现为心动过速（心率＞100 次/分），呼吸过速（呼吸频率＞20 次/分），收缩压轻微改变；皮肤可能湿冷，毛细血管再充盈时间可能延迟。

Ⅲ级失血：失血量为 30%～40%，表现为血压显著下降、心率≥120 次/分且脉搏细弱；呼吸频率显著增快，尿量出现减少；毛细血管再充盈时间延迟，神志出现变化。在此过程中低血压（收缩压＜90mmHg）或血压下降幅度超过就诊时测定值的 20%～30% 时，应该引起重视。

Ⅳ级失血：失血量超过 40%，从而导致血压显著下降和精神状态改变。大部分Ⅳ级休克患者会出现低血压（收缩压小于 90mmHg）、脉压缩小（≤25mmHg），明显心动过速（＞120 次/分），尿量极少甚至无尿；皮肤冰冷苍白，毛细血管再充盈延迟。

（三）创伤失血性休克的早期诊断

符合下列条件 1 和 2、3、4 项中 2 项或 5、6、7 项中 1 项，即可诊断为创伤失血性休克。

1. 有导致大出血的创伤，如道路交通伤、地震挤压伤等。

2. 神志出现变化改变，如躁动或淡漠、昏迷等。

3. 脉搏细速，大于 100 次/分或脉搏无法触及，休克指数＞1.0。

4. 全身皮肤湿冷，胸骨部位皮肤指压痕阳性（指压后再充盈时间＞2s），皮肤可见花斑、黏膜苍白或发绀，少尿或无尿。

5. 收缩压＜80mmHg。

6. 脉压＜20mmHg。

7. 原有高血压者收缩压较原收缩压下降 30% 以上。

（四）创伤失血性休克的处理原则

对于创伤失血性休克患者，应优先解除危及生命的情况，稳定生命体征，然后进行后续处理，遵循"救命第一，治病第二，先重后轻，先急后缓"的原则。对于创伤失血性休克患者，基本治疗措施包括控制出血、保持呼吸道通畅、液体复苏、镇痛、手术，以及其他对症治疗，同时应重视救治过程中的损伤控制策略，如损伤控制手术、限制性液体复苏等。

1. 现场救治 急性失血及失血性休克所致死亡占自然灾害、交通事故等各类创伤早期死亡的30%～40%，及时有效的现场止血、预防休克是提高救治成功率的关键。因此，在各种创伤现场应采取有效的止血措施，积极控制四肢、交界部位和躯干表的活动性出血，同时迅速建立静脉及骨内输液通路，积极补充液体，防止休克的发生。

2. 医疗后送 患者经现场初步处理后，及时后送。后送途中应密切观察病情变化，对尚未建立静脉通路的患者，积极建立静脉或骨内输液通路；对出血已控制的休克患者，可采用常规复苏；

对有活动性出血尚未控制的出血休克患者推荐采用限制性复苏、损伤控制性复苏，并尽可能早期给予器官功能保护措施，以延长黄金救治时间窗，为确定性治疗赢得时间。到达医疗机构后，应快速评估是否还存在活动性出血和休克程度，尽快送手术室手术，进行确定性治疗。

3. 院内治疗　活动性出血尚未完全控制前，建议液体复苏仍然采用允许性低压复苏，经过手术彻底止血后方可采用常规复苏。复苏过程中应积极维持患者内环境稳定，维持患者酸碱平衡及电解质平衡，积极预防和处理创伤三联征。

（五）创伤失血性休克的初步评估和干预

1. 创伤失血性休克的初步评估　治疗创伤失血性休克的第一步是尽早识别，最好在出现低血压之前及时发现休克。创伤失血性休克的临床表现取决于出血速度、出血量、出血持续时间、患者的基础生理情况，以及是否存在其他急性病变（如张力性气胸、心肌缺血）。严重创伤患者往往因多发伤而出现休克。可快速识别明显休克表现，包括心动过速（神经源性休克可能表现为心动过缓）、低血压、四肢冰冷（神经源性休克可能表现为四肢温热）、外周脉搏细弱、毛细血管再充盈时间延长（＞2s）、脉压缩小（＜25mmHg）、呼吸频率增快、皮肤颜色改变（如苍白、发绀）、非颅脑损伤引起的神志改变（包括昏迷、烦躁不安等）、尿量的减少等。常见的大出血可发生于下述 5 个部位，包括外出血（如头皮撕裂伤、开放性骨折）、胸腔、腹腔、腹膜后间隙（通常源于骨盆骨折）、肌肉或皮下组织（通常源于长骨骨折），在初步评估过程中要注意及时发现这些部位的出血。

休克原因不明确和病情危重的患者，初步的评估和干预治疗应同时进行。救援人员应迅速评估气道和血流动力学，并同时按优先顺序采取如下紧急措施。

（1）控制出血。

（2）保护颈椎，同时开放气道（有时可能作为首要干预措施）。

（3）尽可能改善氧合。

（4）建立静脉通路，并根据需要启动液体复苏或输血。

（5）识别和逆转直接危及生命的情况（如心脏压塞、张力性气胸）。

（6）采血进行实验室检查和血库配血。

2. 创伤失血性休克的初步干预

（1）出血的初步治疗

1）可压迫止血的出血或肢体出血：外伤性出血必须尽快控制，直接压迫是控制外伤性出血的首选方法，包括指压止血法、加压包扎止血法、填塞止血法等；必要时可以在直视下钳闭出血的血管，但不应盲目钳闭。如果不稳定的创伤患者无法通过直接压迫充分止血，并且救援人员有限且都在实施其他重要干预，也可以通过连续缝合或间断缝合来控制肢体伤口的严重出血。若无法通过其他措施为肢体离断或严重肢体损伤者止血，可以使用止血带。使用止血带时记录使用时间，尽量定时松开止血带，以避免长时间缺血和组织丢失风险。头皮撕裂伤可引起大量出血，而且容易在有严重胸部或腹部损伤时遭到忽视。头皮撕裂伤的处理可以将利多卡因/肾上腺素混合液直接注入伤口；或是使用粗缝线通过连续缝合（非间断缝合）或连续锁边缝合来闭合伤口。

2）骨盆骨折导致的出血：不稳定性骨盆骨折及相关血管损伤经常导致失血性休克，可使用骨盆环形固定带或布巾、三角巾围绕骨盆紧紧包扎来初步稳定骨盆，减少出血。翻书形骨盆骨折最需要此类措施，这类骨折定义为耻骨联合分离≥2.5cm、骨盆打开，且腹膜后隙增大。

3）不可压迫止血的出血：创伤性休克不可压迫止血的出血，常见原因为钝挫伤、挤压伤导致的腹腔内脏器损伤，引起腹腔内出血。因此，在初始评估干预中应进行扩展的创伤超声重点评估（extended focused assessment with sonography for trauma，eFAST），首先评估心包出血，然后评估腹腔出血和气胸。经验丰富的医师能够识别出腔隙内的积血和积液。目前，在创伤患者的初步评估中，超声已经基本取代了诊断性腹腔灌洗（diagnostic peritoneal lavage，DPL），但 DPL 没有完全弃用。如果现场无法实施超声或超声结果不明确或与临床诊断不一致，可通过 DPL 或诊断性腹腔穿刺（diagnostic peritoneal tap，DPT）进行进一步鉴别诊断。如果条件允许，血流动力学稳定的患者可以通过 CT 进一步评估。血流动力学不稳定的患者应先稳定病情然后再接受 CT，稳定措施包括手术室复苏，或有时需要行复苏性主动脉内球囊阻断术（resuscitative endovascular balloon occlusion of the aorta，REBOA）。

4）尽早确定处理方式：创伤性休克患者的确定性治疗通常需要急诊手术。对于所有可能需要手术或重症监护的严重创伤患者，如果条件具备应尽快组织包括创伤外科医师及重症监护医师在内的多学科会诊；如果现场不具备救治条件，需要及时将患者转至特定机构的创伤中心治疗。

（2）气道管理：保持气道通畅是创伤失血性休克患者院前对症支持治疗的前提和基础。对于创伤失血性休克患者来说，如果自身不能维持其气道通畅及有效通气，应立即通过基本的气道辅助通气手法和（或）声门上装置来维持气道通气；如果失败，快速诱导麻醉插管（rapid sequence intubation，RSI）是保证气道安全的确切方法，必要时可以使用外科方法建立稳定的气道。

在现场环境下，优先选择在事发现场立即展开救治。如果现场不能进行 RSI 且气道反射消失，建议使用声门上气道设备（如喉罩）。如果气道反射存在或声门上气道装置不能置入，则应使用基本的徒手气道支持手法（常规为抬头举颏法）和装置（如口咽管、鼻咽管及喉管）。徒手开放气道时，应注意患者有无颈椎损伤，伴发颜面损伤或格拉斯哥昏迷评分＜8 分时脊柱损伤的危险性大大增加，现场急救时应首选徒手方法固定脊柱，用推举下颌法开放气道。如果推举下颌法操作困难，不能有效通气，仍应改用抬头举颏法进行通气。如果转运患者至医疗机构进行 RSI，应确保转运时间不超过 60min。如果不能维持气道通畅性或转运至创伤中心的时间预计超过 60min，可以考虑就近转运至有抢救创伤能力的医疗机构。

（3）应尽快建立血管通路：最好在肘前区置入 2 条大口径（至少 16G）的短静脉导管，外周静脉导管在输液速度上并不比中心静脉差，甚至更优，缺点是不能用于监测中心静脉压。无法充分建立外周静脉通路时，可放置中心静脉导管（8F），此类导管还可检测中心静脉压。超声引导下中心静脉置管的成功率高，且并发症发生率低，也可以在超声引导下放置外周静脉导管。当静脉导管建立困难或者尝试建立静脉导管通路 1 次不成功后，可以考虑快速建立骨髓腔输液通路。选择外周静脉建立通路时要注意，心肺复苏的患者应该首选上腔静脉系统；疑有腹腔内出血的患者，不宜选择下肢静脉，经其输注的液体容易通过出血部位流入腹腔，影响复苏的效果；四肢静脉建立通路时要避开受伤的肢体；选择颈内静脉或者锁骨下动脉置管时，要优先选择胸部有开放性损伤、胸腔闭式引流或者有血气胸的一侧。一些专家提倡使用远端隐静脉切开置管术，因为该血管容易进入且解剖结构没有太大个体差异。

（4）立即识别并逆转危及生命的损伤

1）气胸：钝挫伤和穿入伤患者经常发生气胸，空气由胸壁创口或者肺、支气管、食管破口进入胸腔。患者可表现为呼吸急促、胸痛、缺氧、单侧呼吸音减弱或消失、皮下气肿或叩诊有单侧过清音，具体取决于损伤和气胸程度。常见的气胸类型有闭合性气胸、开放性气胸、张力性气胸、血气胸。

严重创伤导致的闭合性气胸或血气胸可通过在外侧胸壁放置胸腔引流管（28～32F）来处理。某些小量的气胸或者血气胸可采用较小号胸管、猪尾管、抽吸或密切观察来处理。

开放性气胸应迅速封闭胸壁伤口，变开放性气胸为闭合性气胸；伴有严重呼吸困难者，可采取放置胸腔闭式引流管来处理。

如果患者被怀疑有张力性气胸且伴有或不伴有低血压状态，可紧急实施胸腔穿刺术进行排气引流，方法是将较长且较大的（如 12G 或 14G）套管针或穿刺针从锁骨中线第 2 肋间隙或腋中线第 5 肋间隙处刺入肋上方。最佳长度尚无定论，但目前 4.5cm 的穿刺针是第一选择。CT 下胸壁厚度相关研究显示，该长度对于部分患者可能不够，但是更长的针会增加损伤锁骨下血管或其他结构的风险；根据患者的体型，可能需要长达 8cm 的穿刺针才能有效减压。如果 4.5cm 的针不能减轻张力性气胸患者的胸腔压力，且胸腔闭式引流术暂不能进行，则应选用更长的针。

2）心脏压塞：胸部穿入伤或严重钝挫伤患者可发生心包积液、积血，从而造成心脏压塞。其典型表现为贝克（Beck）三联征，即脉压减小、颈静脉怒张和心音低钝，但是 Beck 三联征出现时间较晚，且仅有约 1/3 的患者会出现。心动过速和低血压是常见表现。体征常表现为颈静脉怒张及中心静脉压升高，但其不是心脏压塞的唯一依据。超声心动图检查能快速、早期和准确诊断。

若怀疑心脏压塞且患者的低血压经积极容量复苏后仍恶化，应实施心包穿刺术。如果心包穿刺术结果为血性并改善了患者的临床状态，则需进行急诊开胸手术。如果无法进行开胸手术，则可于心包间隙内置入 "J" 形导管以持续引流心包积血。心包穿刺术的经典入路为剑突下入路。但是，一些研究者和一项大型观察性研究支持使用超声引导下心尖旁或胸骨旁入路。胸骨旁入路可使进针位置更靠近心包，并且肝损伤的风险极低。目前尚无对照试验在创伤患者中比较这些方法。复苏期间，应注意快速诱导插管后续正压通气可导致有心脏压塞征象的患者出现心搏停止。

3）妊娠：低血压的创伤孕妇应取左侧卧位，或将其背板担架右侧调高约 15°，以使妊娠子宫不压迫下腔静脉。这些措施可增加静脉回心血量，升高血压。

4）神经源性休克：是指脊髓自主神经通路中断引起血管张力降低所致的低血压，常伴有心动过缓。其诊断只有在失血性休克得到恰当处理或排除后才能做出。根据损伤部位，单纯性神经源性休克患者可能不需要立即紧急干预。中枢神经系统损伤可因低血压而加重，可能需要血管升压药治疗（如输注去甲肾上腺素）来预防低血压。平均动脉压的最低目标至少为 85～90mmHg。

（六）创伤性休克的治疗

1. 液体复苏的策略　创伤失血性休克如已控制出血，可采取确定性复苏；在未控制出血前，采取损伤控制性复苏（damage control resuscitation，DCR）策略。损伤控制性复苏策略主要包括以下 4 点：①最少量的晶体液复苏；②允许性低血压；③平衡比例的血液制品；④目标导向地纠正凝血功能障碍。

损伤控制性复苏的理论来源于损伤控制外科，其目标为允许性低血压。允许性低血压是指维持重要脏器灌注的最低血压，该最低血压既可以适当恢复组织器官的血液灌注，又不至于过多地影响机体的内环境和代偿机制。院外环境可采用简易的动脉触诊法对血压做粗略监测。可触及颈动脉搏动提示收缩压大于 60mmHg，可触及股动脉搏动提示收缩压大于 70mmHg，可触及桡动脉搏动提示收缩压大于 80mmHg。桡动脉的搏动说明外周血液循环得到了维持，重要脏器得到有效灌注，可达到损伤控制性复苏的目标。如果收缩压不能达到 80mmHg 或者不可触及桡动脉搏动，为保证患者的大脑血供，防止不可逆的大脑损伤，使用触及颈动脉搏动或者维持患者基础意识为复苏目标。进入院内环境，在未采取手术、介入或药物控制出血的条件下，仍推荐允许性低血压的损伤控制性复苏策略。允许性低血压的持续时间一般不超过 120min。

对于失血性休克和创伤性脑损伤并存的患者，在采用损伤控制性复苏时需评估患者的病情。以失血性休克为重的患者，采取允许性低血压的复苏策略，目标血压建议收缩压为 80～90mmHg；以脑损伤为重或者有高血压的患者，则采取宽松的限制性容量复苏策略，允许低压复苏目标适当提高，建议收缩压控制在 100～110mmHg，以维持脑的血流灌注。

损伤控制性复苏主要针对大量失血、严重休克的患者，其基本步骤分为两步：第一步，院前控制液体输注的量和速度，使收缩压在 80mmHg 左右，即允许性低血压；第二步，院内以血浆为主要复苏液体，应使血浆与浓缩红细胞的比例为 1：1。

2. 液体复苏的方案　创伤失血性休克的理想液体应当具有以下特征。

（1）持续有效的血管内容量扩充作用，改善氧供。

（2）化学成分接近细胞外液。

（3）无明显不良反应，如免疫反应、酸碱平衡紊乱、凝血紊乱等。

（4）携带方便、价格低廉。

目前符合以上特征的相对合适的液体为血浆，因此，在液体复苏方案中强调尽早使用血浆复苏。其次考虑到低氧血症和缺血再灌注对器官、组织和细胞的影响，在完成血浆输注后应输入等量的红细胞弥补氧输送的不足。因此，在创伤失血性休克的复苏方案中，推荐使用血浆与红细胞进行血液复苏，成分比例为1∶1。目前使用血浆及红细胞进行创伤失血性休克的复苏治疗多无异议，但对于血浆和红细胞的配比方案有不同的见解。在强调凝血功能的复苏治疗中，推荐使用血浆、红细胞、血小板按1∶1∶1的配比（6个单位血浆∶6个单位红细胞∶1个治疗量的血小板）方案进行复苏治疗。该复苏方案是对血浆与红细胞（1∶1）基本配比方案的进一步优化，更注重对凝血功能的纠正。

在无血液制品可用的条件下可使用晶体溶液复苏。与等渗晶体溶液相比，高渗晶体溶液和蛋白质液体复苏不能使钝性伤或穿入伤患者获益，低渗晶体溶液可能造成创伤失血性休克患者病情加重，因此推荐使用平衡盐溶液进行液体复苏，平衡盐晶体溶液的成分应当同细胞外液的晶体成分、pH、渗透压、代谢方式相当。但是，临床治疗中大量晶体溶液进入血管内会导致稀释性凝血障碍，增加出血风险和止血难度；晶体溶液进入组织间质，引起ARDS、多器官功能衰竭（MOF）和腹腔间隔室综合征等。Brown等在研究院前液体复苏总量时指出，无低血压的患者晶体溶液总量限制在500ml内是有利的；Ley等研究指出，急救机构使用晶体溶液总量超过1.5L是患者死亡的独立危险因素。

7.5%高渗盐水可以迅速扩充血容量，增强心肌收缩力，使肿胀的血管内皮细胞收缩。在颅脑损伤高渗液体复苏的临床研究中，采用6%高渗氯化钠右旋糖酐溶液和7.5%的高渗氯化钠溶液进行复苏，对于保护脑细胞、降低细胞损伤确有裨益。因此，在伴有颅脑损伤的创伤失血性休克的复苏液体中可使用高渗复合液体进行早期治疗，在复苏初期高渗液体总量以控制在500ml内为宜，此后给予平衡盐溶液进行液体复苏。

在使用平衡盐溶液进行液体复苏时需限制液体入量，推荐以允许性低血压为目标导向，以滴定方式限制晶体溶液总量，并尽快转换为血浆、红细胞、血小板按1∶1∶1配比的复苏方案。

胶体溶液复苏对凝血功能的影响和增加肾脏替代治疗的风险，限制性的胶体溶液复苏方案应作为最后选择的方案。

3. 液体复苏的临床指标　下列临床指标可指导创伤性休克的长时间液体复苏。

（1）血压：穿入伤患者维持平均动脉压（MAP）＞65mmHg，可能存在脑外伤或脊髓损伤的钝挫伤患者维持MAP＞85mmHg。

（2）心率：维持在60～100次/分。但应注意，某些患者的心率为60～100次/分并不正常，如健康年轻成人的静息心率为50次/分，而创伤后心率为90次/分。

（3）氧饱和度：维持在94%以上。

（4）尿量：维持在每小时0.5ml/kg以上。

（5）乳酸和碱剩余：每4h监测一次血清乳酸和血清碳酸氢盐，以确保复苏后终末器官灌注充足或改善。合理的复苏目标包括血清乳酸＜2mmol/L以及碱剩余恢复正常。

（6）混合中心静脉血氧饱和度：每4h监测一次，以确保复苏后终末器官灌注充足或改善，目标是维持在70%以上。

4. 血管活性药物早期应用　血管活性药物的应用一般应建立在液体复苏基础上，但对于危及生命的极度低血压［收缩压（SBP）＜50mmHg］，或经液体复苏后不能纠正的低血压，可在液体复苏的同时使用血管活性药物，以尽快提升平均动脉压为60mmHg并恢复全身血液灌注。一般首选去甲肾上腺素，尽可能通过中心静脉通路输注，常用剂量为 0.1～2.0μg/(kg·min)。对于有心动过缓风险的患者可以首选多巴胺。

5. 创伤三联征防治措施

（1）低体温处理：创伤失血性休克患者低体温发生率高达 10%～65%。低体温被认为是严重创伤患者预后不良的独立危险因素。因此，对于创伤失血性休克患者，应尽量保温以减少持续的热量丢失。对于体温在 32～35℃的患者，建议通过提高环境温度、加温毯或者增加主动活动（如果病情允许）来提高核心温度；对于体温低于 32℃的患者，可以考虑加温输液。

（2）酸中毒处理：推荐 5% 的碳酸氢钠注射液，24h 用量为轻度酸中毒 300～400ml，重度酸中度 600ml。伴有心脏和肾脏功能不全或忌用钠者可用 3.5% 的氨基丁醇注射液，24h 用量轻症酸中毒 300～400ml，重症酸中毒 500～800ml。

（3）凝血功能障碍处理：在早期即有 25% 的严重创伤患者可发生凝血功能障碍。创伤时大量失血、内皮细胞下基质蛋白暴露引起的血小板和凝血因子消耗、低体温性血小板功能障碍和酶活性降低、酸中毒诱导的凝血酶原复合物活性降低，以及纤溶亢进等因素均与凝血功能障碍有关。凝血功能障碍是严重创伤休克患者的常见并发症，应及时纠正。根据实验室检查结果可选用新鲜全血、浓缩红细胞（PRBC）、新鲜冰冻血浆（FFP）和血小板（PLT）等防治凝血功能障碍。当血红蛋白（Hb）<7g/dl 时，建议输注全血或 PRBC；当血小板<50 000/ml 时，或伴颅脑损伤者血小板<100 000/ml 应输注 PLT；当血浆纤维蛋白原水平<1.5～2.0g/L 或血栓弹力图（TEG）显示有明显的纤维蛋白原缺乏时应给予补充，补充的起始浓度为 3～4g 的纤维蛋白原或 50mg/kg 的冷沉淀，进一步的补充应根据实验室检测结果确定；TEG 测定若纤溶>3%，即应启动抗纤溶治疗。

6. 疼痛管理　对于严重创伤患者，应选择适合其年龄、发育和认知功能的疼痛评估量表，定时进行疼痛评估。到达医院后继续使用与院前相同的疼痛评估量表进行疼痛评估。对于严重创伤患者，选择吗啡（0.10mg/kg）作为一线镇痛药静脉应用，并根据疼痛管理目标调整剂量。如果静脉途径没有建立，可以考虑通过雾化吸入氯胺酮或二乙酰吗啡。氯胺酮为镇痛的二线备选方案。使用吗啡镇痛时，应严密监测，防止发生呼吸抑制，除非已有呼吸支持措施。

7. 损伤控制性手术和确定性手术　损伤控制性手术是指在救治严重创伤患者，尤其是在患者出现"致死三联征"（低体温、酸中毒和凝血功能障碍）、不能耐受长时间手术时，采用快捷、简单的操作及时控制伤情进一步恶化，使患者获得复苏时间，有机会再进行完整、合理的再次或分期手术。对于合并重度失血性休克、有持续出血和凝血征象的严重创伤患者，推荐实施损伤控制性手术。其他需要实施损伤控制性手术的情况包括严重凝血功能障碍、低体温、酸中毒、难以处理的解剖损伤、操作耗时，同时合并腹部以外的严重创伤。对于血流动力学稳定且不存在上述情况的患者，推荐实施确定性手术。如果体内还有大的出血未能控制，积极抗休克的同时建议早期积极手术止血。

（孟　冲）

第五节　医疗后送

一、医疗后送的概念

我国自然灾害种类多而频发，各类事故灾难也时有发生，因此，医学救援面临严峻的形势，医疗后送是极其重要的，并且也是最基本的救治策略之一。

后送（evacuation）是指有组织、分阶段，在监督下从危险或潜在危险区域撤离、疏散或转移，并在安全地区接收和救治伤病员的行动。

医疗后送（medical evacuation，ME）是指在医疗监督下将伤病员从现场转移至医疗机构，或者转运到上一级医疗机构的过程，尽可能确保将每一位伤病员转移至能够处理其伤病的医疗机构。医疗后送将伤病员转移至车辆、船舶或飞机，是现场救援的延续。

在医疗后送链条中，拟送达医疗机构的救治水平，任何时候都不得低于前一阶梯医疗机构。运力使用中以专用运力为主，专用运力与其他运力相结合。后送模式中以逐级后送为主，逐级后送与越级后送相结合。

医疗后送包括院前医疗后送和院间医疗后送。院前医疗后送，是指伤病员从现场到前方医院的转送，是现场救援的重要组成部分，是现场救援与院内救治之间的桥梁。院前医疗后送的质量与伤病员的死亡率及伤残率密切相关，因此，应最大限度地缩短运送时间。院间医疗后送，是指伤病员由前方医院向后方医院转送的全过程，包括初步稳定生命体征后的紧急院间后送和经过紧急手术或者阶段性抢救治疗后的择期院间后送。

二、医疗后送的发展历程

（一）医疗后送体系的发展

各国的医疗后送体系最早都源于战时军队伤病员的后送体系。从历史上看，各国军队医疗后送体系大体上经历了一个从简单到复杂、由低级到高级、逐步改进完善的发展过程，大致上经历过"就地救治""单纯后送救治""分级后送救治" 3 个阶段。

就地救治，是军队伤病员在战场附近实施救治的形式。古代战争中，军队伤病员多留在战场附近"就地治疗"，基本上不进行后送。不后送的原因，①由于战争规模小，战争空间、时间界限分明，武器简单，加上伤病员数量不多，客观上允许就地治疗；②医学技术水平不高，前方、后方医疗技术设备差别不大，后送治疗也没有必要；③交通运输工具不够发达，远距离后送不可能做到。所以，伤病员主要在战场附近就地救治或交由民间治疗或随军治疗。

单纯后送救治，是军队战时将伤病员由前线全部转到后方救治的形式，是医疗后送体制历史演变过程中的一种过渡模式。它不仅在对伤病员救治活动的外在形式上体现为全部后送，更重要的是在救治活动的内在逻辑上。不管伤病情如何，机械地去强调立即后送，而不强调立即进行必要的现场救治。这种单纯后送救治模式的出现，首先是由于战争规模的不断扩大以及军队武器装备的不断改善，伤病员的数量随之增多；其次是由于军队远距离作战，使大量伤病员"就地治疗"发生了极大的困难；同时随着军事医学的发展，人们对无菌观念有了一定的科学认识，在前方实施救治的环境和条件无法满足技术上的要求，只能机械地求助于后送。这一历史阶段中，前后方救治机构有了初步分工，设备较完善的医院与前方保持一定距离，运输工具有了一定程度的改进，也使得后送救治成为必需和可能。

分级后送救治，亦称阶梯治疗，是在就地救治和简单后送救治的基础上发展起来的，是解决战时实际条件和伤病员救治要求相互矛盾的产物。伤病员规模大、伤情复杂，迫切需要及时救治，但前线条件限制，设备完善的救治机构不便于靠近前线，大量伤病员也不可能在战场附近长时间停留。因此，必须把伤病员救治的完整过程，从时间、地点上分开，由许多机构分工实施、共同完成。具体做法是，伤病员最初由靠近前方的救治机构进行最紧急的救治，具备后送条件的时候及时进行医疗后送，逐步得到完善和良好的治疗，最后结束整个救治过程。由此可见，分级后送救治的实质是医疗救治与医疗后送相互结合的有机整体，是不同医疗机构的分级分工合作，共同保证救治工作的连续性和救治措施的逐步完善。分级后送救治能明显提高救治成功率，逐渐成为当代医疗后送的基本形式。

在第一次世界大战期间，俄国学者第一个论证了在战场上分级救治伤病员的必要性，提出了至今仍沿用的"阶梯治疗"原则。该原则认为，在战争的环境条件下，伤病员的治疗与后送是一个分阶段的连续过程，伤病员的治疗必须采取阶梯式的方法。该原则明确了在医疗后送各阶段所需救治力量的准备，以及后送伤病员的方法和手段。由于这些基本理论观点揭示了战伤救治组织工作的一般规律，因而受到许多国家军队卫生官员的重视和借鉴，欧洲各参战国开始有意识地按照"阶梯治疗"的方法组织实施伤病员的医疗后送工作。在第二次世界大战中，"阶梯治疗"的组织思想和方法更加成熟，应用更加广泛。我国学术界对其提法有所区别，把"阶梯治疗"改称为"分级救治"，其实质和内涵是一致的。

分级后送救治的具体内容：一是队伍建设，建立合理的医疗后送系统，由前方到后方的各级救治机构及后送队伍组成，按分级救治原则，完成伤病员由简单到复杂再到完善治疗的过程；二是制度建设，建立健全保证后送顺利进行的制度，如规定各级的救治任务、救治范围等；三是信息系统建设，建立和使用统一的医疗文件及信息管理系统，记录和传递医疗救治信息，以保证救治工作的继承。

（二）我国医疗后送方式的立体化发展

医疗后送方式应根据病情、距离、现场情况、交通条件和气候等因素综合决定。医疗后送转运工具除了具有运输功能外，应具备监护和抢救功能，主要有救护车、救护舰艇和直升机等。转运方式主要有陆路转运、水路转运和空中转运。综合运用不同的转运方式，是当前的主要发展方向。

战争时期，我军有组织地进行伤病员医疗后送工作，大体起始于红军时期。在以后的战争年代，逐步发展为汽车后送和铁路后送。1979 年西南边境自卫反击战中，首次开展了战时伤病员空运后送工作。20 世纪 80 年代以后，我军开始了多途径卫生船舶的建设，包括用客货轮改装成功第一艘医院船。进入 21 世纪，我军加快了救护艇、两栖装甲救护车、卫生运输船、医院船的建设，并开始了专用卫生直升机的建造。2008 年我军新型综合医院船交付使用，使我国成为世界上少数具有远海医疗救护能力的国家之一。

陆路医疗后送是多数灾害事故现场医疗后送的主要方式，转运工具主要是急救车、卫生列车。陆路后送，输送伤病员数量少，一般用于短途转送。急救车的调配、医护团队的配置是陆路医疗后送的主要问题。

水路医疗后送用于海上、江湖水域的船只、岛屿发生灾难时，转运工具包括救护舰艇等船只。其影响因素显著多于陆路或空中转运，如受水域、水文、气象、地理等自然条件的影响，救护人员站立不稳、物品难以固定、无菌区难以保持、生命体征难以监测、护理技术操作难以完成等，也显著影响转运途中的监护和救治，故应严格把握适应证，做好转运前准备。

海上医疗后送要熟悉环境对救援工作的重大影响，特殊的海洋环境使得海难事故应急救援工作的危险性和难度增加：①海区浅滩、暗礁、潮汐、流向、流速等直接影响救援护送船舶的航行、航速，对后送过程中医疗安全产生影响；②风、浪、涌等使得救援船舶与遇难船舶不容易并靠，伤病员换乘和医疗救护技术操作极其困难；③复杂的海洋环境，对应急救援医疗工作技术设备的特殊性和先进性有较高要求；④在海域辽阔、海况复杂多变的情况下，远海任务区域一般距离后方医院较远，在进行伤病员的医疗后送时，所需的时间长，伤病员的伤情可随时发生变化，因此在对海上伤病员进行医疗后送时，需要进行必要的后送准备。

空中医疗后送，具有速度快、机动灵活、舒适安全，便于对伤病员进行护理等优点，可以缩短后送时间，提高后送效率，尤其适用于偏僻山区、岛屿及交通阻塞、道路中断等救护车不可能完成转运任务的情况。空中转运条件包括：①地面运输到创伤中心 15min；②无可用的急救车；③接送患者有困难；④野外救援和批量伤员等。空中医疗后送可根据伤情程度灵活调整。通常情况下，空中医疗后送是把患者护送到较远的大型医院。越级后送是常见的后送方式，危重伤病员可根据现场和机上的病情评估情况直接跨越一级甚至二级向大型综合医院后送。

目前，在重大灾情发生后，空中医疗后送作为一种主要的手段广泛应用于大批量伤病员后送，有效地提高了伤病员救治的效果。直升机不仅可以直抵灾情严重的核心区域，更重要的是在整个救援行动的高峰期均可以有效地突破交通瓶颈和各种屏障，灵活地展开救援行动。在汶川抗震救灾中，解放军和武警立即出动进行抢险救灾，创下解放军军史和中国航空史上单日出动飞机最多、飞行架次最多、投送兵力最多的航空行动纪录。

立体医疗后送是在陆地、水上和空中三维空间整合，优化陆地、海上和空中救援，实现资源投送—综合搜救—伤病员后送—精准治疗的无缝连接，综合利用海、陆、空交通工具，以期在最短时间内，最大限度地提供优质医疗保障，突破时空限制，实现资源整合、三维协同、优势互补、综合高效。

三、医疗后送组织实施

（一）医疗后送的体系

在以生命救援为首要任务的灾难救援行动中，医疗后送要充分利用各种有利条件，减少后送环节，争取快速将伤病员后送至确定性治疗机构。根据实践经验来看，医疗后送体制仍应以分级救治为主。一般情况下按现场急救、前方医疗机构早期治疗、后方医院专科或者综合治疗三级后送，有时为二级（表4-2）。

表 4-2　灾难救援分级救治体系

级别划分	救治内容	救治种类	承担机构或人员
第一级	现场急救	急救、紧急救治	紧急医学救援队、本地救援人员
第二级	近现场早期救治	早期治疗、姑息性治疗	野战医疗所（战略/战役卫勤机动力量）、驻地（灾区）医院
第三级	后方医院专科/综合救治	专科救治、康复治疗	后方医院

各级救治范围如下。

第一级：现场急救。救援人员（以医务人员为主）进入受灾现场后，搜寻和发现伤病员，指导自救互救。首先要确保伤病员呼吸道通畅，同时进行包扎止血、初步固定，并填写伤票，然后将伤病员搬运出危险区，就近分点集中，再后送至灾区医疗站和灾区医院。

第二级：早期救治。在受灾现场周围的医疗站或医院对现场送来的伤病员进行早期处理、检伤分类。填写好简单病历或伤情卡，然后送到稍远处的医院或中转医疗所。

第三级：后方医院专科/综合救治。在指定的设在安全地区的地方和军队医院即后方医院，进行较完善的专科、康复治疗，直至伤病员治愈。伤病员数量过多时，后方医院可能包括全国各地的医院。

对于中等规模灾害，或具备充足的快速后送运输工具的情况下，可采用现场抢救、专科救治的二级救治阶梯，即越过早期救治阶梯。

（二）医疗后送预案

医疗后送需要明确专门的医疗人员和后送装备及医疗后送的流程、频率、安全问题等。医疗后送应遵循安全和迅速的基本要求，后送方式的确定需要综合考虑伤病员人数、环境、时间要求等因素，而伤病员的身体状况和医疗需求是最重要的决定因素。

要针对大规模伤亡事件的不同场景，制订相应的预案，包括资源协调、运输伤病员和可用的医疗机构分布、根据现场情况可以采用的运输方式等。当伤亡事件发生时，应该基于预案，根据现场情况制订后续计划，规定后送程序和要求，然后及时派出运力后送伤病员。预案至少应包括如下内容。

1. 危害和风险评估　危害可分为损害因素威胁、环境威胁，或者两者的结合。地震造成的损伤以压伤、砸伤、挫裂伤、挤压伤为主；水灾对人的直接伤害，主要是淹溺、浸泡、受寒、断粮饥饿、建筑物倒塌砸伤。不同灾难造成的伤病员规模、伤类、伤情各异，这就要求救援指挥部结合伤病员救治需要简化救治阶梯，配备医疗后送力量，采取建制与区域结合、统分结合、军民结合的原则，综合运用各种后送运输工具，建立合理、高效、立体化的医疗后送体系，使伤病员尽早得到确定性治疗。

2. 资源识别 明确参与后送行动的人员类别和身份（政府、疾控、消防、医疗、院前）及可用的医疗专业人员、医疗用品、医疗装备，以及可能的医疗后送方式、直升机救援的着陆地点。

3. 明确责任 涉及各个机构的责任，包括当地政府（救援指挥部）的责任、医疗机构的责任、后送系统的责任。

4. 管理体系 部署的医疗服务组织机构以及所涉及的人员的指挥管理。

5. 统一表单 确定的通信方式和统一的医疗后送申请单等。

6. 现场组织 遵循现场第一原则，加强医疗和非医疗物资的现场配置，熟悉、明确拟后送医疗机构的相关情况（能力、资源、床位）、准备运输与后续的方式和资源，并确定指挥权限等级。

7. 医疗管理的原则 包括伤病员检伤分类。

8. 预案的演习 所有预案在制定后都要经过适当的、一定规模的演习，在演习中发现预案的不足并加以改善。

（三）医疗后送制式申请单

医疗护送申请单必须明确以下内容。

1. 伤病员地点。

2. 联系方式。

3. 医疗后送优先等级 按照伤病员严重程度不同，可以将伤病员后送顺序分为紧急、优先、常规和择期 4 种类型。紧急后送是指危及生命的内外科急症或并发症的预防，或需要短期内紧急实施外科急救复苏手术的伤病员，应该在 1h 内后送；优先后送是指生命体征暂时平稳，需要在 4h 内后转送到上一级医疗机构；常规后送是指生命体征平稳，预计伤病员短期内不会恶化，应该在 24h 内后送；择期后送是指无危及生命的创伤和伤病，根据后送车辆空闲情况择期后送。

4. 是否需要特殊设备 区分为不需要、需要解困装备或吊车、需要吸引装置、需要呼吸机 4 类。

5. 伤病员是否能站立行走 区分为需要担架或者能走动两类。

6. 伤病员发生地的安全情况 区分为有次生灾害或者无次生灾害，此外还应进一步说明受伤的类型、伤情、危重程度等。

7. 特殊情况 区分为核污染、生物污染、化学污染 3 大类。

（四）医疗后送能力建设

医疗后送能力建设包括 5 个方面的能力。

1. 全天候医疗后送能力 只要情况需要，具备在任何天气、任何海况/地势，以及任何场景中 24h 内将伤员送至医疗机构的能力。

2. 全程连续救治能力 在整个后送过程中，根据伤病员具体情况合理安排医务人员和医疗设备，以提供所需的医疗保障。在伤病员后送全过程中，保持连续的医疗救治能力是后送体系的责任，也是一项独立的医疗活动，必须在整个医疗后送过程中提前规划。

3. 动态追踪管理能力 具备根据需要及时调整伤病员后送方法和速度的能力，具备及时准确跟踪整个医疗后送链中伤病员的能力，对处于不同医疗救治机构、不同后送阶段的伤病员，必须保持全程监控管理，确保每个伤病员的医疗救治信息实时可知。

4. 持续改进能力 缩短医疗后送时间，是提高救治时效性的关键，应就近选择后送的目标医疗机构。二级救治阶梯的医疗机构尽可能地靠近伤病员现场，以缩短伤病员的医疗后送时间；尽可能地让伤病员在最短时间内到达救治机构并获得相应救治措施，提高伤病员生存机会。

5. 医疗后送行动规范能力 医疗后送必须遵守国家的法律规定，符合医学伦理学原则。

（五）院间医疗后送的指征

当短时间接收大量伤病员，超过前方医院救治能力或将要到达更多伤病员时，前方医院或者灾区附近医院应充当后送医院，将所有需要进一步治疗的伤病员转运至后方医院救治，此时将医院的资源主要集中于急诊科和手术室，进行初步的伤情稳定处理，然后迅速后送伤病员。应该强调的是院间转运应以衔接为主，避免占用前方医院已经相当紧缺的医疗资源。当伤病员数量少、医院救治能力能够满足伤病员的需求时，只选择性地将严重的、需专科治疗（本医院无此专科）的伤病员进行后送。

院间医疗后送的适应证和禁忌证。

1. 适应证

（1）伤情需要，前方医院不能提供确定治疗或者处理后出现并发症的伤病员。

（2）伤病员及其家属意愿，应仔细评估伤病员伤情后做出判断。

2. 禁忌证

（1）休克未纠正，血流动力学不稳定。

（2）颅脑损伤，怀疑有颅内高压有可能发生脑疝者。

（3）颈髓损伤有呼吸功能障碍者。

（4）胸腹部手术后伤情不稳定，随时有生命危险者。

（5）被后送人员或者家属依从性差。

（6）后送人员和设备缺乏相应的急救能力、应变能力及处理能力等情况。

（六）后送前准备

1. 伤病员准备 应做好伤病员的心理疏导，在转运前按照 ABC 原则完成气道通畅（A）、呼吸（B）和循环（C）功能维持，处理危及生命的损伤，确保伤情处于相对稳定状态。

转运前应再次全面评估转运的安全性，确保生命安全。评估的基本内容：①检查气道，确定是否需要气管插管；②记录呼吸状态，必要时留置鼻胃管，以防止因为使用镇静药或插管导致患者误吸，检查所有插管的位置或装置如胸腔引流管、腹腔引流管是否可靠固定并记录位置；③记录心率、脉搏、氧饱和度和血压，危重伤病员应在监护下转运，以便转运中进行持续的血流动力学监测；④记录神经系统检查结果和格拉斯哥昏迷评分，适当给予镇静药物，需要用固定装置固定头、颈、胸、腰段脊柱。

2. 医务人员准备 做到对伤情熟悉，能正确地估计判断和处理转运途中可能发生的情况，保持良好的身体状态，准备必要的物品和药品等。

（1）明确后送顺序：已经危及生命需要立即治疗的严重创伤者紧急转运，其次是需要紧急救治可能有生命危险的伤病员，再次是需要一些观察的非急性损伤伤病员，最后是不需要医疗帮助或现场已经死亡者。

（2）保持通信通畅：调度人员或指挥人员在接到需要后送电话后，明确联系人的联系方式、详细地址、转运路程等情况。接收医院应询问初步诊断、处理情况等，并在途中与后送人员保持联系，需要紧急检查、手术的伤病员医院应通知相关人员做好相应准备。

（3）知情同意：完成后送前伤情评估后，应根据伤情、距离、时间、地理、气候、伤情是否稳定和局部资源等综合情况决定转运方式，并结合转移途中可能出现的意外情况、沿途的医疗单位及救治水平等做出转运安全评估。如病情相对稳定、适合转运，则向伤病员及其家属交代病情，告知转运的必要性和途中可能发生的危险，征得同意并签字后实施转运。

（4）交接与评估：伤病员后送交接的 ATMIST 顺序与 CABCDE 平行评估。

ATMIST：A 为年龄、T 为受伤时间、M 为受伤机制和原因、I 为受伤部位、S 为症状体征、T 为处理经过。CABCDE 平行评估的以下这几个步骤同步进行，意义如下：C 为控制灾难性出血、A 为重新评估气道、B 为评估通气状态；C 为循环，考虑是否要大量输血；D 为残疾，重新进行哥拉斯格昏迷指数评估；E 为环境与温度。同时，确认已使用的药物，包括是否用过镇痛药、氨甲环酸、抗菌药物、破伤风等。交接前确保气道安全、有大动脉搏动、无可见的活动性出血。

（七）医疗后送的途中救治

途中救治，是在伤病员后送过程中为防止伤病员病情恶化而采取的必要的维持性医疗措施。就医疗条件而言，医疗后送的团队应该比抢救现场有明显优势，首先是要有充足的医务人员，其次是救护车、直升机等转运平台更易携带事先准备好的先进的医疗设备器材和药材等（如交界部位止血装置、血液制品、其他液体、电子监测设备、氧气等），从而有条件实施交界部位压迫止血、损害控制性复苏、供氧、保温等急救处置措施，以及连续监测伤病员生理参数等。转运队伍必须有能力进行心肺支持和补充血容量、连续监测血流动力学，以及提供移动电话通信设备，保持与拟送达医院的联系，提前告知伤情和到达时间等，以便做好抢救准备。

1. 转运中体位　伤病员顺车体平卧，以减少车辆行进时对脑部血流灌注的影响；重度昏迷者采取侧卧位；呕吐、咯血、有窒息可能的取轻度头低足高位，头偏向一侧；胸部损伤有呼吸困难者，应取半卧位，躯体妥善外固定于平车上，以避免剧烈震荡而加重出血和再损伤；颅脑损伤者，将头部垫高；上下坡时要保持头高位，以避免头部出血。

2. 气道管理　优先选择保持合理体位（包括复苏体位）和使用鼻咽通气道。如果有相应的设备和专业的救援人员，根据伤情可考虑采用更加稳定可靠的方式建立高级气道，包括：①环甲膜切开术，当鼻咽通气管效果不确定或无效时，或者有头面部开放伤情，或者有血凝块堵塞上呼吸道风险时，可以选择环甲膜切开术。②气管插管术，后送平台通常有足够的器械设备和专业人员，使得气管插管成为一种可行的操作。根据条件和能力，可以采用各种插管的方法，包括喉罩导气管、双腔气管插管等无须喉镜直视下操作的装置或者喉镜直视下气管插管。目前有可视电子喉镜作为气管插管的辅助，大大提高了气管插管的成功率。

3. 呼吸功能维护　在医疗后送时，伤病员呼吸功能维护非常重要，包括继续用敷料覆盖胸部开放伤，检查是否有张力性气胸，如果存在，需要尽快用空针穿刺减压。可根据需要和条件考虑给予其他处置：①胸腔闭式引流术，其中张力性气胸经针刺减压没有明显改善的，考虑放置胸腔闭式引流；如果预计医疗后送时间比较长，即使针刺减压有效，有气胸的伤病员也应放置胸腔闭式引流。②吸氧，医疗后送平台多数携带有氧气，对于伤情严重的伤病员应该给予吸氧，特别是指脉氧饱和度监测提示低氧饱和度、颅脑损伤等导致意识丧失、休克和高海拔环境等情况时。

4. 循环功能维护　根据意识状态、血压和桡动脉搏动评估循环功能。以下情况应考虑存在休克：①非颅脑损伤或药物引起的意识丧失或神志不清、嗜睡等；②桡动脉搏动虚弱或消失，皮肤苍白或发绀，末端肢体湿冷，毛细血管充盈时间≥2s。

应尽快判断是否存在危及生命的大出血：①可同步通过问、望、触等方式仔细检查躯干和四肢是否有大出血，避免遗漏出血伤口；②若发现有伤口大出血，立即停止检查，快速采取止血措施，根据需要使用止血带，一旦实现止血，可以通过其他方式控制出血，若伤病员的失血性休克已经得到有效复苏，应该停止使用止血带。

医疗后送平台通常具备足够的复苏液体、输入装置和医护人员等，从而改善液体复苏能力。在医疗后送车辆上，通过监测设备可以更好地了解伤病员的容量状态，指导复苏工作。对颅脑损伤伤病员，复苏应维持收缩压至少 90mmHg。而对于非颅脑损伤伤病员，应采用限制性液体复苏策略，在出血控制前，通过限制液体输入速度和输液量，使血压维持在相对较低的水平，即允许性低血压直至彻底止血。如果有指征和条件，对失血伤病员可早期输入红细胞或血浆，有助于恢复血液携氧能力和凝血功能。

5. 躯干或交界部位约束止血装置 骨盆固定带、交界部位止血装置、腹部约束压迫装置等装置非常笨重，难以携带，但在医疗后送转移平台上，如果具备则应立即对有使用指征的伤病员使用，有助于控制交界部位出血、稳定骨盆骨折、控制骨盆和约束腹部减缓腹腔内出血。使用者应熟悉后送平台上的这些装置，能快速安置使用，了解并规避相关风险。

6. 预防低体温 医疗后送阶段预防低体温非常重要，尽量减少伤病员身体暴露，更换湿衣服，利用热反射保温毯或其他保温材料包裹伤员。采用直升机后送伤病员时，如果机舱门是持续打开的，注意不要让伤病员吹风。如果有液体加热装置，则所有静脉输入的液体都可以加温。

7. 重症监护 在直升机等后送平台上，人工观察和监测伤病员的能力受到很大的限制和影响，但可以借助电子设备等持续监测血压、心率、血氧饱和度，必要时可经骨髓腔输液装置维持输液。及时记录所有救治过程，这些救治信息随伤病员一起送至下一阶梯的医疗机构。

（八）医疗后送的紧急情况及处理

1. 不受控制的出血 对伤病员最严重的威胁是不受控制的出血，这种出血导致早期死亡和多器官衰竭的发生。不受控制出血的一个原因是严重损伤后凝血障碍，红细胞、血浆和全血在应急的情况下都是解决这种凝血障碍的良好选择。早期止血、允许性低血压、使用去甲肾上腺素来限制血管充盈和氨甲环酸止血也是重要的治疗措施。绝对优先事项是尽可能地把伤病员后送给相应的外科医师，因为手术止血是明确阻止大量出血的唯一方法，有时根据病情可能需要数字减影血管造影（DSA）、栓塞止血或内镜下止血。

2. 创伤后应激障碍综合征 对伤病员现场评估中包括对精神异常的伤病员适当约束，防止其自伤或者伤人。救治团队要具有对创伤后应激障碍综合征的早期识别、正确诊断和综合管理的能力。对伤病员应用的镇痛、镇静药物也可能对伤病员的精神产生影响，成为潜在的风险。

3. 晕厥 是常见的医疗情况，大多数医疗后送装备的干燥条件、低血压、低氧血症、过度换气，可能会加速伤病员不太明显的体液流失，从而成为晕厥的促成因素。发生晕厥时，应该迅速检查血糖和生命体征，以及简短地询问病史。建议根据年龄和潜在的心脏病情况对伤病员进行分层，而不是试图去确定确切的病因。对于危险分层更高的晕厥伤病员，如风险较高的创伤性心脏病、高龄老年伤病员，应立即考虑医疗后送。血管迷走神经性晕厥非常普遍，且经常会反复发作，尤其是当伤病员情绪受到较大压力、极度疲劳、疼痛、恐慌或置身于非常拥挤闷热的环境里，更加容易发作。但大部分良性的晕厥现象、血管迷走神经性晕厥，通常可以通过抬高下肢，并尽快补液来进行简单的治疗。

4. 胸痛 未经治疗的气胸是空中医疗后送的禁忌证，因为在飞行期间气压变化可导致张力性气胸进一步加重的临床状况。空中医疗后送时，由于机舱高度增加而导致的大气压降低，会导致气体膨胀并影响生理过程，体腔内气体膨胀，如中耳、鼻窦、胸腔、胃肠道、牙齿或穿透性损伤、颅脑腔内手术等，可能引起不适或疼痛的发生，它还可能影响用于监测和生命支持的医疗设备的功能。胸痛的鉴别诊断相当广泛，如胸部外伤、肋骨骨折、肺栓塞、心绞痛等。这些病因很难鉴别，但是持续的、严重的胸痛，特别是伴有严重呼吸困难的伤病员，应该尽快完成医疗后送。可以使用抗酸药来帮助区分心脏胸痛和胃肠道来源的胸痛。

5. 腹痛 经历过腹部手术或腹部持续受伤的伤病员，腹膜腔、胃肠道中的气体随着机舱高度的增加而扩大，并且可能导致手术伤口的不适、疼痛甚至开裂，像胸痛一样，腹痛有很多的鉴别诊断。除腹部外伤以外，伤病员腹痛有内科性腹痛和外科性腹痛，内科性腹痛，如心理因素、自主神经失调的功能性腹痛、胃肠炎、胆囊炎；外科性腹痛，如肠管、胆管及输尿管痉挛或者梗阻的绞痛，以及肝脏、肾脏、腹膜等发生炎症的钝痛及内脏疼痛通过自主神经沿着相应的脊神经放射到相应部位的放射痛等。飞行中脱水时应考虑肾绞痛，注意检查有无立即威胁生命的情况存在，并应迅速予以处理。

6. 呼吸窘迫　呼吸困难可能是焦虑、阻塞性气道疾病、严重的心血管或者肺血管疾病导致，应根据伤病员的年龄、性别、严重程度和症状持续时间对伤病员进行分类。空中医疗后送时，由于机舱的噪声干扰，肺部听诊几乎是不可能的，因此临床判断加上病史询问是至关重要的。如果是低血压和低氧血症导致的阻塞性气道疾病恶化，可考虑使用支气管扩张药。严重呼吸困难的伤病员可以使用持续气道正压通气，以提高肺泡压力和氧气压力。上气道阻塞、喉头水肿的患者可以紧急气管切开。

7. 心搏骤停和神经系统不良事件　如果伤病员处于心搏骤停状态，迅速给氧、进行心肺复苏和自动体外除颤器除颤是最基本的干预措施，给予肾上腺素 1mg，每 3～5min 静脉注射一次，如果经过 30～40min 后心肺复苏伤病员仍然没有复苏迹象，停止心肺复苏应该是合适的。癫痫持续状态是明确的医疗紧急情况，需要迅速进行医疗抢救。因此，医疗后送时应该让伤病员远离创伤危险，不应将任何东西放入口腔内。

8. 急性过敏反应　通常过敏性事件可以口服 25mg 苯海拉明治疗，在严重的情况下皮下注射肾上腺素，每次 0.3～0.5mg。同时进行口服补液疗法，并让伤病员平躺，双腿略抬高，或者用大的压脉带缠在大腿上，增加静脉回流。

（刘东兴）

第六节　特殊疾病诊疗

一、挤　压　伤

（一）概述

挤压伤是指四肢、躯干等肌肉丰富的部位，遭受重物长时间挤压后造成的肌肉机械或缺血损伤。当身体肌肉丰富的部位遭受挤压伤后出现以肌红蛋白尿、高血钾、高血磷、酸中毒和氮质血症为特点的一系列全身反应称为挤压综合征。挤压综合征的发生主要有创伤后肌肉缺血性坏死和肾缺血两个中心环节。前者是挤压对肌肉造成的单纯、直接伤害，而后者是肌细胞损伤在压力解除后导致的一系列全身反应。主要原因如下。

1. 创伤　外力挤压或肢体血管损伤导致肌肉缺血坏死；烧伤后组织水肿，无弹性后，焦痂限制筋膜间容积，导致局部压升高；昏迷、中毒等意识丧失的情况下，引起自压性肌肉损伤。

2. 非创伤性　如中毒、病毒、细菌感染、遗传性能量代谢相关酶缺乏、甲状腺功能减退、多发性肌炎等代谢或免疫性疾病，以及癫痫持续状态等。

3. 医源性因素　如包扎固定、止血带及充气性抗休克裤应用不当、肌内注射高渗液体、微波照射等。血管硬化剂、他汀类降脂药、咖啡因等亦可引起。

（二）重要脏器损伤的病理生理学特点

1. 肾脏　挤压综合征导致死亡多认为与肾衰竭有关，主要是肌肉丰富的部位受到挤压及缺血性损害，解除挤压及恢复血供后，大量有害因子入血，出现以急性肾衰竭为主的症候群。在挤压伤/挤压综合征的动物模型中，病理变化主要为肾小球充血肿胀、细胞数量增多、包曼囊腔缩窄甚至消失，间质毛细血管扩张充血，其后肾小管上皮细胞水肿、坏死、脱落，而坏死改变以髓袢升段远曲小管及集合管最为明显，大部分远曲小管中出现管型，包括均质性物质、细胞成分等。

由于挤压伤局部组织损伤严重，引起机体代谢性酸中毒，肾排钾减少，使血清钾、尿素氮（BUN）迅速升高。病变累及肾小球、肾小管，致使肾小球滤过面积减小，使肾小球滤过率（GFR）

下降，构成肾功能下降的病理学基础。与非挤压综合征伤病员相比，挤压综合征伤病员血清 K^+、BUN 的升高更为显著，因此更易合并以肾脏损伤为主的 MODS，病死率增高。

2. 心脏 挤压综合征导致心肌损伤的病理生理变化的报道甚少。通常认为，肢体挤压早期存在心肌细胞的损伤，缺血再灌注损伤是心肌损伤病理生理变化的主要机制。交感肾上腺素系统兴奋，能量消耗增大，心肌供氧不足；冠状动脉痉挛，造成心肌缺血缺氧改变；损伤后氧自由基增加，损害心肌膜，通透性增强；创伤组织的崩解物进入血液，进而损害心肌。另外，挤压综合征导致高血钾亦具有较强的心脏毒性，可能导致严重心律失常。

病理主要变化为电镜下见心肌细胞嗜酸性增强，肌纤维呈波浪状改变，部分区域可见细小出血点。光镜下可观察到心肌细胞肿大，核固缩、破碎，肌质疏松，部分完全崩解、消化，形成小的坏死灶。

3. 肝脏 肝组织氧化应激可能是导致急性肝损伤的重要机制，肿胀、库普弗细胞略增多；部分血管和肝窦轻微扩张、充血；肝小叶萎缩，并随时间的延长而加重，少数肝细胞点灶状坏死，静脉充血，轻度血停滞；部分肝细胞点灶状坏死，并见肝细胞核内有大量包涵体，肝窦和中央静脉、小叶间静脉不同程度扩张充盈，甚至血流停滞，糖原颗粒逐渐减少，肝细胞、库普弗细胞、肝窦内皮细胞、贮脂细胞均可见细胞凋亡。另外，肝氧化损伤指标含量显著增高，肝脏抗氧化能力降低。由此提示，肝组织氧化应激可能是挤压伤导致急性肝损伤的重要机制。

（三）临床表现

1. 局部症状 局部出现疼痛、肿胀，皮肤受压变硬、皮下淤血，皮肤张力增加，在受压皮肤周围有水肿形成。挤压伤肢体局部肿胀僵硬、冰冷、苍白、发绀或有红斑及水疱；远端动脉搏动明显减弱或消失，伤肢麻木，肌肉发生坏死或肢体出现坏疽。伴有不同程度的运动和感觉功能障碍，感觉功能障碍的伤病员以疼痛为主要特征。

2. 全身症状

（1）休克：部分伤病员早期可不出现休克，或休克期短而未发现。有些伤病员因挤压伤的强烈神经刺激、广泛的组织破坏、大量的血容量丢失，可迅速发生休克，而且不断加重。

（2）肌红蛋白尿：这是诊断挤压综合征的一个重要条件。伤病员在伤肢解除压力后，24h 内出现褐色尿或自述血尿，应该考虑肌红蛋白尿。

（3）因肌肉缺血坏死，大量的细胞内钾离子进入循环，大量磷酸根、硫酸根等酸性物质释出，会出现高钾血症、酸中毒及氮质血症等水、电解质代谢紊乱。

（四）病情评估及救治方法

1. 病情评估和临床诊断

（1）肢体挤压史。

（2）受累肌肉组织压痛明显，受累肌肉肌力降低、牵拉疼痛。

（3）肌肉坏死的特征主要是相较于浅层肌肉坏死，深层肌肉坏死更为严重；对于开放性挤压伤，多数伤病员可得到明确诊断。由于闭合性挤压伤部分伤病员早期皮肤表面、肢体感觉均无异常，容易漏诊。

（4）依据临床特征诊断。皮肤温度低，肢体远端湿冷、苍白、毛细血管无充盈，受伤范围疼痛感轻微或丧失，脉搏快或弱，无尿或持续少尿，开始出现休克或已经休克。

（5）依据横纹肌溶解相关指标诊断。挤压综合征伤病员尿液中普遍存在白细胞、红细胞及管型细胞；急性肾衰竭少尿期伤病员不但呈现肌红蛋白尿、血红蛋白尿，还存在低钠排泄分数＜1%，血清肌酐水平从 97.24μmol/L 大幅升高到 609.96μmol/L；横纹肌溶解伴急性肾损伤伤病员存在明显的肌酸激酶、乳酸脱氢酶、尿素、肌酐、谷草转氨酶、谷丙转氨酶等血生化指标水平异常。

2. 治疗原则　挤压综合征是外科急重症，应及时抢救，做到早期诊断、早期伤肢切开减张与防止肾衰竭。

3. 具体措施

（1）及早解除重物挤压外力，固定伤肢，减少活动，以免加重组织分解毒素的吸收及减轻疼痛。

（2）如肢体迅速肿胀，远端血液循环障碍，应及早切开筋膜腔，充分减压，以改善肢体循环、减少有害物质吸收。必要时可考虑截肢，以牺牲肢体挽救生命。

（3）降低伤肢温度。

（4）如有开放性伤口和活动性出血者应积极止血，但避免应用加压包扎和止血带止血。

（5）补碱可纠正代谢性酸中毒，降低血清 K^+，并碱化尿液，减少肌红蛋白在肾小管内的沉积和其毒性作用。轻症者输入平衡盐溶液（2 份等渗盐水，1 份等渗碱溶液）可使尿液呈碱性和中性。需要输入高渗碱性溶液时，成人每日可输入 5% $NaHCO_3$ 200～800ml 或根据尿 pH、血 BUN 水平及血气监测结果及时调整，避免导致代谢性碱中毒。

（6）液体复苏与药物治疗。组织细胞坏死、代谢产物释放、毒素吸收入血、血管通透性增加、有效循环血量锐减，导致血压下降，出现低血容量性休克和中毒性休克。补液应先输注平衡盐溶液或生理盐水，再输注胶体溶液。必要时可考虑输入血浆和新鲜血液。伤后微循环处于低灌注状态，可考虑血管活性药物，如山莨菪碱，以解除平滑肌痉挛、舒张血管、改善微循环，增加组织灌流。

（7）血液净化治疗。挤压综合征多是由于电解质紊乱导致的，如致命性高钾血症，横纹肌溶解，大量肌红蛋白释放入血，形成管型阻塞肾小管。血液净化可对这些毒性物质进行有效清除，重建内环境稳态，有效治疗急性肾损伤。

二、烧　　伤

烧伤是由物理和化学因素造成的体表和深部组织三维度量的损伤，是致伤因素作用于体表造成的皮肤、皮下，以及更深层组织的损伤，既有一定范围和深度的皮肤和皮下等深层组织的损害，还包括波及角膜、结膜及眼部深层结构，呼吸道全程与消化管开口处黏膜的损害。

（一）烧伤面积估算

本标准采用两种方法相结合的方式估算烧伤面积。九分法用于大面积估算，手掌法用于中、小烧伤面积估算。

1. 手掌法　伤病员五指并拢，手掌面积相当于其体表面积的 1%，适用于小面积烧伤计算。

2. 九分法　将全身体表面积划分为 11 个 9%，适用于成人大面积烧伤计算。①头颈为 9%×1，其中发部、面部、颈部各占 3%。②双上肢为 9%×2，其中双上臂 7%、双前臂 6%、双手 5%。③躯干为 9%×3，其中躯干前面 13%、躯干后面 13%、会阴 1%。④下肢为 9%×5+1%，其中双臀 5%、双大腿 21%、双小腿 13%、双足 7%。因儿童头大，下肢小，可按下列算法计算：头颈部面积=[9+(12-年龄)]%，双下肢面积=[46-(12-年龄)]%。

（二）烧伤深度和程度

1. 烧伤深度　一般采用三度四分法，即将烧伤深度分为Ⅰ度、浅Ⅱ度、深Ⅱ度、Ⅲ度。

（1）Ⅰ度：伤及表皮浅层，生发层正常，创面红色斑块状，干燥，伴有烧灼样疼痛。3～7d 可痊愈，短期内可有色素沉着。又称为红斑性烧伤。

（2）浅Ⅱ度：伤及真皮乳头层及部分生发层。局部红肿明显，出现大小不一的水疱，内含黄色澄清液体。水疱壁薄，基底红润，痛觉敏感。未发生感染，1～2 周可愈合，一般不留瘢痕。又称为水疱性烧伤。

（3）深Ⅱ度：伤及真皮深层，仍残留部分网状层。水疱壁厚，基底白或红白相间，痛觉不敏感。如未发生感染，需3～4周愈合，常有瘢痕形成。

（4）Ⅲ度：伤及皮肤全层及皮下、肌肉、骨骼。创面厚如皮革，蜡白或焦黄，甚至炭化，毛发脱落，无感觉。干燥，无渗液，发凉。又称焦痂性烧伤。

2. 烧伤程度分级

（1）轻度：Ⅱ度烧伤总面积＜10%。

（2）中度：10%＜Ⅱ度烧伤面积＜29%，或Ⅲ度烧伤面积＜9%。

（3）重度：30%＜烧伤总面积＜49%，或10%＜Ⅲ度烧伤面积＜19%，或Ⅱ度、Ⅲ度烧伤面积虽未达到上述比例，但有休克、复合伤、化学中毒或呼吸道吸入性损伤等并发症。

（4）特重度：烧伤总面积＞50%，或Ⅲ度烧伤面积＞20%；或已有严重并发症。

（三）病情评估及救治方法

1. 救治原则　立即消除致伤因素、解除窒息、纠正休克、保护创面、防治并发症。大面积深度烧伤因并发症多、死亡率高和伤残率高，治疗原则是：早期及时补液，纠正低血容量性休克，维持呼吸道通畅；及时有效地使用抗生素防治感染；尽早处理烧伤组织，促进修复，减少感染来源；防治脏器功能障碍；注重早期救治和功能恢复。

2. 具体措施

（1）立即消除致伤因素：迅速扑灭火源、脱去着火或高温的衣服。迅速离开密闭和通风不良的现场。切忌站立奔跑、大声呼叫，以及徒手扑火，因为这样可加重颜面及手部烧伤。急救人员在适当的条件下，迅速将伤病员救出。

（2）创面用冷水冲洗或浸泡：是烧伤早期最为有效而经济的急救手段，可防止热力进一步损伤机体。越早进行，效果越好。多适用于中、小面积烧烫伤，尤其是四肢的烧伤。若烧、烫伤面积大，则短期降温后，积极进行下一步诊疗。

（3）解除窒息，确保呼吸道通畅：爆炸伤、房屋着火烧伤，常有异物吸入致上呼吸道梗阻，应立即清除，以保证呼吸道通畅。必要时行气管切开术。

（4）保护创面，防止继续污染和损伤：现场急救时，创面处理原则为不再污染、不再损伤。用无菌或洁净的三角巾覆盖，避免移去表皮，保护水疱。手足烧伤包裹应防止粘连。如果是化学性烧伤则需用肥皂水进行彻底清洗，然后覆以一层简单的复合型敷料，包括低黏附底层和可吸收纱布覆盖。

（5）纠正休克：静脉补液很常见，但需要预热防止伤病员体温降低。典型液体有哈特曼溶液、乳酸盐林格液或生理盐水。成人在烧伤后，烧伤面积评估超过15%总体表面积（TBSA）者需要液体复苏，建议第一个24h复苏补液总量为3～4ml/kg。补液量需要一分为二，烧伤第一个8h内补充一半，另一半在随后的16h内补充。儿童烧伤面积评估超过10%TBSA需要液体复苏。儿童需要额外的液体维持量：儿童液体维持量在首个10kg量为100ml/kg，第二个10kg量为50ml/kg，余下超过的体重部分为20ml/kg（超过24h）。

（6）镇痛：如果患者疼痛明显，必要时可给予药物镇痛处理。

（7）强酸、强碱烧伤的处理：用大量清水冲洗创面，时间不少于30min。头面部烧伤时，应检查有无角膜及其他五官损伤，并给予优先冲洗眼部损伤。迅速除去粘在体表的碱粉后，再用大量清水冲洗，特别是干石灰粉，遇水后会产热，从而加重创面的损伤。不主张使用中和剂或对抗剂，因为寻找这类药物，可能延误急救的时间，并且在化学中和反应中释放的热可能加重组织的损伤。化学性损伤常伴有眼部的烧伤，为了避免损伤角膜，甚至有人建议在事发现场就用大量清水、盐水，或者磷酸盐缓冲液立即冲洗眼部。如果现场无大量清水，应首先保证眼部的冲洗，可用洗脸盆或其他容器装水，将面部埋在水里，反复转动眼球。眼部强碱烧伤后，由于碱会快速向深部渗透，故冲洗时间应适当延长。

（8）处理复合伤：注意有无颅内伤、脊柱伤、开放性骨折和闭合性骨折，避免污染和加重损伤。中毒者予以相应处置。

（9）中重度呼吸道烧伤，或面颈部深度烧伤：会引起喉头水肿、呼吸困难，应做气管切开。

（10）送往医院诊治：除面积很小的浅度烧伤、烫伤可以自理外，其他情况最好尽快送往附近的医院做进一步的伤口处理；若伤势较重需要住院治疗，则最好送到设施条件好、经验丰富的烧伤专科救治。在送往医院的途中，如果伤病员口渴，可给予少量淡盐水多次饮用，禁止单纯喝白开水或糖水。

三、冻　　伤

（一）概述

冻伤是指在寒冷、潮湿或有风的地带工作劳动时，由于低温或机体长时间暴露在寒冷环境下引起的局部或全身温度下降而发生的损伤，是严寒地区或从事低温下作业人员的常见急症，其损伤程度与寒冷的强度、风速、湿度、受冻时间，以及人体局部和全身的状态有直接关系。

（二）病理生理变化

冻伤通常经历 4 个相互重叠的病理反应过程，即冻结前反应、冻结融化、血液淤滞、坏死。

1. 冻结前反应　局部组织温度下降，伴随血管收缩、缺血，而尚没有冰晶形成的过程。温度下降导致神经缺血，造成局部感觉过敏或者感觉迟钝。

2. 冻结融化　包括组织中水分形成冰结晶、细胞外液中电解质紊乱、蛋白质和脂质变性、酶的活性下降、细胞脱水、细胞膜溶解、细胞坏死。而冻结组织转入冰点以上环境后，开始发生融化（解冻），出现缺血和缺血再灌注损伤，并引发炎症反应。

3. 血液淤滞　由于复温后冻结区的血流暂时恢复，血管扩张，冻结阶段血管壁已被损伤，甚至破裂，微静脉和毛细血管舒张，并出现血管内红细胞的堆积，微血管内皮破坏，血管内血栓形成，毛细血管通透性和渗出增加，局部出现水肿和水疱。

4. 坏死　包括一系列进行性的组织细胞反应事件，包括炎症反应、动静脉血栓形成、持续性缺血再灌注损伤、血管壁结构破坏、细胞凋亡增加，直至大血管血栓栓塞，造成远端组织器官坏死。

（三）分类

根据冻伤的部位，可分为局部冻伤和全身冻伤（也称为冻僵）。根据冻伤发生时引起的病理变化，可分为冻结性冻伤和非冻结性冻伤。前者为冰点以下的冻伤，包括全身冻伤和局部冻伤；后者为冰点以上的冻伤，以局部冻伤为多见。

1. 局部冻伤　冻伤部位皮肤苍白、冰冷、疼痛，继之出现麻木或丧失知觉。复温后，冻伤部位表现突出，依损害的程度分为 4 度。

（1）Ⅰ度冻伤：也称为红斑性冻伤，伤及表皮层，皮肤感觉过敏或减退，有烧灼、疼痛和刺痒感，表现为充血和水肿，发红或呈紫色。主要症状是先出现麻木感，复温后出现针刺样疼痛、痒感、灼热感，不出现水疱，1 周内皮损可以完全恢复。

（2）Ⅱ度冻伤：也称为水疱性冻伤，伤及真皮，除充血和水肿外，主要特点是 12～24h 内形成水疱，水疱液为浆液性，疱壁结痂脱落后，露出完整皮肤。有不同程度的疼痛。需 3～4 周脱痂愈合，愈后常有瘢痕增生及功能障碍。

（3）Ⅲ度冻伤：也称为腐蚀性冻伤，主要特点是皮肤全层（即各层组织）发生坏死，并可扩展到皮下，水疱液常为血性，比Ⅱ度冻伤水疱小，水疱底部对刺激无感觉，皮温低，创面颜色由苍白变成黑褐色，肢体疼痛明显，坏死组织结痂剥脱后，露出肉芽组织，创面较小者愈合形成瘢痕。因皮肤及其附件已全部坏死，无上皮再生的来源，必须靠植皮来愈合。

（4）Ⅳ度冻伤：深达肌肉、骨骼，甚至导致肢体坏死，皮肤呈苍白或紫蓝色，水疱呈暗红色，严重者可无水疱，肢体剧烈疼痛，甚至影响入眠；Ⅳ度冻伤肢端常导致干性坏死，治愈后多留有功能障碍或致残。

2. 全身冻伤 是由于人体受严寒侵袭，全身降温所造成的损害。初起出现寒战、四肢发凉、发白或发绀；进一步发展，则感觉麻木、四肢无力、头晕、疲乏，继之出现反应迟钝、神志不清、幻觉幻视；严重者出现昏迷、休克，甚至呼吸、循环功能衰竭而死亡。

（四）临床表现

冻伤部位可发生在任何皮肤表层上，多出现在暴露部位，如面部、手指等处。全身冻伤者，当直肠温度降至30℃时陷入麻痹期，继而出现反应迟钝、血压下降及循环、呼吸抑制等一系列临床表现。局部冻伤表现为先有寒冷感和针刺样疼痛、皮肤苍白，继之出现麻木或知觉丧失，其突出的临床表现在复温之后。

（五）救治方法

1. 低体温救治 见本章第四节。

2. 冻伤部位复温 温水快速复温是目前最有效的复温方法。复温水温应维持在38～42℃，浸泡冻伤部位，液面应高出冻伤部位2～3cm；当冻伤皮肤组织发红或发紫，触之柔软，提示复温完成，这个过程往往需要30min完成。复温完成后，要保持冻伤部位足够温暖，防止再次冻伤或者二次伤害。不易浸泡的冻伤部位，如鼻、面颊、耳郭等，可用42℃的湿毛巾局部热敷。

3. 液体复苏 目前，尚没有直接证据表明液体复苏可改善冻伤的治疗效果，但适当补液，维持正常血容量，维持尿量，在冻伤治疗中意义重大。有效血容量不足较轻者，可口服温水补液；有效血容量不足严重者，通过静脉补充预热的0.9%氯化钠溶液，必要时静脉滴注低分子右旋糖酐可降低血液黏滞度，增加体内有效循环血量。

4. 镇痛 非固醇类抗炎药具有抑制前列环素和血栓素的产生、降低炎症反应、缓解疼痛、抑制小血管腔内血凝块形成的作用。局部疼痛轻微者可给予曲马多或氟比洛芬酯等镇痛药；疼痛剧烈者应给予哌替啶50～75mg或吗啡10mg，肌内注射。同时，加强心理疏导，调节伤病员的心理状态。

5. 血管活性药物的使用 伊洛前列素是冻伤的一线救治药物。如果有条件，可在现场予以静脉注射。初始剂量为0.5ng/kg体重，此后3d内增加至2ng/kg体重，连续用药14～42d。

6. 创面处理 彻底清除坏死组织，清除创面及周围污物、异物，剔除冻伤区周围毛发，防止创面感染，促进创面早期愈合，减少瘢痕，最大限度地减少伤残。指（趾）Ⅲ度、Ⅳ度冻伤的治疗，注意消毒、清创要彻底，可先采用暴露疗法，待周身病情允许，应尽早手术切除可确认的坏死组织，同时采取适合创面情况的植皮方法或皮瓣移植。腓肠神经营养血管逆行岛状皮瓣血供可靠、层次清晰、操作简单，对小腿功能和外形影响小，皮瓣转移幅度大，是修复足跟部严重冻伤软组织缺损的良好方法。

四、多 发 伤

（一）概述

多发伤是指由单一致伤因素所造成的两个或两个以上解剖部位的损伤，包括颅脑损伤、颈部损伤、胸部损伤、腹部损伤、泌尿生殖系统损伤、复杂性骨盆骨折（或伴休克）；脊椎骨折、脱位伴脊髓伤，或多发脊椎骨折；上肢肩胛骨、长骨骨折、上肢离断；下肢长管状骨干骨折、下肢离断；四肢广泛皮肤撕脱伤中同时或相继发生的2处或2处以上的损伤，且至少有1处损伤是危及生命的。多发伤最常见的损伤是骨折和颅脑损伤，其次为胸部及腹部伤。

（二）病理生理及临床特点

1.病理生理　机体的损害主要来自机械高能量，造成机体的器质性损害，如脊柱脊髓损伤、胸腹损伤、颅脑损伤，以及四肢、骨盆的损伤。当伴有大血管损伤时，可造成严重失血甚至休克。如果气道周围组织损伤，可造成气道的梗阻，或引起创伤性窒息，进而危及生命。多发伤可引起全身炎症反应，出现多器官功能障碍综合征，病情进一步可发展为多脏器衰竭，最终可导致死亡。

2.临床表现　表现为伤情变化快、死亡率高；伤情严重、休克率高；伤情复杂、容易漏诊；伤情复杂、处理矛盾；抵抗力低、容易感染的特点。多发伤的 3 个死亡高峰：第一死亡高峰出现在伤后数分钟内，为脑和脑干的严重创伤或心脏等大血管撕裂导致的迅速死亡。第二死亡高峰出现在伤后 8h 之内，为脑、硬脑膜下及硬脑膜外的血肿、血气胸、重要脏器的损伤，以及严重的骨折。抢救措施得当，可免于死亡。第三死亡高峰出现在伤后数天或数周，死亡原因为严重感染或器官功能衰竭。无论在院前或院内抢救多发伤患者，都必须注意预防第三个死亡高峰。

（三）病情评估及诊断要点

1.病史　多发伤多由单一致伤因子，如爆炸伤、车祸、坠楼、重物压伤所致。最常见的损伤是颅脑损伤和骨折，其次为胸、腹部损伤。

2.临床表现和体征　首诊医师应仔细检查伤病员的整体状态，首先了解有无致命伤，然后进行全面检查，可按照心脏、呼吸、腹部、脊髓和脊柱、头颅、骨盆、四肢、动脉和神经进行检查。不同部位损伤的临床表现和体征各异。颅脑损伤可观察到伤病员意识改变、颅内压增高的"三主征"（头痛、呕吐、视盘水肿）；生命体征改变，如脉搏慢、呼吸慢、血压高等反应，临床表现为"二慢一高"的现象。同时，也可观察到瞳孔异常和肢体运动异常。胸部损伤视诊时可见反常呼吸及胸部塌陷，当出现皮下气肿时可触及捻发音，当伴有肺不张、血气胸时叩诊和听诊有一定的诊断价值。腹部损伤临床表现有很大差异，可表现为无明显症状、体征，也可表现为严重休克；主要病理变化为腹腔内出血和腹膜炎，常见的症状、体征多表现为腹痛、肠鸣音减弱或消失，压痛、反跳痛及腹肌紧张；病情严重者可出现晕厥、休克。多发骨和关节损伤常表现为肢体功能障碍，骨的异常活动，有压痛、肿胀、畸形。

（四）病情评估及救治方法

1.病情评估　评估气道是否通畅、呼吸是否规则、循环是否稳定、活动是否受限。优先处理最威胁生命的伤情。

2.救治方法

（1）先处理后诊断、边处理边诊断：以颅脑损伤为主应先降颅内压；以失血为主的损伤应立即补液；如有出血，及时止血。

（2）可逆转的致死性损伤情况先处理：通气功能障碍，须优先处理，如解除气道梗阻，建立有效气道，确保充分的氧气供应和通气。当出现循环障碍时，须明确导致循环障碍的原因，如失血导致低血容量、心力衰竭和心搏停止、张力性气胸、开放性气胸、连枷胸、心脏压塞，可根据具体原因处理。值得注意的是，近年来的研究都证实了在未控制出血的情况下，通过大量输注液体复苏可加重病情，增加出血量、并发症发生率和死亡风险。

（3）积极处理出血：难以控制的出血仍是创伤患者主要死亡原因，占创伤相关死亡的30%～40%。出血原因多为胸壁血管破裂、腹部内出血、腹膜后出血、四肢骨折损伤大血管。大量失血时，患者全身情况差，生理耐受程度低，早期予以简化手术和复苏，待患者生理紊乱得到适当纠正、全身情况改善后再行确定性手术。

（4）纠正酸中毒，维持电解质平衡：代谢性酸中毒防治的核心在于纠正休克。代谢性酸中毒发生后会抑制机体凝血的全过程，pH 低于 7.4 时，血小板的功能、凝血酶的功能也将受到抑制，增加患者的出血量。

五、复 合 伤

复合伤（combined injury）是由两种或两种以上的致伤因素（如交通事故、工矿事故、火药爆炸）同时或相继作用于人体所造成的损伤。一般情况下，多由一种致伤因素在伤害的发生、发展中起着主导作用，临床上多以此损伤的特征来命名，如创伤复合伤、烧伤复合伤等。

（一）病理生理变化

由于致伤因子的不同，表现更为复杂。伤后早期死亡的主要原因是窒息、严重脑干损伤和大出血休克等，后期多因严重感染、急性呼吸窘迫综合征（ARDS）及 MOF 等。

（二）临床特点

致伤因素多种多样，导致临床表现各异。热力可引起体表和呼吸道烧伤；冲击波可引起原发冲击伤。开放性创伤、烧伤复合伤后期可出现感染等表现。伤病员病情危重，不能表达叙述受伤经过，同时外伤会掩盖内脏损伤，易漏诊误诊。重度以上烧冲复合伤患者在代偿期不久之后，会因代偿失调而出现病情急剧恶化，尤其伴有严重颅脑损伤、两肺广泛出血、水肿或内脏破裂。

（三）病情评估及救治方法

1. 病情评估

（1）有至少两种的致伤因素受伤史，如冲击伤、烧伤、创伤等。

（2）从创面与伤口间接推测可能发生的伤情，如冲击伤体表创面为轻伤，但内脏损伤多较重。

（3）症状与体征不同的损伤部位可出现不同的症状和体征。如肺冲击伤可伴有胸痛、胸闷、咳嗽、咯血或呼吸困难等。

（4）全身性反应可有不同程度的休克、严重的低氧血症，创伤后感染发生早且较严重。

2. 救治方法

（1）转移伤病员至安全区域，避免再度受伤和继发性损伤。

（2）维持通气功能正常。

（3）无心跳、呼吸时，立即行心肺复苏。

（4）必要时给予镇痛、镇静处理，存在颅脑损伤或呼吸抑制者禁用吗啡或哌替啶。

（5）放射损伤应尽早处理创面或伤口，伤口用生理盐水反复冲洗，注意保护伤口，防止带有放射性物质的洗消液进入伤口。

（6）其他部位或内脏损伤参考多发伤的处理原则。

（周　轶）

第5章 公共卫生管理

第一节 环境卫生

地球上每天都会发生各种类型的突发事件。突发事件是指突然发生，造成或者可能造成严重社会危害，需要采取紧急处置措施予以应对的自然灾害、事故灾难、公共卫生事件和社会安全事件。突发事件既包括台风、洪涝、地震等自然因素引起的事件等，也包括重大交通事故、火灾、传染源扩散等社会因素造成的事件。突发事件造成的环境卫生危害会威胁人类生命安全和身体健康。灾难和突发事件发生后，为确保大灾之后无大疫，灾区必须及时动员，做好环境卫生。灾区救援现场面临的主要环境卫生问题是垃圾处理，尸体的处理，救援现场的防护、消毒与隔离等。

一、垃圾处理

（一）粪便（尿液）处理

人类粪便含有多种致病生物体，包括病毒、细菌、寄生虫的卵或幼虫等。人类粪便中的病原体可通过污染食物、饮用水、器皿等进入人体内，或者通过直接接触进入人体。细菌性痢疾、病毒性肝炎、霍乱和伤寒等都是通过消化道（主要是指粪-口途径）传播的，这是在突发事件中引起疾病和死亡的主要原因。苍蝇和蟑螂可以携带病原体，造成沙眼和痢疾的传播。当人接触到被含有病原体粪便污染的土壤时，会造成钩虫等肠蠕虫感染。人类尿液一般不会传播疾病，但是埃及血吸虫寄生在人类膀胱的静脉中，虫卵会随尿液排出体外污染土壤或水体，人类接触到污染的土壤或水体可感染发病。

建立符合卫生要求和数量足够的简易厕所，对粪便（尿液）进行无害化处理是灾区控制疾病传播的关键。

1. 临时厕所的修建 宜优先修复、利用原有户厕与公共厕所，有条件的地方也可使用移动厕所。当临时厕所外周半径 10m 范围内连续有 5 处以上的新鲜散落粪便，提示其可能存在蹲位数量不足、厕所使用不方便等问题，应增加临时厕所数量，降低因随地大小便引起粪-口途径疾病传播的风险。

（1）选址要求

1）远离各种水源，严禁粪便、含有粪便的生活污水直接排入河渠。

2）尽量远离食堂、餐饮点、生活饮用水供应点。

3）不宜选择在排水道旁或低洼易被雨水淹没的地方。

4）厕所宜设置在与取水水源相隔至少 30m 的位置。当取水水源为江、河、湖等地表水源时，厕所应建在取水点下游；当取水水源为井水等地下水源时，厕所应在地下水流向的下游，并控制取水量，防止倒灌回取水井。

5）建造在居民区下风向并尽量靠近一侧，以避免公共厕所的气味影响居住。

6）与用厕居民最远距离不宜超过 500m。

（2）设计要求

1）宜修建粪便与尿液分别收集的厕所，按照人口密度设置厕所数量，规模适中，不宜修建供数千人使用的大型厕所。

2）在男女人数相同情况下，男女蹲位比例以 2:3 为宜。蹲位最低要求：按男厕 50 人/蹲位（同时设有小便槽）、女厕 35 人/蹲位设置，每隔 50～100m 的区域宜设置一座公共厕所。

（3）建造要求

1）修建的临时厕所应能防止粪便污物外溢，减少对周围环境污染，尤其不要污染水源。

2）不利于蚊、蝇滋生。

3）利于粪便的无害化处理与利用，利于在发生肠道传染病的病例或流行时的粪便消毒处理。

4）提倡修建"一"字形、"∟"形储粪池，深度不宜超过 1.5m（地下水位高的地区宜减少深度），宽度 0.3m；架设脚踏板每边至少要超出 0.15m，两根脚踏板之间的距离为 0.18～0.2m，通常 0.5m 左右可设为一个蹲位。不宜建造过深、方形储粪池；尿液不进入储粪池，直接用管道引出排入农田。

5）在不造成饮用水源污染及地下水位较低的地区，修建的临时厕所、储粪池可不进行防渗处理。

6）需要进行防渗漏处理时，可采用防水塑料膜作为厕坑的衬里，用塑料膜覆盖全部厕坑并向厕坑顶部边缘延伸 0.2m，用土压紧即可；在保护饮用水源等特殊需要时，可采用较大容量的塑料桶、瓷缸等容器收集粪便，待灾害平稳后运出处理。

7）临时厕所应注意通风，并在厕所外侧设置排水沟。

（4）管理要求

1）当储粪池的粪量达到 1/2 或至多 2/3 时，应及时用土将储粪池填埋，同时在邻近的地方按要求重新挖建储粪池。

2）落实专人负责厕所清洁工作。

3）有条件地区，充分发挥城镇原有粪便清运机械设备及粪便处理场的作用，及时清运和处理。

4）厕坑周围适时喷洒杀虫剂，杀灭蚊蝇；除生石灰外，一般不直接喷洒在厕坑内。

5）临时厕所拆除后应在原地设立警示标识。

2. 粪便处理

（1）安排专业人员对粪便进行处理，避免造成二次污染。

（2）粪便每日用土覆盖，既能降低臭度，又能减少蝇蛆滋生；粪便就地储存在农田中，可就地应用以减少运输。没有条件进行覆盖处理的粪便，应每日由专人施加生石灰或漂白粉。当粪便达便池容积 2/3 时，及时使用生石灰或漂白粉覆盖，表面厚度达 2cm，再加土覆盖，另建厕所。

（3）集中收治的肠道传染病患者的粪便必须用专用容器收集，严格进行消毒处理。散居肠道传染病患者的粪便处理方法：①漂白粉。粪便与漂白粉的比例为 5：1，充分搅匀，放置 1～2h 后掩埋或用其他方法处理。②生石灰。粪便内加入等量的生石灰粉，搅拌后放置 1～2h 后掩埋或用其他方法处理。

（4）粪便无害化处理方法很多，我国常用的无害化处理方法主要有粪尿混合发酵法、堆肥法和沼气发酵法。

1）粪尿混合发酵法：是指在厌氧环境中，密闭发酵由厌氧菌分解为含氮有机物，产生大量的氨。游离氨能随水透入卵壳杀死寄生虫卵，血吸虫卵对氨最敏感，厌氧环境也可使其他病原体死亡。腐化后的粪便是良好的农业肥料。

2）堆肥法：是把粪便与有机垃圾、农作物秆、叶等按照一定比例堆积起来，在一定温度条件下，微生物分解有机物并产生高温，使病原体死亡，形成大量腐殖质。堆肥场所要避免对人居环境、饮用水源造成污染。高温堆肥一般需要 2 周，低温厌氧堆肥则需要 1 个月以上的时间。

3）沼气发酵法：是将人、畜牲的粪便及垃圾、杂草、污水等放在密闭的发酵池内，在厌氧菌的作用下分解有机物，产生大量的甲烷气体（即沼气）。病原体在沼气发酵的过程中死亡，寄生虫卵在此过程中能够减少 50% 以上。沼气发酵需要适宜的温度，必须有完全密闭的厌氧环境和适宜的 pH。沼气发酵配料要防止有毒物体影响微生物的活动。沼气发酵一般需要 2 周到 1 个月的时间完成。

（二）生活垃圾收集与处理

灾区临时安置点的生活垃圾收集、处理设施，宜优先修复并尽量利用原有设备、设施。

1. 垃圾的收集

（1）收集设施的配备：按每千人每天可产生生活垃圾 2～4m³，2～3 户至少配备 1 个垃圾收集容器；每 50 户设置 1 个垃圾收集点；每 500 户设置 1 座垃圾收集站。

（2）收集设施的选址要求：严禁使用季节性河道、废弃河道收集、处理垃圾。垃圾收集设施应尽量远离饮用水源地等环境敏感区，应与过渡性安置点至少有 30m 的卫生防护距离。

（3）收集设施的建造要求：首先考虑安置点区域内原有的垃圾收集处理设施的修复与利用。组织有关人员对原有的垃圾收集处理设施进行检查、评估，可以利用或简单修复后可以利用的垃圾处理设施应立即启用。如果无法恢复原有的工作程序与利用原有的设施，应尽早建立新的、可行的垃圾收集、存放的制度或公约，设置临时收集装置。

（4）专人管理：应安排专人收集管理垃圾或负责垃圾收集点的运营。有条件的灾区安置点要力争生活垃圾密闭化收集，日产日清，生活垃圾的收运应使用密闭式垃圾收运车辆。

2. 垃圾的处理 可利用已有垃圾处理、处置设施条件，进行垃圾填埋、焚烧处理。新建的生活垃圾处理、处置设施，应能够在短时期内建成并投入使用，使用完毕后便于清除或封场，尽量减少对环境的影响。不具备专用设施的地方，可临时设置简易垃圾填埋场、高温堆肥、卫生堆存等处理方式。

（1）卫生掩埋：大多数情况下，卫生掩埋是处理垃圾的最终也是最好的选择。当现有掩埋坑不能用或难以接近时，有必要建立新的掩埋坑。掩埋坑的地点应尽量满足以下条件。

1）远离安置点。

2）交通方便，容易接近。

3）在空地或未耕种的土地。

4）位于居民区的下风方向。

5）选点要避免污染地面水和地下水。

6）最好位于有点斜坡的自然凹地。

7）不能选择位于受山体滑坡或受地震影响的地区。

卫生掩埋地点一般为最终处理垃圾的场所，需仔细选择，避免次生灾害。卫生掩埋需用掘土设备，以调整掩埋点和管理掩埋操作。

（2）焚烧：焚烧垃圾需要大型焚化炉和大量燃料，而且不可避免地会造成空气污染。焚化炉应远离居民区，位于当地主导风向的下风向。焚化炉应建在混凝土或坚硬防潮地基上。垃圾灰和不能燃烧的垃圾应用 40cm 厚的土壤覆盖掩埋。也可在卫生掩埋地焚烧部分垃圾，以减少被掩埋垃圾的体积，但会产生烟雾，对健康有害。

（3）简易填埋处理设施：简易垃圾填埋场在选址时，应尽可能选择在土层厚、地下水位较低、地质较稳定及防渗性能较好的地方。

简易填埋场可选用自然防渗措施，底部天然黏性土层厚度应不小于 2m、边坡黏性土层厚度大于 0.5m；也可采用无纺布（不低于 200g/m²）、高密度聚乙烯膜、聚乙烯膜、聚氯乙烯膜、聚丙烯膜、橡胶板等进行防渗漏处理。为避免划破防渗漏铺衬材料，直接接触部分应去除突出石块及尖锐物。当日处理量小于 0.1t/d 时，可采用沟坑填埋。简易填埋场周围需设置必要的截洪、排水沟，防止雨水浸入。简易填埋作业时要坚持每天及时对垃圾覆土，并消杀蚊蝇，同时做好填埋边界标记。垃圾填埋应严格按照相关标准规定执行，避免产生二次污染。

（4）生活垃圾也可以用堆肥法处理。

（5）存储设施：垃圾存储设施仅适用于过渡性安置点垃圾的临时存储，在过渡性安置期结束后，应及时封场清运至卫生填埋场处置。垃圾存储应选择防渗条件较好的地方。垃圾存储设施应设置周边围堤，围堤边坡的外边坡坡度为1：（2～2.5），内边坡坡度为1：（1.5～2）。场底、边坡防渗层可采用天然防渗层或人工防渗层，方法同简易填埋场。垃圾单层堆存厚度一般不超过1m，总体堆存厚度一般不超过3m，应设置填埋产生气体的导排装置（堆存体设置竖向导气设施）。垃圾堆产生的渗滤液，可加土吸收以避免溢流。

（6）垃圾的循环利用：有条件的地方要开展垃圾分类，收集转运后的垃圾，应鼓励垃圾循环利用。垃圾循环利用是一项可创造收益的活动，将废弃的纸张、玻璃、金属和塑料等用于再循环。垃圾的循环利用过程中应采取必要防护措施，确保从事垃圾分类、循环利用工作人员的健康不受到危害。

（三）废（污）水处理

废（污）水处理前应对其规模和性质进行评估，评估内容包括废（污）水产生量在1d和较长时间内的变化；废（污）水性质、来源；可能的损害和危险因素；决定废（污）水处理方法选择的土壤、地形、气候和其他因素。

灾区不具备废（污）水处理条件时，应把经过简单处理或未经处理的废水排放到水道中，使其渗入土壤或用来灌溉。在这种情况下，废（污）水是经过了渗透、蒸发和蒸腾处理的。

1. 排污　是指将废（污）水直接排入下水道。如果附近存在可以利用的下水道，最好的处理方法就是直接通过管道或者明渠把废（污）水排入其中，也可以把现有的排水网与处理和排放废（污）水的设备连接起来。排污前应对排水系统进行全程调查，防止出现漏点造成环境污染以及供水污染。少量轻微污染的废（污）水可以直接排入下水道。

2. 渗透　在有一定量的水溢出或有废（污）水积水的地方，应该有设施方便水渗入土壤。渗水井或渗水坑一般至少深1.25m，宽1.25m，里面铺上一层石头，使水渗透到周围的土壤中，井上面做非永久性的封闭层，以阻止昆虫繁殖。渗水井或渗水坑只能处理少量废（污）水。

3. 蒸发和蒸腾　在土壤渗透性低的地方或缺水地区也可以用废（污）水灌溉。须注意的是避免积水，以免滋生蚊虫。

4. 油脂清除　来自厨房等地的废水应该清除油污，再做进一步处理。

（四）医疗废弃物

灾区医疗卫生机构在医疗、预防、保健服务，以及其他相关活动中，不可避免地产生一定数量的具有直接或者间接感染性、毒性，以及其他危害性的废弃物。这些医疗废弃物需要特殊的处理、保存、收集和销毁方法，相关人员须具备相应的资质。医疗废弃物的处理应严格按照《医疗废物管理条例》进行。

（五）垃圾收集处理的卫生管理要求

1. 人员、设备管理要求　要求安排专人对安置点垃圾的收集、转运和垃圾箱（桶）、收集场所的清洁，以及杀虫、灭蚊蝇进行管理。主管部门确保垃圾收集处理流程的畅通。受灾区域要有专业人员对垃圾的状况进行定期检查，发现问题应及时报告救灾指挥部门或主管部门。

2. 垃圾收集点、中转站和转运设备设施要求　确保设备设施状况良好，减少散落的垃圾。组织居民及时清扫垃圾，自觉倾倒垃圾入垃圾箱（桶），杜绝随意丢弃生活垃圾。垃圾收集点应做到日产日清，及时清运。垃圾收运车辆应尽量密闭，尤其在炎热潮湿的地区，避免沿途散落垃圾和减少气味扩散。垃圾收集点、中转站和垃圾收运车应定期清洗、打扫，并按需要喷洒消杀蚊蝇的药物。

3. 简易填埋处理要求　填埋地点应设立明显标识，做好填埋边界标记。实施填埋作业时，要及时对垃圾覆土压实，防止蚊蝇滋生与臭味扩散。

4. 垃圾存储运行管理要求　堆存作业应实行单元方式，随倒随压、层层压实，防止垃圾堆存过程中造成垃圾堆"导气管"堵塞。堆存场所应注意防鼠、灭蝇，采取有效措施防止鼠、蝇、蚊和其他虫类滋生。

二、尸体的处理

无论是发生自然灾害类、事故灾难类，还是公共卫生事件类、社会安全事件类突发事件，都有可能造成动物或人类死亡，特别是出现重大或特别重大突发事件时，尸体的处理是不得不面对的问题。

（一）动物尸体处理

用物理或化学的方法进行无害化处理，消灭其所携带的病原体，进而消除对环境和人类的危害。动物尸体无害化处理一般遵循尽快处置的原则，先处理灾情严重的地区再处理灾情较轻的地区；先处理死亡时间较长的动物尸体再处理死亡时间较短的动物尸体。

一般动物尸体应由专门人员收集，常用化制法和焚烧掩埋法按规定集中无害化处理。

1. 化制法　目前，优选动物尸体无害化处理的方法为化制法。化制法处理是指将动物尸体投入到水解反应罐中，在高温、高压等条件作用下，将动物尸体消解转化为无菌水溶液（氨基酸为主）和干物质骨渣，同时将所有病原微生物彻底杀灭的过程。化制法是对畜禽尸体无害化处理方法中比较经济适用的一种方法（不适用于处理患有烈性传染病或人畜共患传染病的动物尸体），既不需要土地来掩埋，也不像焚烧法那样能将动物尸体彻底销毁。患有一般性传染病、轻症寄生虫病，或者病理学损伤的动物尸体，根据损伤性质和程度，经过化制法处理后，可以制成肥料肉骨粉、工业用油、胶、皮革等。如果操作得当，可以最大限度地实现废物的资源化，变废为宝，减轻经济损失。

2. 焚烧掩埋法　动物尸体掩埋地点应由当地政府统筹考虑后指定，不得随意乱埋。应远离动物饲养、屠宰、诊疗、集贸市场、水源地；远离城镇居民区、企业、文教科研等人口密集区；远离主要河流及公路、铁路等主要交通干线。挖坑深 2m 以上，坑底铺垫生石灰，将动物尸体及其污染物放入坑内，浇洒柴油、汽油彻底焚烧，然后撒上生石灰或喷洒消毒药水，再覆以厚土，并做好标记。

（二）遇难者遗体处理

根据遗体的有效身份证件或经亲属辨认，能够确认遇难者身份的，安排火化；不具备火化条件的，土葬处理。遗体既无身份证件，又没有亲属辨认，无法确认遇难者身份的，由公安、卫生健康等部门根据当时实际情况，尽力对遗体进行编号、记录、拍照，提取可供 DNA 检验的材料，并由公安部门统一保管和检验，建立遇难者 DNA 数据库，遗体及时火化或土葬。

1. 遗体处理环节　对发现的遇难者尸体，尤其是已腐烂发臭的尸体，在裹尸袋内要适当喷撒漂白粉或其他消毒除臭剂。尸体的包裹要尽量密闭结实，在移运和处理过程中应遵循既要防止传播疾病、又要防止污染环境的卫生原则。要求对尸体用裹尸袋包裹严密、不漏异味、不渗出腐败液体，及时送往火化场处理。遇难者遗体一般要做好喷、包、捆、运、埋 5 个环节。

（1）喷药：扒挖尸体与喷药应紧密结合，相伴进行。尸体上可用石灰水、黑色草木灰来吸附含臭物质，也可用 1% 的二氧化硅与木屑混合吸附硫化氢之类的臭气，或喷洒 3%～5% 的甲酚皂溶液（来苏水）。次氯酸钙、氢氧化钙和漂白粉混合喷洒，效果较好，能很快除臭消毒。鉴于尸体有感染的隐患，WHO 建议尸体用石蜡浸泡后就地焚化，以避免疫情等次生灾害的发生。

（2）包裹：一般情况下，可先用包装物包裹尸体头部，再用覆盖物包裹整个尸体或装入塑料袋扎口。有条件时可用标准化的专用裹尸袋。

（3）捆紧：将包裹后的尸体捆扎三道（头、腰、腿部），便于移运和避免尸臭散发。

（4）运出：要用符合卫生要求的专用车辆，将包捆后的尸体及时运走，避免在市区内影响环境。在尸体装车前，要先在运尸车厢垫一层砂土或塑料布，防止污染车厢。

（5）埋葬：在市区外选择好埋尸地点，在不影响市容环境和不污染水源的条件下，将尸体深埋地下 1.5～2.0m，上面加盖土壤和石灰。原临时埋在市区内的尸体，一律重新挖出并移运至市区外的合适地点进行二次埋葬，以改善市区的环境卫生面貌。条件许可时火化后埋葬。

2. 工作人员防护　日常处理尸体的工作人员要尽量避免受到伤害，应采取严格措施，做好个人防护。

（1）采取防护措施，避免直接接触血液和体液。

（2）正确使用口罩、手套等防护用品。

（3）正确使用裹尸袋（如果有）。

（4）处理尸体后和进食前用肥皂洗手；避免工作过程中吸烟、进食等行为。

（5）工作时产生的垃圾得到妥善处置。

（6）车辆和设备及时规范消毒。

尸体清理后需要对其场所进行消毒处理，可选用含有效氯 1000～2000mg/L 的含氯消毒液喷洒，作用时间为 30～60min。

运送尸体的交通工具可采用含有效氯 1000～2000mg/L 的含氯消毒液，或其他有效的消毒剂溶液喷洒，作用时间为 30～60min。如遇较大量体液等污染的情况，应先采用含有效氯 5000～10 000mg/L 的含氯消毒液去污染后再用前法处理。车辆、设备、工具每次使用后立即消毒。

三、救援现场的防护和消毒隔离

（一）救援现场的防护

个体防护（personal protection）是指为了保护突发事件处置现场工作人员，使其免受化学、生物和放射性污染等危害而采取的措施，以防范现场环境中有害物质对人体健康的不良影响，包括防护规程的制定、防护装置的选择和使用等。

现场救援工作是在有危险危害因素的条件下，对事件进行处置和对受害者进行救援的行动，救援场所存在可能危及救援人员健康和生命安全的危险因素。因此，所有参加救援的人员应该在充分防护的前提下开展救援工作。任何个人和组织都不能违反防护规定擅自或强令他人（或机构）在没有适当个体防护的情况下进入现场工作。

从事现场工作的人员必须经过系统的个体防护培训和定期演练。临时动员来从事现场工作的人员应先进行个体防护知识培训，经考核后方可在专业人员监督下进行工作。

任何个体防护都是有限的，正确选择和使用个体防护装置只能将可能进入人体的有害物质的危险降低到最低，并非绝对安全。所以，在救援时，首先应考虑如何处理危害源、最大程度地控制有害物质的泄漏、使工作人员尽量远离有害环境等。

个体防护装备（personal protection equipment）的使用必须经过现场风险评估，它只是在已经采取了其他可能的控制措施后，但仍需进入有害环境进行工作时，对参加救援人员采取的保障措施，为保护现场工作人员的安全与健康，也为保证现场救援工作顺利有效进行。在决定使用个体防护装备时，必须充分了解各类个体防护装备的性能和局限性，选择防护性能与危害水平相当的防护装备。特别需要说明的是疾病控制、卫生监督、临床等专业人员日常工作中穿着的工作服和口罩等，并不能起到有效防护、隔离现场有害物质的作用，不能在危害较重的环境下使用。过度防护同样是不可取的。如在新型冠状病毒感染防控中，发生过因过度使用防护装备引起穿着不舒适继而出现违规操作导致工作人员感染的例子。

1. 传染病疫情现场和患者救治中的防护　在传染病的控制过程中，使用防护服的目的是为现场从事疾病控制、卫生监督及临床急救的工作人员接触潜在感染性的现场环境及患者的血液、体液、分泌物、排泄物等提供阻隔作用。防护服的设计除应满足穿着舒适、对颗粒物有一定的隔离效率要求外，还应符合防水性、透湿性、抗静电性、阻燃性等方面的要求。

现场使用的防护服应符合中华人民共和国国家标准《医用一次性防护服技术要求》（GB 19082—2003）。

在现场使用防护服时，防护服内仅需穿着柔和保暖的棉质内衣即可，无须穿多套防护服。

医疗机构使用的隔离衣穿透性高，其他性能难以确定，故不建议使用。

2. 放射性尘埃事件的现场个体防护　在放射现场处置过程中，多数情况下使用一次性医用防护服为现场工作人员可能接触放射性废物、放射性尘埃时提供阻隔防护，但此类防护服无防辐射穿透的功能。

特殊情况下，需选用防护级别更高的其他防护服。此类防护服应表面光滑、褶皱少，具有较高的防水性、透视性、抗静电性和阻燃性。防护服要求帽子、上衣和裤子连体，袖口和裤脚口应采用弹性收口。

3. 化学物泄漏和中毒事件现场的防护　在化学物泄漏和中毒现场处置中，穿着防护服的目的是为工作人员在现场接触空气中的有害化学物和有害气体、尘埃、烟、雾等提供阻隔防护。

根据毒源类型和环境状况，化学物泄漏和化学中毒事件现场可分为热区、温区和冷区。不同区域所需的防护不同，在一个区域内符合要求的防护服不适合在另一个区域内使用。

防护的选用原则应依据泄漏化学物的种类、浓度、存在方式和环境条件等综合考虑。对存在腐蚀性气态的物质（蒸气、粉尘、烟雾等）的现场，防护服应耐腐蚀、隔离效率高，具有一定的防水性，衣裤连体，袖口和裤脚口拥有较好的密合性。对非挥发性固态或液态化学物，仅需穿有一定隔离效率的防护服。

选用防护服时应参照生产厂家产品说明书中的各技术参数及使用范围来使用。

4. 不明原因事件现场的防护　在突发事件发生的初期，如果危害因素不明或其浓度、存在方式不详，应按照事件可能出现最严重危害的要求进行防护。防护服应为衣裤连体式且具有高效的液体阻隔（防化学物）性能、过滤效率高、防静电性能好等。

此类防护服使用后应先封存，等待事件性质明确后，再按照相应的污染类别要求进行处理。

（二）救援现场的消毒

在突发事件现场救援中，应根据实际情况，及时进行消毒。具体消毒方法和操作步骤如下。

1. 消毒方法

（1）煮沸消毒法

1）适用范围：餐（饮）具、服装、被单等耐湿、耐热物品的消毒。

2）操作方法及注意事项：煮锅内的水应将物品全部浸没。水沸后开始计时，持续 15～30min。计时后不得再新加物品，否则持续加热时间应从重新加入物品再次煮沸时算起。亦可用 0.5% 肥皂水或 1% 碳酸氢钠溶液代替清水，以增强消毒效果。

（2）消毒剂溶液浸泡消毒法

1）适用范围：餐（饮）具、服装、污染的医疗用品等的消毒。

2）操作方法及注意事项：消毒剂溶液应将物品全部浸没。对导管类物品，应使管腔内也充满消毒剂溶液。作用至规定时间后取出，用清水冲净，晾干。根据消毒剂溶液的稳定程度和污染情况，及时更换所用溶液。

（3）消毒剂溶液擦拭消毒法

1）适用范围：家具表面的消毒。

2）操作方法及注意事项：用布浸以消毒剂溶液，依次往复擦拭被消毒物品表面。必要时，在作用至规定时间后，用清水擦净以减轻可能引起的腐蚀作用。

（4）消毒剂溶液喷雾消毒法

1）适用范围：室内空气、居室表面和家具表面的消毒。

2）操作方法及注意事项

①普通喷雾消毒法：用普通喷雾器进行消毒剂溶液喷雾，以使物品表面全部润湿为度，作用至规定时间。喷雾顺序为先上后下、先左后右。喷洒有刺激性或腐蚀性消毒剂时，消毒人员应戴防护口罩和眼镜，并将食品、餐（饮）具及衣被等物品收叠放好或用塑料膜覆盖。

②气溶胶喷雾消毒法：喷雾时，关好门窗，以消毒剂溶液均匀覆盖在物品表面为度。作用30～60min后，打开门窗，驱除空气中残留的消毒剂雾粒。对消毒人员和物品的防护同普通喷雾消毒法，但应特别注意防止消毒剂气溶胶进入呼吸道。

（5）环氧乙烷简易熏蒸消毒法

1）适用范围：棉衣、书信、皮革制品、电器及电子设备等耐湿、耐热和易被腐蚀物品的消毒。

2）操作方法及注意事项：将物品放入丁基橡胶消毒袋中，排净袋中空气，扎紧袋口，通入环氧乙烷气体，待作用至规定时间16～24h后，于通风处打开消毒袋，取出物品，使残留环氧乙烷自然消散。环氧乙烷为易燃易爆药品，使用过程中室内不得有明火或产生电火花。本法不得用于房间的消毒。

2. 疫区饮用水的管理与消毒 在疫情、水灾、地震等突发事件中，应加强饮用水管理，确保供水安全，同时应做好分散式用水的消毒与管理。

（1）井水消毒与管理

1）水井的卫生要求：水井应有井台、井盖与公用取水桶。水井周围30m不得有渗水厕所、粪坑、垃圾堆、渗水井等污染源。

2）直接投加漂白粉消毒法：将所需量漂白粉放入碗中，加少许冷水调成糊状，再加适量的水，静置10min。将上清液倒入井水中，用取水桶上下振荡数次，30min后即可使用。一般要求余氯量为0.5mg/L。井水消毒，一般每天2～3次。所用漂白粉量应根据井水量、规定加氯量与漂白粉含有效氯量进行计算。

例如：某一圆井直径0.8m，水深2.5m，消毒时规定加氯量为2mg/L，所用漂白粉含25%有效氯，则其用药量可按下式计算：

井水量=$3.14×0.4m^2×2.5m=1.26m^3$

应加有效氯量=$1.26m^3×2g/m^3=2.52g$

需用漂白粉量=$2.52g÷25\%=10.08g$

3）持续消毒法：为减少对井水频繁进行加氯消毒，并持续保持一定的余氯，可用持续消毒法。持续消毒法常用的工具有竹筒、无毒塑料袋、陶瓷罐或小口瓶，可因地制宜选用。

方法是在容器上面或旁边钻4～6个直径为0.2～0.5cm的小孔，根据水量和水质情况加入漂白粉。一般竹筒装漂白粉250～300g，塑料袋装250～500g。将加漂白粉的容器口塞住或扎紧，放入井内，用浮筒悬在水中，利用取水时的振荡作用，使容器中的氯慢慢从小孔放出，以保持井水中一定的余氯量。一次加药后可持续消毒1周左右。采用本法消毒，应有专人负责，定期投加药物，测定水中余氯。

（2）河、湖、塘水管理

1）用河、湖水作为饮用水源时，应先定好取水点。清除取水点周围100m内各种污染源，禁止在该处洗澡、游泳、洗衣等，有条件的应建设围栏以防止牲畜进入。较大的水库和湖泊可采用分区用水，河流可采用分段取水。

2）水塘多的地区可采取分塘用水，选择水质较好、水量较大、易于防护的水塘专供饮用。塘的岸边可修建自然渗滤井或砂滤井，以改善水质。如果在水体中检出传染病病原体，应在沿河、塘边树立警告牌，告诫群众暂停使用此水。

3）由于河、湖及塘水的水量大，流动快，饮用水最好采用缸水法处理。当缸水浊度高于 3 度时，应先经洁治处理（混凝沉淀、过滤）后再进行消毒。

混凝沉淀时，以一水缸装原水，用明矾混凝沉淀。处理时，用一直径为 3～4cm（或其他替代物）的竹筒，长 1m 左右，筒底四周钻几十个小孔，将明矾从竹筒上部装入，在缸水中搅动。通常用量为每 100kg 水加明矾 50g，也可用其他混凝剂。静置沉淀约 1h 后，取上清水至砂滤缸内过滤。砂滤缸中细砂直径以 0.5mm 为宜，粗砂直径宜为 0.8mm。细砂与粗砂层厚各为 15～20cm。每层用棕皮或其他材料隔开，表层与底层都放置石子。砂滤缸使用一定时间后，当滤速减慢或滤出水变浊时，将滤材取出用清水洗净后重新装入可继续使用。将经处理的水引入消毒缸中进行消毒，可使用含氯消毒剂，其用量随水的污染程度而定，一般在 4～8mg/L 以下，作用时间为 30min。使用片剂含氯消毒剂时，用量可按使用说明书投放。消毒后，测量余氯在 0.3～0.5mg/L 时，即可饮用。水中余氯量超过 0.5mg/L 往往有明显氯臭，饮用前可用煮沸、吸附或化学中和等方法进行脱氯处理。中和药物的用量，可用递增加药法测试，以刚好使氯臭消失的用量为准。一般情况下，使用硫代硫酸钠进行化学中和时，其用量为余氯量的 1.7 倍以上；用亚硫酸钠时，其用量约为余氯量的 3.5 倍。使用的中和药物应符合有关标准和要求。

3. 不同污染对象的消毒

（1）空气消毒：房屋经密闭后，对于细菌和病毒污染，每立方米空间用 15% 过氧乙酸溶液 7ml（1g/m³），对于细菌芽孢污染用 20ml（3g/m³），放置于瓷或玻璃器皿中加热蒸发，熏蒸 2h，即可开门窗通风；或以 2% 过氧乙酸溶液（8ml/m³）气溶胶喷雾消毒，作用时间为 30～60min。

（2）地面、墙壁、门窗消毒：对于细菌繁殖体和病毒的污染，用 0.2%～0.5% 过氧乙酸溶液，或 0.5～1g/L 二溴海因，或含有效氯 1～2g/L 的含氯消毒液喷雾。地面消毒先由外向内喷雾 1 次，喷药量为 200～300ml/m²，待室内消毒完毕后，再由内向外重复喷雾 1 次。泥土墙吸液量为 150～300ml/m²，水泥墙、木板墙、石灰墙吸液量为 100ml/m²，对上述各种墙壁喷洒消毒剂溶液不宜超过其吸液量。以上消毒处理，作用时间不应少于 1h。有芽孢污染时应用 0.5%～1.0% 过氧乙酸溶液，或含有效氯 30g/L 的含氯消毒液进行喷洒。喷洒量与繁殖体污染时相同，作用时间不少于 2h。

（3）衣服、被褥消毒：被细菌繁殖体或病毒污染时，耐热、耐湿的纺织品可煮沸消毒 30min，或用流通蒸汽消毒 30min，或用含有效氯 0.25～0.5g/L 的含氯消毒液浸泡 30min；不耐热的毛衣、毛毯、被褥、化纤尼龙制品等，可采取过氧乙酸熏蒸消毒。熏蒸消毒时，将欲消毒的衣物悬挂室内（勿堆积一处），密闭门窗，糊好缝隙，每立方米用 15% 过氧乙酸 7ml（1g/m³），放置于瓷或玻璃容器中，加热熏蒸 1～2h。被细菌芽孢污染时，也可采用过氧乙酸熏蒸消毒。熏蒸消毒方法与被繁殖体污染时相同，用药量为每立方米 15% 过氧乙酸 20ml（3g/m³）。有环氧乙烷消毒柜的单位，可将被消毒物品置消毒柜中，在温度为 54℃、相对湿度为 80% 的条件下，用环氧乙烷气体（0.8g/L）消毒 4～6h。也可用高压蒸汽进行消毒。

（4）餐（饮）具消毒：首选煮沸消毒 15～30min，或流通蒸汽消毒 30min。也可用 0.5% 过氧乙酸溶液，或含有效氯 0.25～0.5g/L 的含氯消毒液浸泡 30min 后，再用清水洗净。

（5）食物、瓜果、蔬菜类消毒：可用 0.2%～0.5% 过氧乙酸溶液浸泡 10min。患者的剩余饭菜不可再食用，煮沸 30min，或用 20% 漂白粉乳剂、含有效氯 50g/L 的含氯消毒液浸泡消毒 2h 后处理。也可焚烧处理。

（6）患者排泄物和呕吐物的消毒：稀薄的排泄物或呕吐物，每 1000ml 可加漂白粉 50g 或含有效氯 20g/L 的含氯消毒液 2000ml，搅匀放置 2h。无粪的尿液每 1000ml 加入干漂白粉 5g 或次氯酸钙 1.5g，或含有效氯 10g/L 的含氯消毒液 100ml，混匀放置 2h。成形粪便不能用干漂白粉消毒，可用 20% 漂白粉乳剂（含有效氯 5%），或含有效氯 50g/L 的含氯消毒液 2 份加于 1 份粪便中，混匀后作用 2h。

（7）盛排泄物或呕吐物的容器消毒：可用 2% 漂白粉澄清液（含有效氯 5g/L），或含有效氯 5g/L 的含氯消毒液，或 0.5% 过氧乙酸溶液浸泡 30min，浸泡时，消毒液要漫过容器，以使内外都达消毒目的。

（8）家用物品、家具、玩具消毒：可用 0.2%～0.5% 过氧乙酸溶液，或含有效氯 1～2g/L 的含氯消毒液进行浸泡、喷洒或擦洗消毒。布制玩具尽量做焚烧处理。

（9）纸张、书报消毒：可采用过氧乙酸或环氧乙烷气体熏蒸，无应用价值的纸张、书报做焚烧处理。

（10）手与皮肤消毒：用 0.5% 碘伏溶液（含有效碘 5g/L），或 0.5% 氯己定醇溶液涂擦，作用时间为 1～3min。也可用 75% 乙醇，或 0.1% 苯扎溴铵溶液浸泡 1～3min。必要时，用 0.2% 过氧乙酸溶液浸泡，或用 0.2% 过氧乙酸棉球、纱布块擦拭。

（11）尸体消毒：对因甲类传染病与炭疽病故的尸体用 0.5% 过氧乙酸溶液浸湿的布单严密包裹，口、鼻、耳、肛门、阴道要用浸过 0.5% 过氧乙酸的棉球堵塞，然后尽快火化。土葬时，应远离水源 50m 以上，棺木应在距地面 2m 以下深埋，棺内尸体两侧及底部铺垫厚达 3～5cm 的漂白粉，棺外底部铺垫厚 3～5cm 的漂白粉。

（12）动物尸体消毒：因鼠疫、炭疽、狂犬病等死亡的动物尸体，一经发现立即深埋或焚烧。此外，应向死鼠周围 30～50cm（其他大动物为 2m）范围内喷撒漂白粉进行消毒。

（13）运输工具消毒：车、船内外表面和空间可用 0.5% 过氧乙酸或含有效氯 10g/L 的含氯消毒液喷洒至表面湿润，作用时间为 60min。密封空间，可用过氧乙酸溶液熏蒸消毒。对细菌繁殖体的污染，每立方米用 15% 过氧乙酸 7ml（1g/m³）；对细菌芽孢的污染，用 15% 过氧乙酸 20ml（3g/m³）熏蒸消毒 2h。对密闭空间还可用 2% 过氧乙酸进行气溶胶喷雾，用量为 8ml/m³，作用时间为 1h。

（14）厕所消毒：厕所的四壁和地面应定期进行消毒，方法同地面、墙壁、门窗消毒。粪坑内的粪便可按粪便量的 1/10 加漂白粉，或加其他含氯消毒剂干粉或溶液（使有效氯作用浓度为 20g/L），搅匀，作用时间为 12～24h。

（15）垃圾处理：可燃物质尽量焚烧，或喷洒含有效氯 10g/L 的含氯消毒液，作用 1h 后深埋。

（16）污水消毒与管理

1）生活污水：应尽量集中在缸、桶中进行消毒。每 10L 污水中加入含有效氯 100g/L 的含氯消毒液 10ml，或加漂白粉 4g。混匀后作用 1.5～2h，余氯为 4～6mg/L 时即可排放。

2）疫区内污染的生活污水：可使用含氯消毒剂进行消毒。消毒静止的污水水体时，应先测定污水的容积，而后按有效氯 80～100mg/L 的量将消毒剂投入污水中。搅拌均匀，作用时间为 1～1.5h。检查余氯在 4～6mg/L 时，即可排放。对流动污水的水体，应做分期截流。在截流后，测污水容量，再按消毒静止污水水体的方法和要求进行消毒与检测。符合要求后放流，再引入并截流新来的污水，如此分期依次进行消毒处理。

（三）救援现场的隔离

在突发事件现场，为了保障救援工作的科学高效开展，常会根据实际情况设置临时警示线和警示标识，并划分不同功能区域。对于各种传染病还需根据实际情况划定疫源地，对出入疫区的人员、物资和交通工具实施卫生检疫；对患者、病原携带者、密切接触者等采取隔离措施。

1. 现场标识　在突发事件现场常用的现场标识有两类。

（1）警示线：即标识线，主要用于界定和分隔危险区域，分红色、黄色和绿色警示线 3 种。红色警示线设在紧邻事件危害源的周边，将危害源与其以外的区域分隔开来，只限佩戴相应防护用具的专业人员进入该区域；黄色警示线设在危害区域的周边，其内和外分别是危害区和洁净区，该区域内的人员应佩戴适当的防护用具，出入该区域的人员必须进行洗消处理；绿色警示线设在救援区域的周边，将救援人员与公众分隔开来，患者的抢救治疗、指挥机构均设在该区内。

（2）警示标识

1）分类：警示标识分为图形标识和警示语句，既可分开使用，也可合并使用。其主要包括禁止标识、警告标识、指令标识及提示标识 4 类。

①禁止标识：为禁止不安全行为的图形，如"禁止入内"标识。

②警告标识：为提醒人们对周围环境引起注意，以避免可能发生危险的图形，如"当心中毒"标识。

③指令标识：为强制做出某种动作或采用防范措施的图形，如"戴防毒面具"标识。

④提示标识：为提供相关安全信息的图形，如"救援电话"标识。

2）设置警示标识的注意事项

①警示标识的固定方式分附着式、悬挂式和柱式 3 种。悬挂式和附着式固定时应牢固、勿倾斜；柱式警示标识应与支架牢固地连接在一起。

②警示标识应设置在现场醒目、有良好照明的位置，并使观察者有足够时间来注视其显示的内容。

③警示标识不应设置在可移动物体上，警示标识前不得放置妨碍认读的障碍物。警示标识平面与视线夹角以接近 90° 为最佳；观察者位于最远点观察时，警示标识平面与视线的夹角不应小于 75°。

④警示标识设置高度，应尽量与人眼的视平面一致。悬挂式和柱式警示标识的下缘距地面高度不宜小于 2m，局部信息警示标识设置高度应视具体情况确定。

⑤警示标识应采用坚固耐用的材料制作，一般不宜使用易变形、变质或易燃的材料。

2. 现场分区 根据引起突发事件的危害源性质、现场周边环境、气象条件及人口分布等因素，事件现场危险区域一般可分为热区、温区和冷区 3 类。

（1）热区（hot zone，红区）：是紧邻事件现场危害源的地域，一般用红色警示线将其与外界区域分隔开来。在该区域内从事救援工作的人员必须配备防护装置，以免受污染或物理伤害。

（2）温区（warm zone，黄区）：是紧挨热区外的地域。在该区域工作的人员应穿戴适宜的个体防护装置，避免二次污染。一般以黄色警示线将其与外面的地域分隔开来，该警示线也称洗消线，所有离开此区域的人必须在该线处进行洗消处理。

（3）冷区（cold zone，绿区）：是洗消线以外的地域。患者的抢救治疗、应急支持、指挥机构设在此区。

处理突发事件时，应注意控制公众、新闻记者及其他试图进入现场的无关人员。首先应设立冷线（绿线），控制无关人员进入。位于热区事件中的伤亡人员一般应先由消防人员通过特定通道转移出热区（红线），再交给位于温区的救护人员，救护人员应避免自身被污染。被污染的伤亡人员应在洗消后才能转移出温区。最好能在温区边缘（黄线处）设立洗消区。洗消区分两种，一种是处理伤亡人员的，另一种是处理穿戴防护服的救援人员的。在转运至医疗机构前，伤病员应进行分类，以使不同情况的伤病员能及时得到最有效的救治。

3. 疫源地（epidemic focus） 是指传染源排出的病原体可能波及的范围，即易感者可能受到感染的范围。范围较小的或单个疫源地称为疫点，范围较大的或若干连成片的疫源地称为疫区。

（1）疫源地范围大小的影响因素：主要有①传染源存在的时间；②传染源活动的范围；③疾病的传播方式；④周围人群免疫力；⑤环境条件。如接触传播或飞沫传播的传染病，其疫源地可能限于传染源的住所及其活动范围，如飞沫传播的麻疹；而虫媒传播疾病的疫源地则包括以媒介生物所能到达的距离为半径的整个圆的面积，如蚊虫传播的疟疾。

（2）评判疫源地消灭的标准：通过采取综合性措施控制疫源地的范围、缩小疫源地，以致消灭疫源地是传染病预防控制的重要目的。判断疫源地消灭的标准：①传染源已被移走（住院或死亡），或消除了排出病原体的状态（治愈）；②传染源播散在环境中的病原体被彻底消灭；③所有易感接触者，经过该病的最长潜伏期没有新病例或新感染发生。

4.隔离 在传染病防控过程中，隔离是指将患者或病原携带者妥善地安排在指定的隔离单元，暂时与人群隔离，积极进行治疗、护理，并对具有传染性的分泌物、排泄物、用具等进行必要的消毒处理，防止病原体向外扩散的医疗措施。为了防止传染病进一步传播，必要时对患者的密切接触者也可以实行隔离。隔离的类别有以下几种。

（1）严密隔离：对传染性强、病死率高的传染病，如霍乱、鼠疫、狂犬病等，应住单人房，严密隔离。

（2）呼吸道隔离：对由患者的飞沫和鼻咽分泌物经呼吸道传播的疾病，如新型冠状病毒感染、传染性非典型肺炎、流感、流行性脑脊髓膜炎、麻疹、白喉、百日咳、肺结核等，应作呼吸道隔离。

（3）消化道隔离：对由患者的排泄物直接或间接污染食物、食具而传播的传染病，如伤寒、菌痢、甲型肝炎、戊型肝炎、阿米巴病等，最好能在一个病房中只收治由同种病原体感染的患者，否则应特别注意加强床边隔离，在同一个病房中只收治同一病种患者。

（4）血液-体液隔离：对于直接或间接接触感染的血及体液而发生的传染病，如乙型肝炎、丙型肝炎、艾滋病、钩端螺旋体病等，在一个病房中只收治由同种病原体感染的患者。

（5）接触隔离：对病原体经体表或感染部位排出，他人直接或间接与破损皮肤或黏膜接触感染引起的传染病，如破伤风、炭疽、梅毒、淋病和皮肤的真菌感染等，应作接触隔离。

（6）昆虫隔离：对以昆虫作为媒介传播的传染病，如流行性乙型脑炎、疟疾、斑疹伤寒、回归热、丝虫病等，应作昆虫隔离。病室应有纱窗、纱门，做到防蚊、防蝇、防螨、防虱和防蚤等。

（7）保护性隔离：对抵抗力特别低的易感者，如长期大量应用免疫抑制药者、严重烧伤者、早产婴儿和器官移植患者等，应作保护性隔离。在诊断、治疗和护理工作中，尤其应注意避免医源性感染。

第二节 传染病的预防与控制

一般而言，大灾之后必有大疫。因此，在各类突发公共事件处置过程中，通常需要考虑传染病预防与控制问题。

传染病（communicable disease）是指由特异病原体或它们的毒性产物所引起的一类疾病。这些病原体及其毒性产物可以通过感染人、动物或储存宿主（称为传染源），以直接或间接的方式（经由中介的动物、昆虫、植物或其他环境因素，称为传播途径）传染给易感宿主，使宿主发生感染或疾病。

传染病与其他疾病相比，有4个最基本的特征：①每一种传染病都有特异性的病原体，这些病原体可以是微生物，如细菌、病毒，也可以是寄生虫。②传染病具有传染性，这是传染病与其他疾病的主要区别。传染病的传染性意味着病原体可以通过某种途径感染他人，隔离传染源是有效的防控手段。③传染病具有明显的流行病学特征。传染病的流行需要传染源、传播途径和易感人群3个基本环节齐全。④感染后的免疫。免疫功能正常的人在接触传染病病原体之后，都能产生针对这种病原体或者针对这种病原体毒素的特异性免疫，也就是产生特异性的抗体。有的抗体具有保护性，如乙型肝炎病毒表面抗体；有的抗体不具有保护性，只是作为诊断这种病的一个依据，如抗人类免疫缺陷病毒（HIV）抗体。

一、救援现场卫生学评估

传染病疫情发生后，对人群的身体健康和生命安全构成了严重的威胁，卫生行政部门必须尽快组织医疗、疾病控制、卫生监督、采供血等机构专业人员，开展对传染病防控现场人群和环境的卫生学评估，尽快获得疫源地的背景资料和传染病基本情况，确定面临的主要问题和威胁，提出有针对性的预防控制措施，并组织实施。

卫生学评估包括早期的救援现场快速卫生评估、中期的跟踪评估，以及事件后的终期评估。早期现场快速卫生评估是现场处置的前提和基础，尤其重要，决定着整个现场处置方向是否正确、采取的措施是否精准有效、工作的开展是否科学有序。早期现场评估也最具有挑战性，因应急条件下缺乏必要的、可靠的、全面的信息，时间紧张，开展精准的卫生评估较为困难。

（一）评估目的

开展现场卫生学评估主要是为以下工作开展提供依据。

1. 尽快掌握当地传染病疫情发生后卫生学状况，以便及时采取针对性措施控制式减缓疾病蔓延。

2. 尽可能开展式恢复疾病监测及人群健康状况、营养卫生服务供给情况的监测等工作。

3. 尽快开展现场医疗救治。

4. 提供灾民居住、食物、水和其他生活品的供给，确保受影响地尽快恢复生产和生活秩序。

（二）评估对象和内容

卫生学评估对象主要包括工作、生活场所及医院、学校等人员密集场所，以及其他传染病疫情可能波及的场所。

评估内容主要是公共、生产、经营、工作、学校等场所卫生质量和健康影响因素是否已达到并符合有关卫生标准和卫生要求。与传染源接触的相关物品均应当进行生物学、物理学和化学指标的卫生质量评价，进行病原学监测与鉴定，并建立检测质量控制体系。对污染源还应进行潜在危害作用和其他危害作用等的评价。对中毒物除进行卫生质量评价外，还必须进行成分、毒理和协同功效的评价。

（三）方法

卫生学评估的方法主要采取回顾调查、收集现场地理和环境资料；直接观察和视察受灾地点、访谈关键人物、快速调查等。明确卫生学评估目的后，应首先制定调查计划，确定调查内容和指标，进行现场流行病学调查和卫生学调查，收集有关卫生学资料；并根据评价对象类别和评价内容，对现场相关样品进行一系列物理、化学、生物等卫生学指标的测定、检验、分析。

开展卫生学评估时，需收集的资料包括疫源地基本资料、疫情和救援情况、人口学资料和人员进入及转送情况、人员伤亡和发病情况、卫生机构和基础设施、食品供应、水供应、环境卫生、居住安置区和非食品物品、组织指挥和协调情况等。

（四）组织实施

1. 评估小组的组成 评估小组应包括卫生行政部门官员以及流行病学、临床医学、微生物、食品营养、消毒、饮用水卫生、检测检验等专家，评估小组应指定一名成员担任组长，并有熟知当地实际情况人员参与或引导。评估小组需要做以下准备工作：①列出快速评估的主要任务；②确定完成任务时间表；③安排任务；④配备必要的装备（如计算机、实验设备和有关工具等）；⑤落实交通工具和必要的行政管理手续；⑥建立交流机制；⑦联系当地政府、有关部门和机构等。

2. 资料收集方法 应急条件下的资料收集应根据当时当地情况进行收集，不必完全拘泥于形式，但应对资料收集和分析有总体上的计划。

收集资料包括 4 种方法：①充分利用能够取得的资料，包括不同部门、不同机构的现有资料；②进行现场考察；③访谈关键知情者；④快速调查和实验室检测等。

（五）评估报告

评估结束后应综合现场流行病学调查、实验室检测、危害性因素危险度评定、试验和健康检查等资料进行综合分析，并形成书面报告。

评价报告内容包括评价依据、评价标准、评价方法、符合标准和要求的情况、存在问题、处理建议等，并结合事件初期检测结果做出综合评价，及时将调查评估报告报突发公共卫生事件处置指挥部。评价报告应当做到以下几点。

1. 清晰　在大多数情况下，公共卫生服务决策者或有关工作人员都是没有受过流行病学培训的人员，因此，分析报告应使用通俗易懂的语言、图、表等手段和方法，准确而清晰描述现场的复杂卫生学情况。

2. 标准化　结果应标准化，以便于和其他的评价进行比较。

3. 立足行动，突出重点　评价最重要的目的，就是据此采取及时行动。因此，提出的建议要明确，具有操作性，明确当前的重点工作是什么，需要采取什么样的行动。

4. 广泛发布信息　利用各种渠道和方式，将快速评价的结果通知参加救援工作的部门、机构和人员。

5. 及时　评价、总结和信息发布都要突出一个"快"字。突发事件发生后，各级政府、卫生健康部门和有关机构都需要可靠的信息来进行决策，争取在第一时间将这些评估结果送到他们的手中，为决策者提供第一手信息。

（六）质量控制

1. 参与现场评估的专家态度要端正，本着实事求是的原则开展工作，重大问题如有不同意见，应分别表述。

2. 重要信息应注明来源。

3. 如有不同的小组参与评估，需要统一评估的指标和内容。

二、传染病的预防措施

"预防为主"始终是我国卫生工作方针的重要内容，也是传染病防控中需一直坚守的重要原则。新中国成立以来，我国的免疫规划发展经历了计划免疫前期（1950～1977 年）、计划免疫时期（1978～2000 年）和免疫规划时期（2001 年～）3 个阶段。随着预防接种的开展、卫生状况的改善、经济水平的提高，以及疾病控制国际合作，我国各类传染病发病率总体下降趋势显著，但是时至今日，传染病预防控制仍然是各级政府和各相关部门保障人民身体健康和生命安全的重要任务，也是各类突发事件现场救援中涉及传染病时应该首先考虑的问题。

（一）传染病的预防策略

传染病在人群中发生流行必须具备传染源、传播途径和易感人群 3 个基本条件，即流行过程的 3 个基本环节。这 3 个基本环节相互依存、相互联系，缺一不可，否则传染病流行就不会发生或趋向终止。

影响传染病流行过程的因素主要是社会因素、生物学因素和自然因素。

传染病流行的 3 个基本环节、3 个因素是传染病流行病学的理论基础，也是制订传染病预防控制策略和措施的重要依据所在。

传染病的预防策略是依据传染病流行的 3 个基本环节的主要特点及所采取措施的可行性进行

全面综合分析后制订的。虽然传染病流行的 3 个基本环节是相同的，但是每种传染病的病原体、传播途径、人群易感性，以及影响传染病流行的社会因素和自然因素等均不尽相同，所以每种传染病的预防策略也是不同的。在制订传染病预防策略时应该注意以下几点。

1. 要有明确的防控目标。

2. 正确评价针对各个环节的具体措施的可行性及有效性。

3. 要实事求是，因时因地制宜，最好做到"一病一案""一地一案"。

4. 要坚持精准防控，应对科学，采取有主导环节的综合防控措施。

5. 要注重加强部门合作，联防联控。

6. 要广泛发动群众积极参与，落实群防群控。

7. 要充分发挥基层组织在传染病防控中的作用。

（二）传染病的预防性措施

一般情况下，根据传染病是否发生，将传染病的预防措施分为预防性措施和防疫措施。预防性措施是指传染病没有发生时，针对易感人群和可能存在病原体的实体采取的措施。防疫措施是指传染病已经发生，为阻止传染病的流行而采取的措施。

虽然传染病尚未发生，但是如果传染源、传播途径、易感人群同时存在，传染病发生的可能性就存在。因此，需要针对上述 3 个环节采用不同的预防措施，预防传染病的发生和流行。

现场救援时应根据当地当时实际，充分考虑可能发生的情况，积极主动落实预防性措施，做好全面应对的准备。

1. 针对传染源或传播媒介采取的预防性措施

（1）国境卫生检疫：国境卫生检疫是检疫（quarantine）的一种形式，是为了防止传染病由境外传入和由境内传出，在国家和国际通航的港口、机场、陆地边境和国界江河口岸设立的国家卫生检疫机关，对进出国境人员、交通工具、货物、行李、邮件等实施医学检查和必要的卫生处理等综合性卫生措施。

我国规定的国境卫生检疫的传染病有鼠疫、霍乱、黄热病，以及国务院确定和公布的其他传染病。其检疫期限为：鼠疫 6d，霍乱 5d，黄热病 6d。

若发现入境者为检疫传染病的感染者，应将其隔离，并进行治疗，直至消除传播危险。对检疫传染病的疑似者进行医学观察或留验，期限的长短一般根据该传染病的最长潜伏期来决定。因检疫传染病死亡者应就近火化，避免病原体扩散、传播。

入境者必须填写健康申请卡，如发现患有严重精神病、传染性肺结核，或者有可能对公共卫生造成重大危害的其他传染病等，应禁止其入境。

（2）改善卫生条件：主要包括饮用水卫生、粪便的无害化处理、建立健全医院及微生物实验室的规章制度、防止病原微生物扩散和院内感染，以及做好食品、药品卫生监督和开展爱国卫生运动、改善居住环境等。

2. 针对易感人群采取的预防性措施

（1）对人群进行健康知识宣传教育，提高人群的卫生防病知识，养成良好的个人卫生习惯和健康的生活方式。

（2）预防接种（vaccination）：又称为人工免疫，是将生物制品接种于人体，使机体获得对某一种传染病的特异性免疫力，以提高人群的免疫水平，预防传染病的发生和流行。大规模的预防接种可以建立起有效的免疫屏障，减少传染病的发生或减少重症患者的发生。预防接种分为 3 类。

1）人工自动免疫：是指用病原体或其代谢产物制成的生物制品（抗原成分）接种到人体，使机体自动地产生特异性免疫力。接种的物质有：①灭活疫苗，是用物理或化学的方法将病原微生物灭活制成。优点是易于保存；缺点是免疫效果差，接种量大，次数多。如狂犬疫苗、霍乱疫苗、百白破三联疫苗等均属于此类。②减毒活疫苗，是用减毒或弱毒的病原微生物制成。优点是免疫效果好；缺点是不易保存，使用不当，接种效果差。如麻疹疫苗、脊髓灰质炎疫苗、卡介苗等。③组分疫苗，是从病原微生物粗抗原中分离提取的某一种或几种具有免疫原性的生物学活性物质，此类疫苗较为纯净。如流脑多糖疫苗、百日咳组分疫苗等。④基因工程疫苗。随着基因工程技术的发展，利用基因工程技术大量制备病原体的保护性抗原成分，其效果好、纯净。目前应用的有乙型肝炎基因工程疫苗。

2）人工被动免疫：将含有特异性抗体的免疫血清或免疫制剂接种于人体，使机体获得现成的抗体而受到保护。此类方法能很快获得免疫力，但是持续时间较短。常用的有两种制剂：免疫血清和免疫球蛋白。①免疫血清：是将抗原接种于动物而获得的含有相应抗体的动物血清。常用的有白喉抗毒素、破伤风抗毒素、抗狂犬病血清等。②免疫球蛋白：提取人血液或孕妇胎盘血中的丙种球蛋白制成。免疫球蛋白有特异性球蛋白和非特异性球蛋白。非特异性球蛋白并非可以预防所有疾病，一般常用来预防麻疹或甲型肝炎；特异性球蛋白主要是精制的含有大量某一特异性抗体的球蛋白，如乙型肝炎特异性免疫球蛋白。

3）被动自动免疫：即主动免疫与被动免疫联合应用。往往是在特殊情况下使用，如在农田劳动中受伤，伤口较深，要注射破伤风抗毒素的同时，也要注射破伤风类毒素；孕妇若为乙型肝炎患者，为阻断母婴传播，可将乙型肝炎疫苗与乙型肝炎特异性免疫球蛋白联合应用，目前已经获得较好的效果。但是，应用过程中要注意应用方法、间隔时间、剂量等，如使用不当，有时不能保证免疫效果。

（3）免疫规划：我国从1978年开始实施儿童计划免疫。后来为适应预防接种工作的发展需求，我国引入了免疫规划的概念。

2007年，我国明确提出把预防15种传染病的疫苗纳入国家免疫规划，也就是扩大国家免疫规划范围。扩大的免疫规划疫苗接种也全部免费。扩大的免疫规划疫苗共14种，包括乙型肝炎疫苗、卡介苗、无细胞百白破疫苗、脊髓灰质炎疫苗、麻疹疫苗、白破疫苗、麻腮风疫苗、流脑A群多糖疫苗及流脑A/C群多糖疫苗、流行性乙型脑炎减毒活疫苗、甲型肝炎减毒活疫苗、钩端螺旋体疫苗、流行性出血热疫苗、炭疽疫苗。这些疫苗可用于预防乙型肝炎、结核病、百日咳、白喉、破伤风、脊髓灰质炎、麻疹、风疹、腮腺炎、流行性脑脊髓膜炎、流行性乙型脑炎、甲型肝炎、钩端螺旋体病、流行性出血热、炭疽等15种传染病。其中，有一部分是局部的，在流行区才接种，如钩端螺旋体疫苗、流行性出血热疫苗、炭疽疫苗等；其他疫苗在全国范围内接种。

实施免疫规划既是贯彻预防为主工作方针的具体举措，又大大减少了我国疫苗针对性传染病的发病数量，为实现"大灾之后无大疫"奠定了坚实基础（表5-1）。

预防接种的注意事项：①生物制品有严格的保存条件，一般存储温度是2～8℃，且要在保质期内使用。②接种时要严格无菌操作。③凡过期、变色、污染、发霉、有凝块或异物、无标签或标签不清楚等有可能对接种者造成危害的疫苗均不能使用。另外，活疫苗打开暴露超过30min、死疫苗超过1h也应该废弃。④接种前要询问接种者的既往史，尤其是过敏史，有禁忌证者不得接种。⑤疫苗的接种部位、剂量、途径一定严格按说明书操作。

预防接种的反应：①一般反应，接种后24h内接种部位可有局部的红、肿、热、痛等炎性反应，并可伴有附近淋巴结肿大。口服疫苗可能有轻微腹泻或腹痛，这都属于正常反应。②异常反应，极少数人在接种疫苗后发生与疫苗接种有一定关系的、程度比较严重需要诊治的综合征。大体可分为非特异性免疫反应、精神反应、变态反应，以及其他原因不明反应等。因为此类反应一般比较严重，一旦出现要及时采取措施，否则会造成严重的后果。③偶合症，它实际上不是由预防接种引起，而是在接种后正好与疾病在时间上重合，如夏秋季的消化道疾病、冬春季的呼吸道疾病等。

表 5-1　国家免疫规划疫苗儿童免疫程序表（2021 年版）

疫苗	可预防疾病	剂量	英文缩写	接种剂次	接种对象 月（年）龄	接种部位	接种途径	接种禁忌
卡介苗	结核病	0.1ml	BCG	1	0（出生时）	上臂三角肌中部略下处	皮内注射	患有结核病、急性传染病、肾炎、心脏病、湿疹或其他皮肤病及免疫缺陷病患者
乙肝疫苗	乙型肝炎	10 或 20μg	HepB	3	0、1、6 月龄	上臂三角肌	肌内注射	发热、患有急性或慢性严重疾病者；对酵母成分过敏（酵母苗）者
脊髓灰质炎减毒活疫苗	脊髓灰质炎	1 粒或 2 滴	OPV	2	4 月龄、4 周岁	—	口服	发热、患有急性传染病者；患有免疫缺陷病或正在接受免疫抑制药治疗者；对牛乳过敏者
脊髓灰质炎灭活疫苗	脊髓灰质炎	0.5ml	IPV	2	2、3 月龄	大腿前外侧中部	肌内注射	发热或急性病期患者，对疫苗成分过敏者
百白破疫苗	百日咳、白喉、破伤风	0.5ml	DTaP	4	3、4、5 月龄，18~24 月龄	臀部或上臂外侧三角肌	肌内注射	有癫痫、神经系统疾病及惊厥史者；急性传染病（包括恢复期）及发热者，暂缓注射；有过敏史者
白破疫苗	白喉、破伤风	0.5ml	DT	1	6 周岁	上臂三角肌	肌内注射	有严重疾病、发热、过敏史者；注射白喉或破伤风类毒素后发生神经系反应者
麻腮风疫苗	麻疹、腮腺炎、风疹	0.5ml	MMR	2	8、18 月龄	上臂外侧三角肌下缘附着处	皮下注射	患有严重疾病、急性或慢性感染者；有过敏史，对鸡蛋有过敏者
乙型脑炎减毒活疫苗	流行性乙型脑炎	0.5ml	JE-L	2	8 月龄、2 周岁	上臂外侧三角肌下缘附着处	皮下注射	有癫痫、惊厥及过敏史者；患有脑部疾病、肾脏病、心脏病、活动性结核；急性传染病及发热者
乙型脑炎灭活疫苗	流行性乙型脑炎	0.5ml	JE-I	4	8 月龄（第一、第二针间隔 7~10d）、2、6 周岁	上臂外侧三角肌下缘附着处	皮下注射	发热及患有急性疾病及严重慢性疾病或严重慢性疾病体质衰弱者；对药物或食物有过敏史者；有惊厥史者
流脑 A 群多糖疫苗	流行性脑脊髓膜炎（A 群）	0.5ml	MPSV-A	2	1、9 月龄	上臂外侧三角肌下缘附着处	皮下注射	患有神经系统疾病（如癫痫、惊厥、脑部疾病等）及有过敏史者；发热、急性疾病者；肾脏病、心脏病及活动性肺结核等慢性疾病的活动期
流脑 A/C 群多糖疫苗	流行性脑脊髓膜炎（A 群+C 群）	0.5ml	MPSV-AC	2	3、6 周岁	上臂外侧三角肌下缘附着处	皮下注射	有癫痫、惊厥及过敏史者；患有脑部疾病、肾脏病、心脏病者；患有急性传染病及发热者
甲肝减毒活疫苗	甲型肝炎	0.5ml 或 0.1ml	HepA-L	2	18 月龄	上臂外侧三角肌下缘附着处	皮下注射	对疫苗所含任何成分，包括辅料以及抗生素过敏者；患有急性传染病、严重慢性疾病、慢性疾病的急性发作期、发热者；免疫缺陷、免疫功能低下或正在接受免疫抑制药治疗者；未控制的癫痫和其他进行性神经系统患者
甲肝灭活疫苗	甲型肝炎	0.5ml	HepA-I	1	18 月龄、2 周岁	上臂三角肌	肌内注射	患有肝炎或其他严重疾病者；发热或本疫苗成分过敏者；已知对本疫苗任何一种成分过敏者

三、传染病的控制措施

当传染病发生流行以后，为了控制传染病的发生和流行的强度与范围，使发病率降到最低水平，防止疫情蔓延而采取的一系列措施称为防疫措施，也称为传染病的控制措施。防疫措施是针对传染病流行的 3 个环节采取的不同措施。

（一）针对传染源的防疫措施

1.对传染病患者的防疫措施 对传染病患者，要做到早发现、早诊断、早报告、早隔离、早治疗。

（1）早发现、早诊断：此阶段的工作主要是在医院进行。为了做到这"两早"，关键要加强医务人员培训，提高其业务水平、防病意识和责任感。综合传染病的流行季节、临床特征、实验室诊断、流行病学资料等进行全面分析，有助于传染病的早发现与早诊断。

（2）早报告：传染病的报告是疫情管理的基础，是控制传染病的重要措施，也是《中华人民共和国传染病防治法》规定的执行职务人员的义务。

1）报告的种类：现行《中华人民共和国传染病防治法》规定，法定报告的传染病分为甲、乙、丙 3 类，共 40 种。

甲类传染病：鼠疫、霍乱。

乙类传染病：新型冠状病毒感染、传染性非典型肺炎、艾滋病、病毒性肝炎、脊髓灰质炎、人感染高致病性禽流感、麻疹、流行性出血热、狂犬病、流行性乙型脑炎、登革热、炭疽、细菌性和阿米巴性痢疾、肺结核、伤寒和副伤寒、流行性脑脊髓膜炎、百日咳、白喉、新生儿破伤风、猩红热、布鲁氏菌病、淋病、梅毒、钩端螺旋体病、血吸虫病、疟疾、人感染 H7N9 禽流感。

乙类传染病中的传染性非典型肺炎、肺炭疽按照甲类传染病管理。

丙类传染病：流行性感冒、流行性腮腺炎、风疹、急性出血性结膜炎、麻风病、流行性和地方性斑疹伤寒、黑热病、包虫病、丝虫病；除霍乱、细菌性和阿米巴性痢疾、伤寒和副伤寒以外的感染性腹泻病；手足口病。

甲类传染病为强制管理的传染病，乙类传染病为严格管理的传染病，丙类传染病为监测管理的传染病。国务院可根据情况，增加和减少甲类传染病病种，并予以公布；国务院卫生健康部门可以根据情况，增加或减少乙类传染病和丙类传染病的病种，并予以公布。

2）报告人与报告时限：凡从事医疗、保健、疾病控制工作的人员均为法定报告人。法定报告人发现甲类传染病和乙类传染病中的严重急性呼吸综合征、致病性禽流感、肺炭疽的患者、病原携带者和疑似患者，城镇于 6h 内、农村于 12h 内以最快的通信方式向当地卫生防疫部门报告，并及时报出传染病报告卡；发现乙类传染病患者、病原携带者和疑似患者时，城镇于 12h 内、农村于 24h 内向当地卫生防疫部门报出传染病报告卡；丙类传染病监测区发现丙类传染病，应在 24h 内向当地卫生防疫部门报出报告卡。发现传染病的流行和暴发，应以最快的速度向当地卫生防疫部门报告疫情。省级政府卫生行政部门接到甲类传染病和发生传染病暴发、流行的报告后，应于 6h 内向国务院卫生行政部门报告。对疑似患者应尽快确诊或排除，并发出准确报告。患者死亡、治愈、形成病原携带者或有后遗症时要做转归报告。

（3）早隔离：及早将传染病患者隔离是防止传染病扩散的有效办法，隔离的期限依各种传染病的最长潜伏期并参考微生物学的检查结果而定。

1）甲类传染病患者和携带者必须隔离治疗。

2）乙类传染病中的严重急性呼吸综合征、致病性禽流感、肺炭疽患者也必须住院隔离治疗。如拒绝隔离治疗或隔离期限未满擅自脱离隔离治疗的，必要时可请公安部门协助采取强制隔离措施。

3）其他乙类传染病患者可根据病情按医师的建议或住院治疗或在家中隔离治疗，按有关规定和防治方案严格管理，直至治愈。对那些传染源作用不大的传染病可不必隔离。

4）丙类传染病中的瘤型麻风病患者必须经临床和微生物学检查证实痊愈，才可恢复工作和学习，其他传染病患者在临床治愈后即可工作或学习。

5）甲类传染病疑似患者必须在指定场所进行隔离观察和治疗；乙类传染病疑似患者，在医疗保健机构指导下治疗或隔离治疗，对疑似患者应尽快明确确诊。

2. 对病原携带者的防疫措施　对病原携带者应该做好登记，并根据携带者的类型、携带病原的种类及其工作性质进行管理。健康宣教，定期随访，经一定时限间隔（2～3 次）病原学检测阴性时就可以解除管理。对某些特殊职业的病原携带者，如饮食服务业、托幼机构等，须暂时调离工作岗位进行治疗；如果治疗无效，则不得从事上述职业。

3. 对受感染动物的防疫措施　对有经济价值的且又不是患有烈性传染病的动物，可予以隔离治疗。绝大多数野生动物和患有严重传染病（如狂犬病、疯牛病和炭疽）的动物，应予以杀死、火化或深埋。严禁剥皮食肉。

4. 疫源地的防疫措施　对疫源地主要采用消毒措施。因为不同传染病传播途径不同，所以采用的措施也各不相同。

消毒（disinfection）是指用化学、物理、生物的方法杀灭或消除外环境中的病原体。一般分为预防性消毒和疫源地消毒。

（1）预防性消毒：是指对可能受到病原体污染的场所和物品进行的消毒，如对空气、饮水及乳品消毒等。

（2）疫源地消毒：是指对现有或曾经有传染源存在的场所进行的消毒。疫源地消毒又分为随时消毒和终末消毒。

1）随时消毒：是指对现有传染源的疫源地，患者的排泄物、分泌物及其所污染的物品及时进行的消毒。此类消毒往往是在家中进行，对家属要进行指导。

2）终末消毒：是指传染源痊愈、离开或死亡以后，对疫源地进行一次彻底的消毒。一般对病原体在外界环境生存能力强的疾病，要进行终末消毒。

（二）针对易感接触者的防疫措施

接触者是指曾接触传染源而有可能受感染的人。接触者应接受检疫，检疫期为自最后接触之日起计算，相当于该传染病的最长潜伏期。根据疾病性质和潜伏期长短，对不同传染病的接触者应采取不同的方法。

1. 应急预防接种　对于那些潜伏期长的传染病接触者，可进行自动或被动免疫，如麻疹、甲型肝炎等。可应用丙种球蛋白进行预防接种，以避免易感接触者的发病或减轻临床症状。

2. 医学观察　是对较严重传染病接触者的每日视诊、测量体温，并注意早期症状的出现。接触者可以正常工作、学习。

3. 留验　对甲类传染病或按甲类传染病来处理的传染病接触者，需收留在指定场所进行隔离观察，限制其活动范围，实施诊察、检验和治疗。

4. 药物预防　对某些有特效药的传染病接触者，必要时可用药物预防，但要防止滥用药物，以免造成病原体产生耐药性。

（三）切断传播途径

对于各种传染病，尤其是消化道传染病、虫媒传染病和寄生虫病，切断传播途径通常是起主导作用的预防措施。其主要措施包括隔离和消毒。

1. 隔离　详见本章第一节相关内容。

2. 消毒 消毒是切断传播途径的重要措施。狭义的消毒是消灭污染环境的病原体。广义的消毒除包括消灭传播媒介外，还包括疫源地消毒（包括随时消毒和终末消毒）及预防性消毒两大类。消毒的方法，包括物理消毒法和化学消毒法等，可根据不同的传染病选择采用。

3. 开展爱国卫生运动，改善人居环境 是预防传染病的重要措施。

（孙成玺）

第6章 心理救援

第一节 危机事件中的心理健康

一、危机事件中的应激反应

心理健康是人类健康的重要组成部分，身体健康与心理健康密切关联、相互影响。心理健康也是目前国际卫生政策的一个优先领域。心理健康（mental health）是指心理的各个方面及活动过程处于一种良好或正常的状态。它的理想状态是保持性格完美、智力正常、认知正确、情感适当、意志合理、态度积极、行为恰当、适应良好。世界卫生组织对心理健康的定义是个人认识到自己的能力、能够应对正常的生活压力、富有成效地工作，并为社区做出贡献的一种幸福状态。

然而，世界上经常会发生各种给人类带来伤痛的危机事件，如战争、自然灾害、意外事故、火灾和暴力冲突等。这类危机事件的发生可能会导致深刻和痛苦的经历，通常会威胁到生命或对个人的身体或心理健康构成严重威胁。它们的影响范围可能涉及个人、家庭乃至整个社区。在危机事件中的人们可能会失去家园或亲人，与家庭或社区分离，或者会目睹暴力、伤害、破坏，甚至死亡。尽管每个经历危机事件的人都可能受到这些事件的影响，但是人们对于危机事件的反应和感受却是多种多样的。有的人表现出轻微的反应，而有的人则会有严重的表现。大多数人会不知所措，对发生的事情感到困惑或不了解到底发生了什么，他们会感到恐惧、焦虑，或者麻木，整个人处于游离状态。

危机事件发生后，如果不给予及时的心理干预，人们表现出焦虑、抑郁、失眠、自残等心理或行为问题的风险会显著增加，有1/3或更多暴露在灾难中的人们可能会患有急性应激障碍（acute stress disorder，ASD）、创伤后应激障碍（post-traumatic stress disorder，PTSD）或其他精神疾病。在我国，2008年四川汶川发生特大地震，8个月后创伤后应激障碍的患病率估计为22.1%，14个月时为19.8%，26个月时为19.0%，44个月时为8.0%。2019年底至2020年初，新型冠状病毒感染疫情期间，一项在线调查显示，有近35%的受访者经历过心理困扰，出现明显的情绪应激反应，其中有5.14%的受访者遇到严重的心理困扰，如恐慌、焦虑、抑郁等；另一项研究对疫情期间53 427人的心理健康特征进行调查，结果显示，97.75%存在焦虑症状，97.48%的被调查者存在抑郁症状，69.25%的被调查者存在失眠症状，4.75%的被调查者存在创伤后应激障碍症状。

个体在灾害发生后出现何种反应受到多种因素的影响。这些因素包括个体所经历事件的性质和严重程度、曾经经历的悲痛事件、生活中从其他人那里所能得到的支持资源、个人和其他家庭成员心理健康问题的病史、文化背景和传统、年龄等。

二、危机干预与心理救援

危机（crisis）是指个体面临突然或重大负性生活事件（如至亲死亡、婚姻破裂或自然灾害等）时，在一段时间内以个人的资源和应对机制无法解决，导致个体出现的心理失衡状态。而危机干预（crisis intervention）是对处于心理失衡状态的个体进行简短而有效的帮助，使他们度过心理危机，恢复生理、心理和社会功能水平。Slaikeu将危机干预分为两个部分：一线干预，即心理救援干预，可能针对大范围的个体，强调在危机情境下进行的立即干预，提供即时的安抚；二线干预，是由经过培训的、有专业技术资格的专家进行的危机疗法，强调危机的解决。Raphael在和一位澳大利亚铁路事故处理员探讨危机干预工作时，首次提出了"心理救援干预"这一术语，她认为该干预由一系列活动组成，包括提供关心和帮助、共情式的回应、具体的信息和帮助，以及在社会支持系统的帮助下将幸存者组织起来。美国国立精神卫生研究所（National Institute of Mental Health，NIMH）将心理救援干预定义为建立幸存者的安全感，减少应激相关症状，提供休息和恢复身体状况，将幸存者与关键资源和社会支持系统联系起来。心理救援干预的主要依据是马斯洛的需要层次理论，并首先考虑幸存者的生存需要。本章将重点讨论在救援现场所能够给予的心理救援。

在危机干预中，评估风险、确定问题、给予支持、确保安全这4项任务与心理救援干预很相近，因此，心理救援干预是危机干预中的重要组成部分。心理救援干预为危机干预提供了基本框架，它是一种权宜之计，本身并非用来治愈或解决问题，而是提供非侵入性的身体和心理支持。

三、心理救援的组织与实施

心理救援（psychological first aid，PFA），是大规模紧急事件救助措施中的一部分，是指对遭受创伤而需要支援的人提供人道性质的支持。在得到适当的专业帮助或危机得到解决之前，都要进行急救。这一定义也包括向原有心理健康问题恶化的人所提供的帮助。有证据支持这种初步援助在危机干预中的重要性。

心理救援包括以下的主题：在不侵扰的前提下，提供实际的关怀和支持；评估需求和关注；协助人们满足基本需求（如食物、水和信息）；聆听倾诉，但不强迫交谈；安慰幸存者，帮助他们感到平静；帮助幸存者获得信息、服务和社会支持；保护幸存者免受进一步的伤害。

（一）心理救援的服务对象

灾难会波及和影响很多人，包括直接经历、目击者或间接面对的幸存者，以及受广播电视、新闻媒体等灾难信息传播而影响到的人群。然而，并不是每个遭受危机事件的人都需要和愿意接受心理救援，因此不要对那些不愿意接受心理救援的人强行提供帮助，而是随时准备向那些需要救援人员提供帮助的人提供服务。

心理救援的服务对象是近期因严重危急事件而遭受重大创伤的人们，包括各年龄阶段的人群。需要重点关注灾后心理创伤的高危人群，如在灾难中致残的人群、亲人死亡或重伤的人群、本身存在心理疾病的人群、财产受损严重的人群及灾区救援者。如果幸存者需要比心理救援更专门的帮助，在这种情况下，救援人员应认清自身能力的局限性并寻求他人的帮助，如医务人员、该地区的其他人、地方政府或社区领导等。

以下人群需要优先接受医疗和其他救助以挽救生命，因此，他们需要立即接受更高级帮助，包括受到严重、危及生命安全的伤害，需要紧急医疗救治的人；因过度心烦意乱而不能照顾自己或孩子的人；有可能会伤害自己的人；有可能会伤害别人的人。

（二）心理救援的时间

心理救援旨在帮助那些近期遭受危机事件影响的人们。开展心理救援的时间通常是在事件发生当中或事件刚刚发生之后，可以对首次接触危机事件引起心理困扰的人们提供心理救援，有时也可能根据事件持续的时间和严重程度在事件发生几天或几周之后开展心理救援。

（三）心理救援的场所

心理救援通常在安全的地方提供。可以选择在社区环境，如事故现场或者受难人员收留点（如医疗中心、避难所或营地、学校、配给食品或其他援助的场所）。理想的地点是能够在适当的时候可以和人们进行私密交谈的地方。对于遭遇某些特定危机事件的人们，如性暴力，私密交谈是保护隐私和尊重个人尊严所必不可少的。

（四）心理救援的基本目标

心理救援的目标包括建立互不侵犯的人性关怀、同情的联系；快速加强幸存者的安全感，使其在身体上和情绪上处于稳定状态；安抚和引导情绪激动或不安的幸存者；帮助幸存者表达他们的需求和忧虑，加强信息沟通；向幸存者提供实用的援助和信息援助，解决生存的燃眉之急；尽快使幸存者与家庭成员、亲友、社会支持系统建立联系，建立社会支持网络；向幸存者提供适应性应对策略，协助其身心康复，并在康复过程中起到自主的引导作用；提供信息，帮助幸存者克服心理障碍；在必要时把幸存者转到当地康复机构或心理健康服务机构。

（五）幸存者灾后心理应激反应的表现及相应对策

根据心理学研究发现，突发事件中人们的心理反应通常经历 4 个不同的阶段。

1. 冲击期或休克期　发生在危机事件发生后不久或当时，个体主要感到震惊、恐慌、不知所措，甚至出现意识模糊。心理救援需要解决的是让幸存者尽快恢复平静。这时候一般不需要特殊的方法，只需要用平稳、关爱的语气和轻柔的动作，抚平他们的焦虑。

2. 防御期或防御退缩期　由于灾害事件和情景超过了个体的应对能力，个体力求恢复心理上的平衡，控制焦虑和情绪，恢复受到损害的认知功能，但不知如何做，倾向于使用否认、退缩和回避等手段进行合理化或不适当投射，不利于解决问题。这个时期的幸存者会开始不断闪回灾难时发生的画面，或反复想到逝去的亲人等。他们多表现出防御式的情绪反应，如淡漠、抑郁、自责；还有躯体化的症状，如失眠、心悸、胸闷、出冷汗等。此时的心理救援应尽量表现出理解和尊重，让幸存者与救援人员产生信任和感谢，形成一种协作关系，一起走出这个时期。

3. 解决期或适应期　此时幸存者能够积极采取各种方法接受现实，并寻求各种资源设法努力解决问题，使焦虑减轻、自信心增加、社会功能恢复。这个时期的幸存者摆脱了失衡的心理，仿佛什么事情都解决了。但面对以后，很多人会变得迷茫。这个时期的心理援助主要是鼓励性的干预方式，支持幸存者的积极改变，帮助他们重新获得新的社会支持，重获信心。

4. 危机后期或成长期　多数人在经历了灾害危机后，在心理和行为上变得较为成熟，获得一定的积极应对技巧，但也有少数人消极应对而出现冲动行为、焦虑、抑郁、分离障碍、进食障碍、烟草（或酒精、药物）依赖，甚至自伤、自杀等。

（六）心理救援与心理治疗的区别

尽管心理救援中应用了一些心理治疗的技术，但两者之间也有一些不同之处。

心理救援的对象是那些遭受创伤且愿意接受帮助的人群。其目的在于增强幸存者的适应性，预防创伤后应激障碍或者急性应激障碍的出现。它不需要对引起不安的危机事件做详细的讨论，不要求幸存者分析他们所经历的事，也不要求幸存者对发生的事件和时间重新整理，不强迫他们谈其感受和对事件的反应。心理救援的救援人员除专业人员外，其他非专业人员也可以提供。像躯体受伤的急救一样，心理救援是在事件发生后马上进行。

心理治疗需要由经过严格专业培训的人员才能提供。心理治疗的对象是自我恢复能力不足的人。心理治疗的目的是帮助幸存者恢复功能。心理治疗可能是事件发生很久之后才进行，甚至几十年以后也可以进行。

四、心理救援的意义

当面对危机时，我们本能地会产生应激反应。这是身体的一种保护机制，用来抵抗外来的压力，就像面对考试，学生会表现出紧张、焦虑等反应一样。当灾难所导致的危害太严重，受灾个体在产生过强的应激反应时，自身的支持系统由于无法处理就会出现心理失衡或心理解体，最常见的表现是抑郁、焦虑、恐惧、无助、无望等，无法信任他人，严重者甚至会因不堪心理重负而自杀。对于部分灾后心理创伤的高危人群来说，他们无法依靠自己的能力去恢复心理平衡，解决心理危机。如果他们的心理失衡不能够在早期予以适当的关注并获得帮助，这种情形可能会持续数月、数年甚至终身。

心理救援就是针对处于危急状态中的个体或群体，运用心理学知识，对其施加及时有效的影响，帮助其缓解危机带来的紧张和压力，重建心理平衡。心理救援可以通过外界的力量给予心理安慰，帮助他们减轻痛苦、恢复心理健康；同时帮助他们共同面对经历的创伤，重新树立信心，回归社会生活。

各种紧急情况尽管有其悲剧性本质并且对精神卫生有着不利影响，但对于构建更好的精神卫生系统，为有需求的人群提供及时、有效、科学的心理援助创造了机遇。精神卫生服务对于从紧急情况中恢复的个人、社会和国家至关重要，对于提升整体健康水平、发挥功能和复原能力都有重要作用。

五、心理救援的发展

（一）心理健康救援培训课程

全球心理健康问题的高患病率增加了人们与有这类问题个体接触的可能。在危机事件发生后，最先接触心理困扰个体的家人、朋友、同事等作为重要的非正式支持资源，可为其提供早期心理干预并鼓励其寻求专业帮助。但是，由于家人、朋友、同事等对精神疾病的认知存在偏差或者不具备心理健康相关知识，导致不能提供及时有效的支持和帮助。但这些人更有可能在他人的建议下寻求专业或正式的帮助。

目前，在全球范围内精神卫生知识普及程度还比较低，世界卫生组织强调以社区为基础的精神卫生干预措施的重要性，包括促进精神卫生知识的普及。为了提高大众心理健康素养、缓解精神疾病所致负担，国外学者提出了心理健康救援的概念，并在此基础上开发了一系列的心理健康救援课程，如 MHFA 计划。

心理健康救援（mental health first aid，MHFA）是对遭遇精神心理问题（抑郁症、焦虑症、精神疾病或物质使用问题等）或正遭受心理健康危机（自杀、非自杀性自伤、惊恐发作、创伤事件、严重的精神疾病状态、饮酒或其他药物使用造成的严重影响或攻击性行为等）的个体，在其获得专业治疗或危机解除前，由家人、朋友、同事等非专业人士提供的帮助和支持。该概念首先由澳大利亚教育工作者 Betty Kitchener 和心理健康研究员 Anthony Jorm 提出，然后由澳大利亚 MHFA 中心与墨尔本大学研究人员合作开发了 MHFA 课程及其评估方法，随后被不同国家引入并进行文化调适，MHFA 计划的目的是在社区中传播基本的急救技能，而不是专注于发展临床技能。其核心是 ALGEE 行动计划，即接近、评估并协助任何危机、非评判性地倾听、提供支持和信息、鼓励寻求适当的专业帮助和鼓励其他支持。

MHFA 是一项针对普通大众的标准化、模块化教育计划，采用与躯体急救计划类似的方法，提高公众心理健康素养、改善公众疾病认知态度、激发公众心理救助行为和培养公众心理救助能力来抵御公众的心理健康问题。具体目的包括增加参与者对一般心理健康问题、常见精神疾病和精神疾病现有治疗方法的认识；教授积极主动的技巧，使参与者具备向处于心理困境或心理危机的人提供帮助的技能；防止幸存者的心理问题进一步恶化；促进心理问题的康复。

（二）心理救援在我国的发展

在我国，由于从事精神心理服务的人员稀少和缺乏心理健康方面的知识或幸存者本身的病耻感等因素的影响，许多人在发生潜在的创伤事件后无法获得足够和及时治疗。为了提高公众的心理健康知识，提升自助和帮助技能，近年来国家发布了多项政策文件，建议提高公众的心理健康知识水平，加强对精神卫生保健的教育，鼓励人们提高对潜在创伤事件的认识并采取积极应对方式。

随着越来越多的人意识到创伤性事件对心理健康的影响，专家们也制定和引进了一系列心理救援方面的指南。例如，2008 年四川汶川发生特大地震后，中国专家组织翻译了由美国国家儿童创伤应激网络（National Child Traumatic Stress Network，NCTSN）和国家创伤后应激障碍中心（National Center for PTSD）授权的《心理急救现场操作指南》（第二版）。此外，世界卫生组织出版了《现场工作者心理急救指南》。这些准则主要提供给精神卫生工作者或志愿者，这些准则中建议的一些行动不适合一般公众。

目前，关于心理救援方面的指南大多是直接从其他国家开发的英文版本翻译而来，有些指南是针对卫生专业人员，有的指南是为了在特定事件发生之后使用而开发的。这些指南的有效性还没有在中国文化背景下得到系统的评估，没有对创伤相关指南进行文化适应性研究。中国的文化背景、心理健康状况和政策与高收入国家还有很大的不同，西方国家的创伤指南是否适用于中国的文化和卫生系统尚不清楚。

第二节　心理救援评估技术

灾难对精神健康的不利影响与身体伤害不同，需要有系统的方法来确定病例并对其进行适当的分类和采取不同的干预措施。因灾难引发了各种心理困扰、心理创伤，需要对灾难幸存者实施心理救援，提供心理帮助，使其恢复正常的心理状态。心理评估作为心理救援的重要组成贯穿心理救援始终。

一、概　　述

（一）心理评估的目的

心理评估是心理救援中的一个不可或缺的工作环节。面对灾难事件，每个经历灾难的个体都会产生心理应激反应，但这种应激反应具有明显的阶段性以及个体差异性。并不是每个人都需要心理干预，也不是每个人都需要相同的心理干预。通过及时而准确的心理评估，可以帮助了解个体心理应激的程度和性质、所处阶段，以及差异性等问题。心理评估的目的如下。

1. 分类　根据灾害经历、受灾程度、社会支持、需求状况等特点对受灾人群进行评估和分类，最大限度地利用有限的人力资源，有针对性地为幸存者提供心理帮助。

2. 筛查　通过心理评估筛查出幸存者中需要进行心理干预的高危人群。

3. 判定　通过对重点人群中个体进行心理评估，确定其问题的性质和严重程度，以便制订有针对性的干预措施。

4. 追踪　在干预的不同时间点进行阶段性心理评估，有助于了解前期干预的效果，并为下一阶段的干预提供依据。

（二）心理评估的基本原则

灾难救援中的心理评估是在特殊环境下、特定时期进行的心理评估，与平时的心理评估有所不同，需要强调以下几个原则。

1. 尊重　即尊重评估对象，不能强制进行心理评估，一定要征得评估对象的自愿和知情同意，对评估对象无条件地接纳和共情。同时做到恪守职业道德，向评估对象承诺，在评估过程中获得的评估对象的个人资料都会予以严格保密，不随便向无关人员透露。

2. 针对性　要根据不同的人群、不同的评估目的，选择有效的评估方法。使用简明的调查表可协助对受灾人员分类；使用特定的心理健康筛查工具有助于筛查高危人群；采用精神障碍诊断标准对可能出现精神障碍的人员做出辅助诊断。

3. 与干预相结合　心理救援中对有关人群实施心理评估的目的是更有针对性地实施干预。如果仅实施心理评估而不进行干预可能会对处于灾难应激反应中的幸存者造成二次伤害，所以心理评估一定要与心理干预相结合，必须在保证能进行心理援助的前提下进行心理评估。

二、针对救援对象的信息收集和高危筛查

（一）针对救援对象需要收集的信息

由于灾难破坏了救援对象正常生活的很多方面，幸存者的许多情绪反应来自灾难所造成的生活问题，收集救援对象的有关信息是心理评估的重要内容。尤其通过信息收集，识别出具有特殊风险的幸存者，掌握并跟进他们当下的需要和担忧，制订个体化的心理干预措施。

信息收集和评估可以围绕以下问题进行：①灾难中经历创伤的严重程度；②是否存在有亲人遇难；③是否存在对灾后处境和持续存在威胁的担忧；④是否担心与亲人分离或亲人的安危；⑤是否存在身体或精神疾病的救治需要；⑥灾难是否造成家庭、事业、财产等方面的重大损失；⑦是否为亲人的死亡、为自己在灾难中没能做得更多而感到内疚和羞愧；⑧是否存在自伤或伤害他人的念头；⑨是否存在有效的家庭、朋友、社区等社会支持；⑩是否存在饮酒史或药物滥用史；⑪是否存在创伤史或丧失现象；⑫是否存在其他有可能影响救援对象痛苦反应及恢复的信息。

信息收集一般是通过个别访谈的方式进行，以下几点需要特别注意：①尊重救援对象，不强迫他们，注意提问的语气和方式；②不要盘问灾难过程的过多细节；③不要轻易滥贴标签或作病理性归因；④对评估内容要记录、存档和管理。

（二）针对高危人群进行筛查

在灾害救援中，需要筛查识别有急性应激障碍、持续恐惧、焦虑、抑郁等情绪问题的人群作为心理干预的重点人群。一方面，可通过线索调查，即通过向知情人（如安置点的管理人员、医务人员、家人等）了解情况，对识别出的高危人员主动跟进；另一方面，通过团体问卷调查的方式进行筛查，快速有效地筛查出高危人员，并主动跟进。

灾后被救人群中出现急性应激障碍是常见的。常用急性应激障碍的评估工具包括以下几种。

1. 急性应激障碍晤谈（acute stress disorder interview，ASDI） 是依据《精神疾病诊断与统计手册》（the diagnostic and statistical manual of mental disorders，DSM）第四版诊断标准制定，供医务人员使用的结构化临床访谈问卷，由 19 个评定项目组成，包括分离症状（5 项）、再体验症状（4 项）、回避症状（4 项）和警觉症状（6 项）。研究表明，该问卷有良好的信效度。

2. 急性应激障碍量表（acute stress disorder scale，ASDS） 是在 ASDI 的基础上开发的自评量表，该量表采用 5 级评分，可对项目逐一进行程度评定。

3. 斯坦福急性应激反应问卷（Stanford acute stress reaction questionnaire，SASRQ） 是一个包含 30 个项目的 5 级评分自评量表，主要用于急性应激反应症状的评定。需要注意的是，ASDS 和 SASRQ 属于自评量表，都可用于对急性应激反应症状的筛查，但并不具备对急性应激障碍诊断的效力。

4. 应激反应自评问卷（self-rating questionnaire，SRQ） 由世界卫生组织开发，用于在目标人群中筛查心理危机干预重点关注人群的评定工具。应激反应自评问卷以评估焦虑、恐惧、抑郁等情绪以及躯体症状为主要内容，共有 20 个条目，均按"0"或"1"计分，界线值为 7 或 8 分，即总分高于 7 或 8 分的个体需要心理帮助。

三、心理评估的内容

评估是一种贯穿于整个危机干预过程中的普遍策略。所有任务的实施必须在救援人员的评估之下进行。这种评估以环境为基础，侧重行为，很多时候对灾难状况的评估是自发的、主观的。成套的或者定式的检查工具虽然在医疗机构内比较实用，但很多时候不适宜在救援中应用。

评估在危机干预中极其重要，可以帮助救援人员确定以下内容：灾害的严重程度；幸存者目前的情绪、行为和认知状况；幸存者的应对机制、替代方案、支持系统，以及其他可获得的资源；幸存者对自身和对他人的危险程度；救援人员在弱化灾难和帮助幸存者恢复平衡和能动性方面的工作。

（一）评估灾害的严重程度

救援人员尽可能在与幸存者的初次接触时对灾害的严重程度迅速地进行评估。救援人员通常没有时间进行完整的诊断评估或深入了解幸存者的个人史，因此，可以借助一些快速评估的工具有效地获得有关特定灾难环境的信息。分类评估系统使得救援人员能够评估幸存者在情感、行为和认知方面受到损害的严重程度。灾害的严重程度会影响到幸存者的能动性，这给救援人员判断需要何种程度的指导提供帮助。幸存者经历灾难的时间长短将决定救援人员化解灾难所需要的大概时间。

（二）评估情感、行为和认知

灾难持续的时间是有限的，多数急性灾难仅持续几天或者几周时间。灾难所致伤害的严重程度需要从幸存者的主观感受和救援人员的客观观察来综合判断。需要客观评估幸存者在 3 个方面的功能，即情感、行为及认知状态。

1. 情感 情感异常或者受损通常是幸存者处于失衡状态的首要表现。幸存者可能出现情绪反应过度或者失去控制，出现严重的退缩和与外界隔离。救援人员需要帮助幸存者用恰当合理的方式表达情感，从而使之恢复自我控制和能动性。救援人员需要思考并回答以下问题：幸存者的情绪反应是否正常；是否与环境相协调；幸存者的情感反应是否显示他在试图否认或回避所处的状况；如果幸存者的情绪有问题，究竟恶化到什么程度；是否被他人所影响；在目前所处状况下这种情绪是否典型。

2. 行为 救援人员需要注意观察幸存者在做什么、怎么做、具体的步骤和行为方式，以及其他精神活动。在心理救援中，让幸存者实施能立刻采取的积极行动是让其变得有能动性的最好和最快的方法。对能够成功度过灾难的人进行调查发现，幸存者在事后回忆时更多地将这种成功归因于在灾难中立即采取了一些具体的行动。但是，对于无能动性的人，需要注意到对他们来说很难采取独立自主的行为。

救援人员可以询问以下问题帮助幸存者采取建设性行为：在过去类似的情况下，会采取什么行为来重新获得控制感？在现在的情况下，觉得必须做什么？现在有没有某个（或某些）人是能够立即联系到并能在这场灾难中给予支持的？

幸存者没有能动性的基本问题在于失去自我控制。一旦幸存者开始做一些具体的事情，意味着处在积极的方向上，这是恢复自我控制的关键，也是恢复一定能动性的基础，其他工作就有可能有条不紊地进行下去。

3. 认知状态 救援人员对幸存者思维方式的评估包括几个重要方面：幸存者对灾难看法的现实性和一致性如何，幸存者是否对各种灾难导致的恶化状况存在轻信谣言、偏听偏信、夸大或者合理化等，如果存在，达到何种程度？幸存者在灾难状态中的不合理思维方式已经存在多久？幸存者对于改变灾难状况的意向如何，减少其认为灾难不可能改善的思维方式的可能性有多少？

（三）分类评估系统

对灾难中的幸存者进行快速适当的评估，是危机干预最重要的组成部分之一；对幸存者的平衡状态进行持续快速的评估，决定了救援人员下一步的工作内容。然而，目前可供救援人员使用的、比较全面的评估措施有其局限性，难操作且烦琐费时，而且需要幸存者在评估过程中有较好的自控性，或者必须亲自到场。尽管通过大量的登记表、背景调查或者进一步的人格测试可以获得很多有用的信息，但在瞬息万变的灾难过程中有些很难完成，是可望而不可即的。

在灾难情境下，救援人员需要采用快速高效的手段获得幸存者的实时信息。这种工具应当是简明易懂的，使仅有基础知识的救援人员也能够应用自如，获得可靠有效的信息，并且对于大量的没有接受过标准化测试专业培训或干预程序培训的救援人员来说，也能快速使用。

（四）心理生理评估

在灾难中和灾难过后的很长一段时间，大脑神经递质在情感、行为和认知功能方面具有重要作用。有证据表明，脑内的边缘系统在创伤后应激障碍发生和维持方面起重要作用。另外，也有证据提示，遗传因素在创伤后应激障碍的易感性中也有一定的作用。同样，某些药物治疗和心理治疗具有增加边缘系统的体积和改变神经递质传导的作用，可以用来改善创伤后应激障碍的症状。因此，基于以下 3 方面的原因，救援人员需要重视心理和生理方面的评估。

1. 有证据表明，当人们陷入创伤事件后，神经递质的释放、中枢和周围交感神经系统以及下丘脑-垂体-肾上腺轴（hypothalamic-pituitary-adrenal axis，HPA 轴）都会发生巨大改变。这些神经生化的改变可以长时间存在，对人体的情感、行为和思维产生影响。因此，需要加强对幸存者进行心理生理方面的教育，让幸存者意识到他们并没有"发疯"，他们在应激源到来和过去之后所出现的"不可思议"的举动其实是有神经生物学基础的。

2. 研究发现，神经递质（如多巴胺、去甲肾上腺素及 5-羟色胺等）的异常变化与各种精神障碍相关，如精神分裂症和抑郁症。治疗精神障碍的药物通过调节这些神经递质来治疗一系列精神障碍。因此，救援人员必须注意到因为不良反应或者因停用抗抑郁药物或者抗精神病药物而导致精神病复发的患者。

3. 药物会对精神健康产生影响。有些药物如老年患者使用的一些治疗退行性疾病药物，可导致一些精神方面的不良反应。

因此，救援人员应该评估幸存者既往的创伤经历、心理病理过程，以及使用、滥用或者误用的各种合法与非法的药物，综合判断它们与当前问题的关联。涉及神经生物学基础的心理生理改变依靠"谈话"治疗并没有太大作用。如果怀疑存在上述情况，应及时转诊到精神科或神经科进行进一步评估。

（五）评估幸存者目前的情绪功能

在评估幸存者的情绪稳定性时，应注意以下 4 个因素：①灾难的持续时间；②情感耐受性或者幸存者当时的处理能力；③幸存者当时的生态系统；④幸存者的发展阶段。

评估幸存者总体情感状态需要从多个角度着手，既需要关注持续时间（慢性或者急性），也需要注意程度（储备能力），还需要结合其他一些因素。这些因素包括幸存者的年龄、文化程度、家庭背景、婚姻状况、职业成熟度和工作稳定性、财务稳定性和债务、酒精或药物的使用情况、违法记录（是否有拘捕、犯罪、缓刑记录等）、社会背景、智力水平、生活方式、宗教信仰、维持亲密人际关系的能力、对不确定性的耐受能力、身体健康、患病史，以及既往灾难经历等。对以上这些因素的整体把握，有助于救援人员判断是否需要快速转介（如医学治疗或者检查）、短期咨询等后续处理。

（六）评估替代方案、应对机制和支持系统

在整个干预过程中，救援人员需要与幸存者协商，提出一系列解决问题的可能性，并且建立一个选项库，随时根据需要评估各个选项是否适合幸存者。替代方案应该包括幸存者可以获取的合适的转介资源、能采取的现实行动，以及可以获得的机构资源、社会资源、职业资源、个人力量或者支持系统等。在评估适合幸存者的替代方案、应对机制和支持系统时，必须考虑幸存者的个人观点、幸存者的主观能动性和利用这些帮助的能力。

（七）评估潜在的自杀/杀人风险

灾难作为一个重大的应激源，造成财产损失、亲人丧失、资源匮乏，以及其他躯体健康问题，同时还有创伤后应激障碍、抑郁症等精神障碍的发生，这些可能会成为自杀的诱因。因此，自杀/杀人行为的危险评估和预防也是灾后短期和长期心理干预中的一个重要方面。虽然并不是所有灾难中的幸存者都会选择自杀或者杀人，但是救援人员须时刻注意评估幸存者伤人伤己的可能性。不仅要对心理问题或者症状本身进行评估和诊断，必要时也需要对幸存者的个人史、家族史、人格特征、社会支持状况及应对风格等进行评估，以便全面了解问题产生的影响因素，并制订有针对性的干预措施。

另外需要注意的是，多数自杀或者杀人的幸存者会有明确的表示，并且会事先发出警报或寻求帮助。救援人员必须谨慎对待并且评估有自杀和杀人可能性的幸存者。

第三节　心理救援干预技术

目前，灾难后即时干预的方法以心理救援干预为主，它是非侵入性的，而且不主张对创伤性事件进行讨论。这是因为，并非所有的人都需要心理帮助，大多数人最初表现出来的类创伤症状在短时间内将会自我消除。《心理急救现场操作指南》和《现场工作者心理急救指南》是目前受到普遍推荐和认可的两套心理救援操作指南。在本节中对其内容进行简单介绍。

一、心理救援干预的实施

（一）确定救援对象和救援目的

确定需要心理救援的人群，评估灾难事件所造成的临床表现及其严重程度，包括情绪情感状态、认知反应、思维方式、行为改变和躯体症状；了解幸存者的背景资料、身体的应对能力、习惯性的应对方式及相关的社会支持系统和资源。

（二）制订救援预案和计划

根据支持系统和幸存者的具体情况，制订适合幸存者功能水平和心理需要的救援计划。同时需要考虑到文化背景、社会生活习惯及家庭环境等因素，并结合幸存者的自控能力和自主性，制订符合个体实际情况的干预方案。危机干预计划应具体、实用和灵活可变。

（三）实施心理救援

按既定实施方案，救援人员使用各种干预技术帮助幸存者学会并掌握解决危机所需要的技巧。救援技术包括合作性、指导性和非指导性技术。心理救援的实施期限取决于幸存者面临的灾难性质、自身的能力。在实施过程中，首先需要建立良好关系，表示理解和关心，鼓励幸存者倾诉目前感受，告知其心理失衡状态是对灾难的正常反应，帮助幸存者更好地应对现实。

（四）心理救援的评估

评估不仅是心理救援的重要步骤之一，也贯穿救援过程的始终。救援人员对评估技巧掌握的程度极大地影响救援的效果，因此，救援人员应在有限的时间内迅速评估幸存者在救援过程中的变化情况，以便及时采取相应的措施。当幸存者情绪情感恢复、行为正常、认知能力改善、自我保护意识加强时，可以在适当的时机结束心理救援，但也需要进一步强化幸存者学习到的应对技能，消除幸存者对救援人员的依赖等。

二、心理急救现场操作指南

在中文版《心理急救现场操作指南》中，提供了采用循证模块来帮助在灾难和恐怖事件中幸存者的方法，减少幸存者初期的心理问题并提高他们短期和长期的适应能力，明确该指南的使用者，包括工作在不同现场的第一响应者、现场指挥系统、初级卫生保健提供者、急救医疗服务人员、学校危机处理小组、宗教组织、灾难救援组织、社区紧急事件响应小组、医疗后备队和市民服务队等。具体干预技术包括以下内容。

（一）准备实施心理救援

为了能给灾区提供帮助，救援人员必须了解事件的性质、当前的环境、救助和支持服务的种类与可行性，制订计划和准备工作同样也是非常重要的。作为救援人员，不断接受有关灾难心理卫生的培训以及了解所在事件指挥系统的构成是能够有效进行救灾工作的最关键部分。

1. 加入救援体系 救援人员需要与事故指挥系统建立联系，并与之协调行动。同时还应该尽可能多地了解这一体系的其他情况，如领导、组织、政策、工作程序、安全措施和能得到的支持性服务；尽可能快速地掌握全面信息，这有助于帮助幸存者减轻悲恸和促进其适应性。

2. 识别需要心理救援的人员 需要帮助的人群包括那些已经表现出急性悲恸信号的幸存者和有以下情况的人员，即定向障碍者、迷惑不解者、疯狂或激越者、惊恐者及极度退缩、淡漠或缄默不语者，以及极度易激惹或愤怒者、极度担心者。

3. 设置小组体系 可将有共同需要和关注点的受灾人群组成小组，就该小组的共同需要和关注点做出适时的讨论。讨论的重点是解决当下的问题并提出应对策略。

4. 保持镇静 救援人员通过其表现出的镇静和清晰的思维，能帮助幸存者产生信赖。在幸存者感觉不到有希望时，救援人员要经常示范，使其对未来充满希望。

5. 对文化及文化多元性保持敏感度 救援人员必须对文化、民族、信仰、种族和语言的多样性保持敏感度。救援人员需要了解自身的价值观和偏见，并考虑到这些观念和那些需要救助地区的人们的观念有什么相同和不同之处。

6. 关注高危人群 包括儿童、重伤人员、曾多次迁移及流离失所的人、有严重精神疾病的人、孕妇、老人、救灾人员等。

（二）核心措施

心理救援干预措施包括 8 个方面的核心行动。

1. 接触与投入目标 响应幸存者发出的需要接触的信息，或以非侵入性、富有同情心，以及乐于助人的态度主动接触幸存者。

2. 安全与舒适目标 提高幸存者即时（此时此刻）的和需要持续存在的安全感，使其得到身体上和情感上的舒适。

3. 稳定情绪目标 安抚和引导情绪崩溃或精神紊乱的幸存者。

4. 收集信息目标 识别幸存者的即时需求和担忧，收集相关信息，制订个体化的心理救援干预措施。

5. 实际帮助目标 为幸存者提供直接与其即时需求和忧虑有关的实际帮助。

6. 联系社会支持系统目标 帮助幸存者与最初的救援人员或其他支持资源建立起短期的和需要持续存在的联系，这些资源包括家人、朋友及社区援助资源等。

7. 应对信息目标 提供关于应激反应和用于减轻压力、促进幸存者适应功能的信息。

8. 联系协助性服务机构目标 帮助幸存者与可以利用的、和他们目前需要或今后需求有关的服务机构建立联系。

上述核心心理救援措施构成了事件发生后的初始几天或者初始几周内提供给幸存者早期心理救援的基本内容。救援人员应当灵活应对各种情况，根据幸存者的特殊需求和忧虑来分配采取相应措施所需的时间。

三、现场工作者心理急救指南

《现场工作者心理急救指南》由世界卫生组织编写和推荐，为严重灾难事件中遭受不幸者提供人性化支持和切实帮助。其旨在为那些经历过极度痛苦的人们提供帮助，并制定了在救援工作时尊重幸存者尊严、文化和权利方式的整体框架，其内容包含了社会支持和心理支持两个方面。该指南已获许多国际机构的认可，其具体实施包括以下内容。

（一）与困境中的人们良好地沟通

遭遇灾难事件的人们通常会感到心烦、焦虑和烦恼。一些人会为灾难中发生的事情而自责。保持冷静和表示理解可以帮助困境中的人们感受到更多的安全、保障、理解和尊重。良好的沟通需要注意彼此沟通时的言辞和肢体语言，如面部表情、眼神交流、手势、坐姿和站姿等。每种文化背景下都有其独特的、得体的和礼貌的行为举止。恰当的言行方式需要考虑到幸存者的文化、年龄、性别、风俗和宗教等很多方面。

（二）准备提供帮助

1. 了解灾难事件　包括灾难事件的性质、时间、地点。估计幸存者的数量以及他们是什么人。

2. 了解可获得的服务和支持　了解准备提供基本需求如紧急医疗、食品、饮用水、避难所和追踪家庭成员的人员有哪些。获取人们获得服务和帮助的地点和方式。了解一起参与救援的其他人的情况和社区成员参与提供服务的情况。

3. 了解安全和治安问题　评估危机事件已结束还是仍会继续，如地震之后的余震或是持续中的冲突。评估所处环境中是否还存在危险，如地雷或损坏的基础设施是否还会带来伤害。了解不安全（如明显破坏）或不允许进入的区域。

（三）心理救援的行动

心理救援的三项基本行动原则是观察（look）、倾听（listen）和联系（link），简称"3L"原则。这些行动原则能指导救援人员安全进入灾难现场，更好地察看情形，接近幸存者，了解他们的需求，帮助他们联系到实用的信息和帮助。

1. 观察　检查是否安全，检查明显急需基本需求的幸存者，检查出现严重困扰反应的人。

2. 倾听　接近需要救援的人们，询问他们的需求和担忧；倾听他们的谈论，帮助他们平静心绪。

3. 联系　帮助幸存者表达需求并联系相关服务；帮助幸存者应对问题；提供信息，联系亲人和社会方面的帮助。

（四）结束帮助

何时结束以及如何结束帮助取决于灾难事件的实际情况、救援人员的角色和处境，以及幸存者的需要。根据当前处境、幸存者的需要和救援人员自身的需要做出最佳的判断。在恰当的时机和幸存者说离开，结束帮助。如果有其他救援人员接替，尝试将他们介绍给幸存者认识。如果联系了其他服务机构来照顾幸存者，应将该信息告知幸存者并确认幸存者有与该机构的联系方式。无论与幸存者相处得怎么样，都应该以一种积极的态度与他们告别并祝愿他们。

（五）灾难情形中需要特别关注的人群

灾难中可能需要特别帮助的弱势群体包括儿童和青少年、身体状况不佳或有身心残障的群体、受到歧视和暴力威胁的群体。

四、救援人员心理应激反应及干预

救援人员在救援过程中，面对恶劣环境和承担的重要任务，也会产生一系列的导致机体内外不平衡的心理和生理应激反应。因此，应当及时并且系统地对救援人员进行心理评估和提供适当的心理干预。

（一）救援人员心理应激反应

救援人员的心理压力主要包含 3 个方面，即灾难对心理的刺激、灾难环境对身体和心理两方面的影响、疲劳所产生的心理应激。救援人员在救援过程中可出现短时的急性应激障碍和长期的创伤后应激障碍。

急性应激障碍常在强烈的精神创伤后数分钟至数小时发病，持续时间为 2d 到 4 周不等。面对大量严重的创伤和死亡，会出现恐惧及退缩等行为；救援人员感到自身的渺小和无力，容易产生焦虑、抑郁等情绪。

因为不同救援人员在灾难发生前所接受的相关业务训练、心理训练和体能训练不同，当面对突发灾难时，他们所表现出的心理反应和应对措施也有各自的特点。比如在医疗救护人员中，护士出现心理应激反应的可能性更大，特别是相对年轻、医疗救援经验不足的护理人员。

严重的威胁或灾难可导致救援人员心理创伤的延迟出现，如在创伤事件发生 1 个月后，或数月至数年后出现。救援人员表现为对灾难场景的生动记忆、灾难事件相关的反复噩梦、在相似或相关的情景下出现的痛苦，以及对类似情况的回避；另外，还可表现为入睡困难、易怒、注意力集中困难、过度警觉等。

（二）应激干预

1. 灾难前心理训练　在救援培训时，增加救援人员心理培训的内容非常重要。通过模拟综合演练，增加救援人员对灾难场景的学习和感受灾难现场的惨烈与残酷，增强意志和自信心，适应救援现场环境，避免心理应激反应的发生。

2. 灾难现场的心理干预　在灾难救援过程中，救援人员一直处于紧张、刺激的工作状态，需要帮助救援人员释放压力，学会自我心理调节，并及时校正失衡状态。增加同事之间的良好沟通有助于进行正确的自我情绪引导和获得归属感。合适的宣泄方法有助于释放心理压力，如通过运动、呼喊、音乐等方式将情绪释放出来。救援队伍中的心理工作者需要积极了解救援人员的情绪，主动采取有效措施，帮助其转移压力。对于发现存在急性应激障碍的救援人员，要注意填写档案，并在救援结束时继续给予心理干预。

3. 创伤后应激障碍　最常用的心理干预方法是暴露疗法和认知疗法。暴露疗法是让救援人员暴露于所害怕的事件或情境中的技术，系统脱敏法是首选的方法之一；另外，眼动脱敏和再加工技术也可以使用。认知疗法主要是帮助救援人员识别并处理被创伤所破坏的想法和信念，它常与行为疗法联合使用。在干预过程中，亲情的支持、心理工作者的介入及社会的支持，可以有效减轻救援人员出现的创伤后应激障碍的症状，使其更好地康复。

（赵国庆）

第7章 救援医学的物资装备

第一节 概　　述

救援装备是应急救援队伍的作战武器，对应急救援整体工作起着举足轻重的作用。进行救援医学装备系统化研究和实践，搭建救援医学装备体系，对提高应急救援能力、保障应急救援工作高效开展具有重要意义。

一、基本概念

救援医学装备，也称为"卫生应急装备"，从广义上来说是指平时和灾难时各级卫生机构、各类卫生救援力量开展卫生事业管理、伤病预防与救治、队伍培训演练等所需要的各种物资装备的总称。狭义上的救援医学装备，是指卫生应急队伍在自然灾害、事故灾难、社会安全事件、公共卫生事件等突发事件现场实施医学救援时，所使用的医用器械、仪器、设备、卫生技术车辆及相关辅助装备等。根据不同特性，可以将装备进一步分类。

1. 按照使用状态分类　可分为训练装备、行动装备和备用装备。

2. 按照专业性质分类　可分为医疗救援类、传染病控制类、中毒处置类、核和放射损伤处置类、队伍保障类 5 类装备。

3. 按照适用性分类　可分为常规卫生应急救援装备、非常规卫生应急救援装备和卫生应急救援保障装备。

4. 按照具体功能分类　可分为预测预警装备、个体防护装备、医疗救护装备、现场处置装备、通信和交通保障装备，以及应急技术装备等类别。

二、配备原则

根据卫生部颁发的《卫生应急队伍装备参考目录（试行）》中规定，卫生应急队伍装备建设，应当结合当地实际，服从和服务于所承担的卫生应急任务，并遵循以下原则：

（一）平战结合的原则

根据国家、省、市、县不同级别卫生应急队伍建设要求和应对各类突发公共事件卫生应急的实际需要，在最大限度地利用日常已有医疗卫生资源的基础上，从卫生应急的实战出发，填平补齐，确保卫生应急队伍现场处置工作需要，为有效开展卫生应急工作提供保障。

（二）分类配置的原则

根据所承担卫生应急任务的需要，县级以上卫生应急队伍要按照医疗救援、传染病控制、中毒处置、核与放射处置应急救援等不同类别队伍的任务和规模，结合地方实际情况进行分类配置。

（三）最大保障的原则

根据卫生应急队伍承担的任务，立足于满足自我保障和卫生应急队伍处置的需要，确定装备品种和数量。

（四）系统配套的原则

卫生应急队伍装备配备，实行工作装备与保障装备相互匹配、携行装备与运行装备有机结合，整体提高队伍处置突发公共卫生事件的能力。

（五）模块组配的原则

根据应急队伍功能和任务的多样性，合理区分作业单位，实行各类装备的模块化组配，尽可能做到箱囊化。

三、发展趋势

自 20 世纪科技革命以来，全球科技日新月异，救援医学装备为迎合多发灾难事故，也迎来了快速发展。结合国内外情况看，医疗救援类装备将朝着规模化、多样化、自动化、精密化、高效能、高科技的方向发展，逐步实现单一装备集成化、常规装备标准化、小型装备便携化、大型装备机动化。

第二节 医疗救援类装备

医疗救援类装备是核心装备，在减少人员伤亡、最大程度挽救人民生命方面起到不可替代的作用。与急救医学不同，救援医学从内涵到外延都有所扩展。急救医学不管是英美模式（将患者进行现场急救处理后尽快送往医院治疗，其特点是"将患者带往医院"），还是德法模式（医院抢救小组尽快到达现场，在现场对患者进行救治，现场不能完成的医疗救治转送至医院完成，其特点是"将医院带给患者"），都需要依托城市基础设施，实现病患和医院资源对接，而救援医学涉及环节更多，包括伤病员搜寻、营救、现场急救、连续救治、野外医院救治、防疫防护、综合保障及野外指挥通信等，所以救援医学在内涵和外延上都有巨大的扩展。如此多的环节和更高的要求，需要救援装备合理配置，在急救医学中有些装备不需要配置，如搜寻营救装备、特殊环境的救援人员防护装备及转送装备等，但在应急救援现场装备中上述装备则占有相当重要的地位。需要说明的是，本章节主要介绍针对伤病员的应急救援常用装备及平台，对于大型救援装备如救护车、吊车，甚至浮桥、冲锋舟、救援专列、直升机等也都属于应急救援装备，因篇幅原因，本章节不予介绍。

一、搜索和营救装备

搜索和营救受困伤病员是救援工作的重要内容，是保障后续救援工作成功的前置条件，同时因灾难现场环境的复杂多变，搜救工作往往也是最困难的部分，需要受过专业训练的团队和现代化的设备。

（一）搜索设备

现场救援首先需要确定是否有存活生命，最常用的装备是生命探测仪，其具有即时移动探测特点，可以透过混凝土、砖、雪、冰及泥浆等探测生命迹象，从而为营救工作争取到宝贵的时间。常用的生命探测仪有 4 种，包括光学生命探测仪、热红外生命探测仪、声波振动生命探测仪和雷达生命探测仪。

1. 光学生命探测仪 是利用光反射进行生命探测的仪器。仪器的主体非常柔韧，像蛇皮管，能在废墟中自由扭动，所以又称"蛇眼"。该仪器的前端有类似于摄像机的 360° 旋转的探头，可以深入极微小的缝隙中进行探测搜寻工作，救援人员只要将探头放入需要探测的地方，探头便可以自动旋转，地面上的救援人员通过观察器就可以看清探头摄到的地方有无遇险者，然后及时展开营救（图 7-1）。

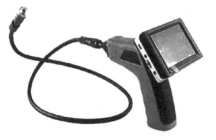

图 7-1 光学生命探测仪

该仪器的缺点在于需要瓦砾堆中的缝隙才能搜寻深处，而且探测范围受仪器主体长度限制。

2. 热红外生命探测仪　该仪器的工作原理是通过感知红外辐射差异来判断不同的目标。任何物体只要温度在绝对零度以上都会产生红外辐射，人体也是天然的红外辐射源，但人体的红外辐射特性和周围环境不同，热红外生命探测仪可以探测出被困者身体的红外辐射，光学系统将接收到的人体热辐射能量聚焦在红外传感器上后转变成电信号，处理后经监视器显示红外热像图，从而帮助救援人员确定被困者的位置。该仪器是目前在烟雾和灰尘环境下搜索被困者的唯一方法，它还具有夜视功能，因此在黑暗中也可工作。探测深度可达数十米，既可以遥控，又可以线控，携带使用便捷，人称"夜鹰"（图 7-2）。

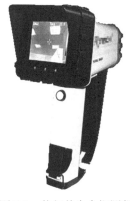

图 7-2　热红外生命探测仪

3. 声波振动生命探测仪　依靠声波振动，识别被困者发出的声音位置，从而实施救援。优点是能够判别地表和地下一定深度生命的存在，缺点是容易受周围宽频噪声影响。该探测仪采用雷达超宽频技术，由定位传感器、接收显示单元、信号电缆和耳机组成，通过特殊设计的传感器，探测通过固体或空气传递的表示生存的极为微小的振动信号（图 7-3）。人声最易识别，因为研究人员充分分析了人的发声频率。如果被困者已经不能说话，只要采取各种手段发出微小的声音，也能够被它探测到。

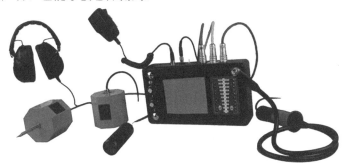

图 7-3　声波振动生命探测仪

4. 雷达生命探测仪　是一种综合微功率超宽带雷达技术与生物医学工程技术研制而成的高科技救生设备（图 7-4）。它的工作原理是基于人体运动在雷达回波上产生的时域多普勒效应来分析判断废墟内有无生命体存在以及生命体的具体位置信息。在地震灾害、坍塌事故等救援现场，由废墟表面向废墟内发射纳秒级脉冲电磁波，并对回波接收后进行信号处理，对墙壁、瓦砾等静止目标回波予以滤除，仅仅对运动的肢体、心、肺等目标回波进行检测显示，从而实现探测、搜救幸存者的目的。有效克服了声波、光学、红外等生命探测仪存在的一些固有技术缺陷，尤其在灾害现场的强噪声背景下，可以帮助救援人员更为快速、便捷、有效地判断幸存者的有无和位置。雷达生命探测仪在空旷地带探测水平距离为 500m，在水面探测水平距离为 1000m，穿透煤层的垂直距离为 80m，穿透土堆的厚度大于 80m。

上述 4 种生命探测仪在国际上属于比较先进的设备，但其对工作环境要求较高，且只能搜救幸存者。而经过严格训练的搜救犬，在各种灾难救援现场可以发挥更加独特的作用，犬对气味的辨别能力比人高出百万倍，听

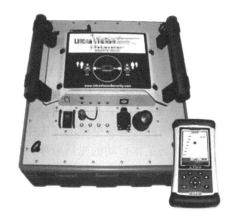

图 7-4　雷达生命探测仪

力是人的 18 倍，视野广阔，有在光线微弱条件下视物的能力，在国际上是普遍认为搜救效果最好的"设备"。它能捕捉空气中弥漫的人体散发的一些细微气味并引导训导员接近人体的地方，同时能判定是幸存者，还是遇难者的遗体。因此，在地震、雪崩等各种灾难后帮助寻找和搜救失踪的受难者，搜救犬的作用无可替代。

（二）营救设备

营救设备是在确定幸存者位置的基础上，通过选择性地移除坍塌物，营救出受困伤病员，同时还要避免建筑物结构不稳定造成伤病员的二次损伤。营救装备按功能分类，可分为：破拆设备，如破碎机、凿岩机、扩张钳、剪切器、无齿锯等；顶撑设备，如并缝器、扩张钳、边缘抬升器、起重气垫等；高空营救设备，如缓降器、救生通道等。按动力来源分类，可以分为：手动设备，如撬棍、镐、斧等；电动设备，如电锯、电钻等；液压设备，如液压顶杆、液压钳；机动设备，如铲车、挖掘机等；气动设备，如气动镐、气垫等。

对于营救装备的选配要充分考虑不同动力来源装备的适用性，如在狭小空间作业时，切割作业就会受到空间和方向的阻碍，首选氧气切割器或者电动钢筋切断器；内燃破碎机虽然动力强劲，但因为操作过程中有尾气排放，不能在狭小空间作业，避免一氧化碳中毒；在易燃易爆环境中作业时，首选手动设备，虽然效率较低，但不容易引起爆炸事故。综上所述，针对作业对象与空间，合理选择营救设备是营救过程中不可忽视的技术要求。

（三）注意事项

在建筑物倒塌的灾害中，伤病员主要是由当地人员营救出来，这种营救工作在灾后立刻展开，并且只需要很简单的装备。但是，对于受难者被困在建筑物中，尤其是大型钢筋混凝土建筑中，则需要城市救援队的介入，尤其是幸存者可能在坍塌建筑物中的蜂窝空穴里存活 2～3 周及以上，所以在完全排查完所有空穴之前，或者搜救时间超过 3 周之前，绝不能轻易放弃。

根据国际搜索与救援咨询团（INSARAG）制定的指南，城市救援队根据反应速度和破拆能力，分为轻型、中型和重型 3 种救援队。轻型救援队具有灾害发生后立即援助地表搜索和营救行动的能力；中型救援队具有在倒塌结构中执行技术搜索和营救行动的能力，可以破拆混凝土；重型救援队具备在倒塌建筑物的困难条件下，开展技术搜索和营救的能力，尤其是能够在钢筋混凝土结构中施展行动。

救援医学的特殊性，使得救援队伍中除了医务人员，还需要具备管理人员、后勤人员、擅长处理危险材料、结构性工程、重型机械及使用技术性搜索和营救设备的技术专家，以及搜救犬及训练师。为提高效率，搜索、营救及医疗救治均需要独立团队完成，每个营救地点都必须指定一人专门负责协调，统一指挥，全权进行人员调度。

在搜救人力、资源及时间有限的情况下，需要对搜救地点的优先级进行选择。优先级制订的影响因素有很多，从广义上来说，可以根据城市道路、建筑物进行搜救区域网格状划分，或者优先搜救学校、医院及大型住宅区等人口稠密的地区；从狭义上考虑，主要根据受难者信息（被发现人数和失踪人数）、空隙评估（根据尺寸），以及坍塌建筑物稳定性评估，再结合队伍能力，考虑接近受难者所需的时间或空隙的优先排列顺序，这样就形成了一个现场工作行动的先后顺序。优先级制订的主要目的在于提高营救效率，用最有限的资源救援最多的伤员。

另外，为了提高营救效率，可以使用固定、醒目的符号对已经完成搜索的区域进行标识，见图 7-5，结构评

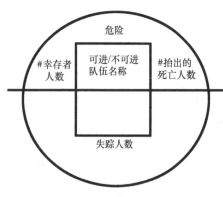

图 7-5　搜索区域标识

估标记为 1m×1m 的正方形，正方形内部标识包括是否可进、正在建筑物内进行搜索救援小组的队伍名称、工作起始时间，以及救援小组离开时间；正方形外部标识包括在正方形顶部标出建筑物可能的危险信息、底部是建筑物内失踪人数、左面是从建筑物救出的幸存者人数、右边标注的是从建筑物抬出的死亡人数；当搜索与救援队基本完成建筑物评估工作时，在整个标识外面画一个大圆；在搜索与救援队全部完成建筑物评估工作并确认再也没有幸存者和遇难者时，在整个标识中间画一条水平线。有效的标识可以避免不同搜索与救援队重复工作，进而提高营救效率。

二、应急救援装备

应急救援装备按保障层级进行划分，可分为现场急救装备、伤病员连续救治装备、野外医院救治装备、配套的防疫防护和综合保障装备。现场急救装备是指在应急救援时，对伤病员进行包扎、止血、固定、搬运、通气、抗休克等所需的器材、药材和装备，如急救包、止血带、口咽通气管、担架、输液器材等；伤病员连续救治装备是指用于伤病员搬运和转运过程中维持基本生命体征所需的各类器材、药材和装备，与现场急救相互衔接，如心电监护仪、供氧器、吸引器等，一般置于救护车、直升机、舰船或其他移动载体中；野外医院救治装备是指将伤病员运送至后方固定医院前实施野外救治所需的移动式救治载体，与伤病员连续救治装备衔接，如方舱式医院、车载移动医院、空中医院、海上医院等。上述 3 项是现代院前救治的核心装备，其他装备与其配套。与传统院前急救（"120"）装备不同之处在于，医疗应急救援装备更强调全程救治和保障，特别是综合救治平台的建立，基本可以独立开展一段时间的救援工作。

按适用性角度进行划分，急救装备可以分为常规卫生应急救援装备、非常规卫生应急救援装备、卫生应急救援保障装备。

根据我国《卫生应急队伍装备参考目录（试行）》进行划分，救治装备可分为 10 类 65 种，包括携行装备、急救装备、手术装备、特诊装备、消毒供应装备、检验装备、五官科装备、防疫防护装备、机动卫生装备和其他装备等。其中，医疗箱组为装备和药材的包装体，具有防水、抗震、可空投和模块组合功能；组合式帐篷医疗单元集水、电、气、冷、暖、通信为一体，是开展医疗救治工作的平台。该套装备能满足 40 名医护技人员、展开 30 张床位、2 张手术台及开展应急救治工作 7～10d 的需要，可保障 24h 内 200～300 人次伤病员通过量。

不管从哪个角度划分应急救援装备，目的都是有序管理、合理使用，最大限度地在灾难中拯救人民群众生命。

（一）常规救援装备

常规救援装备主要是针对常见灾害性突发事件，如地震、海啸、水灾、火灾等开展医学救援的医疗卫生装备。

1. 急救装备　主要包括急救箱（含听诊器、血压计、叩诊锤、体温计、剪刀、压舌板、急救药品等必需品）、急救包、绷带、止血带、夹板、人工呼吸器、供氧器、吸引器、输血输液器等。设备主要应对的是包扎、止血、固定、搬运、通气及抗休克等六大院前急救技术。所携带的急救装备应体小质轻、便于携带，对环境依赖性小，形式上以箱囊等为载体，解决大型装备无法达到现场的问题。下文罗列阐述部分常用急救设备。

（1）敷料：无菌敷料用来覆盖伤口，如果没有无菌敷料，可使用干净毛巾、衣物、布等替代。敷料保护伤口的原理是取代了受损皮肤的重要功能，如抵御损伤、引流液体、防止感染等，并一直作用至伤口愈合。敷料的种类：①纱布垫，不同尺寸的纱布垫适合不同大小的伤口，有的纱布垫涂有药物层，用于处理不同的伤口（如吸附烧伤表面的液体渗出物，银敷料中的银离子可以直接杀死细菌）；②创可贴，是无菌敷料和绷带的结合，具有使用方便的特点；③创伤敷料，为大而厚的具有吸收功能的无菌敷料，具有厚度大、柔软性好，可对伤口产生均匀的压迫等特点。

（2）止血带：主要用于四肢大出血，通过压迫血管、阻断血流来达到止血目的，具有简单、有效的特点，尽可能使用医用气囊止血带、表式止血带和橡胶止血带，应急时可用皮带、布条等。不得使用细电线、铁丝等替代止血带，避免肢体坏死或者感染破伤风。注意止血带的使用适应证，必须是在加压止血达不到止血目的的情况下使用，并且止血带使用时间不宜过长，以不超过 2h 为宜，如果需要长时间使用，需要每隔 1h 松开数秒，防止肢体坏死。止血带不能连续使用的主要因素是止血带压力过高，容易引起止血带下神经损伤。目前比较先进的止血设备有美国智能止血带，止血带气囊上带有刻度，其充气压力大小由按钮控制，并能通过调节装置调节止血的充气压力，防止充气过度，影响肢体的血液循环，造成肢体坏死。

（3）止血药材：止血药材在创伤救治中广泛应用，常用的止血药材包括止血粉、止血纸、止血栓等，其主要成分有无机矿物类（沸石、高岭土）、氧化纤维素、壳聚糖、明胶及 α-氰基丙烯酸酯等。止血原理包括短时间内提高伤口附近的凝血因子浓度、直接激活或参与凝血系统，以及通过强黏附作用进行物理封闭血管。外用止血粉可以加速与创面血管破损处的胶原物质协同血小板黏附、聚集而形成血栓，对大的血管损伤也可起到满意的止血效果；止血纸适用于创面渗血或创面较大而又不易止血的伤口；止血栓适用于有创腔出血或弹道洞腔出血的伤口，可根据洞腔大小选用一根或若干根止血栓同时使用。

（4）包扎装备：最常用的包扎材料是三角巾和绷带卷，根据材料又可以分为全棉绷带、氨纶弹性绷带、PBT 弹性绷带，以及黏胶石膏绷带等。包扎材料需要具有高水汽通透能力和高吸收能力以防止伤口渗出液聚集，在伤口处保持湿环境加速伤口的愈合；另外，可以经受各种消毒处理而不变质，并且具有贮藏时间长，储存条件不高的特点。目前，比较先进的包扎材料还有美国 RDH 止血绷带，与普通绷带比较，能调动体内多种止血、凝血机制，起到快速、高效止血作用，增加患者存活率。

（5）固定装备：夹板是目前骨折固定中最常用的急救材料，因其使用方便而得到了广泛普及，尤其适用于长骨骨折。夹板的形式多样，目前常使用的有：塑形夹板，其优点是牢固、轻巧、携带方便、可随意变形，适合各种部位的骨折固定；圆筒形充气气囊，适用于长骨骨折，其充气夹板不仅对伤肢有加压作用，还能起到一定的止血作用，但其缺点在于透气性差、吸水性差，炎热天气不宜使用，在寒冷天气则要注意伤肢的保温；折叠夹板，质量轻，体积小，救治范围广，可重复使用；卷式夹板，由高分子材料和金属材料复合而成的软式夹板，应用时可直接塑形。负压气垫也是常用的固定材料，其为片状双层塑料膜，膜内装有特殊高分子材料，使用时用片状膜包裹骨折肢体，使肢体处于需要固定的位置，然后由气阀抽气，气垫立刻变硬达到固定作用。

（6）搬运装备：随着科技的迅猛发展，搬运的方法与工具发生了巨大的改变，设备齐全的急救车、急救直升机，甚至包括海上医院船已成为重要的医疗运输和应急救治的有力载体，但担架仍然是伤病员搬运的最常用工具，尤其适用于运输设备难以抵达的第一灾难现场。各种衍生形式的担架适用于不同的灾难现场，如折叠楼梯式担架便于在狭窄的走廊、曲折的楼梯里搬运；折叠铲式担架，是一类医用专业担架，担架双侧均可打开，将伤病员铲入担架；常用于脊柱损伤的伤病员现场运输，真空固定担架依据伤病员的身体形状，通过自动抽气成形固定，便于各种复合伤的伤病员搬运；漂浮式吊篮担架用于水面上急救或空中转送，将伤者固定于垂直的位置保证头部完全露出水面；脊椎固定板，适用于脊髓损伤伤病员，配合颈托及受过专业训练的专业搬运手法，可以有效避免医源性脊椎二次损伤；帆布担架是应用最为广泛的担架，伤病员躺在上面的舒适度较高，特别适用于头部受伤的伤病员，但禁止用于脊柱损伤伤病员的搬运。

（7）气道管理装备：气道管理是伤员救治中的重要环节，不管是刚开始的检伤分类，还是后续的医疗救治，气道评估和管理均在处置流程中占据重要地位。针对不同的伤病员，有的仅仅通过手法开通气道就可以获得通畅的气道，有的需要进行气管插管或者置入声门上气道设备进行通气。常用设备包括口/鼻咽通气管，规范放置可以有效解决舌根后坠问题；球囊通气面罩，其由球囊、阀瓣面罩组成，合理规范使用球囊面罩需要经过专业训练，时刻注意气道开放以及面罩的密封性，缓慢、均匀及适量供气，可以有效避免过度通气，以防胃反流导致的吸入性肺炎；食管气管联合导管，有2个腔及气囊，将其盲插置入咽喉，确定其远端开口的位置，通过近端开口进行通气，优点在于降低气管插管难度，缺点在于不能减少吸入性肺炎的发生；气管插管，是最常用的高级气道管理装备，需要配合喉镜进行操作，需要操作者经过训练-实践-理论的学习环路来提高操作水平，随着可视喉镜的发展，困难气道的插管成功率得到有效提高；气管切开装备，针对困难气道，尤其是创伤性气道，常常需要气管切开，气管切开装备包括组织钳、弯钳、手术刀、无菌碗等一系列工具，常打包消毒储存，便于快速操作。快速评估伤病员气道情况，合理选用气管管理装备，有利于节省抢救时间，提高抢救成功率。

2. 手术装备 手术器械的特征是多门类、多品种、多规格。在手术治疗装备配置规划中，要注意装备能满足现场救治需求的多种类型的手术，根据手术类型和范围对这些手术器械进行成包配套和组装，确保完成现场救援时某种手术的治疗任务，原则要求是"精简"。成套手术器械包括颅脑外科器械包、胸外科器械包、心脏外科器械包、骨科器械包、剖腹探查包、泌尿外科器械包、妇产科器械包、耳鼻咽喉科器械包、口腔科器械包、眼科器械包等。此外，还包括深静脉穿刺包、静脉切开包、气管切开包、清创缝合包、换药包、导尿包等。必要时可添加特殊手术器械。除此之外，还要注意与手术设备配套的手术室护理装备，主要包括洗手池、洗手刷、洗手液、消毒小毛巾、手术床、器械车、消毒灭菌灯、踏脚凳、体位垫、引流瓶等（图7-6）。

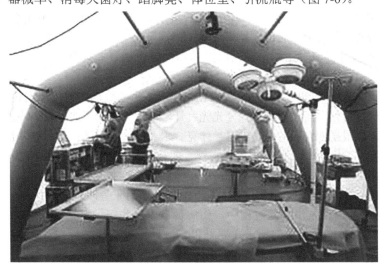

图7-6 手术室装备

3. 特诊装备 主要包括心电图机、便携式B超、便携式X线机、明室洗片机等。以地震为代表的各种灾难事件中，受伤致死的主要机制包括颅脑外伤、失血性休克、张力性气胸及挤压综合征等，特诊装备的重要性主要体现在明确创伤类型、寻找内出血依据，为有效的救治提供保障。特诊装备均为便携式，要求重量轻、体积小、机动性强，适合在灾难现场灵活使用，以我国部队装备的XCY2002-1/200野战X线诊断车为例，展开/撤收时间短，平均时间在10min以内，铁路装载时间在30min以内，因为在扩展部分使用了液压装置，3~4人即可完成所有展开/撤收工作，在救援条件下应用优势明显，但要注意供电后勤保障设备的同步，避免装备因电源问题出现故障。便携式超声装备近年来发展迅速，装备体积小型化和功能完备性均有明显进步，而且具备无创、可反复操作的使用优点，针对循环状态评定、急腹症，以及脏器破裂的救治，具有不可替代的作用，但要注意野外环境对超声探头的影响，注意装备的保护。

4. 消毒供应装备 主要包括便携式消毒锅、压力蒸汽灭菌器、多人吸氧器、小型医用纯水装置、运血箱等。

消毒指杀灭病原微生物和其他有害微生物；灭菌指杀灭一切活的微生物。供消毒灭菌使用的装置称为消毒灭菌装备。在救援医学中，各种创伤构成伤员死亡的直接死因，但后续治疗过程中的感染常常形成死亡的第二高峰，所以救援用耗材的消毒灭菌显得格外重要。消毒灭菌装备按消毒灭菌的方法不同分为物理法消毒灭菌装备和化学法消毒灭菌装备。

（1）物理法消毒灭菌装备：指用物理手段，如高温高压、放射线等，对微生物的化学成分和代谢产生影响和破坏，使菌体内蛋白质凝固变性，达到杀灭微生物的目的。救援医学中常用的是热力法灭菌装备，包括高压蒸汽灭菌器及煮沸灭菌器等。耐高温物品，如金属器械、玻璃、搪瓷、敷料、橡胶制品等一般使用高压蒸汽灭菌器进行处理。高压蒸汽灭菌器可分为排气式和预真空式两类。下排气式灭菌器应用最广泛，有手提式、卧式及立式等多种样式，主要由一个具有两层壁的耐高压的锅炉构成。

（2）化学法消毒灭菌装备：是利用化学药物杀灭病原微生物的方法。适用于耐湿不耐热的器械物品，如体温计、锐利器械、化学纤维制品、精密仪器等。化学消毒法需要将物品浸泡入化学药液，所以也称为浸泡消毒法。该消毒法需要严格掌握浸泡浓度和时间，浸泡物品必须完全淹没，不能露出液面，有盖容器及有轴节的器械必须打开。使用前应用无菌生理盐水或者蒸馏水冲干净，避免刺激机体。按照化学药剂杀菌作用的强弱，可以分为高效消毒剂，能杀灭一切微生物，包括细菌芽孢，如过氧乙酸、戊二醛及环氧乙烷；中效消毒剂，不能杀灭细菌芽孢，但能杀灭结核分枝杆菌和多数真菌及病毒，如乙醇；低效消毒剂，可杀灭细菌繁殖体，但不能杀灭细菌芽孢和结核分枝杆菌及抗力较强的真菌和病毒，如苯扎溴铵。

救援情况下的消毒供应方法，按照《医院消毒供应中心管理规范》执行，采取集中管理的方式。

5. 检验装备 主要包括临床常规化验、生化检测、微生物检诊用的仪器设备，如红细胞和白细胞测定仪、血气分析仪、生化分析仪、分光光度计，以及显微镜、冰箱、离心机等。

在灾难情况下，根据创伤伤情多为出血、休克、水及电解质紊乱和伤后脏器损害严重的特点，重点开展血型鉴定、交叉配血、血常规、尿常规、便常规、凝血试验、电解质分析、肝肾功能及一些传染病的检测。鉴于救援任务的多样化，对检验装备的要求也不尽相同，如在地震灾难现场，要求现场快速抢救，对环境条件要求不高，基于干化学法的床旁即时检测（point of care testing，POCT）项目比较适用；在抗洪抢险过程中，伤病员多以皮肤病、上呼吸道感染、急性结膜炎和非感染性腹泻为主，对检验装备的要求主要是以常规病原体的检测为主；大规模流行的传染病疫情应装备病原体快速诊断设备，如基于芯片技术、传感器技术、胶体金技术的检验医学仪器装备。

目前，救援医学检验装备的发展方向主要有2个方面，一方面是向高度自动化、集成化、规模化、机动化方向发展的检验仪器设备，实现所有检验项目最大限度的整合和自动化控制及最快速的搬运、展开和撤收，如在抗击新冠疫情中，移动核酸检验车作为集成机动化检验装备的代表，充分发挥了应有的作用；另一方面是常规仪器的设置上，应该向便捷、可靠的检验背囊方向发展，比较典型的装备有便携式血液分析仪，具有功能多、体积小、重量轻的特点，可检测项目包括血气、生化、电解质、凝血等。

6. 防疫装备 主要包括用于流行病学侦查、检验及消杀装备，如便携式生物样品运输箱、采样管（含采样液）、食品安全快速检测箱、水质理化快速检测箱、水质细菌快速检测箱、背负式喷雾器、电动/燃油喷雾器、烟雾发生器、洗消架、超低容量喷雾器等。

大灾之后防大疫是自古就有的命题，因为灾后环境破坏、遇难者遗体和动物尸体腐烂、水源食物被污染，以及原有公共卫生基础设施的严重破坏等因素增加了灾后疫情暴发的危险性。灾后防疫的工作重点是围绕饮用水、食品安全和环境卫生快速展开。对于饮用水安全，主要应用设备是水质检测仪,其原理主要是通过电化学反应或者化学药剂反应使水中的相应物质参与其中,然后通过比色法、滴定法、电导率测量等方式计算出水中相应物质的含量。我国军事科学院研制的检水检毒箱,是一种单元式组装、检测手段灵活的多用途水质检测设备,可用于灾后水源选择、水质评价、判断水处理效果和实施饮水卫生监督等方面。对于食品卫生安全快速检测,救援医学常用的为食品细菌检验箱,可对食品中常见致病菌群及菌落总数进行检测。

7. 运送装备　主要包括伤病员搬运工具(含地面搬运工具、水上换乘工具、登机工具)及伤病员运送车辆、运送船舶、运送飞机等。

伤病员医疗转运的交通工具不仅是运输工具,更是途中监护急救的场所,充分体现持续救治的特点。依据灾难现场环境、转运伤病员的病情、预先设定的任务等,选择不同的运送工具,且运送工具内设备会有所调整,各种设备有机结合,构成海陆空一体的立体转运网络。

救护车主要用于陆路交通,机动性强,使用便利,是医疗监护运输的主要运载工具(图 7-7)。普通型救护车携带一般的医疗设备、急救药品,多用于救治轻症伤病员和运送生命体征较为平稳的患者;医疗急救车是携带急救复苏抢救设备,能在现场或运输过程中对危重伤病员进行抢救的救护车;专科救护车是携带专科特需的医疗救护设施,能满足对该专科伤病员进行急救医疗服务的救护车;救护指挥车是具备灾害事故现场指挥功能的救护车,车上配备先进的无线通信设备,便于指挥、联络。

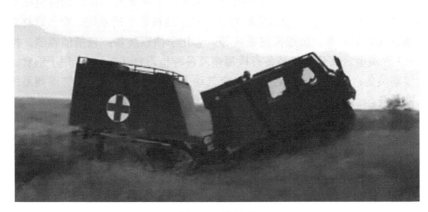

图 7-7　救护车

伤病员后送船舶多数应用在沿海或者水系较发达地区,其不同于医院船,多数为兼用的,或者利用其他船舶稍作改装而成。一般按水域范围划分为伤病员后送船舶和卫生救护艇。伤病员后送船舶一般由大型远洋舰船改装而成,舰船足以横渡海域,用来后送伤病员;卫生救护艇主要用于内河伤病员后送。医院船与上述两种装备有类似之处,但是在性质和用途上却完全不同,伤病员后送船舶的主要任务是迅速后送伤病员,并且根据伤病员情况和任务需要、装备需要的医疗设备,完成途中监护救治,而医院船可以在一段时间内独立完成医疗救援任务。比较具有代表性的医院船为我国自主生产建造的"和平方舟"号医院船,其搭载的某些医疗设施装备达到三甲医院水平,填补了我国海上救护制式装备的空白。

空中急救因其立体救援的特殊性,在救援医学中发挥了重要的作用,但是空中急救的顺利实施需要与地面救护密切配合。空中急救按航空载具不同可以分为直升机和固定翼飞机。直升机适合搜索、寻找和营救遇难人员并对其实施紧急救护,另外可以进行短途后送,将伤病员从灾难现场后送至综合救治平台,或者将经验丰富的医师和急需的抢救设备运到现场,实现资源前送。固定翼飞机主要进行战略后送,用于伤病员的远距离运输,一般是将伤病员后送至大后方或者从海外后送至本土。比较具有代表性的案例是在阿富汗战场上美军的"黄金 1 小时"时效救治能力,从战场地面医护兵到空运后送急救员，再到创伤救治小组，严重伤情可以在 1h 内得到明确的治疗，大大提高了伤病员的生存机会。目前直升救护机多配备以抢救生命为中心的心脏除颤仪、呼吸器，以及心电监测设备、输液用品、各种药品等。机内备有担架一副、两名急救人员。但由于直升救护机舱内空间的限制，进行抢救操作远不如救护车便利。除此之外，直升救护机还具有投入经费较大、使用费用昂贵、所需设备以及人员训练比较复杂、训练周期长、受气象条件干扰大等缺点。

（二）非常规救援装备

随着化学武器、生物武器及核武器的出现，人类时刻笼罩在核化生危机的阴云之下，与之相对应的核化生事故救援装备也应运而生，主要包括对核化生袭击进行观测、侦察的装备；对核化生武器进行防护、洗消，以及预防救治的装备和药物。

1. 现场检测装备 是指救援队伍在救援活动前或救援过程中进行核、化学及生物侦察、检验的装备，主要用于灾难区域的污染侦测及水质、食品污染物的检验、探测等。

（1）按检测对象分类：现场检测装备可分为两类。①个人检测装备：适用于单人活动时对自身和他人或伤病员污染物的检测，一般体积较小、重量轻、便于携带，检测能力有限；②集体防护检测装备：适用于在进入集体防护装备前对卫生人员和伤病员的集体检测，检测范围广，能力较大，重量相对较重。

（2）按事故原因分类：现场检测设备可以分为 3 类。①核侦察装备：大致包括当量仪、个人剂量（计）（笔）仪、剂量率仪、表面沾染检查仪、放射性核素分析系统、空气取样系统、作业估算系统、防化侦察（装甲）车、核爆探测系统等。②化学侦察装备：包括侦毒器、报警器、化验箱（或化验车）3 种类型。部分队伍装备有检毒箱及各种检毒盒（包），可用于粮食、水源中毒的检定。③生物侦察装备：包括激光雷达、荧光空气动力学粒谱仪、远程生物遥测系统及生物战剂气溶胶侦检报警系统。

（3）按检测范围分类：现场检测装备可分为 5 类。①染毒地域检测：主要用于核生化战剂大面积污染地域内的空气、水质、植物、土壤、动物尸体等的检测和报警；②设备检测：主要用于对核生化污染器材和车辆等的检测；③水质检测：用于对染毒或怀疑染毒的水源进行卫生学检测；④食品检测：用于对染毒或怀疑染毒的粮食、食品、可食性动物或植物等进行检测；⑤人员检测：用于正常人和伤病员的服装、装具、呕吐物、尿液及伤口等的污染物检测。

2. 防护装备 是指用于救援人员或伤病员卫生防护用的装备和器材，是救援人员免受核化生袭击的最后一道防线。

（1）按防护对象可分为两类。①个体防护装备：是个人用于免受毒剂、生物战剂和放射性微尘伤害的各种器材总称，也称为个人三防装备，主要包括防护面罩、皮肤防护器材及简易防护器材等。②集体防护装备：适用于救援机构和伤病员的集体防护，如集防帐篷、集防方舱、集防掩体等。按防毒原理集防装备又可分为密闭式和通风式两种，密闭式防毒工事是采用密封措施防止外界染毒空气进入工事内，人员呼吸只利用工事内的原有空气或利用空气再生装置供氧。通风式防毒工事是利用滤毒通风装置滤除外界空气中的毒物后供入工事中所需氧气。

（2）按防护方式可分为两类。①呼吸防护装备：主要保护人员的呼吸器官、眼部免受毒剂的侵害，针对毒物形式不同，采用不同的防毒面具。如单纯防止核事故后的放射性沾染时，可采用较为轻便的、装有可过滤放射性烟尘滤棉的防护面具；还有在新型冠状病毒感染疫情防治中，一线医务人员最常采用的是 N95 口罩，可以有效滤除空气中的微生物；如果过滤式防毒面具难以完全吸附滤过有毒气体，就需要采用隔绝式防毒面具，需要携带氧气瓶进行封闭供氧。②皮肤防护器材：用于防止毒剂通过皮肤对人体造成伤害以及防止放射性物质和生物战剂对人体的沾染，主要包括防护服、防护手套和防毒靴套等，配套使用，可对人体不同部位的皮肤提供防护。对于核防护服，主要有两种，一种是普通防沾染防护服，常用于核武器爆炸或核事故发生后处于核沾染区人员的防护；由于射线的穿透力很强，一般很难防护，所以另一种是射线防护服，是用含铅胶皮制作的，一般用于X线及核工业射线环境的防护。化学防护服可分为隔绝式和透气式两类，隔绝式防毒衣是由丁基胶料的胶质层压在尼龙布上制作而成，优点是耐氧化、耐酸碱，但由于与外界空气完全隔离，对人体生理功能有一定影响；透气式防护服通常是在服装上浸渍化学防护药或在服装上涂一层药用炭粉制成，对毒剂蒸气有一定防护作用，对液滴态毒剂防护效果差，优点是对人体生理功能无影响。生物防护服，我们最常见的就是新型冠状病毒感染疫情期间使用的轻型防疫服，其可以有效地隔离尘埃、皮屑、毛发、体液等病原载体和病原体，采用特殊涂层复合材料，在具有高抗水基液体性的同时具有高透气的性能，对感染患者进行高危操作，如气管插管时，可以采用正压式医用防护系统，正压式防护头罩通过个人随身携带的滤毒通风装置，将过滤后的空气送入头罩内，并在呼气、吸气时均持续保持正压，同时使人员感到凉爽，提高舒适度。

3. 洗消装备　洗消是指利用物理或者化学方法，对放射性沾染、化学毒剂，以及生物污染的消毒，是核化生综合防护技术的重要组成部分。洗消装备是指救援机构使用的用于伤病员及其附带物品淋浴、清洗和消毒的一系列装备。

（1）按洗消载体分类：可分为两类。①小型洗消器材：主要用于个人、装备及装具的洗消。比较具有代表性的有M258型个人消毒包、M291型皮肤消毒包，以及联合便携式洗消系统（JPDS），均可以单人操作，使用便捷。②移动式洗消设备：包括洗消车辆和洗消方舱，主要用于人员快速洗消以及大面积污染区域内水源和动植物等的洗消。比较有代表性的有德国MDPS多功能洗消装置，可用于人员、武器装备、地面和服装的洗消；用于人员洗消时，每小时可完成70～100人的洗消。

（2）按洗消方式分类：可分为3类。①物理洗消：主要是通过高压冲洗，使毒剂浓度降低，一般用于其他洗消的初步消毒。利用这种原理进行洗消，优点是通用性好，不必考虑毒剂的化学结构，不用考虑使用时的环境温度，应用范围广泛；缺点是只能将毒剂从表面转移，需要二次处理地面上的毒剂。②化学洗消：主要是利用与毒剂能产生化学反应的物质，所产生的是无毒或毒性下降的物质。优点是洗消速度快且彻底；缺点是化学反应受温度影响较大，温度越低反应速度越慢，对于在严寒地区的洗消，化学法会因消毒剂冻结和反应速度慢而难以使用。③生物洗消：主要是利用生物技术合成的物质，这种物质可以在分子水平破坏毒剂的分子结构，使之没有毒性。优点是可以应用于大面积区域的快速洗消；缺点在于生物洗消制剂保存环境需要保证，避免制剂失效。

4. 救治装备　侦查、防护、洗消和救治四位一体共同构建了核生化的重要防线，其中救治装备是最后一环，旨在阻止或减少核生化毒素进入人体，或者降低已经进入机体内的毒素作用。其包括核生化污染条件下或受污染后对伤员实施救治所用的所有卫生装备，如防护盒、"三防"急救箱、自动注射器及具有防护功能的各类救治器材等。

（1）按救治对象分类：可分为3类。①个人装备：主要用于个人的自救及互救，包括个人"三防"急救盒、注射针、急救包等，尤其是针对化学毒剂的预防药物和救治药物，可减轻中毒程度，为急救提供有力支持。②具有滤毒功能的救治器材，在核生化条件下，很多常规的救护操作不能开展，如果具备滤毒功能的救治器材，如英国带有滤毒罐的野战呼吸机，可使伤病员救护正常展开。③具有防护功能的医疗单元：通过正压系统和必要的检测洗消器材，使帐篷式、车辆式和方舱式野外医疗机构能够在核生化条件下实施救治。需要注意的是，引发生物事故的微生物多具有传染性，对生物伤病员进行救治需要使用负压装置，包括负压救护车、负压帐篷及负压病房等。

（2）按装备种类分类：可分为2类。①医疗箱囊：便携性高，用于个人救护、检水检毒、食品检验、事故现场快速处理等，如防化急救盒、核事故处理箱、化学事故处理箱、检水检毒箱等；

②"三防"急救单元：主要用于核生化伤病员的急救处理、后送运输和途中救护等，如"三防"急救车、核事故急救方舱、负压方舱等。

三、综合救治平台

救治平台是从装备载体形式进行分类定义的，可分为帐篷医院、车辆医院和方舱医院，不同救治平台可根据灾难现场客观情况及伤员救治和转运需要进行设置。

（一）帐篷医院

帐篷医院主要由医疗功能帐篷和相应的野外医疗箱组成。帐篷包括指挥帐篷、分类帐篷、手术帐篷、急救帐篷、诊断帐篷、药供帐篷、病房帐篷等。医疗箱主要装载各功能帐篷内的设备与器材。

目前，国内常用的卫生帐篷类型为框架式帐篷及充气式帐篷，框架式帐篷多为一体式结构，展开、撤收省时，但体积质量大，不易搬运，而充气式帐篷便携性好，搭建作业简便，适应性强，功能灵活。充气式帐篷有时也可作为卫生技术车辆和医疗方舱的附加单元，扩展主单元的使用面积和功能空间。

目前，国内常用的帐篷式医疗系统由卫勤指挥单元、手术急救单元、医技单元和病房单元4个基本单元模块构成（图7-8）。帐篷骨架为整体可折叠的网架结构，每个单元由功能帐篷、连接帐篷和集冷、暖、氧供应于一体的技术保障挂车组成。根据救治需要，各单元可组成不同床位的帐篷医院。

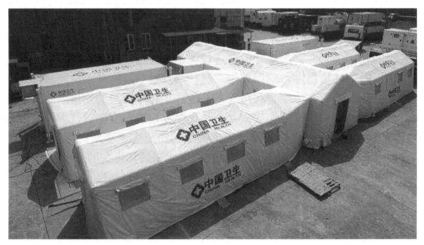

图7-8 帐篷医院

（二）车辆医院

车辆医院是指由卫生技术车辆组成的野外医院。卫生技术车辆是指配装有药品、医疗器械、设备等，具有医疗救治功能的专用车辆（图7-9）。主要包括急救车、手术车、X线诊断车、消毒灭菌车、临床化验车、采血车、运血车、制氧车、远程医疗会诊车、卫生防疫车等。

车载医院可以和帐篷医院进行搭配，车载医院进行医疗救治和支持工作，帐篷医院设置为病房。手术车可对伤病员实施外科手术，配置多台功能手术床、手术灯、麻醉机、电动吸引器、高频电刀、多功能监护仪等医疗设备，主要实施急症救命手术，如大血管破裂止血术、气管切开术、开放性创伤损伤控制术、清创术等。X线车用于胸、腹、四肢、颅脑及腰椎等部位X线透视和摄片检查，评估重要损伤，制订治疗方案。消毒灭菌车主要用于外科手术器械和衣巾单的洗涤、灭菌和储存，减少创伤后感染或者医源性感染的发生率。检验车装备血细胞计数仪、生化分析仪、血气分析仪、尿检分析仪、显微镜、离心机、电冰箱和临床检验工作台等仪器设备，能开展临床生化、血液学和细菌学检验。运血车主要用于运输和保存不同规格的全血和血浆。远程会诊车是对重大疑难患者实施远程医疗会诊、远程手术指导、情报信息检索，并能将现场情况实时传送至后方指挥中心。

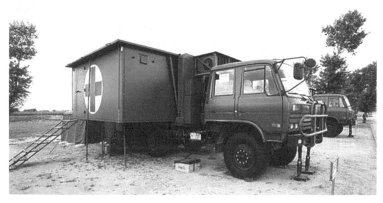

图 7-9　车辆医院

国内车载野战医院在汶川地震、青海玉树地震、雅安芦山地震灾害救援的医疗救治中发挥了重要作用。

（三）方舱医院

方舱医院是指由多个方舱配套组成的野外医院。标准方舱可根据不同医疗需要配备相应的装备和人员，形成各种功能方舱（图 7-10），如手术方舱、检验方舱、药材方舱、X 线室、病房方舱等，可根据需要进行组合，组成各种规模的救治机构。

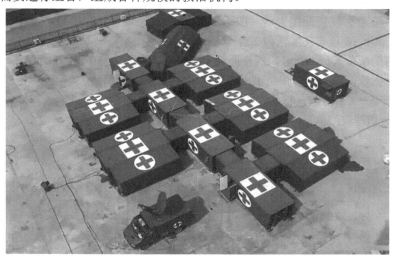

图 7-10　方舱医院

医用方舱具有独特优势，如组织精干、救治能力强、机动性强等特点，可以随时与救援队伍同步行动，便于陆海空运输，实现各种运输方式的联运，效率高、费用低、装卸转运快，节省运输时间。可用于各种灾难现场的医疗救治，高效高质量地改善救治条件和工作环境。

我国医用方舱起步较晚，20 世纪 80 年代才开始医用方舱的研制，但是随着各种抢险救灾对医疗救援需求的增加，我国方舱医院发展迅速，在汶川地震中第二代医疗方舱的使用改变了野战医院以帐篷为依托的传统模式，使其具有较强环境适应性、优良作业环境和配套救治条件，救治了大批伤病员，成为灾区医疗救援的中坚力量。在 2010 年的玉树抗震救灾中，第二代医疗方舱再次赶赴灾区，执行医疗救援任务，该方舱跨过 5 个省，翻越了海拔 4824m 的巴颜喀拉山，创造了连续机动 52h、行驶 2350km 的快速跨区远程和高原行军纪录，医疗方舱成为医疗救护的主要依托，锻炼了第二代医疗方舱完成多样化军事任务的能力。自新型冠状病毒感染疫情以来，方舱医院概念有所扩展，依托会展中心、体育中心等大型场馆进行改造修建，用于集中收治新型冠状病毒感染轻症患者的临时医院也被称为方舱医院，启用方舱医院是我国公共卫生防控与医疗的一项重大举措，有效缓解了新型冠状病毒感染患者"收治难"问题，使轻症患者能够得到及时有效的治疗。

医用方舱按照使用功能分类，可分为：①诊疗方舱，指具有对伤病员进行检验、诊断、治疗、监护等功能的医用方舱，如术前准备方舱、手术方舱、急救方舱等；②医疗保障方舱，是为诊断治疗提供支援保障的医用方舱，如卫生器材灭菌方舱、药械供应方舱等；③卫勤作业方舱，是为卫勤组织、指挥、管理提供作业条件的医用方舱。

医用方舱按照舱体结构，可分为：①大板式方舱，其壁板采用大板式结构，该舱具有荷重比较高（荷重比为 4～6）、传热系数较小、密封性好、外观整齐美观等特点；②框架式方舱，其壁板采用框架式结构，该舱具有整体性好、强度高、抗扭性强等特点，但自重大（荷重比一般在 3 左右），传热系数大。

医用方舱按用途可分为：①简易型方舱，用于装设一般工作设备，具有一般的密闭性能，采用自然或强制性通风；②普通型方舱，具有良好的密闭性和环境适应性，采用强制通风或空调；③高级型方舱，用于装设高级电子设备或精密仪器，具有全密闭、全空调及良好的电磁屏蔽等功能的方舱；④特殊型方舱，具有特殊功能（如抗核加固、防射线穿透等）或为某种特殊设备专门设计的方舱。

医疗方舱之间的连接方式有两种，包括蛇皮管连接和连接舱连接。连接舱连接在世界各国的方舱医院中更为常见，其优点为密封性好，连接舱体本身还可用作辅助单元，扩大了使用空间。

以武警救援方舱医院展开图为例（图 7-11），该方舱医院主体由医疗方舱单元（6 台双扩方舱）、病房帐篷单元（8 顶充气帐篷和 2 台固定方舱）和通道帐篷（3 顶网架帐篷）组成，配套 12 辆保障车组。方舱配备人员 100 名，展开面积 1800m²，开设床位 50 张，日手术量 40 人次，日伤病员通过量 300 人次，救治能力相当于二级甲等医院水平。布局按照救治流程依次为：门急诊救治单元→通道帐篷→ CT 方舱→特诊检验方舱→ X 线方舱→外科手术方舱→重症救治方舱→消毒灭菌/药房方舱→留观救治单元。

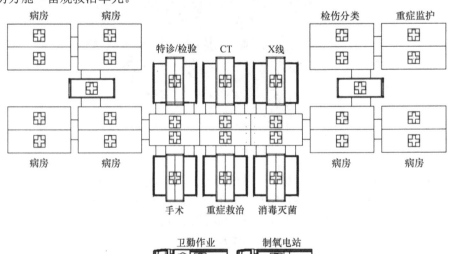

图 7-11 武警救援方舱医院展开图

第三节　队伍保障类装备

一、个人携行装备

个人携行装备，共 2 类 32 种。其中，服装类 3 种，生活携行类 29 种，可根据不同地域、气候特征等要素进行筛选。生活携行类可根据需要将个人日常生活用品、小工具、身份识别和救生用品等装入个人背囊、腰包随身携行，在后勤保障装备到达之前能满足临时保障所需。个人携行装备见表 7-1。

表 7-1　个人携行装备

序号	品名	单位	备注
一、服装类			
1	救援队队服		防水、防风、透湿
	冬春服	套	
	夏秋服	套	
2	反光识别背心		
3	帽子		
二、生活携行类			视情况携带下列物资
4	背囊	个	防水
5	腰包	个	装证件、救生哨等随身物品
6	洗漱包	个	含牙刷、牙膏等洗漱用品
7	药盒	个	含个人常用药品
8	身份识别牌	个	身份、职务分类，统一制作
9	工作记录本	个	
10	签字笔	支	
11	工作手册	册	卫生应急工作手册
12	手电	个	
13	头灯	个	
14	驱蚊剂	瓶	
15	防晒霜	瓶	
16	水壶（或水袋）	个	选用军品，可背可挎带
17	太阳镜	副	
18	救护绳	根	
19	便携式多功能刀	把	
20	救生哨	个	
21	带指北针计时器	块	
22	防风打火机	个	
23	消毒纸巾	包	
24	野战饭盒	个	含勺、筷
25	脸盆	个	便携材料

续表

序号	品名	单位	备注
26	睡袋	个	防水型
27	毛毯	条	
28	毛巾被	条	
29	蚊帐	顶	
30	充气垫	个	
31	救生烟火棒	个	
32	雨衣	个	

二、后勤保障装备

后勤保障装备，共 6 类 51 种。其中，宿营类 20 种，供电照明类 13 种，炊具类 5 种，食品类 4 种，工具设备类 8 种，车辆类 1 种。此标准能满足卫生应急队伍在不依托当地保障情况下，实现自我保障。在执行应急救援任务时，可根据实际情况运行所需装备。其中各类帐篷采用新式网架结构式，具有展开、撤收快及体积小、运输方便等特点；同时充分考虑了在自我保障条件下，水、电、暖、食品营养和工具设备等供应保障问题。

（一）制氧供氧装备

制氧供氧装备能够为伤病员的抢救治疗提供必需的氧气，它是后勤保障装备的重要组成部分。氧疗是伤病员抢救的重要措施，在灾难现场，伤病员的抢救治疗需要大量的氧气，尤其是针对创伤性休克或者呼吸衰竭的伤病员，另外发生在高原低压低氧环境下的自然灾害，救援人员在执行救援任务时对氧气保障的要求更高。因此，氧气保障是后勤保障的重要内容。

目前，野外条件下的氧气保障装备可分为现场就地制氧装备和后方供氧装备两类。现场就地制氧装备包括深冷法制氧装备、分子筛法制氧装备、化学法制氧装备和电化学法制氧装备；后方供氧装备包括氧气瓶和液氧储罐。

1. 氧气瓶 是使用最广泛的一种供氧方式，它使用简单、相对灵活、不需要维护。但氧气瓶供氧也存在许多缺点：氧气钢瓶笨重，搬运困难，如 1 个 40L 的氧气钢瓶重量大约 68kg，搬运劳动强度大；氧气效率低，1 个 40L 氧气钢瓶最多只能携带 7.5kg（约 6m³）氧气；由于氧气瓶容量小，因此压力变化快，无法实现等压大瓶向小瓶灌氧；氧气瓶充装压力高达 15MPa，氧气瓶对温度和碰撞很敏感，在烈日下暴晒都可能引起危险；氧气耗尽后需要运回氧气厂灌瓶，耗费运力。

2. 液氧储罐 液氧是 20 世纪 80 年代后逐渐采用的新的医疗供氧方式，它与传统的瓶氧供应方式相比，具有使用寿命长、结构紧凑、占地面积少、集中控制、操作方便等特点。1m³ 液氧可以代替 130 支气体钢瓶，可以取代每天用气瓶往返运输，节约大量的人力物力资源。此外，小型液氧发生器，由于质量轻、体积小，灌装和使用非常方便，更适用于野战条件。液氧储罐内部压力较之氧气瓶更高，对温度、碰撞更敏感，需要严格按照要求安全操作，避免事故发生。

3. 深冷法制氧装备 深冷法通常采用机械方法，如用节流膨胀或绝热膨胀等方法，把气体压缩、冷却后，利用不同气体沸点上的差异进行精馏，使不同气体得到分离。该技术特点是就地取材，直接利用环境空气，产品气体纯度高，适用于大规模气体分离过程或大规模空气制氧；该技术缺点为深冷法制氧系统启动时间长，操作维修复杂，同时还需要消耗大量水，但在用氧量较大时（氧气产量 > 50m³/h），深冷法制取氧气最经济。根据需要，深冷法既可制取液氧，又可制取氧气。

代表性的深冷法制氧装备有我军 KL-11/9 制氧车，总质量为 16 000kg，液氧产量为 12m³/h。

除了上述制氧储氧装备以外，为了治疗、抢救急性高原病，我国自行研发了高原轻便加压氧舱及高原增压增氧车，在舱内可以模拟低海拔的空气状态，适用于高原地区的军队卫勤保障、灾害医疗救援、施工人员后勤保障和旅游交通保障等，能有效缓解急进高原产生的高原反应，解决高原危重伤病员救治及后送问题。

（二）供电保障装备

随着现代救援装备的发展，越来越多先进的诊、检、防、救、治的医疗仪器和设备被广泛用于医疗救援，医疗系统供电保障要求不断提高，供电范围不断扩大，除集中保障医疗装备供电外，还为暖、通、空调及制水、制氧等技术保障设备供电。可以说没有足量优质的救援医用供电，救援卫生装备就发挥不出作用，也就无法完成医疗救援任务。

供电保障装备按照机动类型分类，可以分为以下类型。

1. 发电机组 是将其他形式的能源转换成电能的成套机械设备，实际上是便携式或移动式的轻型移动电站，由汽油机或柴油机驱动，带动发电机发电，另外配有一个控制盘进行发配电的控制。随着相关技术发展，目前的移动式发电机组的稳定性、可靠性及便携性均有提升，一般可以达到每千瓦 20kg，噪声也可以控制在 60dB 以下。

2. 移动电站 也称为移动发电机，它的设计独具创新，机动性高、重心低、制动安全、制造精良。移动电站可固定安装在汽车或挂拖车上，其拖车车架强度高、刚性好，同时装有钢板弹簧悬架结构，并采用高度可调节插销式牵引架，适用于各种高度牵引车。车架四角设有机械式支撑装置，配备惯性行车制动、驻车制动和脱离应急制动，确保机组在各种状况下的安全。

移动电站的一般装机容量为数十至数百千瓦，一般采用柴油机动力，性能稳定，工作可靠。移动电站可以达到自动补充燃料、机油和水，在出现超载、短路、超速、水温过高、机油压力过高或过低时，可进行自动保护、自动启动、自动切换，并可以达到 24h 无人值守供电。

以我国第二代野战方舱医院所配制的制氧发电车为例，其以方舱医院的功能要求为中心设计与之匹配的制氧和电力供应参数指标和作业能力，配备 2 台 104kW 的发电机组，合计 208kW。当负载总功率小于 104kW 时，开启一个机组；当负载总功率大于 104kW 时，开启 2 个机组。当一个机组出现故障时，降低系统用电量控制在 104kW 内，保证另一台机组工作满足系统用电，同时维修故障机组。

3. UPS 即不间断电源系统（uninterrupted power system），是一种含有储能装置，主要用于给部分对电源稳定性要求较高的设备提供恒压、恒频的不间断的电源，其以逆变器为主要组成部分，是野战医用供电系统中的新成员，是一种辅助供电装备。

（三）制水制液装备

在野外情况下，水源条件复杂、环境恶劣、作业条件差，无论是平时驻营的集中式给水，还是野外条件下的分散式给水，水源水质或使用水质必须符合卫生要求或卫生标准。可以通过简易方法进行混凝沉淀—过滤—消毒来获得符合标准的饮用水，如通过简易滤砂技术进行过滤，或者个人饮水消毒片，或者有机碘片进行消毒，但如果想要获得药用水，则必须采用制水制液设备。

制药用纯化水的生产通常需要以下流程：原水、原水箱、原水泵、多介质过滤器、活性炭过滤器、软化器、一级精密过滤器、一级反渗透、二级反渗透、臭氧发生器、纯化水箱、紫外杀菌器、纯水泵、用水点。流程的复杂性对制水制液装备提出了挑战，该装备不仅要满足卫生装备在环境适应性、保障性、可靠性、维修性、安全性等方面的战术技术要求，还要根据制水制液技术及装备自身的特点，在药用水与输液的质量标准、产水量、原水适应性、能耗和水回收率等方面提出要求。

国内目前常用的制水制液装备列举如下，FS81-50 型制液设备，总质量 272kg，体积 0.89m³，注射用水产量 50L/h，该设备采用了两级反渗透技术，机动性好，水源适应性强；S90制液车，主要供战时制液，可与机动医院配套，总质量 8285kg，输液生产能力 150L/批，纯水制备工艺先进，车厢密封性好，可控制温度与局部洁净度，机动性好，展开、撤收迅速。

三、通信办公装备

通信办公装备分为 3 类 22 种，其中通信设备类 6 种，办公设备类 15 种，指挥车辆类 1 种。其中通信设备主要采用了目前技术成熟、应用广泛、使用费用较低的移动电话、移动传真、卫星电话和海事卫星 mini 或 M4 工作站，能基本实现在不同区域开展救援工作时与指挥中心的语音、文电及图像实时传输。办公设备能满足在国内外救援工作中各类公文、会议、仪式等办公所需，如笔记本电脑、多功能打印机、无线局域网组件等。指挥车辆应装载通信指挥平台，确保与指挥中心的联系，通常情况下是指装载通信指挥平台的越野车。

（一）海事卫星通信单元

海事卫星通信系统初始是指利用通信卫星作为中继站的一种船舶无线电通信系统，主要应用在航海领域。它具有全球（除南北极区外）、全时、全天候、稳定、可靠、高质量、大容量和自动通信等显著优点，不仅可以改善船舶营运管理效率，又有助于保障海上人员的生命安全。

国际海事卫星组织（International Maritime Satellite Organization，INMARSAT）成立于 1979 年 7 月 16 日，我国是创始成员国之一。INMARSAT 原为一个政府间的合作组织，最早提供的业务仅限于为航行在世界各地的船舶提供全球通信服务，后来，INMARSAT 将通信服务范围扩大到陆地移动的车辆和空中航行的飞机。在 1994 年 12 月的第 10 次特别大会上，更名为"国际移动卫星组织"，但仍称"INMARSAT"，成为唯一能提供全球海上、空中、陆地、救险、定位等卫星移动通信服务的提供者。

（二）北斗卫星导航系统

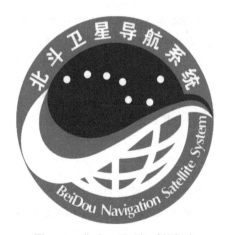

图 7-12 北斗卫星导航系统标志

中国北斗卫星导航系统（BeiDou Navigation Satellite System，简称 BDS）是中国自行研制的全球卫星导航系统，也是继 GPS、GLONASS 之后的第三个成熟的卫星导航系统（图 7-12）。北斗卫星导航系统和美国 GPS、俄罗斯 GLONASS、欧盟 GALILEO，是联合国卫星导航委员会已认定的供应商。

北斗卫星导航系统由空间段、地面段和用户段 3 部分组成。空间段由若干地球静止轨道卫星、倾斜地球同步轨道卫星和中圆地球轨道卫星组成；地面段包括主控站、时间同步/注入站和监测站等若干地面站，以及星间链路运行管理设施；用户段包括北斗及兼容其他卫星导航系统的芯片、模块、天线等基础产品，以及终端设备、应用系统与应用服务等。北斗卫星导航系统可在全球范围内全天候、全天时为各类用户提供高精度、高可靠定位、导航、授时服务，并且具备短报文通信能力，已经初步具备区域导航、定位和授时能力，定位精度为分米、厘米级别，测速精度 0.2m/s，授时精度 10ns。

2022 年 3 月，国际搜救卫星组织第 66 届理事会（CSC-66）确认北斗卫星导航系统搭载的 6 颗搜救载荷符合全球中轨卫星搜救系统空间段标准要求，标志着北斗卫星导航系统加入国际搜救卫星组织的技术审核工作全部完成，这是北斗国际化工作取得的又一次重要进展，将有助于中国履行国际海上人身安全公约，提升全球遇险与安全报警效率，为国际搜救服务。

北斗卫星导航系统可以监测水位高度、降水强度，提前向受灾地区精准发放信号，引导群众及时防范和疏散。北斗卫星导航系统可以通过卫星导航接收机对大地变形进行实时监测，或是通过监测电离层电子浓度的方式预测地震，2021 年 1 月 27 日 14 时 47 分，长安大学的"高精度北斗地质灾害监测预警平台"向甘肃临夏永靖县的黑方台地区发出红色预警，通知当地及时组织群众避险。当天 20 时 53 分，长安大学再次紧急发出了滑坡即将失稳的红色告警，7min 后滑坡失稳破坏，发生了体积近 10 万方的黄土滑坡。这是长安大学研究团队第三次利用北斗技术成功预警突发性黄土滑坡。在灾后救援方面，北斗卫星导航系统可以凭借其自身定位精准的优势，帮助救援人员快速确定受灾地区和受灾范围；灾害发生后另外一个当务之急就是恢复灾区和外界的联络，北斗卫星导航系统因其具有覆盖范围广、受地面影响小的特点，可以有效避免地面通信网络中断的影响，迅速搭建起通信通道。北斗卫星导航系统曾在 2010 年为舟曲泥石流灾区通信设施受到损坏无法通信的地方提供了应急通信保障，在一线灾区和救灾指挥部之间架起了可靠的沟通桥梁。2013 年的雅安芦山地震中，北斗卫星导航系统在地震发生后的 48h 共定位 2.4 万次，通信 3 万余次。救灾部队利用北斗接收机便可精确寻找更便捷的救援道路。震后，雅安全面提升了地质灾害科技防范能力，在几个重大地质灾害隐患点安装了北斗综合监测系统、北斗雨量监测系统等设备，提升了预防地震灾害的水平。

在救灾减灾方面，基于北斗卫星导航系统的导航、定位、短报文通信功能，提供实时救灾指挥调度、应急通信、灾情信息快速上报与共享等服务，显著提高了灾害应急救援的快速反应能力和决策能力。

（三）卫星通信便携站

卫星通信便携站是卫星通信产品。其外接便携式卫星天线、便携发电机，可为使用者提供一种便携式的多业务卫星通信平台，无论身处何地，都能方便地与指挥中心或其他终端建立卫星通信链路，以传输图像、语音、数据等业务（图 7-13）。卫星通信便携站主要具备卫星电话、图像采集和传输、双向视频通话、文件传输、远程网络接入、数据传输等功能，还可以进行保密话音通信、保密图像通信，其特点主要为结构简洁、便携、使用方便及保密性能高。

卫星通信便携站采用手提便携箱式的设计，箱体体积和重量符合航空箱标准。卫星终端的各主要单元包括卫星传输单元、图像编码单元、语音编码单元等全部组合在一个便携箱内，终端提供丰富的数据接口可供计算机、摄像头等外部设备接入终端。终端的射频输出和输入为 L 波段接口，可适配国内外各种主流天线单元。

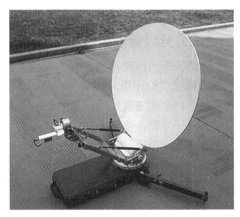

图 7-13　卫星通信便携站

第四节　物资装备的日常管理

一、装备管理的法规要求

卫生部制定的《卫生应急队伍装备参考目录（试行）》中，有关装备管理的要求如下。

1. 卫生应急队伍装备的管理要实行"三定"制度，即定主管领导、定保管人员、定使用人员。卫生行政部门、管理部门和使用部门，应当各司其职、各负其责、分工合作、密切配合，共同做好应急装备的配备、仓储、使用和维护等管理工作。

2.卫生行政部门或卫生应急日常管理机构负责制定应急装备管理办法和制度，制定应急装备建设规划和年度计划；组织编制应急队伍装备目录、装备标准和配置方案；负责应急装备标准和规范的制定；负责应急装备的统一调配；配合相关部门做好应急装备经费预算和采购工作。

3.卫生行政部门指定有关疾病预防控制机构或医疗机构作为应急装备日常管理单位，负责应急装备的调拨、仓储、培训、技术管理及维护保养工作，办理使用手续；监督检查应急装备使用管理；负责组织有关专家验收应急装备。

4.卫生应急队伍负责应急装备在卫生应急救援行动时的使用和保管，要熟悉其调用程序，妥善保管装备物资，在应急工作结束后及时将相关物品交回管理单位入库；配合应急装备日常管理单位对其进行定期维护保养。

二、装备管理的原则

依照法律法规，明确分工及责任主体，制订管理制度及计划，除此之外，在日常管理中，必须坚持统一计划、分级管理和依法管装的原则。

（一）统一计划原则

统一计划原则是指对应急救援的一切装备，从分配至退役处理的全过程必须在统一计划的指导下进行管理，不允许有违背和脱离统一计划的管理行为。装备管理工作涉及卫生行政部门、卫生应急日常管理机构、疾控中心及各级医疗机构等多个领域、多个部门、多个环节、多个层次，要使装备管理工作获得最佳综合效益，就必须树立全寿命管理观念，全盘考虑，统筹兼顾。如果各阶段、各环节的管理没有一个统一的目标和计划，就会出现相互脱节、相互矛盾的现象，增大消耗，降低效益。只有统一计划，才能在全局范围内科学确定重点，区分轻重缓急，合理分配人员、物资、经费、器材等，防止本位主义和内耗，提高管理的整体效益。

（二）分级管理原则

分级管理的原则是指在装备管理工作中，分层次、按系统实施管理，其目的是充分发挥各级管理机构的职能作用，调动各单位、各部门、各系统和全体人员的积极性，共同管理用好装备。随着医学技术的飞速发展，新型装备不断投入使用，装备的管理也越来越复杂，管理的要求也越来越高。一方面，由于医学救援装备大到方舱医院、卫生技术车辆、医用飞机和医用船舶，小到卫生盒、止血带等，种类、型号繁多，功能、作业各不相同，装备或使用它们的单位也不同，靠一级机构将不同系统的装备全部管理起来不太现实，同时也会限制装备效能的发挥。另一方面，系统管理的重要特征之一就是层次性。按照现代管理学理论，任何一级的管理宽度都不能太大，必须分级控制每一级管理宽度，以实现系统管理的最佳化。

（三）依法管理原则

依法管理原则就是严格装备管理的各项措施和各个环节，奖惩分明。要以条令、条例和有关规章制度为行为准则，各负其责，各尽其职。要在规定的职权范围内严格履行职责，建立起正规的医学救援装备管理秩序，并要做到在制度面前人人平等，严禁以权代法。

三、装备管理的主要环节

（一）编配科学化

医学救援装备编配科学化，是形成最佳医学救援装备保障能力的重要因素。医学救援装备的编配科学化，首先需要管理部门在科学论证的前提下，制订装备编制方案；其次要求在执行过程中，按照统一计划，各管理层次及相关部门通力合作，共同落实编制方案的实施。

1. 根据任务的需求，确定医学救援装备的编配。担负什么保障任务，就需配置什么装备。但这只是配置装备最基本的要求。要满足任务的需要，必须考虑所配置装备对执行任务人员的使用、技术保障、后勤及驻地地理环境等诸因素的适应程度。

2. 合理配比，确定医学救援装备的编配。医学救援装备的多样化及系统化，要求各装备之间具备一定的配比要求，即不同类型医学救援装备比例适当、结构合理，能形成最佳保障体系，而且医学救援装备和其他后勤保障措施也要配套，如水、电、帐篷等，才能保障医学救援装备充分和持续地发挥效能。

3. 根据实际保障能力，确定医学救援装备的编配。实际保障能力是医学救援装备编配的根本底气。要使医学救援装备的编配真正落实，必须充分考虑实际保障能力。必须根据政府提供的经费投入和保障条件，来规划医学救援装备的编配，使装备编配与保障能力相适应，避免"巧妇难为无米之炊"的情况出现。

（二）救援装备的动用与运输

1. 救援装备动用 是指卫生应急力量平时使用应急救援装备的统称，是装备管理的重要环节。目的是控制救援装备的动用数量和使用寿命，以保证卫生应急能力。通常可以分为日常动用、试验动用、应急演练动用和应急保障动用。装备动用的比例、数量和审批办法严格按规定执行，库存装备的动用需要经相应装备管理机关批准，紧急情况下需要动用代国家库存的救援装备时，要边动用边报告。

救援装备是保障和维护人民群众生命安全的物质基础和条件，必须树立对党和人民高度负责的政治责任心，进行救援装备的管理，严格掌握动用标准和使用权限。在执行过程中，注意统一制订救援装备动用计划，尤其是日常训练所需要的装备，应该制订年度计划，临时动用要上报严格审批；严格执行操作规程，满足救援装备的技术要求，按照救援装备动用的目的、编配用途、技术性能、操作规程动用，不准滥用、乱用救援装备。

2. 救援装备运输 不同于一般装备的运输，应当遵循"高速、安全、高效、准确"的原则，综合运用包括铁路、公路、航空、水路及管道等各种运输方式，充分考虑运输过程中的地理条件、环境因素和可能出现的困难，制订详细的运输方案。

（三）合理使用救援装备

按使用目的不同，可分为作战使用管理、训练使用管理、科研使用管理、日常勤务使用管理等。按使用时间和地点的不同，可分为平时使用管理、战时使用管理和特殊情况下使用管理等。由于医学救援装备的使用直接关系到装备效能的发挥，因此，科学合理地使用医学救援装备是装备管理的重点内容。

1. 合理规划医学救援装备平时的使用和封存 医学救援装备都有规定的使用寿命，使用强度过大，将使故障率增高，使用寿命缩短。合理规划装备平时的使用，避免平时损耗过高，影响战时的装备使用。此外，医学救援装备的封存也是一项细致复杂的工作，特别是对一些结构复杂、具有综合性特征的装备的封存，如卫生方舱、技术车辆等。因此，救援装备的封存必须根据不同装备的特点和技术要求，科学计划、严密组织。

2. 因地制宜进行救援装备的使用管理 我国幅员辽阔，不同地区环境差异比较大，对医学救援装备的使用和封存的要求也有很大不同，如在云南、广西、海南等亚热带地区，由于气温高、湿度大、微生物侵蚀严重等特点，要求着重加强对装备的防潮、防雾及防虫的处理；在东北、西北等高寒地区，因为低温可使装备出现金属部件强度降低、部件间隙变化等因素，需要着重装备的防寒处理；在西北等沙漠地区，由于多风沙、阳光暴晒、气候干燥、昼夜温差大等特点，使得救援装备的磨损及老化加快，尤其是精密原件、有机材料及电子元器件等，因此，需要进行防尘、防晒、防锈蚀等工作，并注意易损部件的养护并及时替换。

3. 注重特殊情况下救援装备的使用管理 特殊情况下医疗救援装备的使用，是指在恶劣环境下或超出部队卫生装备日常使用规定和标准之外的使用，如在严寒、酷暑、潮湿、高盐雾等环境下医疗救援装备的使用。特殊情况的使用应制订相应预案，在保障任务完成和装备可持续使用两方面下进行权衡选择。

（四）救援装备的保管、保养与定级

各级卫生应急装备与物资部门应具体负责主管装备的保管、指导、检查、督促有关工作的落实，并组织相应的技术保障。通常情况下，应急救援队主要负责携行卫生应急装备与物资的保管工作。

救援设备应分类存放，并定期检查保养，保养的目的是及时恢复和经常保持装备的完好状态，保证装备逢战可用。各类装备都有规定的保养时机、种类、范围、内容及人力和资源消耗标准等。主要的保养内容包括清洁、调整、紧固、润滑、添加油液、补充备用零件等。力求做到救援设备"四无"（无丢失、无损坏、无锈蚀及无霉烂）、"三相符"（账目、实物与卡片相符），全面提高装备的保管质量。

装备在使用或储存过程中的影响因素较多，一般来说质量会逐渐下降，通常根据质量状况将装备区分为新品、堪用品、待修品及废品4个质量等级。依据质量分级标准，对救援装备进行定级，是对装备技术状态进行确定的重要途径和手段，是装备日常管理的工作之一。定级结果需要经有关卫生应急装备与物资管理部门批准予以确认，并登记入档，以便各级管理部门掌握。

（五）救援装备的维修与报废

救援装备在使用及储存过程中必然会面临技术状况受损的情况，装备维修的主要目的就是恢复装备的技术状态，包括故障装备维修、损伤评估、应急抢修和后运维修等。装备维修直接关系到装备的应急保障出动强度，影响着应急救援行动的顺利实施。根据应急救援任务的性质、时机、地理条件等，按照快速高效的原则，灵活选用维修方法。比如在救援任务执行时，为最大限度地在应急处置与救援实施的有效时间内再生救援装备，优选应急维修；对于救援装备的日常保管和保养，可按照规定期限进行预防性的定时维修，起到防患于未然的作用。

装备超过使用寿命期限，或因综合性能指标下降、技术落后，经维修后也无法达到使用要求的装备，以及其他原因不宜继续装备应急救援队伍使用的，一般作报废处理。为了保护环境安全，有效发挥废物利用作用，报废装备应进行定点回收。应根据不同情况，充分利用，如作教学、演练、拆件留用；作非应急使用，或作废旧物资回收处理等。

（张　鑫）

第8章 地 震

地震是一种致灾因子，灾害则是各种致灾因子造成的后果。例如，2020年7月23日凌晨4时许，在西藏自治区那曲市尼玛县发生6.6级地震，震源深度10km，因地广人稀，每平方千米不足0.5人，所以未造成人员伤亡；2012年9月7日中午12时许，在云南省昭通市彝良县发生5.6级地震，震源深度10km，因灾造成80人遇难，795人受伤。由此看来，地震造成人员伤亡的因素较多，如震级、人口密度分布和建筑质量等，在某些情况下，即使地震震级较高但也不一定导致伤亡的出现。

第一节 灾害的特点

地震是一种常见的自然现象。据相关资料统计，全球每年发生约500万次地震，平均每日发生地震1万多次，其中每年仅有100余次会造成灾害。

一、地震的基础概念

（一）地震的形成

地震是地壳运动的一种形式，我们通常称为"地动"。地球在46亿年的活动中，内部不断地运动和变化，在漫长的时光岁月里，逐步积累了巨大的能量，在地球上板块与板块之间的相互挤压、碰撞所造成的边缘部分错动或破裂，这种现象我们称为"地震"。

（二）地震的分类

我国最早的地震历史记载见于《竹书纪年》，距今已有4000多年的历史。经过历史经验总结，地震可分为如下类型。

1. 按成因分类 根据形成的原因，地震可以分为构造地震、火山地震、陷落地震、诱发地震和人工地震。其中，构造地震在形成原因中占据总地震次数的90%左右。

（1）构造地震：是地壳在构造运动中发生变形，当变形的力超出了岩石所能承受的力，此时岩石发生断裂。我们可以理解为在一颗质地非常坚硬的钉子尖端，不停地增加砖块，当超过一定重量时，砖块开始发生破裂。其特点是波及范围广、破坏性大。已记录到最大构造地震是1960年5月22日发生在智利的9.5级地震。

（2）火山地震：是火山喷发时所造成的巨大能量冲击地壳所产生的震动。火山地震占总地震次数的7%左右，特点是影响范围小、地震造成的危害低。类似一座巨大的火箭发射时，其巨大的推力对地面造成的震动。

（3）陷落地震：是因岩层断裂塌陷引起的地震。这类地震占地震总次数的3%左右；其特点是震级小、范围小、破坏性小。

（4）人工地震：是人类日常活动引发的局部异常所产生的震动，人类活动因素包括但不局限于爆破、水库蓄水等。如2016年1月6日上午9时许，朝鲜咸镜北道境内发生4.9级地震，震中位于北纬41.30度、东经129.10度的丰溪里核武器试验场，震源深度0km。1962年3月19日，新丰江水库在大坝东北1km处，发生了6.1级地震，这次地震被认为是新丰江水库蓄水后而诱发的地震。

2. 按距离远近分类 根据震中距离的不同（通常指地震震中距离我们生活的距离），可分为远震、近震、地方震。

（1）远震：相对某个地点，大于 1000km 范围的地震。

（2）近震：相对某个地点，在 100～1000km 范围内的地震。

（3）地方震：相对某个地点，小于 100km 范围的地震。

3. 按震源深度分类 根据地震发生时，地壳内部能量爆裂点距地面的垂直投影距离，可分为浅源地震、中源地震、深源地震。

（1）浅源地震：是指震源深度在 60km 以内的地震。根据中国地震台网的数据显示，自 2013 年 5 月 3 日至 2022 年 5 月 12 日，我国境内（含海域）发生 5 级以上的破坏性地震共 357 次，其中浅源地震超过地震总数的 93%。

（2）中源地震：是指震源深度在 60～300km 的地震。

（3）深源地震：是指震源深度超过 300km 的地震。

二、地震带分布

我国被欧亚板块地震带（地中海地震带-喜马拉雅地震带）和环太平洋地震带围绕。地震活动主要分布在 5 个地区的 23 条地震带上。这 5 个地区是：①台湾地区及其附近海域；②西南地区，主要是西藏、四川西部和云南中西部；③西北地区，主要在甘肃河西走廊、青海、宁夏、天山南北麓；④华北地区，主要在太行山两侧、汾渭河谷、阴山-燕山一带、山东中部和渤海湾；⑤东南沿海的广东、福建等地。台湾地区位于环太平洋地震带上，西藏、新疆、云南、四川、青海等省区位于喜马拉雅-地中海地震带上，其他省区处于相关的地震带上。中国地震带的分布是制定中国地震重点监测防御区的重要依据。

三、判断地震致灾的要素

地震发生后，相关部门根据地震发生时的情况来判定损失、伤亡大小。其中包括震级、震中、震源深度、地震波、烈度等。

（一）震级

通常是指地震释放的能量，它由地震仪记录的地震波形计算得出。震级越高，表明地震释放的能量越多。一次地震仅有一个震级。世界各国地震震级的分级标准有所不同，我国主要采用"里氏震级"*标准，3.0 级以下地震为微震或弱震；3.0～4.5 级地震为有感地震；4.5～6.0 级地震为中强地震；6.0～7.0 级地震为强震；7.0 级以上地震称为大地震或特大地震。

震级是衡量造成破坏程度的一把"标尺"。震级越高，表明震源释放能量越大，按照震级与地震波能量的统计关系计算，震级每增加 1 级，释放的能量约增加 32 倍。汶川地震释放的能量相当于 5600 颗广岛原子弹爆炸。所以一般超过 4.5 级的地震，就可称为破坏性地震。

（二）震中

震中是指地壳内部能量爆裂点垂直投影到地面上的位置。

（三）震源深度

震源深度是指地壳内部能量爆裂点距地面的垂直投影距离。

（四）地震波

地震时释放的能量所引发地球内部介质的扰动，这种扰动以震源为起始点并以波的形式向四面八方进行传播，称为地震波。地震波按传播方式分为 3 种类型，即纵波、横波和面波。纵波在

---

* 里氏地震标度最早是在 1935 年由两位来自美国加州理工学院的地震学家里克特（Richter）和古登堡（Gutenberg）共同制定的。

地壳中的传播速度为 5.5～7km/s，最先到达地面，又称 P 波，它使地面发生上下振动，破坏性较弱。横波又称剪切波，在地壳中的传播速度为 3.2～4.0km/s，第二个到达震中，又称 S 波，它使地面发生水平晃动，破坏性较强。面波又称 L 波，是由纵波与横波在地表相遇后激发产生的混合波，其波长、振幅都较大，但只能沿地表面传播。我们可以静置一盆水想象成地表，往里面扔一个石子造成水面出现的波澜想象成地震，通过肉眼观察可以得到，最先激起水花，它与纵波相似；随之而来出现向外扩散的波浪，它与横波形似；当两个波再次相遇出现紊乱的波纹时，则会形成与地震相同的面波。横波与面波会造成行人站立不稳或建（构）筑物倒塌，其带来的损害巨大。

（五）烈度

烈度也是人们除震级之外衡量地震造成破坏程度的另一把"标尺"。需要说明的是，地震烈度与震级虽同为地震的标尺，但他们赋予的意义不同。震级大小是反映地震释放能量的多少，体现的是能量本身；地震烈度主要是对地震造成地面建筑受损程度的划分，其会受震级、震源深度、震中距、地质构造、建（构）筑物质量等多种因素的影响。震级和烈度可以作为判断地震严重程度的两把标尺。云南鲁甸和四川九寨沟两次地震相关数据对比，见表 8-1。

表 8-1 两次地震的相关数据对比表

地点	时间	震级（M）	震源深度（km）	烈度（度）	死亡人数（人）
云南鲁甸	2014.8.3	6.5	12	IX（90km²）	617
四川九寨沟	2017.8.8	7.0	20	IX（139km²）	25

目前，我们国家地震将烈度划分为 12 度，我国评定地震烈度的技术标准是《中国地震烈度表》（GB/T 17742—1999）。其中，I～V 度以地面上人的感觉为主；VI～X 度以房屋震害为主，人的感觉仅供参考；XI 度、XII 度以房屋破坏和地表破坏现象为主；VIII～X 度为破坏严重，XI 度以上为毁灭性破坏。汶川地震和唐山地震两次大地震的烈度与影响范围，见表 8-2。

表 8-2 两次大地震的烈度与影响范围表　　　　　　　　　　　　（单位：km²）

烈度	汶川地震	唐山地震
XI	2 580	47
X	3 650	323
IX	8 730	1 430
VIII	25 380	5 470
VII	52 630	25 030（陆地）
VI	231 110	75 000

地震发生后，我们经常看到高挂物品出现晃动或坠落，这就说明我们身处地震烈度影响的范围内。晃动幅度大、坠落物品多则表明烈度高，反之则烈度低。

汶川地震后，在绵阳市城区，随机抽样共 80 个点的 199 栋房屋，得到破坏程度如下（表 8-3）。

表 8-3 震后房屋破坏程度统计（绵阳市城区）　　　　　　　　　　（单位：%）

房屋类别	基本完好	轻微破坏	中等破坏	严重破坏	毁坏
砖混	55.93	18.67	15.13	8.39	1.88
框架	68.93	17.76	12.62	0.69	0

根据调查结果，依据我国现行地震烈度评价标准，评定绵阳市城区为Ⅶ度。所以，作为医疗救援队员对地震相关要素了解后，可大概知晓易损人员的伤害程度，在派出医疗力量时就会游刃有余。

四、地震灾害的分级响应

我国的《国家地震应急预案》根据地震对受灾地区的影响程度，将地震灾害分为特别重大、重大、较大、一般4级，对应的响应级别为Ⅰ级、Ⅱ级、Ⅲ级和Ⅳ级。具体分级与响应情况见表8-4。

表8-4 地震分级与响应

地震分级	伤亡情况（含失踪）	经济损失情况	初判方式	应急响应
特别重大	300人及以上	直接经济损失占地震发生地年国内生产总值的1%以上	人口较密集地区7.0级以上地震，人口密集地区6.0级以上地震	Ⅰ级响应：由灾区所在省级抗震救灾指挥部领导灾区的地震应急工作；国务院抗震救灾指挥机构负责统一领导、指挥和协调全国抗震救灾工作
重大	50人及以上、300人以下	严重经济损失	人口较密集地区6.0~7.0级地震，人口密集地区5.0~6.0级地震	Ⅱ级响应：由灾区所在省级抗震救灾指挥部领导灾区地震应急工作；国务院抗震救灾指挥部根据情况，组织协调有关部门和单位开展国家地震应急工作
较大	10人及以上、50人以下	较重经济损失	人口较密集地区5.0~6.0级地震，人口密集地区4.0~5.0级地震	Ⅲ级响应：在灾区所在省级抗震救灾指挥部的支持下，由灾区所在市级抗震救灾指挥部领导灾区地震应急工作。中国地震局等国家有关部门和单位根据灾区需求，协助做好抗震救灾工作
一般	10人以下	一定经济损失	人口较密集地区发生4.0~5.0级地震	Ⅳ级响应：在灾区所在省、市级抗震救灾指挥部的支持下，由灾区所在县级抗震救灾指挥部领导灾区地震应急工作。中国地震局等国家有关部门和单位根据灾区需求，协助做好抗震救灾工作

此外，《国家地震应急预案》还规定，地震发生在边疆地区、少数民族聚居地区和其他特殊地区，可根据需要适当提高响应级别。地震应急响应启动后，可视灾情及其发展情况对响应级别及时进行调整，避免响应不足或响应过度。

五、地　震　避　险

我国的地震灾害呈现地震多、强度大、分布广、震源浅的特点，尤其是我国西部作为地震频发区，农村房屋抗震等级低，地震发生后房屋垮塌严重，造成大量人员被压埋。在历次的地震中总结出了一些有效的地震避险方法，如唐山地震总结"震时就近躲避，震后迅速疏散"的方法；汶川地震总结出"能跑则跑，不能跑则躲"的方法；一些强震总结出"不能跳楼、不能盲目外逃"的方法等。为减轻因地震引起的建（构）筑物或其他设施对人员造成的伤害，需要在地震时采取震时避险和震后疏散等应对措施。

（一）震时避险

地震发生时，人们根据自己所在建（构）筑物的情况，选择正确的避险措施，沉着、冷静、有序地进行躲避。

我们应按照"高躲低跑"的法则，并将房屋分为楼房和平房两类进行阐述。居住在高层楼房的人员，若在3层以上，应立即依附在坚固的物体旁、小开间，如承重墙附近、大开间楼层的柱子旁、大跨度房屋的桌椅中间、卫生间等位置。有人认为"居住楼层越高越危险"，其实是错误的。高层人员在地震发生时虽摆幅很大，无法第一时间离开建（构）筑物，但高层建筑基本为框架结构，其稳定性要高于平房的砖混结构。居住在低层平房的人员，应立即有序地离开房屋，若无法离开则就近寻找坚固物体进行躲避；躲避时应避开悬挂物、远离阳台、玻璃等易损物体；离开房屋后，不要轻易再次返回，以免发生余震时被困。

（二）震后疏散

当主震完成后，被困人员可按照日常地震应急演练的路线沿安全出口标示，通过安全通道靠右行走，有序疏散。疏散时，应错开时间，分片、分楼层疏散；不可乘坐电梯、不可跳楼；在楼梯上行走时，尽量靠右，避免拥挤踩踏。有的房屋在地震后变为倾斜状态，疏散时人员会有眩晕的感觉，这时候一定要眼看、手扶、脚踏实。

（三）避险要求

在日常生活中，应养成每到一处陌生环境时，及时观察其安全出口的习惯，并知晓避险区域。居家生活中，应定时带领家人熟悉避险路线、确认汇合地点、告知紧急联系方式、检查应急储备物品。

躲避时，应"双手交叉保护头部，或将枕头、书本等置于头部，或将头部置于桌椅的下方，尽可能蜷缩身体，降低身体重心"。如果可能，可用打湿的毛巾捂住口鼻，避免口腔、鼻腔吸入大量的烟尘，确保被困人员可以呼吸顺畅。

被困后，人员所在区域为暂时稳固区域，不可随意破坏（搬动、挖掘、推移）建（构）筑物暂时结构。可在附近寻找物品对空间进行加固，如木头、石块等。被困人员可了解周围同困人员情况，相互鼓励、相互支持、坚定信念、保持信心。成功获救的秘诀是：保持体力、稳住心态、不要大喊大叫、等待救援。

2022 年 4 月 29 日，湖南省长沙市望城区一居民自建房发生坍塌，造成多人被困。如果说最先救出的被困人员是幸运的，那么第 8 位幸存者能够获救，是因为她完全掌握了被困自救要领。①有计划地饮水，保持体温。每次口渴时，她仅仅呡一小口，湿润嘴唇。在她被困的空间内，正好有一条棉被，冷了就盖，热了就挪，保证了她的体温恒定。②保持手机电量，保持冷静。空间的信号很微弱，她没有无限地打电话、刷朋友圈。仅存的电量可以告知她时间和日期，这给了她无穷的安全感。③及时发出求救信号。被困期间，她没有不停地敲击，而是感觉救援人员靠近或安静的时候才发出信号。临危不乱的心理素质，也让她受到了上天的眷顾，在房屋坍塌 88h 后被发现而成功获救。她被消防员抬出时，脸上带着灿烂的笑容。

（李敏捷）

第二节 医学救援的组织与实施

目前，我国在地震发生时的医学救援分为三级救援，一级是现场救援，主要包括现场搜救和紧急救命的医学救治，主要由消防人员搜救，医务人员辅助。现场救援后，将伤病员转至"伤病员集中区"。二级是伤病员集中区救援，主要包括在灾区短时间内检伤分类、稳定伤病员、决定和计划转诊，最终将伤病员转运到安全的医院。三级是医疗机构内救援，主要是包括专科治疗、确定性治疗以及康复治疗。

（一）现场救援

见本章第三节详述。

（二）伤病员集中区救援

在地震现场救援后，需要处置的伤病员将会转运到伤病员集中区，伤病员集中区建立在相对安全的空旷地带。一般的形式是在安全区域的卫生医疗机构，或者帐篷医院。这里集中了医学救援人员和物资，能够比搜救现场提供更多、更复杂的医疗服务。

（三）医疗机构内救援

我国在汶川地震以后，又将医疗机构内救援分为前方医院救援和后方医院救援。前方医院是指距离灾区较近，在灾难后基本保持急诊功能和住院功能的地市级医院，在灾后的主要作用为进行初步院内检伤分类、诊治轻症伤病员，对危重伤病员的病情稳定、一线救援人员和物资的支持供给、组织转运后送、信息汇总中转。后方医院是指距离灾区有一定距离，在灾难后的功能基本完整的区域性大型综合医院。其主要作用是再次检伤分类、针对危重伤病员集中诊治、对一线救援和前方医院的支持供给、容纳各地专家以及专家医疗队进行组织会诊、信息汇总上报等。不同灾难的性质、地点与破坏情况不同，对于前方医院和后方医院的划分可能会有所不同。应根据当时具体情况由救援指挥部做出判断与决定。

医院机构内救援是危重伤病员集中诊治的关键，卫生行政部门对地震后批量伤病员的计划调配转诊和医院在灾后的收纳能力、突发事件应对能力，对减少灾后院内死亡率极其重要。因此，在地震高发地区的医院，应在平时积极准备，预留短时间可扩展的床位。如以色列对于大型突发事件的应对体系发展较为完善，其最大的医学中心——海法医学中心，在医院内地下车库的墙上安装了供氧、供电、供负压系统，并有临时扩展的医疗病床，可以短时间将地下车库扩展为一个容纳 100 名伤病员的综合病房。另外，急诊科的可扩展能力也是医院短时间收纳批量伤病员能力的体现，应给予急诊科足够的扩展空间，或在急诊科前预留广场作为检伤分类或洗消工作的扩展空间。如日本医院的急诊前大厅，平时为候诊大厅，突发事件发生后，短时间可布置为病房以供容纳批量伤病员使用。在"十四五"时期，我国在各省建立国家紧急医学救援基地，其一项重要功能就是在医疗机构的非常规医疗区域，如停车场、大厅、广场等区域布置供水、供电、供氧、负压等接口，并统筹安排相应的卫生设施，一旦地震发生，就可以在这些有接口的地方布置临时床位，建立临时病房。

从流程的组织上来说，地震发生后，医疗机构应立即联系专家评估医院建筑物情况，确定医院内建筑物能否开展工作，并及时上报医院功能受限情况。救援指挥部接到报告后，根据各个医院的具体情况，从全局出发，立即制订伤病员转运计划。在实际工作中，各级医疗机构在第一时间内接诊的大量伤病员常常是无序的，因为大多数伤病员多以自救互救的方式赶到医疗机构。救援指挥部应尽可能短时间控制此类无序就医，指导医疗机构集中资源有序接纳现场救援、伤病员集中区转运的伤病员。

（胡　海）

第三节　现场救援

一、现场搜救

地震现场搜索的技术包括人工搜索、搜救犬搜索和高科技仪器搜索 3 类。

（一）人工搜索

发生地震后，人工搜索是启动最快的方式。过去的搜索人员主要采取呼喊、聆听、观察、敲打等方法，直接对坍塌的浅层和狭小区域进行搜索。随着人工搜救技术的发展，由经过严格训练的搜救队员来完成彻底的物理空间搜索工作，他们进行科学的人力资源部署，根据地震情况确定各个区域的搜索优先级别，开展网格式全面搜索，提高了搜索的效率。

（二）搜救犬搜索

由于搜救犬有灵敏的嗅觉，可以发现废墟下已经失去知觉的幸存者和失去行动能力的幸存者，同时搜救犬能到达有幸存者但又容易被人忽略的地方，或是一些对搜救人员有危险和人员无法进入的地方。因此，相对于人工搜索而言，受过良好训练的搜救犬能在较短时间内搜寻较大区域，并能发现那些失去意识的幸存者。

搜救犬的工作范围非常广泛，包括在自然灾难现场中搜索与救援失踪人，如地震废墟、建筑物倒塌、雪崩、山体滑坡、火灾现场及水面等各种自然灾难救援现场，并承担着某些犯罪现场的搜索与救援工作。根据救援环境，搜救犬的救援又分为山地救援和水上救援及陆地救援 3 种不同的救援方式。

（三）仪器搜索

随着工业化、信息化和智能化技术的进步，为了帮助提高搜索效率和减少现场搜索风险，高科技搜索设备已经被研发并投入使用。目前，相对比较成熟的高科技设备包括声波生命探测仪、光学生命探测仪、雷达生命探测仪、气敏生命探测仪和其他形式生命搜索仪等。

二、现 场 救 治

（一）灾难侦测

地震灾难情况的侦测是医学救援的首要环节，清晰的灾难侦测可为以后的医学救援工作提供有利的信息，为医学救援决策提供依据。以便更有效、更科学地实施紧急医学救援。虽然伤病员数量、伤情、灾难性质、灾难范围等是灾难侦测的重点，但不同性质的灾难又有其独特之处。

（二）现场救援管理

地震灾难发生后，应根据预案迅速建立救援指挥部。由于大型灾难经常导致当地卫生医疗机构的瘫痪，因此，只有迅速建立救援指挥部，尽快组织实施紧急医疗救援，才能抢救生命。救援指挥在美国、日本和欧洲等紧急医学救援较发达的国家和地区，使用的应急管理指挥体系为事故指挥系统，又名灾难指令系统。事故指挥系统的指挥部包括总指挥、公共信息官、联络官和安全官，其下设有 4 个部门，即行动部、计划部、后勤部，以及财政/行政部。4 个部门以下尚有多个单元参与（图 8-1）。

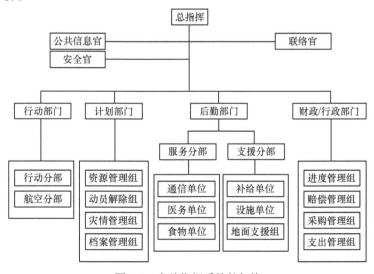

图 8-1 事故指挥系统的架构

（三）安全保障与风险评估

在医学救援队到达灾区后，对于已知的安全问题首先应得到安全保障，包括营地的选址、军队和警察的安全保障协调、传染病的防护等。

医院需要立即评估医院建筑物的安全情况，以免发生建筑物倒塌或社会安全事件等意外情况所致人员伤亡。

风险评估主要是评估救援人员工作时可能会出现的风险，包括是否存在次生灾害（如火灾、堰塞湖等）的风险；是否存在社会安全事件的风险；是否存在道路垮塌、山石滚落、楼房倒塌等情况；是否存在工厂污染物或毒物泄漏所导致的风险等。

（四）物资供给配置

医学救援物资供给配置总体方向是种类齐全、数量适宜、分层配置。种类齐全、数量适宜应是在灾难救援过程中，以当时灾种、灾情为基本点，以灾难救援实际需求为出发点，在灾难情况侦测前根据既往经验进行经验化配置，在灾难情况侦测时不断调整装备配置，在灾难情况侦测后进行针对性配置。为要达到种类齐全、数量适宜的要求，需要了解我国紧急医学救援装备的不足并总结既往灾难救援装备的经验。分层配置是指根据具体灾种灾情进行分级别配置，不同级别和不同类别医学救援队、不同救援任务都需要不同的配置。为达到分层配置要求，需要建立适宜我国的紧急医学救援体系并不断完善。

医学救援装备配置应依据我国医学救援的不足，有针对性地加以改进和完善。其发展方向为：充实装备种类与数量，提高装备性能，加强装备的配套性、统一化、便携性、通用性和集成化；加强地面移动医院、地面转运、空中救援、海上转运等的基础设施建设，形成海陆空一体的紧急医学救援。

（五）现场检伤分类

针对大批量的伤病员，医疗人力资源严重不足，检伤分类是一种非常重要的将伤病员进行分类的技术。主要目的是在医疗资源紧缺的情况下拣选出有治疗价值的危重伤病员，使其得到优先救治。

大型灾难发生后，伤病员短时间内数量多、伤情复杂，而医疗资源严重不足，这种情况下需要立即检伤分类。伤病员的分类采用国际上常用的多色灾害伤病员分类卡系统，按照以下检伤颜色规则进行分类：①优先处理首批后送的伤病员（红色分类卡标记），是必须在短时间内实施手术或抢救措施并有希望存活的伤病员，如有休克伴严重的出血、肝脾破裂或胸部损伤、严重烧伤（呼吸道烧伤或面积超过总体表面积 30% 以上者）、伴有昏迷的颅脑损伤的伤病员。②延迟处理的伤病员（黄色分类卡标记），是手术前可以等候几小时的紧急病例，如血管损伤已经结扎，出血量为 500～1000ml 的中等量失血者，以及不伴有昏迷的颅脑损伤、开放性的关节和骨损伤、眼睛损伤、不严重的烧伤（烧伤面积小于总体表面积 30%）的伤病员。③轻伤病员（绿色分类卡标记），是伤情最轻的伤病员，至少是受伤后生理学上没有明显改变的伤病员，如只有轻度骨折、轻度烧伤和软组织损伤（擦伤或挫伤等）的伤病员。④当前条件下救治希望不大的伤病员〔通常用灰色分类卡标记），是第四优先处理的伤病员，包括那些遭受致命性损伤必然要死亡的伤病员，或严重脑外露的头部损伤，或三度烧伤面积超过体表总面积 60% 以上，已无自主呼吸或心脏停止跳动超过 15min，心肺复苏无希望的伤病员。⑤已经死亡的伤病员（黑色分类卡标记），有明确死亡征象或当前医疗条件无法救活（如断头）的伤病员。

常用的检伤分类方法主要有 START 检伤分类程序（见第 4 章第三节）、jumpSTART 检伤分类程序（图 8-2）、SALT 检伤分类程序（见第 4 章第三节）、改良的生理分诊工具（modified physiological triage tool，MPTT）检伤分类程序（图 8-3）等。目前，随着床旁超声技术的应用，国内外均有利用超声在现场进行检伤分类的报道。

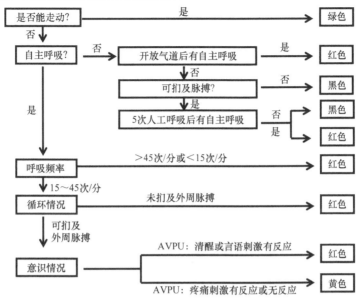

图 8-2 jumpSTART 检伤分类程序

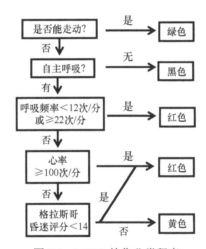

图 8-3 MPTT 检伤分类程序

（六）紧急救治

大型灾难后伤病员情况复杂，其紧急救治与日常医疗行为相比更为困难。

地震后常有多发伤、挤压伤、复合伤等多种情况，尚有医疗资源缺乏问题和多部门学科协调问题。现场处理的技术主要是止血包扎、骨折固定、抗休克、血气胸的处理，以及整体搬运等。现场稳定后立即疏散转运。另外在灾区还有内科疾病患者，一些灾民由于地震后缺少日常药品而致慢性病急性发作（如高血压、各类心脏病、糖尿病、慢性支气管炎等）；由于住宿条件恶劣而致皮肤病、急性上呼吸道感染等；由于饮食条件差而致消化道疾病等。在对既往的灾后伤情统计中，我们了解到在震后 7d 之内就诊者主要为地震所致批量伤病员，7d 之后就诊者主要为内科疾病。在医学救援队治疗伤病员的同时也需照顾此类患者。

（胡　海）

第四节 医疗后送

在地震灾害中，贯彻"四集中"原则的伤病员医疗后送工作是医学救援工作中的重要环节。

"四集中"原则，即"集中患者、集中专家、集中资源、集中救治"。其指导思想是在地震群体伤病员救治过程中，由灾区省级以上卫生行政部门组织，由地震区域县级以上卫生行政部门具体指挥，将危重伤病员有序地转运到高水平的、距离较近的医疗单位，充分发挥专家的作用，使重症伤病员能够得到相对优质的医疗资源，同时减轻灾区医院的负担，从总体上最大限度地降低群体伤病员中危重伤病员的病死率和致残率。实施"四集中"原则的具体措施，包括确定定点医院、架构专家体系、筛查危重伤病员、明确医疗措施和规范；调集专家支援，加大救治力度，开展专家巡诊或远程医疗会诊，建立上报制度和改善救治条件，从而保障救治工作顺利开展。

地震灾害的后送转运方式依分类依据不同可分为不同方式。

以后送的起终点为依据，可将医疗后送分为3种方式，即现场救援到一线救援、一线救援到前方医院、前方医院到后方医院。因在不同级别救治场所开展救援时的医疗资源配给不同，其转运的要求、评估与实施也各有侧重。例如，现场救援的职责主要是区分伤病员是否有生命迹象以及危重与否，故现场救援到一线救援的转运量大，时效性要求高，其转运特色为早期快速；而前方医院可以做部分紧急处理甚至损伤控制性手术，抢救生命。因此，前方医院到后方医院的转运更强调安全性与预见性。

以不同的转运工具来分类，又可分为空中、陆地、水上转运。使用每种转运工具转运时，都会因转运工具对病种、病情、转运设备的要求而有不同的应对措施。空中转运缩短了伤病员从受伤地点到达医疗机构之间的时间和空间距离，提供了高度的灵活性和机动性，提高了伤病员救治工作的效率和质量，挽救了大批伤病员的生命。特别是在水、陆路无法通行的情况下，可以为伤病员的救治争取时间，降低伤情恶化的风险和后送途中的死亡率和致残率。在印度洋海啸灾难救援中，由美国军方、印度尼西亚政府、澳大利亚和新加坡空军使用直升机飞赴交通不便的难民营及岛屿，将伤病员转运到亚齐机场，再由中国、美国、澳大利亚等多个国家的医务工作者或志愿者提供急救医疗服务。但空中转运也有一定的缺点：虽然空中转运的运送过程较短，但空中情况复杂，如气压改变、无法临时补充医疗人员与资源等特殊情况。在我国，相比于发达国家，对空中转运实践较少，专业人员较为缺乏。

灾难救援医疗后送前需要做好人员准备、物品准备、有序交接、伤病员伤情评估及组织管理，转运途中严密观察伤病员情况，保障伤病员转送中的安全，加强心理护理、安全护理、病情观察、基础护理及到达终点前的准备，充分利用救护车上的设备对伤病员实施进一步的生命支持。到达目的地后迅速转送至各大医疗机构救治，可提高地震灾难伤病员长途转运的安全性及救治成功率。

（胡　海）

第五节 灾后公共卫生管理

一、疾病预防

（一）地震后疾病预防的工作任务

地震紧急医学救援时，疾病预防控制工作的任务就是要解决灾区的主要卫生问题，包括传染病预防控制、防止食源性疾病发生、开展健康教育和健康促进工作。将疾病预防控制工作贯穿于灾前、灾中和灾后重建工作的各个环节，是医学救援工作的重要保证。

地震发生后，生态环境和生活条件受到极大破坏，卫生基础设施损坏，供水设施破坏，饮用水源污染，均是导致传染病发生的潜在因素。地震发生后的常见传染病包括肠道传染病，如霍乱、甲型肝炎、感染性腹泻等；虫媒传染病，如流行性乙型脑炎、疟疾等；自然疫源性疾病，如鼠疫、肾综合征出血热、狂犬病等；呼吸道传染病，如流行性脑脊髓膜炎、麻疹、流感等；此外尚有破伤风等感染性疾病。

（二）地震后具体的疾病预防工作

1. 紧急启动疾病预防控制应急预案，建立疾病预防控制领导工作小组，便于协调指挥。

2. 各级疾病控制工作小组迅速开展疾病预防控制工作，主要包括：①建立疾病监测系统，组织开展灾区流行病学调查，对潜在的传染病疫情及其危险因素进行分析预测；②加强疫情报告，实行灾区疫情专报制度，对重点传染病和急性中毒事故等实行日报，一旦发生重大疫情，各级卫生行政部门需要立即报告同级人民政府和上级卫生行政部门，并及时组织力量开展调查处理，控制疫情；③加强饮水和食品卫生监督监测管理和宣传教育；④加强居住环境的卫生清理，加强灾民聚集地的卫生间及垃圾场的设置和管理；⑤加强参加救援的医疗卫生人员的自身防护；⑥当出现有毒有害化学性或放射性污染时，应立即组织专业人员判定危害范围，开展监测与防护。

3. 其他各项工作，包括：①快速灾难侦测，确定灾害所引发的重点卫生问题，调配相应的专业救援队伍；②开展疾病预防控制工作；③广泛动员社会力量；④开展疾病控制知识的宣传与培训；⑤协调社会各界为疾病预防控制捐助的资金与物资等。

二、卫 生 保 障

地震发生后，为保证"大灾之后无大疫"，在组建医疗救护队伍的同时，必须尽早组建卫生防疫工作队。大力开展环境卫生、食品卫生、流行病学防治等综合性的卫生对策，主要包括饮水卫生问题、尸体处理问题、消杀灭工作，以及食品安全问题等。

（一）饮水卫生问题

首先，对水源（如河流）周围进行彻底卫生清理，如对河流沿岸的尸体和污物进行彻底清除与卫生清扫，还需要设置卫生监督管理；其次，紧急修复部分自来水管线，并采取临时的供水措施，如水车送水、分散取水和水龙带输水等。

（二）尸体处理问题

尸体腐化分解后可产生多种有毒有害物质（包括硫化氢、氨、甲烷、二氧化碳、硫醇、尸碱等）。其中尸碱可引起中毒。在清理大量尸体时，需要戴用活性炭过滤的防毒口罩、戴手套，防止手部外伤，以免沾有细菌毒素引起感染。进行清理尸体操作后及饭前必须认真洗手。对尸体清理的工作人员，建议接种免疫血清以防厌氧创伤感染（如破伤风）。

对于非传染病的大量尸体的处理不应采用焚烧方法，以防污染大气和防止周围人群的吸入中毒。可采用尸体掩埋的方法，在掩埋前需要进行消毒处理。常用次氯酸钙、氢氧化钙和漂白粉混合喷撒，进行除臭与消毒。而对少数患甲类、乙类传染病患者的尸体，可以在彻底消毒后用尸袋密封后，运至开阔地焚烧。但必须注意，工作人员应在焚烧点的上风侧，避免吸入中毒。世界卫生组织建议，为避免疫情扩散，可用石蜡浸泡尸体后就地焚化。

（三）消杀灭工作

地震发生后，灾区的环境卫生急剧恶化，特别是夏季高温时，尸体迅速腐化，滋生大量蚊蝇。灾区的垃圾必须每周至少清除一次，同时还必须采取多种消杀措施。大量蚊蝇滋生极易为中毒与传染病的传播创造条件。可以使用飞机大面积地进行航空喷药，但同时在地面用人工背药桶进行局部喷药消杀。通过采用这些方式不间断地大量喷药，最大限度地控制蚊蝇滋生。

（四）食品安全问题

食品安全是预防食源性疾病极其重要的一环。加强卫生知识宣传，灾区不能食用的食品包括被水浸泡的食品，除了密封完好的罐头类食品外都不能食用；已死亡的动物；已腐烂的植物；来源不明的、无明确食品标志的食品；发霉的大米、小麦、玉米、花生等；不能辨认的蘑菇及其他霉变食品；常温下放置 4h 以上的熟食等。粮食和食品原料要在干燥、通风处保存，避免受到虫、鼠侵害和受潮发霉，条件允许时可晒干保存。

（胡　海）

第9章 火 灾

第一节 灾害的特点

火灾往往造成较大人员伤亡和财产损失。应急管理部消防局发布的 2020 年全国火灾情况显示，2020 年全年，全国共接报火灾 25.2 万起，死亡 1183 人，受伤 775 人，直接财产损失 40.09 亿元。

从火灾的场所分布看，2020 年全年共发生居民住宅火灾 10.9 万起，占火灾总数的 43.3%，造成 917 人死亡、499 人受伤，分别占总数的 77.5% 和 64.4%，特别是发生较大火灾 38 起（占总数 65 起的 58.5%），多数为一家老小在火灾中伤亡，成为影响火灾整体形势的重要部分。从住宅的死者情况看，917 名死者中，18 岁以下的未成年人有 156 人，60 岁及以上的老年人有 379 人，分别占 17% 和 41.3%。另外，占 40.9% 的死者为残疾、瘫痪、精神患者等弱势群体。从火灾的等级看，2020 年全年共发生较大火灾 65 起。从火灾的总数看，生产企业共发生火灾 9264 起，占总数的 3.7%，是除住宅火灾外占比较大的一类火灾；此外，商业场所发生火灾 6679 起，文娱宾馆饭店发生火灾 6320 起，仓储场所发生火灾 4161 起，建筑工地发生火灾 2682 起，合计占总数的 7.9%，但死亡人数占总数的 15.8%、损失占总数的 45.9%。

一、火灾的基础概念

（一）火灾及其发生条件

在时间或空间上失去控制的燃烧所造成的灾害，称为火灾。火灾发生必须同时具备 3 个条件：一是可燃物，如炸药、天然气、木材、汽油、棉花、纸张、沥青等；二是助燃物，如空气、氧气、氯气、硝酸钾、高锰酸钾等；三是引火源，如明火、电火花、烟头、雷击、摩擦发热、高温物体、受热自燃、本身自燃等。对于有焰燃烧一定存在自由基的链式反应。所以，灭火的主要措施就是控制可燃物、减少氧气、降低着火点、化学抑制（针对链式反应）。

（二）火灾发展过程

火灾发展过程可分为 3 个阶段，即火灾初起阶段、火灾全面发展阶段、火灾熄灭阶段。

1. 初起阶段 最初只是起火部位及其周围可燃物着火燃烧。其特点是火灾燃烧范围不大，室内温度差别大，燃烧区域及其附近温度高，室内平均温度低；火灾发展速度较慢，火势不稳定；火灾发展时间因点火源、可燃物质的性质和分布、通风条件影响差别很大。初起阶段是灭火的最有利时机，争取尽早发现火灾，把火灾消灭在起火部位。初起阶段也是人员疏散、安全撤离的有利时机。

2. 全面发展阶段 在火灾初起阶段后期，火灾范围迅速扩大，当火灾温度达到一定值时，房间内的可燃气体突然起火，所有可燃物表面部分都卷入火灾之中，燃烧猛烈，温度迅速升高而持续，最高温度可达 1100℃ 左右。房间内局部燃烧向全室性燃烧过渡的现象通常称为轰燃。轰燃是室内火灾最显著的特征之一，是火灾全面发展阶段的标志。被困人员若在轰燃之前没有从室内逃出，则很难幸存。高温还导致建筑构件的承载能力下降，使建筑物局部或整体倒塌，增加伤亡。火灾全面发展阶段的持续时间取决于室内可燃物的性质和数量、通风条件等。

3. 熄灭阶段 火灾全面发展阶段后期，随着室内可燃物的减少，火灾燃烧速度递减，温度逐渐下降，当室内平均温度降到最高值的 80% 时，则认为火灾进入熄灭阶段。房间温度明显下降，直到全部可燃物燃尽，室内外温度趋于一致时，火灾结束。该阶段前期，燃烧仍十分猛烈，火灾温度仍很高,建筑构件因长时间受高温和灭火射水的冷却作用而出现裂缝、下沉、倾斜或倒塌,易危及消防人员的人身安全。

(三) 火灾分类

《火灾分类》(GB/T 4968 - 2008) 于 2008 年 11 月 4 日发布,2009 年 4 月 1 日实施。根据可燃物的类型和燃烧特性将火灾分为 A、B、C、D、E、F 6 大类。

A 类火灾:指固体物质火灾。这种物质通常具有有机物质性质,一般在燃烧时能产生灼热的余烬,如木材、干草、煤炭、棉、毛、麻、纸张等火灾。

B 类火灾:指液体或可熔化的固体物质火灾,如煤油、柴油、原油、甲醇、乙醇、沥青、石蜡、塑料等火灾。

C 类火灾:指气体火灾,如煤气、天然气、甲烷、乙烷、丙烷、氢气等火灾。

D 类火灾:指金属火灾,如钾、钠、镁、钛、锆、锂、铝镁合金等火灾。

E 类火灾:指带电火灾,如物体带电燃烧的火灾。带电火灾包括家用电器、电子元件、电气设备(计算机、复印机、打印机、传真机、发电机、电动机、变压器等),以及电线电缆等燃烧时仍带电的火灾,而顶挂、壁挂的日常照明灯具及起火后可自行切断电源的设备所发生的火灾则不应列入带电火灾范围。

F 类火灾:指烹饪器具内的烹饪物(如动植物油脂)火灾。

(四) 火灾分级

根据国务院 2007 年 4 月 9 日公布的《生产安全事故报告和调查处理条例》(国务院令第 493 号),按伤亡和经济损失情况分为特别重大事故、重大事故、较大事故和一般事故 4 个等级,同样适用于火灾。

1. 特别重大事故 是指造成 30 人以上死亡,或者 100 人以上重伤,或者 1 亿元以上直接经济损失的火灾。

2. 重大事故 是指造成 10 人以上 30 人以下死亡,或者 50 人以上 100 人以下重伤,或者 5000 万元及以上 1 亿元以下直接经济损失的事故。

3. 较大事故 是指造成 3 人以上 10 人以下死亡,或者 10 人以上 50 人以下重伤,或者 1000 万元以上 5000 万元以下直接经济损失的事故。

4. 一般事故 是指造成 3 人以下死亡,或者 10 人以下重伤,或者 1000 万元以下直接经济损失的事故。

此事故等级标准从 2007 年 6 月 1 日起施行。

二、火灾灾害的特点

火灾通常有以下几个特点。

(一) 突发性强

火灾的发生往往突然,难以预料,并且火势凶猛、蔓延迅速。

(二) 破坏力大

火灾烟雾浓、毒性大,不仅易造成人员伤亡,还会造成财产的巨大损失,常引发其他次生灾害,严重时会引起基础设施破坏、生产生活秩序和生态环境破坏等。

(三) 救援难度大

由于火灾发生地的建筑结构、可燃物、火源的多样性、人员的复杂性及消防和气候条件的不同，火灾的发生、发展过程极为复杂，扑救难度大，人员疏散困难。

（四）火灾对人体还会造成多种复合伤

1. 火灾对人体造成多种直接伤害

（1）火焰烧伤和浓烟灼伤：火焰表面温度可达到 800℃，造成皮肤甚至内脏的严重损伤而危及生命。吸入高温的烟雾，会灼伤呼吸道，造成呼吸道阻塞，引起窒息死亡。

（2）中毒：火灾烟雾中含有毒气体，如一氧化氮、二氧化氮、二氧化硫、硫化氢、氯化氢、光气、氨等刺激性气体和二氧化碳、一氧化碳、氰化氢等窒息性气体，还会产生甲酸、乙酸等，引起中毒或窒息死亡。

2. 火灾对人体还造成多种次生伤害

（1）砸伤、埋压：火灾时建筑材料受热时间超过耐火极限引起建筑物坍塌，导致砸伤、摔伤、埋压等伤害，主要表现为体外伤或内脏创伤引起的失血性休克。

（2）刺伤、割伤：火灾造成建筑物坍塌，形成许多尖锐物体刺伤、割伤皮肤或肌肉，甚至直接刺破血管和内脏，导致失血过多而死亡。

第二节　医学救援的组织与实施

火灾医学救援的组织与实施要遵循医学救援的组织体制与实施原则，包括救援机构的设置、救援任务和救援范围的划分等。

一、分级救治及其组织形式

（一）分级救治

分级救治是指把承担火灾灾害伤病员救治的医疗机构，按救治技术和措施的复杂程度分成若干等级，并按从低级到高级的梯次配置，把火灾伤病员的整个救治过程从时间、距离上分开。伤病员在转送过程中，通过这些救治机构得到逐步完善的治疗。这种救治与转送结合的分级救治过程是灾害伤病员救治的基本组织形式。由于火灾现场的救治条件有限，无法处理复杂的伤情及收容大量伤病员。因此，伤病员必须经过现场抢救后转送至第二级或第三级治疗，将一个医院承担的救治全过程由三级或两级救护机构分工实施。

（二）分级救治的组织形式

分级救治的组织形式包括 3 级。

1. 第一级现场急救　由军队或地方医疗机构派出的医护人员与公安、消防、担架员等共同组成抢救小组，在火灾现场对伤病员实施初步急救措施。

2. 第二级早期救治　由灾区原有的或外援的医疗队单独设立或共同组织，承担伤病员的治疗、留治及转送工作。

3. 第三级专科救治　由安全地带的地方和军队医院承担，对转送来的伤病员进行专科确定性治疗，直至痊愈。

二、建立火灾灾害医学救援组织架构

（一）建立救援现场指挥部

由当地人民政府、卫生行政主管部门、消防、公安及医疗急救多方面组成救援现场指挥部，协调完成救援工作。

火灾发生后，分别向"119"和"120"求救，消防队伍和急救队伍同时到达现场。现场指挥由事先组织好的或临时组织的行政人员及国家卫生应急队伍等急救专业人员组成，负责灾情及伤害程度的评估，计划和调配救援力量和现场救援的组织协调，并安排接诊医院提前做好准备；负责向上级请示报告火灾现场的情况，以便做出决策。

（二）建立现场急救医疗组

根据灾情及伤害程度，组成大型、中型或小型急救医疗组（包括烧伤专业人员），配备救护车及其他急救设备实施第一级现场紧急救治。必要时，搭建临时帐篷医院进行紧急救治。做到快速检伤分类、快速救治、快速后送指定医疗站点。

（三）建立临时救治点和急救医疗站

由灾区原有的医疗机构或外援的医疗队单独设立。基本任务是对现场急救处理和经现场急救处理或未经急救直接送来的伤病员进行登记、检伤分类及实施第二级早期紧急治疗，包括开颅减压、气管切开、开放性气胸缝合、胸腔闭式引流、腹部探查、手术止血、进一步抗休克、挤压伤筋膜切开减压、清创包扎、四肢骨折复位及抗感染等。

（四）建立急救运输队

现场急救时间紧迫、伤情复杂、伤员多，救治工作要求准确高效，必须建立一支急救运输队，负责急救现场与定点医疗站的伤病员转接工作。以救护车为主，必要时申请军用救护直升机或固定翼飞机，保证伤病员后送畅通无阻，进行第三级专科救护。

三、火灾灾害医学救援的组织实施方法

（一）应急响应与启动

按照火灾灾难的可控性、严重程度和影响范围，应急响应级别原则上分为Ⅰ、Ⅱ、Ⅲ、Ⅳ级响应。

1. 出现下列情况之一启动Ⅰ级响应

（1）造成30人以上死亡（含失踪），或危及30人以上生命安全，或者100人以上重伤，或者直接经济损失1亿元以上的特别重大火灾。

（2）需要紧急转移安置10万人以上的火灾。

（3）超出省（区、市）人民政府应急处置能力的火灾。

（4）跨省级行政区、跨领域（行业和部门）的火灾。

（5）国务院认为需要国务院安委会响应的火灾。

2. 出现下列情况之一启动Ⅱ级响应

（1）造成10人以上30人以下死亡（含失踪），或危及10人以上30人以下生命安全，或者50人以上100人以下重伤，或者直接经济损失5000万元以上1亿元以下的火灾。

（2）超出市（地、州）人民政府应急处置能力的火灾。

（3）跨市、地级行政区的火灾。

（4）省（区、市）人民政府认为有必要响应的火灾。

3. 出现下列情况之一启动Ⅲ级响应

（1）造成3人以上10人以下死亡（含失踪），或危及3人以上10人以下生命安全，或者10人以上50人以下重伤，或者直接经济损失1000万元以上5000万元以下的火灾。

（2）超出县级人民政府应急处置能力的火灾。

（3）发生跨县级行政区火灾。

（4）市（地、州）人民政府认为有必要响应的火灾。

4. 出现下列情况时启动 IV 级响应 造成 3 人以下死亡（含失踪），或者 10 人以下重伤，或者直接经济损失 1000 万元以下的火灾。

火灾发生后，现场群众呼救，分别向"119"和"120"求救，公安、消防队伍和医疗救援队伍迅速同时到达现场。当地"120"急救组到达现场后进行初步评估核查，并向急救指挥中心报告现场情况请求增援，急救指挥中心迅速上报当地卫生行政主管部门启动应急预案，市卫生健康委员会应急指挥组立即赶往现场，同时调派救援队增援，通过电话及网络上报本级人民政府及上级卫生健康委员会。接到事发地市级卫生健康委网络和电话报告支援请求后，上级卫生健康委员会立即组织会商，审核事件信息，根据事件态势，启动卫生应急救援响应。救援队到达现场后立即展开救治，危重伤病员就近转入临时救治点进行抢救，中、轻度伤病员转入事发地定点医院救治，同时进行网络直报。救援队在临时救治点对重度伤病员进行现场抢救、报告，将需要专科治疗或需长时间恢复的伤病员转送到指定接收医院。

（二）快速检伤分类，明确伤情

灾害现场情况复杂，易造成多发伤、感染、挤压综合征、急性肾衰竭、化学烧伤等危重伤情。一般按照伤病员的紧急程度分轻、中、重、危 4 类，以决定救治与后送的先后顺序。对传染病人员进行隔离后送治疗。

（三）争分夺秒，快速现场救治

首先，对短时间危及生命的伤病员，如张力性气胸、窒息、大出血、气道损伤进行救治。其次，对极重度皮肤损伤、肢体残缺、三度烧伤、严重颅脑外伤、器官损坏等进行生命支持、尽快转送。而对于能自行独立转院的损伤，迅速现场处理。

（四）指定医疗机构，快速后送伤病员

伤病员经现场救治后，在病情许可的情况下，尽可能转送到条件较好的专科医院，保证危重伤病员得到及时救治。在转送途中，对危重伤病员进行持续监护救治，不能因运输而中断治疗。伤病员被送入医疗机构后，做好病情交接以保证治疗的连续性，并尽快展开专科救治。

第三节 现场救治

在所有灾难事故中，烧伤是一种常见的损伤，如森林大火、工厂和民房失火、锅炉爆炸等所产生火焰、热、蒸气、化学物质、毒剂、有毒烟雾等使事故现场人员皮肤烧伤；火焰、毒剂、蒸气从呼吸道吸入，损伤鼻腔及咽、喉部，造成气道甚至肺的吸入性损伤。

一、火灾烧伤的种类

1. 热力烧伤 包括火焰、赤热金属等造成的烧伤和热液引起的烫伤。
2. 化学烧伤 包括强酸、强碱、磷、军用毒剂等造成的烧伤。
3. 电烧伤 主要指电接触烧伤。
4. 放射烧伤 各种放射线损伤，如 X 射线、γ 射线和核辐射。

烧伤的致伤原因很多，根据全军烧伤整形专业组 48 978 例住院烧伤患者统计，最常见的是热力烧伤，占 90%；其次为化学烧伤，占 7%；再次为电烧伤，占 4%；其他还有放射烧伤。

二、火灾现场医疗急救的特点

火灾现场主要是抢救烟雾吸入性烧伤和严重烧伤的患者。前者易导致呼吸道黏膜损伤、水肿而窒息，同时吸入有毒气体中毒；后者除引起窒息外，还可导致严重休克，如不及时救治，均可

导致患者迅速死亡。

吸入性烧伤指吸入热力、有毒或刺激性烟雾及气体引起的呼吸道和（或）肺实质损伤，是影响烧伤预后的重要原因。研究表明，烧伤合并重度吸入性损伤患者的病死率超过80%；烧伤面积＞30%的患者，休克发生率高达45.23%，病死率高达31.1%，死亡数占总死亡人数的97.78%。

三、烧伤的现场急救

当火灾灾害发生时，立即启动突发事件应急预案，烧伤救治专业人员迅速到场，做到烧伤专科救治力量前伸，及时指导早期救治，提高患者早期抢救的质量。

烧伤现场急救的第一步是清除所有潜在的燃烧源（包括热/火焰、带电源和化学药品），急救是否及时、适当，对减轻损伤程度和患者痛苦、降低并发症和死亡率都至关重要。

现场急救的原则是立即灭火、脱离火区、消除烧伤因素、冷却伤部、维持呼吸、保护创面、镇静、镇痛、积极防治休克。

（一）立即灭火、脱离火区

应迅速脱离火区，立即脱去着火衣服，或用水浇灭或用湿被覆盖灭火，切勿奔跑、呼叫或用手拍打灭火，以免引起头面部、手部及呼吸道烧伤。

火焰和烫伤急救的最初目的是将受害者从伤害源转移到安全的地方，对于火焰燃烧，应采用"停止、掉落和滚动"措施，现场无水的情况下可以使用任何不易燃的液体，如牛奶或罐装果汁。

根据不同类别的火灾采取相应的灭火措施。

扑救A类火灾：可选择水型灭火器、泡沫灭火器、磷酸铵盐干粉灭火器、卤代烷灭火器。

扑救B类火灾：可选择泡沫灭火器（化学泡沫灭火器只限于扑灭非极性溶剂）、干粉灭火器、卤代烷灭火器、二氧化碳灭火器。

扑救C类火灾：可选用干粉、水、七氟丙烷灭火剂。

扑救D类火灾：可选粉状石墨灭火器、专用干粉灭火器，也可用干砂或铸铁屑末代替。

扑救E类火灾：可选择干粉灭火器、卤代烷灭火器、二氧化碳灭火器等。

扑救F类火灾：可选择干粉灭火器。

（二）检伤分类

按照通用检伤分类方法进行检伤分类（参见有关章节），由经验丰富的烧伤救治专业人员做好伤病员病情轻、中、重的判断，合理分诊、安置伤病员，使危重伤病员第一时间得到合理有效的治疗。

（三）尽快消除烧伤因素

对于热/火焰伤害，使用干净自来水对烧伤创面进行冷却，最佳时间为15～20min，并保持患者温暖。如伴有化学烧伤如磷烧伤，要避免磷的溶解和吸收，引发病情严重的磷中毒，对合并化学伤害的急救，应识别药剂，按照有关化学药剂的规范进行处理，脱去并处置所有受污染的衣服和材料，同时用水冲洗≤45min。最好将患处浸入流动水中，快速清除药剂。

1. 氢氟酸烧伤　氢氟酸是一种高度危险、剧毒的无机酸，对组织有强烈的腐蚀作用和组织穿透力，因而有"化骨水"之称，在工业领域和日常生活中被广泛应用。除了局部烧伤外，更严重的是全身中毒症状，1%总体表面积（total body surface area，TBSA）被无水氢氟酸烧伤即可致命。氢氟酸烧伤也是一种甚为特殊的烧伤，除了组织腐蚀性损伤外，氟离子具有强大的穿透力，引起组织液化坏死、骨质脱钙和深部组织迟发性剧痛，要引起足够重视。氢氟酸可以迅速穿透皮肤，对于质量分数为5%、30%、50%的氢氟酸穿透皮肤所需的时间分别为16、8、3min。氟离子与钙离子结合形成不溶性的氟化钙，可使血钙浓度降低，导致低钙血症，也应引起足够的重视。

氢氟酸烧伤的危险性与氢氟酸的质量分数、接触时间、烧伤面积、烧伤深度和烧伤部位等有关。烧伤皮肤局部表现为边界不清的红斑伴中心坏死，进行性组织损伤（可深达肌腱、肌肉、骨骼），伴有难以忍受的疼痛（麻醉药物也不能缓解这种疼痛），局部注射 10% 葡萄糖酸钙有明显镇痛作用。氢氟酸烧伤的治疗原则为尽早干预清除残留化学物质，局部处理防止创面进一步加深，中和并减缓、阻断氢氟酸的持续吸收，尽量避免全身中毒。

对于氢氟酸烧伤患者的救治，时间就是生命。

（1）皮肤烧伤

1）冲洗：当患者皮肤接触氢氟酸后应立即脱去沾有氢氟酸的衣物、饰品等，去除创面毛发、水疱疱皮、拔除受累指（趾）甲并用大量的清水冲洗创面至少 30min，直至创面无残留氢氟酸。除水之外也可用 0.9% 氯化钠溶液、肥皂水、葡萄糖酸钙溶液、氯化苯扎溴铵溶液、聚乙二醇溶液、氧化镁溶液等中和。

2）葡萄糖酸钙制剂的应用：葡萄糖酸钙凝胶使用方便、简单、无创、无高血钙风险，方便现场急救。施救者戴手套后于受伤部位外用 2.5% 葡萄糖酸钙凝胶进行局部按摩，直至凝胶变白，每 10～15min 重复使用 1 次，直至医院就诊。

（2）眼部损伤：伤后立即用流动清水冲洗并转动眼球，暴露穹窿部及结膜囊，至少冲洗 30min，力求将氢氟酸冲洗干净。六氟灵因其无毒、低刺激性等优点，已在法国、德国、意大利、爱尔兰、瑞典等国广泛应用于治疗氢氟酸眼部烧伤。

氢氟酸眼部烧伤外用自体血清可取得良好的效果，优点如下：①成分类似泪液，含有大量氨基酸、肽类及核酸等相关物质，可为上皮修复提供必要的营养物质；②含有多种抗菌因子，增强眼部对抗感染的能力；③含有多种生长因子，可促进角膜修复，减少瘢痕及新生血管形成；④经济实惠，来源方便安全。由于眼科的专业性，后续治疗建议在眼科医师的指导下进行。

（3）六氟灵：可中和氢离子（无放热）、螯合及固定氟离子。在喷溅后的 1min 内使用，可以阻止氢氟酸向组织深层的扩散并保护细胞免于中毒坏死。甚至对于高浓度氢氟酸（质量分数 70%）的喷溅，它都可以避免组织损伤或将烧伤抑制在仅出现红斑而无疼痛的状态。Yoshimura 等研究结论显示，即使在受伤 3h 后用六氟灵清洗质量分数为 10%、70% 氢氟酸引起的一至三度的烧伤创面，也可以防止严重的全身中毒。

（4）全身中毒：氢氟酸进入循环系统后分布于全身导致全身中毒，通常表现为严重的电解质紊乱（低钙血症、低镁血症、低钾或高钾血症）及心血管系统、中枢神经系统、神经肌肉系统、凝血系统的障碍，以及休克、多器官功能衰竭（multiple organ failure，MOF）、急性呼吸窘迫综合征（acute respiratory distress syndrome，ARDS）等。因此，除了对局部进行积极处理外，还需要采取综合治疗。氢氟酸烧伤后应在第一时间进行补钙治疗，而不是等到化验结果出来后再给药。先缓慢静脉注射 100g/L 的葡萄糖酸钙溶液 10ml（持续时间＞5min），再以 1g/h 的速度通过输液泵维持治疗（100g/L 葡萄糖酸钙溶液 20ml 与生理盐水 20ml），当血游离钙水平＞1.4mmol/L 时停止静脉注射。存在低镁血症时，可以用 250g/L 的硫酸镁溶液 10ml 与生理盐水 40ml，以 50ml/h 的速度泵入。动态监测电解质，根据结果及时调整剂量及泵入速度。必须强调指出，创面局部注射或局部动脉注射钙剂是十分重要的，以结合氟离子，减轻疼痛。

2. 眼部化学烧伤 眼部化学烧伤后第一步急救措施为快速冲洗，去除眼部残留的化学物质。在判断眼球完整性后，最重要的干预措施是在现场及时使用大量清水持续冲洗眼部。冲洗至结膜囊 pH 变为中性，若无 pH 试纸，建议冲洗时间＞30min。为避免漏诊，双眼均应进行 pH 测定。遇水产热或有毒的化学物质，如生石灰、钠、钾、锂、磷、苯酚等，需先用干棉签清除结膜囊内的残留物，再进行清洗。然后给予肝素滴眼液和人工泪液，再涂抗菌油膏，并尽快转往专科医疗机构进一步治疗。《ISBI 烧伤处理实践指南（第 2 部分）》建议，化学制剂的清除应根据其性质和特定的损伤模式选择最佳实践解毒剂，如强酸、强碱烧伤需使用大量水冲洗，不能使用中和剂；白磷烧伤需用水浸泡伤口，直到可以清除颗粒为止；苯酚烧伤应使用聚乙二醇（PEG）、异丙醇或甘油去除等。化学制剂往往具有全身和肺部毒性，可能延迟发病，在处理化学烧伤患者时，必须考虑这些影响。

3. 电烧伤 如为电弧烧伤，灭火法同火焰烧伤；电接触烧伤时，须立即关闭电源开关，用绝缘物品使伤者脱离电源。《ISBI 烧伤处理实践指南（第 2 部分）》建议，低压电烧伤（＜1000V）患者，应进行心电图检查（ECG）；高压电烧伤（＞1000V）患者应转到专业烧伤医疗救治机构中治疗。

（四）积极救治呼吸道吸入性烧伤

1. 呼吸道吸入性烧伤 是火灾中最常见的致命原因。伤病员在火场中往往奔跑或张口呼吸，吸入大量火灾烟雾。除热力损伤外，火灾烟雾吸入后还造成肺毛细血管广泛性损伤，通透性增加，引起肺水肿。

2. 火灾烟雾 是火灾中产生的气体和悬浮在其中的烟粒子的总称。火灾烟雾主要包括有害气体、烟尘和热量 3 类基本成分。火灾烟雾的成分主要是由可燃物中的碳、氢、氧、硫、磷、氮等元素与空气发生反应而产生的。热解和燃烧生成的悬浮微粒通常是游离碳、焦油类粒子和高沸点物质的凝缩液滴，直径一般为 $0.01\sim10\mu m$。火灾烟雾中的化学毒物通过肺丰富的血液循环进入人体，造成系统性损伤或直接使肺本身受到损伤，这种直接损伤往往较全身其他器官损伤更为迅速和严重。

3. 火灾烟雾中毒及其表现 火灾烟雾中的刺激性气体可导致中毒，刺激性气体中毒临床表现复杂，其严重程度主要与暴露气体种类、浓度和暴露持续时间密切相关。临床可表现为局部刺激、呼吸系统损害和全身毒性。高浓度刺激性气体直接刺激或引起过敏反应导致喉头水肿和上呼吸道梗阻，常危及生命。而 ARDS 或肺部并发症是刺激性气体中毒患者死亡的主要原因。某些高水溶性物质，如氨、二氧化碳、氯气、氯化氢，易在上呼吸道溶解；而低水溶性气体，如乙醛、光气、氮氧化物可达下呼吸道。上呼吸道损伤致咽喉、气管发生进行性肿胀和渗出，$36\sim48h$ 达高峰，可能使呼吸道梗阻而窒息；下呼吸道受损后，支气管黏膜细胞发生肿胀、碎裂和脱落，可能堵塞支气管或者引起反射性支气管痉挛。

4. 火灾烟雾中毒现场处置 呼吸道被烟熏火燎导致黏膜水肿、痉挛而梗阻，如不及时处理，极易窒息死亡，应在检伤分类中予以重视。对于 $SpO_2\leqslant91\%$ 的患者应立即进行紧急评估与处理；而 $SpO_2\geqslant92\%$ 患者仍有病情加重风险，需进行二次评估，及时检出此类患者进行急救处理。注意及时清除呼吸道分泌物和脱落物，给予高浓度吸氧，并根据病情早期开放气道，必要时给予气管插管或气管切开；可雾化吸入适当的抗生素、解痉药等；疑有一氧化碳中毒患者，除高浓度吸氧外，有条件时给予高压氧治疗；并发肺水肿者，及时采用呼气末正压通气和脱水剂，同时避免超负荷输液。

5. 烟雾吸入性烧伤的预防 在火灾现场，受困人员和救援人员首先要防止烟雾中毒及吸入性烧伤，并采取相应的防护措施。最简易的防护方法是将毛巾或棉织物折成多层用水浸湿捂住口鼻，同时以最快的速度冲出浓烟环境。当然，最行之有效的方法是使用呼吸道防护器材。

（五）积极救治严重并发症

对危及生命的并发症，如大出血、开放性气胸、血气胸、窒息、颅脑损伤、骨折、创伤性湿肺、腹部闭合性损伤和眼、耳、鼻外伤，以及急性中毒等，诊断明确后立即处理。快速的伤情检查、止血、包扎、固定等基本处置应该及时、合理进行，并准确记录在最初的伤情评估中。心搏骤停者，应立即进行心肺复苏；烧伤创面有污染者，应早期抗感染治疗；大面积烧伤早期无休克症状也应进行抗休克治疗。

（六）烧伤合并休克的防治

休克是烧伤早期主要并发症和死亡原因之一。一般成人烧伤总面积超过 30% 总体表面积（TBSA），小儿烧伤总面积超过 10%TBSA，即可发生休克。烧伤休克的主要病理生理基础是渗出引起的体液丢失，以及心功能和血管舒缩功能异常。及时有效地进行休克复苏，对严重烧伤救治意义重大。一般而言，烧伤面积超过 20%～25% TBSA 者多伴发毛细血管通透性增加和血容量不足，其改变以伤后第一个 24h 最为明显。恰当液体复苏的目的是用最少的液体量和最小的生理代价支持器官灌注。烧伤休克的防治要基于其病理生理基础，包括"容量补充+动力扶持"+其他治疗。

1. 容量补充 成人Ⅱ度烧伤总面积在 15% TBSA 以下，小儿Ⅱ度烧伤总面积在 5% TBSA（非头面部烧伤）以下，可给予正常饮食。饮食较差者，口服含盐饮料如盐茶、盐豆浆，以及烧伤饮料等。成批收容时，成人烧伤总面积在 40% TBSA 以下者，可采用口服补液或以口服为主辅以静脉补液。

（1）静脉补液：严重烧伤伤病员极有可能发生休克，应尽快建立良好稳固的静脉补液通路，以补液公式为基础实行"个体化"补液，并根据病情调节补液速度和补液种类。但究竟采用哪种公式尚无一致意见。常见的补液公式见表 9-1。一般中等面积和大面积烧伤，可应用第三军医大学公式预算补液量；特大面积烧伤可依据实际面积，按照伊文思（Evans）补液公式或布鲁克（Brooke）补液公式预算补液量。

表 9-1 常用烧伤休克补液公式

公式名	伤后第一个 24h			伤后第二个 24h		
	电解质溶液 [ml/(kg·% TBSA)]	胶体液 [ml/(kg·% TBSA)]	水分（ml）	电解质溶液 [ml/(kg·% TBSA)]	胶体液 [ml/(kg·% TBSA)]	水分（ml）
Evans 公式	1.0	1.0	2000	0.5	0.5	2000
Brooke 公式	1.5	0.5	2000	0.75	0.25	2000
Parkland 公式	4.0	—	—	—	500～2000	*
Monafo 公式	2.0	—	—	1.0	—	—
第三军医大学公式	1.0	0.5	2000	0.5	0.25	2000
瑞金医院公式	0.75	0.75	3000～4000	0.375	0.375	3000～4000
解放军第三○四医院公式	0.9～1.0	0.9～1.0	3000～4000	0.7～0.75	0.70～0.75	3000
第三军医大学延迟复苏公式	1.3	1.3	2000	0.5	0.25	2000

注：TBSA 为总体表面积，"一"表示无此项，水分为质量浓度 50g/L 葡萄糖溶液，"*"指维持尿量 30～50ml/h；帕克兰（Parland）瑞金医院公式电解质溶液为乳酸林格液，莫纳福（Monafo）公式电解质溶液为质量浓度 30g/L 氯化钠或 250mmol/L 复方乳酸钠；第二个 24h 中，Parkland 公式胶体单位为 ml，其余公式单位为 ml/(kg·% TBSA)。

（2）特殊情况下烧伤休克的容量补充

1）体表烧伤合并吸入性损伤休克的容量补充：关键是处理好抗休克大量补液与吸入性损伤肺水肿之间的矛盾。一般体表烧伤合并吸入性损伤患者的体液丧失量高于同等面积单纯烧伤（如单纯重度吸入性损伤有效血容量降低程度约与 30% TBSA 烧伤情况相当）。补液量早期不应有意限制，以保证组织良好的血液灌注。建议在第三军医大学公式的基础上适当增加补液量，但必须严密监测，以防加重肺水肿。液体种类选择：早期应用胶体或电解质液无大的差别，以尽快纠正休克为宜，但应维持血浆白蛋白在 30g/L 以上。

2）老年人和儿童烧伤容量补充：老年人和儿童烧伤均容易发生休克，容量补充应掌握的原则为控制总量、控制速度、增加胶体、电解质和胶体混输、严密监护、精细调整、避免波动、平稳度过。

老年人烧伤总面积＞10% TBSA 或Ⅲ度烧伤面积＞5% TBSA 均应补液；烧伤面积不到10% TBSA（Ⅲ度不到 5% TBSA），有心、肺、肾功能障碍者仍应补液，但要限量，并密切监测，以免发生急性肺水肿和心力衰竭。每小时尿量维持在 0.5ml 左右。

儿童补液量应相对较多，一般按 1.8～2.0ml/(kg·% TBSA) 计算烧伤后第一个 24h 电解质和胶体补液量，基础水分儿童按 70～100ml/kg、婴幼儿按 100～150ml/kg 计算。小儿头面部烧伤时补液量根据情况适当增加。尿量一般维持在 1ml/(kg·h)，血压≥80mmHg，脉压≥20mmHg。血细胞比容：0～3 岁小儿维持在 0.33～0.38，4～12 岁维持在 0.39～0.43。血浆晶体渗透压维持在 280～310mOsm/kg H_2O，尿渗透压与血渗透压之比维持在＞1.3。

2. 动力扶持 在休克的治疗中，除了容量补充外，还应及早予以"动力扶持"，使心肌及其他组织细胞免受缺血缺氧损害，防止盲目过量补液引起容量超载，减少并发症。

（七）烧伤患者的镇静、镇痛

烧伤患者表现为不同程度的躁动和焦虑，焦虑、躁动和疼痛密切相关。《ISBI 烧伤处理实践指南（第 2 部分）》建议，必要时应从非药物干预开始进行治疗。需要镇静时，最好给予轻度镇静（患者可唤醒并能有目的地遵循简单的命令）药，使用镇静标度和规程来监测镇静药的使用，并将其调整到最低有效剂量；如果资源允许，首选非苯二氮䓬类药物镇静，使患者得到较好的休息。

（八）保护烧伤创面，严防污染

积极预防性对焦痂切开减张，改善肢体血液循环及通气功能；用消毒敷料包扎烧伤创面，禁用不透气的敷料包扎或覆盖创面，避免发生浸渍而加速创面感染；创面忌涂有色药物（如甲紫等），以免影响创面深度判断和清创。

第四节 医疗后送

尽快将严重烧伤伤病员（烧伤总面积大于 30% TBSA）进行分流和医疗后送，是救治成批烧伤伤病员的重要环节。医疗后送的目的是使烧伤伤病员能快速、安全地到达指定的医疗机构，接受专业治疗，对于提高严重烧伤伤病员的救治成功率、减少伤残率具有重要意义。

依据美国火灾救援的经验，有下列情况的伤病员应该及时转运到上级烧伤救治机构进行治疗：①＞10% TBSA 的二度和三度烧伤；②＞5% TBSA 的三度烧伤；③烧伤部位包括脸、手、脚、会阴和主要关节；④电、化学和吸入性烧伤；⑤合并头部、肢体、胸部、腹部或其他部位严重的多发创伤；⑥烧伤合并器官、系统功能紊乱。美国烧伤协会还在此基础上增加了：① 10 岁以下或 50 岁以上超过 10% TBSA 的浅层烧伤；②在 10～50 岁之间超过 20% TBSA 的浅层烧伤；③没有高级儿科护理的医院，应该将儿科患者转到儿科烧伤中心。

一般情况下，伤病员血流动力学（血压、中心静脉压、心率等）平稳、呼吸道通畅，且途中有较好的保障设施，应尽早将伤病员转运到最近的医院和条件较好的烧伤治疗中心，进一步救治。但若伤病员已发生休克，则无论其烧伤面积和深度如何，均应待休克基本得到控制后再后送；严重烧伤或休克者，一般在伤后 48h 或休克控制后后送。

一、后送前准备

后送前伤病员的一切准备是以保证后送途中的呼吸、循环稳定为目的。后送前，为了更好地贴近转运实际，可以采用桌面推演的方式进行各项准备，以基本抢救物资为基础，有条不紊、逐项核对、查缺补漏，做到万无一失。

（一）伤情评估与登记

后送前做好伤情评估，权衡利弊，争取最佳治疗时间。快速登记伤病员的姓名、年龄、性别、致伤原因、烧伤面积和深度、有无吸入性烧伤、有无复合伤、创面处理情况和生命体征（体温、心率、呼吸频率、血压等）等。每个伤病员佩戴相应的手腕带，标记伤病员姓名、年龄、性别、本人及家属联系方式、初步诊断等。

（二）静脉输液

建立可靠的静脉输液装置，保证按计划输液。准备烧伤饮料，对口渴者可少量饮用。建立人工气道，中重度吸入性烧伤、头面部严重烧伤、有呼吸道梗阻或估计转送途中可能发生呼吸道梗阻者，以及颈部或胸部有三度环形烧伤焦痂者，应预防性行气管切开或插管，避免转送途中发生气道梗阻，确保转运安全。

（三）留置导尿管

重度烧伤者应留置导尿管，观察并记录尿量，以了解休克情况。转送前及途中，均应用青霉素等抗生素预防感染。

（四）创面的处理

1. 现场已经包扎的创面，可不必再打开，以免增加污染机会。

2. 未包扎或包扎欠妥的创面，应包扎或重新加固，便于搬运及防止创面污染，切忌裸露创面。

3. 长途后送的伤病员（超过10h）敷料宜厚，吸水性强，防止细菌侵入。

（五）处理合并伤

固定骨折，减轻疼痛，避免二次损伤；加强呼吸支持；配合专科医师，积极处理颅脑、胸腹部严重创伤。

（六）确定接收医院

转送前，应与卫生行政部门取得联系，确定接收医院，并向接收医院详细报告伤情。不同医院所承接的伤病员数量相差很大，表9-2所列数量在多数医院较为恰当，可供参考。

表9-2　各级医院承受烧伤伤病员人数　　　　　　　　　　　　　　（单位：人）

烧伤程度	专科中心	专科	无专科地市医院	县级基层医院
特重度烧伤	5～10	2～4	0～2	0
重度烧伤	10～15	4～10	2～4	0～2
轻中度烧伤	10～15	10～15	5～10	10～15

（七）确定转运工具

尽可能选用速度快、颠簸少、途中有紧急处理设施的转运工具。路途近且路况好，2h内能到达者，多选用救护车转运；路途远且路况差，2h内不能到达者，有条件时首选空运，其次为高速动车、轮船或汽车。距离在400km以内多用直升机，超过400km且就近又有机场者则多用固定翼飞机。

（八）确定护送人员

根据伤情确定护送人员的人数，至少确保"一对一"治疗与护理，即1名医师和1名护士负责1名伤病员。建议同时配备烧伤专家和急救专家，前者熟悉烧伤治疗和途中突发情况的专业处置，后者熟悉设备使用和转运流程，二者密切配合，缺一不可，共同完成医疗工作。

（九）备好急救器材和药品

充分准备好转运途中必需的急救器材、药品及监护设施，如气管插管、气管切开包、负压吸引器、呼吸机、监护仪、心脏除颤仪、氧气瓶/袋、烧伤敷料、各种急救药品及静脉输注的液体等。

二、搬 运 要 点

1. 一切动作要轻柔，行进要平稳，以减少伤病员痛苦。

2. 搬运时要避开烧伤部位及创面，以免增加伤病员痛苦、加重局部伤情。

3. 有多发性损伤、骨折时，搬运动作应十分小心，以防止继发性损伤。

4. 怀疑有脊柱（尤其是颈椎）骨折者，搬运时，严禁抱胸抬腿，应以多人同侧托起的方式，将伤病员的头、背、臀、腿部托起，尽可能平抬轻放至平板或其他硬质担架上，然后固定后送。

三、转运途中注意事项

（一）生命体征监护

仔细观察病情，记录伤病员的意识状况、呼吸频率、血氧饱和度、心率、血压、尿量、补液量和补液成分，到达后及时将病情记录单转交接收医院的医护人员。

（二）保持"三管"通畅

"三管"即气管导管、输液管和尿管。已行气管切开或插管者，应注意及时吸痰，保持气道通畅，并将导管固定好；密切观察，保持静脉输液通路畅通，防止输液管扭曲和针头脱落；按时观察尿量及尿管是否通畅，妥善固定尿管，防止滑脱。

（三）体位摆放

使用飞机转运时，应将伤病员横放，避免因飞机加速或减速时血液涌向下肢，导致脑缺血；在怀疑有吸入性烧伤的情况下将伤病员置于半卧位；开放性气胸伤病员采取半坐位，有助于缓解呼吸困难；腹部外伤者应取仰卧屈曲下肢位，以缓解疼痛；骨盆骨折者采取仰卧位，双膝下垫高使髋部屈曲，以减少疼痛。

（四）通信联系

转送途中与接收医院的医护人员保持联系，通报伤情变化，了解接收医院的准备情况等。

第五节　灾后公共卫生管理

灾后的公共卫生管理工作关系到整个救援工作的成败。发现并及时控制可能暴发的疫情，不仅能把灾害造成的损失降到最低，而且可以稳定幸存者的情绪，防止出现新的恐慌，保证灾后重建能够顺利进行，尤其在高温季节灾害救援中公共卫生管理工作更为重要。

一、建立强有力的灾后防病组织机构

必须建立果断决策、统一指挥的救灾防病机构，这在整个救灾防病工作中起着决定性的作用。要根据实际情况成立专业医疗防疫队，深入到灾区一线进行巡回指导。同时保证救灾防病人员、车船、器材、药品落实到位。

二、积极开展灾后多种形式的防病宣传教育

宣传教育内容侧重于饮水、饮食卫生，传染病的预防以及消、杀、灭等方面。充分运用广播、电视、网络、黑板报、印发宣传资料等形式，开展灾后卫生防病知识的宣传与普及。增强广大人民群众的防病意识，齐心协力做好灾后防病工作。

三、做好以饮水消毒为中心的防病工作

建立灾后供水系统，保障水源卫生。灾后环境势必造成水的化学性污染及生物性污染，成为暴发性传染病的主要致病因子。所以饮用水消毒是救灾防病最基本、最有效、最直接的措施。通过现场调查，选择水量大、水质好、便于保护的水源如井水作为饮用水源。水源选定后要加强保护，建立水源保护制度。对不符合卫生标准的水源，要净化后才能使用，同时要抓紧修复供水系统。

四、保障饮食卫生，防止食物中毒和消化道传染病的发生

饮食卫生工作的重点是做好食品卫生监督，禁止发放和食用霉变、腐败、浸水和被污染的食品。冷藏的肉食品要经卫生检验，并经高温处理后方可食用；腐败变质的食品要深埋。恢复经营的食堂、饭店要有防蝇设备，要保证供应食品的清洁卫生，对食具要洗净、消毒。饭菜要烧熟煮透，做到现吃现做。加强饮食卫生宣传教育，不进食腐败变质和不洁食物。

五、加强对传染病源的管理

灾区公共卫生管理机构要与当地政府密切配合，组成疫情报告网，发动群众自报互报。各医疗队要开展巡回医疗，对传染病患者，做到早发现、早隔离、早治疗，防止传染病的蔓延和流行。

做好灾民临时居住点的环境卫生，管理好粪便、污水、垃圾；建立应急公共厕所，定期对环境进行消杀；建立灾区卫生公约，并教育群众自觉遵守。

（张兴国）

第 10 章　危险化学品事故

第一节　灾害的特点

危险化学品事故是指由一种或数种化学毒剂和有毒化学品或其能量意外释放造成的人身伤亡、财产损失或环境污染事故。危险化学品是指具有毒害、腐蚀、爆炸、燃烧、助燃等性质，对人体、设施、环境具有危害的剧毒化学品和其他化学品，在工业灾难、职业接触、自然灾害、化学恐怖袭击等情况下，可导致突发性有毒化学品中毒事件的发生。自第一次世界大战首次使用化学毒剂以来，它已成为各国实现军事和政治目的的一种重要手段，如果被恐怖分子利用，可制造严重恐慌。尤其是近十几年来，世界各国不断遭受各种恐怖主义威胁，从日本东京地铁内沙林毒气事件，到伊拉克大规模杀伤性武器的核查，均引起了国际社会的高度关注。我国是一个化工、农药大国，也是化学毒物、农药、鼠药等化学中毒灾害的高发地区。据不完全统计，我国危险化学品生产企业约 1.5 万家、经营企业约 19.7 万家，目前已登记的危险化学品数量超过 2300 种纯物质、3 万种混合物。2018 年全国共发生化工事故 176 起、死亡 223 人，同比减少 43 起、43 人，分别下降19.6% 和 16.2%。其中危险化学品事故 78 起、死亡 144 人，分别占化工事故的 44.3% 和 64.6%。近些年，我国危险化学品事故呈现总体稳定且呈下降的趋势，但重大事故仍有多发势头。在危险化学品事故应急救援过程中，能迅速了解和掌握危险化学品的危险特征，及时、正确地采取处置措施，对于防止事故的进一步扩大及减少人员伤亡、财产损失、环境污染至关重要。

一、危险化学品分类

危险化学品主要包括爆炸品、压缩气体和液化气体、易燃液体、易燃固体和自燃物品及遇湿易燃物品、氧化剂和有机过氧化物、毒害品、放射性物品和腐蚀品等。按中国已公布的法规、标准，将危险化学品分为 8 大类，每一类又分为若干项。

（一）爆炸品

爆炸品是指在外界作用下（如受热、摩擦、撞击等）能发生剧烈的化学反应，瞬间产生大量的气体和热量，使周围的压力急剧上升发生爆炸，对周围环境、设备、人员造成破坏和伤害的物品。爆炸品在国家标准中分为 5 项，其中有 3 项包含危险化学品，另外 2 项专指弹药等。

1. 具有整体爆炸危险的物质和物品，如高氯酸。

2. 具有燃烧危险和较小爆炸危险的物质和物品，如二亚硝基苯。

3. 无重大危险的爆炸物质和物品，如四唑并-1-乙酸。

（二）压缩气体和液化气体

压缩气体和液化气体是指压缩的、液化的或加压溶解的气体。当这类物品受热、撞击或强烈震动时，容器内压力急剧增大，致使容器破裂、物质泄漏、爆炸等。它分为 3 项。

1. 易燃气体　如氢气、一氧化碳、甲烷、氢气、乙烷、乙烯、丙烯等。

2. 不燃气体（包括助燃气体）　如氮气、氧气、氩气等。

3. 有毒气体　如氯（液化的）、氨（液化的）、二氧化硫、二氧化氮、氟化氢、氯化氢等。

（三）易燃液体

本类物质在常温下易挥发，其蒸气与空气混合能形成爆炸性混合物。它分为 3 项。

1. 低闪点液体　即闪点低于 –18℃的液体，如乙醛、丙酮、乙酸甲酯等。

2. 中闪点液体　即闪点在 −18～23℃的液体，如苯、甲醇、乙醇等。

3. 高闪点液体　即闪点在 23～61℃的液体，如环辛烷、氯苯、苯甲醚、糠醛等。

（四）易燃固体、自燃物品和遇湿易燃物品

这类物品易引起火灾，按它的燃烧特性分为 3 项，如金属钠、金属钾。

1. 易燃固体　是指燃点低，对热、撞击、摩擦敏感，易被外部火源点燃，迅速燃烧，能散发有毒烟雾或有毒气体的固体，如红磷、硫磺等。

2. 自燃物品　是指自燃点低，在空气中易于发生氧化反应放出热量，而自行燃烧的物品，如黄磷、三氯化钛等。

3. 遇湿易燃物品　是指遇水或受潮时发生剧烈反应，放出大量易燃气体和热量的物品，有的不需明火就能燃烧或爆炸，如金属钠、氰化钾等。

（五）氧化剂和有机过氧化物

这类物品具有强氧化性，易引起燃烧、爆炸，按其组成分为 2 项。

1. 氧化剂　是指具有强氧化性，易分解放出氧和热量的物质，对热、震动和摩擦比较敏感，如氯酸铵、高锰酸钾等。

2. 有机过氧化物　是指分子结构中含有过氧键的有机物，其本身易燃易爆、极易分解，对热、震动和摩擦极为敏感，如过氧化苯甲酰、过氧化甲乙酮等。

（六）毒害品

毒害品是指进入人（动物）肌体后，累积达到一定的量，能与体液和组织发生生物化学作用或生物物理作用，扰乱或破坏肌体的正常生理功能，引起暂时或持久性的病理改变，甚至危及生命的物品，如各种氰化物、砷化物、化学农药等。

（七）放射性物质

它属于危险化学品，但不属于《危险化学品安全管理条例》的管理范围，国家还有其他专门的条例来管理。

（八）腐蚀品

腐蚀品是指能灼伤人体组织并对金属等物品造成损伤的固体或液体。这类物质按化学性质分为 3 项。

1. 酸性腐蚀品　如硫酸、硝酸、盐酸、磷酸、乙酸、甲酸等。

2. 碱性腐蚀品　如氢氧化钠、氢氧化钙、氢氧化钾等。

3. 其他腐蚀品　如二氯乙醛、苯酚钠等。

二、危险化学品事故分类

危险化学品事故可划分为 6 类，包括危险化学品火灾事故、危险化学品爆炸事故、危险化学品中毒和窒息事故、危险化学品灼伤事故、危急化学品泄漏事故、其他危险化学品事故。

（一）危险化学品火灾事故

危险化学品火灾事故是指燃烧物质主要是危险化学品的火灾事故，又分为若干小类，包括易燃液体火灾、易燃固体火灾、自燃物品火灾、遇湿易燃物品火灾、其他危险化学品火灾。易燃气体、液体火灾往往又引起爆炸事故，易造成重大的人员伤亡。由于大多数危险化学品在燃烧时会放出有毒、有害气体或烟雾，因此，在危险化学品火灾事故中，往往会伴随发生人员中毒和窒息事故。

（二）危险化学品爆炸事故

危险化学品爆炸事故是指危险化学品发生化学反应的爆炸事故或液化气体和压缩气体的物理爆炸事故，包括：①爆炸品的爆炸（又可分为烟花爆竹爆炸、民用爆炸器材爆炸、军工爆炸品爆炸等）；②易燃固体、自燃物品、遇湿易燃物品的火灾爆炸；③易燃液体的火灾爆炸；④易燃气体爆炸；⑤化学品产生的粉尘、气体、挥发物爆炸；⑥液化气体和压缩气体的物理爆炸；⑦其他化学反应爆炸。

（三）危险化学品中毒和窒息事故

危险化学品中毒和窒息事故主要是指人体吸入、食入或接触有毒有害化学品或者化学品反应的产物，而导致的中毒和窒息事故，包括：①吸入中毒事故（中毒途径为呼吸道）；②接触中毒事故（中毒途径为皮肤、眼睛等）；③误食中毒事故（中毒途径为消化道）；④其他中毒和窒息事故。

（四）危险化学品灼伤事故

危险化学品灼伤事故主要是指腐蚀性危险化学品意外的与人体接触，在短时间内即在人体被接触外表发生化学反应，造成明显破坏的事故。腐蚀品包括酸性腐蚀品、碱性腐蚀品和其他不显酸碱性的腐蚀品。

（五）危险化学品泄漏事故

危险化学品泄漏事故主要是指气体或液体危险化学品发生了大规模的泄漏，虽然没有进展成为火灾、爆炸或中毒事故，但造成了严重的财产损失或环境污染等后果的危险化学品事故。危险化学品泄漏事故一旦失控，往往造成重大火灾、爆炸或中毒事故。

（六）其他危险化学品事故

其他危险化学品事故是指不能归入上述 5 类危险化学品事故之外的其他危险化学品事故，如危险化学品罐体倾倒、车辆倾覆等，但没有发生火灾、爆炸、中毒和窒息、灼伤、泄漏等事故。

三、危险化学品事故致因与发生机制

（一）危险化学品事故的致因理论

1. 能量意外释放理论　事故是一种不正常的或不希望的能量释放。预防和控制危险化学品事故就是控制、约束能量或危险物质，防止其意外释放；防止危险化学品事故后果就是在事故、能量或危险物质意外释放的情况下，防止人体与之接触，或者一旦接触，作用于人体或财物的能量或危险物质尽可能小，使其不超过人或物的承受能力。

2. 两类危险源理论　第一类危险源是指系统中存在的、可能发生意外释放的能量或危险物质。第一类危险源具有的能量越多，发生事故的后果就越严重。一般情况下为控制系统中的能量或危险物质而采取相应的约束和限制措施，使约束和限制措施失效、破坏的各种因素称为第二类危险源。两类危险源共同决定危险源的危险性。

（二）危险化学品事故的发生机制

危险化学品事故的发生可分为两大类。

1. 危险化学品泄漏

（1）易燃易爆化学品泄漏→遇到火源→火灾或爆炸→人员伤亡、财产损失、环境破坏等。

（2）有毒化学品泄漏→急性中毒或慢性中毒→人员伤亡、财产损失、环境破坏等。

（3）腐蚀品泄漏→腐蚀→人员伤亡、财产损失、环境破坏等。

（4）压缩气体或液化气体→物理爆炸→易燃易爆、有毒化学品泄漏。

（5）危险化学品泄漏→没有发生变化→财产损失、环境破坏等。

2. 危险化学品没有发生泄漏

（1）生产装置中的化学品→反应失控→爆炸→人员伤亡、财产损失、环境破坏等。

（2）爆炸品→受到撞击、摩擦或遇到火源等→爆炸→人员伤亡、财产损失等。

（3）易燃易爆化学品→遇到火源→火灾、爆炸或放出有毒气体或烟雾→人员伤亡、财产损失、环境破坏。

（4）有毒有害化学品→与人体接触→腐蚀或中毒→人员伤亡、财产损失等。

（5）压缩气体或液化气体→物理爆炸→人员伤亡、财产损失、环境破坏等。

（三）危险化学品在事故起因中的作用

1. 危险化学品的性质直接影响到事故发生的难易程度。这些性质包括毒性、腐蚀性、爆炸品的爆炸性（包括敏感度、稳定性等）、压缩气体或液化气体的蒸气压力、易燃性和助燃性、易燃液体的闪点、易燃固体的燃点和可能散发的有毒气体和烟雾、氧化剂和过氧化剂的氧化性等。

2. 具有毒性或腐蚀性危险化学品泄漏后，可能直接导致危险化学品事故，如中毒（包括急性中毒和慢性中毒）、灼伤（或腐蚀）、环境污染（包括水体污染、土壤污染、大气污染等）。

3. 不燃性气体可造成窒息事故。

4. 可燃性危险化学品泄漏后遇火源或高温热源即可发生燃烧、爆炸事故。

5. 爆炸性物品受热或撞击，极易发生爆炸事故。

6. 压缩气体或液化气体容器超压或容器不合格极易发生物理爆炸事故。

7. 生产工艺、设备或系统不完善，极易导致危险化学品爆炸或泄漏。

（四）危险化学品在事故后果中的作用

危险化学品事故中的危害能量主要包括以下几个方面。

1. 机械能　主要有压缩气体或液化气体产生物理爆炸的势能，或化学反应爆炸产生的机械能。

2. 热能　危险化学品爆炸、燃烧、酸碱腐蚀或其他化学反应产生的热能，或氧化剂和过氧化物与其他物质反应发生燃烧或爆炸。

3. 毒性化学能　有毒化学品或化学品反应后产生的有毒物质与体液或组织发生生物化学作用或生物物理学变化，扰乱或破坏机体的正常生理功能。

4. 阻隔能力　不燃性气体可阻隔空气，造成窒息事故。

5. 腐蚀能力　腐蚀品使人体或金属等物品的被接触表面发生化学反应，在短时间内造成明显破损的现象。

6. 环境污染　有毒有害危险化学品泄漏后，往往对水体、土壤、大气等环境造成污染或破坏。

四、危险化学品事故的伤害方式与特点

（一）危险化学品对人员的伤害方式

1. 呼吸道吸入灼伤和（或）中毒　危险化学品通过呼吸道进入人体而造成中毒，是危险化学品事故伤害中最普遍和可能性最大的一种方式。因肺泡呼吸膜极薄，扩散面积大，供血丰富，呈气体、蒸气和气溶胶状态的化学品均可经呼吸道迅速进入人体。

水溶性的气体和蒸气可引起上呼吸道严重灼伤，而不溶或难溶于水的气体或蒸气则引起肺部组织的严重伤害，气管、支气管、肺泡内膜受到严重损害而引起炎症或肺水肿，从而阻碍气体交换。

2. 食入中毒或消化道灼伤　由于个人卫生不良或食物受某些危险化学品污染时，某些化学品

可经消化道进入人体。有的毒物如氰化物可被口腔黏膜吸收。腐蚀性化学品的误服,可造成消化道灼伤,造成急性腐蚀性食管炎、胃炎。损伤程度取决于化学品的性质、浓度、剂量、胃内容物及抢救时间等因素。

3. 皮肤接触灼伤、冻伤或吸收中毒 腐蚀性的化学品喷溅到皮肤上会引起皮肤腐蚀灼伤,这种化学性烧伤比火焰或高温引起的烧伤更严重和危险。皮肤灼伤的程度主要与以下因素有关。

(1)危险化学品的种类和浓度:强碱(如氢氧化钠)腐蚀皮肤,使脂肪组织皂化,可达皮肤深层。一般来说,危险化学品的浓度越高,造成的伤害程度越大。

(2)接触时间:接触时间越长,伤害越严重。

(3)危险化学品的温度:温度较高的危险化学品接触皮肤后,不仅会引起化学性灼伤,而且会引起热烧伤,因此,其对皮肤造成的损伤比单纯的化学灼伤更严重。

有些化学品与皮肤接触虽然不会引起化学灼伤,但会通过皮肤上的表皮细胞或皮肤附属器(毛囊、皮脂腺、汗腺等)进入血液循环,从而引起中毒。同时,在防护措施不足的情况下,人体接触喷溅的低温液化气体可造成全身或局部冻伤。不论是液态、固态,还是气态的危险化学品喷溅到眼睛内,都会使眼睛受到伤害,其症状有眼睛发红、流泪、疼痛、视物模糊甚至失明。结膜也能吸收氰化物等有毒物质,延误冲洗会造成不可挽回的后果。

4. 其他 在危险化学品事故现场,还可能有爆炸造成的肺爆震伤、物体击打伤、坠落伤、躯干和四肢骨折、开放伤口出血、内脏破裂、触电引起烧伤及心搏骤停等。

(二)危险化学品事故的特点

1. 突发性 危险化学品作用迅速,波及范围大,常常影响社会稳定。它的发生往往是突发的和难以预料的。

2. 群体性 由于危险化学品事故多发生于公共场所,来源于同一污染源,因此容易出现同一区域的群体性中毒。瞬间可能出现大批化学中毒、爆炸伤、烧伤伤病员,需要同时救护。如1984年的印度博帕尔甲基异氰酸酯(MIC)储罐泄漏,短时间内共有20余万人中毒,2500余人中毒丧生;1995年的日本东京地铁沙林中毒事件,十几分钟近5000人受累,死亡10余人。

3. 紧迫性 危险化学品事故引起中毒的很多化学物质毒性较大,可导致突然死亡,大部分毒物中毒过程往往呈进行性加重,有的可造成亚急性中毒或具有潜伏期。因此,只要在短时间内实施救治和清除毒物,救治成功的希望才较大。在同一地区同时出现大批中毒伤病员,需要充足的救治力量。但突发危险化学品事故有时可能发生在不发达或偏远地区,因此,救治难度较大。如重庆市开县发生天然气井喷事故中绝大部分在家中死亡。

4. 高度致命性 硫化氢、氮气、二氧化碳在较高浓度下均可于数秒内使人发生电击样死亡。一般认为与急性反应性喉痉挛、反应性延髓中枢麻痹或呼吸中枢麻痹等有关。危险化学品事故在危害程度上远远大于其他一般事故,实际杀伤威力与危险化学品的种类和当时气候条件有很大的关系。

5. 复杂性 危险化学品事故有时初期很难确定为何种毒物中毒,毒物检验鉴定需要一定的设备和时间,大部分中毒是根据现场情况和临床表现而进行判断,容易出现误诊误治。中毒现场救治又需要具有防护能力的医学救治队伍,否则容易造成医务人员的中毒。而且,绝大多数化学毒物没有特效解毒药,往往需要较强的综合救治能力,如生命体征监护、呼吸循环支持、高压氧和血液净化等特殊手段。即使有特效解毒药,由于平时使用较少,一般医院不储备,国家和地方也储备不足,因而经常需要千里送药或动用国家仅有的少量储备药品,甚至是临时生产。

6. 长期性 危险化学品事故后化学毒物的作用时间比较长,有持久性的特点。其表现为毒物内在的毒性持久效应、合并的精神作用和造成的社会影响。由于造成中毒的染毒空气、土壤和水中存在毒物,以及进入体内的毒物,稀释、排泄或解毒需要一定的手段和时间,在未有效防护的情况下,可能会出现二次中毒,如东京沙林事件救治过程中,救援人员接触沾有沙林中毒人员的衣物而出现症状；也曾出现过食入因中毒死亡的动物，而造成动物或人员中毒。

7. 精神创伤　突发危险化学品事故的强烈刺激使部分人精神难以适应，据统计约有 3/4 的人出现轻重不同的所谓恐怖综合征。有人失去常态，表现有恐惧感，很容易轻信谣言等，突发危险化学品事故给伤病员造成的精神创伤是明显的。对伤病员的救治除现场救护及早期治疗外，及时后送伤病员在某种程度上往往可能减轻这种精神上的创伤。

8. 远期效应　受危险化学品事故致伤伤病员的远期效应需要重视，研究发现氮氧化物中毒，75% 大鼠有肺纤维化，个别大鼠出现肺低分化腺癌，远期效应明显。1991 年的海湾战争以后，海湾战争综合征也警示要重视这一问题，提示我们抢救治疗必须越快越好、越早越好，同时应在整体治疗时，对危险化学品事故致伤伤病员的远期效应进行兼顾并及时治疗，在可能的条件下进行预防。

第二节　医学救援的组织与实施

一、医学救援人员分类

在危险化学品事故灾难的救援中，一般根据既往的训练水平，把救援人员分为 4 类：①灾难发现人员：是指最早发现灾难发生的、未经过训练的人员，其任务只是迅速向相关部门报告灾难的发生，并尽可能详述灾难相关的基本情况，一般不希望这类人员采取任何急救措施；②一般救援人员：是指最先到达现场的、经过一定训练的部分急救人员，一般在安全区域活动，其任务只是对中毒者进行施救、保护环境和财产安全，并协助防止危险化学品的扩散；③专业救援人员：此类人员均需经过一定专业的训练，在现场的主要任务是采用填塞和封堵等措施，终止有毒化学物质的泄漏；④灾难处理专家：该类人员，需掌握有毒化学物质灾难急救的专业知识和高级急救技术，在急救现场往往发挥着指挥和重要参谋的作用。

二、中毒事件分级

（一）特别重大事件（Ⅰ级）

一次事件出现特别重大人员伤亡（100 人及以上），且危重人员多，或跨省（自治区、直辖市）的有特别严重人员伤亡的突发公共事件，以及国务院及其有关部门确定的其他需要开展医疗卫生救援工作的特别重大突发公共事件。

（二）重大事件（Ⅱ级）

一次事件出现重大人员伤亡（50 人及以上 100 人以下），其中，死亡和危重病例超过 5 例的突发公共事件，或跨市（地）的有严重人员伤亡的突发公共事件，以及省级人民政府及其有关部门确定的其他需要开展医疗卫生救援工作的重大突发公共事件。

（三）较大事件（Ⅲ级）

一次事件出现较大人员伤亡（30 人及以上 50 人以下），其中，死亡和危重病例超过 3 例的突发公共事件，以及市（地）级人民政府及其有关部门确定的其他需要开展医疗卫生救援工作的较大突发公共事件。

（四）一般事件（Ⅳ级）

一次事件出现一定数量人员伤亡（10 人及以上 30 人以下），其中，死亡和危重病例超过 1 例的突发公共事件，以及县级人民政府及其有关部门确定的其他需要开展医疗卫生救援工作的一般突发公共事件。

三、中毒现场分区与警示

（一）现场隔离分区与警示标识

存在毒物扩散趋势的中毒事件现场应根据危害源性质和扩散情况等进行现场分区，并严格按照分区隔离管理，任何人未经特许或未采取相应防护消毒措施均严禁出入。

一般分区：①热区或红区（hot zone）：是紧邻危险源的区域，用红色警示线（带）与外界隔离，为严重危险区。所有出入该区的人员必须穿戴特定隔离装具并进行严格的消毒。②温区或黄区（warm zone）：是围绕热区的地域，用黄色警示线隔离，为有害区或过渡区。在温区救治的工作人员也应该穿戴适宜的个体防护装置，离开此区时应根据需要进行洗消以防污染扩散，故隔离温区的黄色警示线又被称为洗消线。③冷区或绿区（cold zone）：是相对洁净安全的外围控制区，用绿色警示线隔离。现场指挥部、警戒、通信、交通转运及物资调配等支持机构和医疗救治区、工作人员休息区通常设置在绿区中。上述各区间需设置特定通道，进出热区和温区的人员、物品须穿戴相应等级防护装备或经特殊洗消或消毒后方允许经特定通道通过，故通道中应分别设置工作人员更衣洗消区（洗消帐篷）和伤病员及物品洗消区，特别是从热区转出的被污染伤病员或物品，须在各区间认真交接并给予特殊处置，以防止危害或污染扩散。

（二）现场医学救援分区与警示标识

1. 医学救援分区原则　医疗救治区可以设置在用绿色警示线隔离的相对安全区域内，通常位于上风、上水位置，以防止污染物随风或水流扩散带来不利影响；医疗区设置还应该考虑到方便中毒者转运的问题，最好位于靠近公路的交通便利区域；医疗救治区内应该在检伤分类的基础上，本着"红标危重伤病员，优先处理；黄标重伤病员，次优先处理；绿标轻伤病员，延期处理及黑标濒死或已死亡伤病员，暂不作处理"的原则，还要根据不同类别伤病员人数、灾害现场环境、场地大小、水电供应、现场医疗救治人力物力资源等情况酌情设立数个特定功能区。在特定功能区内对不同级别的中毒者进行分级处理，有利于提高抢救效率，避免混乱情况出现。有条件时各区设立帐篷或使用标识带围绕，打出明显标识牌，并标以相应色旗。

2. 医疗救治分区与标识　医疗救治区内除现场医疗指挥、调度、通信中心以外，通常设立以下医疗救治功能分区：①初检分类区，选择紧邻温区的一处安全、明亮、宽敞区域，将所有中毒者最先在此处集中，由有经验的医务人员执行快速初检分类并标记，随后将不同类别中毒者，立即送至相应区域处理。此区一般插白底红十字标志旗。②危重中毒者处理区，应邻近初检分类区，并设立宽大帐篷，临时接收红标危重伤病员和黄标重伤病员，配备一定数量生命体征监测及心肺复苏和创伤急救用仪器设备，由医务人员酌情给予危重中毒者最必要的治疗，如保持气道通畅并维持呼吸供氧、可疑颈椎骨折予以颈托固定、控制活动性大出血、胸腰椎及长骨干骨折进行临时固定及输液抗休克等。一般插红旗和黄旗作为标识。③轻伤病员接收区，选择一处空旷的安全场地，只接收绿标轻伤病员，不需医务人员立即进行特殊处理；可以仅由社区服务人员或志愿者协助提供饮水、食物及简单包扎用敷料、绷带等物品，由轻伤病员自救互救。一般插绿旗作为标识。④急救车辆待命区，为急救车开辟停车场及通路，便于其出入，并要求司机随时在车内待命。⑤伤病员转运站，应靠近危重中毒者处理区设置，根据伤病员救治的优先原则由专人负责统一指挥、调度急救车，避免急救车"各自为战"，从不同区域无序转运伤病员；同时，要求急救车按照指挥中心的指示，将中毒者运送到指定医院。指挥中心应负责联络就近医院，了解掌握各医院的救治条件及床位使用状况，并协调、指挥中毒者的分流疏散工作。⑥临时停尸站，在现场特辟一处较隐秘区域，仅停放黑标濒死中毒者或已经死亡者。一般插黑旗标识。⑦直升机降落场，必要时可选择一块空旷、平整场地，周围用警示线隔离，作为急救直升机起降场所，以快速转运危重中毒者。此区域一般标以白色巨大英文字母"H"（helicopter），以便于驾驶员识别。各医疗功能区应指定主管人员，负责协调、指挥本区工作，并向医疗救援总指挥报告；各区之间须互相协作、支持，确保检伤分类及现场紧急医疗工作的顺利进行。

四、中毒事件的报告

最初接诊急性中毒的医疗卫生机构，如果发现同一单位或地区具有相似临床表现的中毒人数达到 10 人及以上，或中毒人数达到 3 人及以上，并出现人员死亡的，应当立即向卫生行政部门报告；属急性职业中毒或疑似急性职业中毒的，还应当同时向负责职业病诊断的单位通报；发现涉及范围跨越辖区的突发中毒事件，应当马上通知有关辖区的卫生行政部门；中毒事件发生死亡病例或者可能涉及刑事犯罪的，应当立即报告公安部门。中毒事件报告内容包括中毒事件发生单位的名称及其地址；中毒事件发生的地点、时间，可能引起中毒的毒物及其数量；中毒的主要临床表现、接触人员及数量、中毒人数及死亡人数等内容；还包括报告单位、报告人及其联系方式等。

第三节　现场救治

现场处置的关键点包括减少死亡人数、减少暴露人数。医护人员到达现场要迅速有效地对伤病员实行生命支持，并及时把伤病员转运到技术条件相对较强的医院救治。通信、运输、医疗是突发事件有效救治的三大要素，重视伤后"白金 10min"与"黄金 1h"的抢救，使伤病员在尽可能短的时间内获得最确切的救治。

（一）现场救治原则

救援行动要充分体现快速集结、快速反应，要有可行的措施来保证能以最快速度、最短时间让伤病员得到医学救护；对伤病员的救援措施和手段要正确有效、处置有方，应遵循"先救人后救物，先救命后疗伤"的原则。具体如下：

1. 救护人员应做好个人防护　危险化学品事故发生后，化学品会经呼吸系统和皮肤侵入人体。因此，救护人员应尽可能明确化学品的种类、性质和毒性，要做好自身个体防护，选择并正确佩戴合适的防毒面具和防护服。

2. 切断毒物来源　救护人员在进入事故现场后，应迅速采取果断措施切断毒物的来源，防止毒物继续外溢。对已经逸散出来的有毒气体或蒸气，应立即采取措施降低其在空气中的浓度，为进一步开展抢救工作创造有利条件。

3. 迅速将中毒者（伤病员）移离危险区　立即将中毒者移离危险区，至空气新鲜场所，安静休息，保持呼吸道通畅。

4. 采取正确的方法，对伤病员进行紧急救护　将伤病员从事故现场抢救出来后，应先松解其衣扣和腰带，维护呼吸道畅通，注意保暖；去除伤病员身上的毒物，防止毒物继续侵入人体。对伤病员的病情进行初步检查，重点检查是否有意识障碍、呼吸和心跳停止，然后检查有无出血、骨折等。现场无任何反应的伤病员往往伤情较重，切不要只注意能喊叫的较轻伤病员而遗漏了危重伤病员。搬动怀疑伤及脊柱的伤病员时，须用 3 人及以上平起平放或用滚动法，严禁一人抬头、一人抬脚；颈椎骨折者，颈旁须用沙袋或其他物品衬垫固定。

5. 尽快转送至就近医院　就医时一定要注意选择就近医疗机构，以争取抢救时间。但对于一氧化碳中毒者，应选择有高压氧舱的机构。

（二）现场检伤分类

在有大批中毒者存在的突发中毒事件现场，尤其是在医疗资源暂时匮乏的情况下，为最大限度地利用现场医疗人力、物力，可能抢救最多的中毒者，必须通过检伤分类，迅速筛查出那些有生命危险但经紧急处置即可以挽救生命的危重中毒者，给予优先处理并转运。目前尚无中毒者现场特殊检伤分类方法应用于临床，仍然需要根据毒物种类及中毒途径等因素进行具体的判定和处理。中毒者中毒种类和程度在现场医疗救援中常难以清楚确定，多需进行实验室检查后方能明确；虽然已经有一些快速毒物检测药盒和生物检测方法用于现场急救，可以对部分毒物种类和浓度等因素进行测定，这对指导急救治疗也有重要意义，但具体到中毒者个体受伤害的轻重，或危及生命的危险程度，依然需要根据其生命体征进行判定。故通用的检伤分类方法亦适用于中毒者的现场处置，中毒者的呼吸、循环和意识状态等生命体征仍然是决定其中毒轻重及治疗转运缓急的重要依据。现场检伤时一般按照国际统一的标准将中毒患者分为4类，分别用红、黄、绿、黑4种颜色表示。必须紧急处理的危重症患者标红色，优先处置；可延迟处理的重症患者标黄色，次优先处置；轻症患者或可能受到伤害的人群标绿色，现场可不处置；濒死或死亡患者标黑色，暂不处置。对轻、重、危重中毒者和死亡人员做出标志（分类标记用塑料材料制成腕带），扣系在中毒者或死亡人员的手腕或脚踝部位，以便后续救治辨认或采取相应的措施。

遇有中毒事件，在现场检伤分类之前或同时应注意以下几点：①尽快查明引起中毒的毒物种类（或注意留取毒物样本备查）；②初步判明毒物致人中毒的方式或途径（呼吸道途径、消化道途径及接触中毒等）；③加强自身相应防护并迅速控制毒源及其污染，保护中毒者，中断继续中毒并尽快清除毒物，给予相应解毒药解毒；④注意是否有中毒以外的其他损伤存在（烧烫、创伤等），并进行相应紧急处理；⑤在检查中毒者呼吸、循环系统致命性损伤情况的同时，还应注意昏迷、惊厥、抽搐等神经系统异常的存在，并适当给予镇静解痉治疗；⑥在遇有不明物质中毒时，可采取一般处置，保持呼吸通畅并有效供氧，维持循环功能稳定，并按红标中毒者进行迅速转运。

（三）现场医疗处置

1. 处置原则　①切断毒源，使中毒患者迅速脱离染毒环境。②迅速阻止毒物的继续吸收。③迅速有效消除威胁生命的毒效应。④清除尚未吸收的毒物。⑤根据毒物进入的途径，立即采取排毒措施。如采用"一戴、二隔、三救出及六早方案"：一戴，即施救者应首先做好自身应急防护；"二隔"，即做好自身防护的施救者应尽快隔绝继续吸入的中毒者；"三救出"，即救援人员在"一戴、二隔"的基础上，争分夺秒地将中毒者移离出毒源区；"六早方案"，即早期现场处理、早期使用地塞米松和山莨菪碱、早期气道湿化、对吸入中毒患者早期行气管插管或气管切开、早期预防肺水肿的发生、早期进行综合治疗至关重要。

2. 处理措施

（1）迅速脱离现场：迅速将患者移离中毒现场至上风向的空气新鲜场所，安静休息，避免活动，注意保暖，保持呼吸道通畅，呼吸新鲜空气，必要时给予吸氧；密切观察24～72h。

（2）选择合适的洗消方法及洗消剂，防止毒物继续吸收：化学品的致伤作用与其浓度、作用时间密切相关。一定要尽快了解该危险化学品的理化特性，以便选择合适的洗消方法。一般来说，化学品浓度、作用时间与对机体的危害成正比，所以第一步立即脱去被化学品浸渍的衣物，随后用大量清水冲洗创面及其周围皮肤。如果同时存在烧伤，冲洗还有冷疗作用。

1）洗消方法：按原理分为物理洗消法和化学洗消法。两种方法各有特点和使用条件的限制，可能顺次进行，也可能同时进行。在选择洗消方法时，应考虑危险化学品的种类、泄漏量、性质，以及被污染的对象等因素。

①物理洗消法：是通过将毒物转移或将毒物的浓度稀释至其最高容许浓度以下或防止人体接触来减弱或控制毒物的危害。在处理前后，毒物的化学性质和数量并没有发生变化。因此，物理洗消法多用于临时性解决现场的毒物危害问题。目前常用的方法有吸附、溶洗、通风、机械转移、冲洗等。需要注意的是，染毒现场经物理洗消法处理后，仍存在毒物再次危害的可能性，如毒物随冲洗的水流流下水道、河流，或深埋的毒物随雨水渗入地下水源等。

A. 吸附洗消法是：利用具有较强吸附能力的物质来吸附危险化学品，如吸附垫、活性白土、活性炭等。吸附洗消法的优点是操作简单且方便、适用范围广、吸附剂无刺激性和腐蚀性；其缺点是只适用于液体毒物的局部洗消，洗消效率较低。

B. 溶洗洗消法：是指用棉花、纱布等浸以汽油、乙醇、煤油等溶剂，将染毒物表面的毒物溶解擦洗掉。此种消毒方法消耗溶剂较多，洗消不彻底，多用于精密仪器和电器设备的洗消。

C. 通风洗消法：适用于局部空间区域或者小范围的洗消，如装置区内、库房内、车间内、下水道内、污水井内等。根据局部空间区域内有毒气体或蒸气的浓度，可采用强制机械通风或自然通风的洗消方法。采用强制机械通风洗消时，局部空间区域内排出的有毒气体或蒸气不得重新进入局部空间区域；排毒通风口应根据有毒气体或蒸气的密度与空气密度的大小，合理确定毒口的方位；若排出的毒物具有燃爆性，通风设备必须防爆。

D. 机械转移洗消法：是采用除去或覆盖染毒层的方法，同时可采用将染毒物密封掩埋或密封移走，使事故现场的毒物浓度得到降低的方法。例如，用推土机铲除并移走染毒的土层，用炉渣、水泥粉、沙土等对染毒地面实施覆盖。这种方法虽然不能破坏毒物的毒性，但在危险化学品事故处置现场，至少可在一段时间内隔离和控制毒物的扩散，使抢险人员的防护水平得以降低。

E. 冲洗洗消法：在采用冲洗洗消法实施洗消时，若在水中加入某些洗涤剂，如肥皂、洗衣粉、洗涤液等，冲洗效果比较好。冲洗洗消法的优点是操作简单、使用经济；其缺点是耗水量大，处理不当会使毒物渗透和扩散，从而扩大染毒区域的范围。

②化学洗消法：是利用洗消剂与毒源或染毒体发生化学反应，生成无毒或毒性很低的产物，它具有消毒彻底、对环境保护较好的特点。然而，要注意洗消剂与毒物的化学反应是否产生新的有毒物质，防止发生次生反应染毒事故。化学洗消实施中需借助器材装备，消耗大量的洗消药剂，成本较高，在实际洗消中一般是化学洗消法与物理洗消法同时采用。化学洗消法主要有中和洗消法、氧化还原洗消法、催化洗消法、燃烧洗消法、络合洗消法等。

A. 中和洗消法：是利用酸碱中和反应生成水的原理，处理现场泄漏的强酸、强碱或具有酸碱性毒物的方法。当强酸〔硫酸（H_2SO_4）、盐酸（HCl）、硝酸（HNO_3）〕大量泄漏时，可以用5%～10% 氢氧化钠、碳酸氢钠、氢氧化钙等作为中和洗消剂；也可用氨水，但氨水本身具有刺激性，用作消毒剂时其浓度不宜超过10%，以免造成氨的伤害。如果碱性物质（如氨等）发生大量泄漏，可用酸性物质（如醋酸溶液、稀硫酸、稀硝酸、稀盐酸等）中和洗消。无论是酸还是碱，使用时必须避免引起新的酸碱伤害。中和洗消完毕，还要用大量的水进行冲洗。常见危险化学品的中和剂见表 10-1。

表 10-1　常见危险化学品和中和剂

危险化学品名称	中和剂	危险化学品名称	中和剂
氨气	水、弱酸性溶液	氯甲烷	氨水
氧气	氢氧化钙及其溶液、碳酸钠等碱性溶液、氨或氨水	液化石油气	大量的水
一氧化碳	碳酸钠等碱性溶液	氧化氢	碳酸钠等碱性溶液
氯化氢	水、碳酸钠等碱性溶液	硫化氢	碳酸钠等碱性溶液
光气	碳酸钠、碳酸钙等碱性溶液	氟	水

B. 氧化还原洗消法：是利用氧化还原反应，将毒物变成低毒或无毒的方法。氧化反应是将某些具有低化合价元素的有毒物质氧化成高价态的低毒或无毒物，还原反应是将某些具有高化合价元素的有毒物质还原成低价的低毒或无毒物。

C. 催化洗消法：是利用催化剂的催化作用，使有毒化学物质加速生成无毒物的化学洗消方法。如毒性较大的含磷农药能与水发生水解反应，生成无毒的水解产物，但反应速度很慢，达不到现场洗消的要求，可使用催化剂如碱，加快水解反应速度。催化洗消法只需少量的催化剂溶入水中即可，是一种经济高效、很有发展前途的化学洗消方法。

D. 燃烧洗消法：是将具有可燃性的毒物与空气反应使其失去毒性。因此，在对价值不大的物品洗消时可采用燃烧洗消法。但燃烧洗消法是一种不彻底的洗消方法，燃烧时可能会有部分毒物挥发，造成邻近或下风向的空气污染。因此，使用燃烧洗消法时，应做好前期准备工作，并要求洗消人员采取严格的防护措施。

E. 络合洗消法：是利用络合剂（硝酸银试剂、含氰化银的活性炭等）与有毒化学物质快速络合，生成无毒的络合物，使原有的毒物失去毒性。对有毒气体如氯化氢、氨、氰根离子可用络合洗消法，使其失去毒性。

2）洗消剂的类型：为了使洗消剂在危险化学品事故处置中能有效地发挥作用，应根据毒物的理化性质、受污染物体的具体情况和器材装备，选择相应的洗消剂。洗消剂的选择应符合以下原则：洗消速度快；洗消效果彻底；洗消剂用量少、价格便宜；洗消剂本身不会对人员设备起腐蚀伤害作用。

目前常用的洗消剂主要有以下 5 类。

①氧化氯化型洗消剂：是指含有"活泼氯"的无机次氯酸盐和有机氯胺，主要有漂白粉、三合二、一氯胺、二氯胺等。

A. 漂白粉：是白色固体粉末，有氯气味，密度为 $0.6\sim0.8g/cm^3$，有效氯为 $28\%\sim32\%$，稍溶于水，不溶于有机溶剂中。漂白粉是混合物，其中有效成分是次氯酸钙，在反应式中通常用 $Ca(ClO)_2$ 来表示漂白粉。漂白粉除有洗消能力外，还有灭菌能力。由于漂白粉价格比较低，故适用于大面积洗消，洗消剂用量也相对要大。在危险化学品事故处置中，可以对一些低价有毒、高价无毒的化合物起洗消作用。根据不同对象，漂白粉可以是粉状、浆状或是悬浊液来使用。但用干粉时要注意，它与某些有机物作用猛烈可能引起燃烧。按 1∶1 或 1∶2 体积比调制的漂白粉水浆，可以对混凝土表面、木质，以及粗糙金属表面洗消。按 1∶5 体积比调制的悬浊液可以对道路、工厂、仓库地面洗消。

B. 三合二：是三次氯酸钙合二氢氧化钙 $[3Ca(ClO)_2\cdot2Ca(OH)_2]$ 的简称，为白色固体粉末，有氯气味，能溶于水，溶液呈浑浊状，并有杂质沉淀，不溶于有机溶剂，在空气中可吸收空气中水分而潮解，时间长也会失效。其洗消的原理是：三合二溶于水后生成次氯酸，并放出活泼的新生态氧和氯气，新生态氧和氯气能与毒物发生氧化氯化作用。另外，碱性物质氢氧化钙可使某些毒物发生碱催化水解反应，从而达到洗消的目的。三合二与漂白粉不同的是能够制成纯品晶体，有效氯约为 56%，比漂白粉高，因此洗消能力也比漂白粉强。使用方法与漂白粉基本相同。

C. 一氯胺：一氯胺是白色或淡黄色的固体结晶，稍溶于乙醇和水，溶液呈浑浊状，主要用于对低价危险化学品洗消。其洗消的原理是：一氯胺在水中能发生缓慢水解生成次氯酸钠和苯磺酰胺，在酸性条件下，次氯酸钠迅速水解，生成的次氯酸和毒物发生氧化氯化作用，从而达到消毒的目的。值得注意的是在有酸存在时，一氯胺的氧化氯化能力增强，但酸性过强，则会使一氯胺分解过快，反而失去洗消能力。虽然一氯胺的刺激及腐蚀性较小，但是价格较贵，适合于小面积污染处的洗消。通常用 18%～25% 的一氯胺溶液对染毒人员的皮肤进行洗消，5%～10% 的一氯胺乙醇溶液对精密器材进行洗消，0.1%～0.5% 的一氯胺溶液对眼、耳、鼻、口腔等进行消毒。

D. 二氯胺：二氯胺溶于二氯乙烷、乙醇，但不溶于水，难溶于汽油、煤油。用 10% 二氯胺的二氯乙烷溶液，可对金属、木质表面洗消，10～15min 后，再用氨水、水清洗；用 5% 二氯胺乙醇溶液，可对皮肤和服装洗消，10min 后，再用清水洗。

②碱性消除型或水解型洗消剂：是指洗消剂本身呈碱性或水解后呈碱性的物质，主要有碱醇胺洗消剂、氢氧化钠、碳酸钠（或碳酸氢钠）、氨水等，适用于酸性化合物的洗消。

A. 碱醇胺洗消剂：是将苛性碱（氢氧化钠或氢氧化钾）溶解于醇中，再加脂肪胺配制成多组分的溶液，该溶液呈碱性，琥珀色，略带氨味。具有代表性的是美国在 20 世纪 60 年代装备的 DS2 洗消剂，随后被许多国家采用，但是由于对环境有污染，本身有一定的毒性，所以逐渐被其他洗消剂所取代。

B. 氢氧化钠：又叫苛性钠或烧碱，是白色固体，吸水性很强，易潮解，吸收空气中二氧化碳变成碳酸钠，腐蚀性强，易溶于水和乙醇，溶解时放热，溶液呈碱性。其洗消的原理是：与化学物质发生中和反应生成盐和水，从而达到洗消的目的。通常采用 5%～10% 的氢氧化钠溶液对硫酸、盐酸、硝酸进行中和洗消。需要注意的是中和反应后，还要用大量的水冲洗，以免碱性的洗消剂过量引起新的伤害。

C. 碳酸钠或碳酸氢钠：碳酸钠又称苏打或纯碱，碳酸氢钠又称小苏打，它们都溶于水，不溶于有机溶剂，腐蚀性比氢氧化钠小，可用于对皮肤、服装上染有的各种酸进行中和。一般 2% 的碳酸钠溶液可对染有沙林类的服装、装具洗消；2% 的碳酸氢钠溶液可对口、眼、鼻等部位洗消。

D. 氨水：为无色液体，有刺激气味。氨水中的氨气易挥发出来，易溶于水。市售的氨水浓度在 10%～25% 之间。不同的氨水凝固点也不同，浓度越大，凝固点越低。如 12% 的氨水凝固点为 –17℃，25% 的氨水凝固点为 –36℃，30% 的氨水凝固点为 –38℃。因此，氨水可在冬季使用，也是较好的中和剂。

③溶剂型洗消剂

A. 水：是洗消中最常用的溶剂，它来源丰富、取用方便、性质稳定。目前常用的洗消剂大部分都用水作溶剂调制洗消液。水除了可作溶剂外，还能直接破坏某些毒物的毒性（用水浸泡、煮沸，使其水解），也可用水来冲洗污染物体。

B. 酒精：学名乙醇，无色液体，有酒香味，易燃烧，可与水任意互溶。乙醇能溶解一些洗消剂，也溶解一些有毒有害物质，因此提高了洗消效果。洗消时，可用乙醇或乙醇溶液来调制洗消液，也可用乙醇直接擦拭洗消灭菌。

C. 煤油和汽油：是无色或淡黄色液体，不溶于水，也不能溶解无机洗消剂，但能溶解一些有毒有害物质，特别是有机的、黏度高的化合物，用水或水性洗消剂洗消效果很差，而采用煤油或汽油效果较好。煤油或汽油易挥发、易燃烧，保管使用时要注意防火。

④吸附型洗消剂：是利用其较强的吸附能力来吸附危险化学品，从而达到洗消的目的，常用的有活性炭、活性白土等。这些吸附型洗消剂虽然使用简单、操作方便，吸附剂本身无刺激性和腐蚀性，但是消毒效率较低，还存在吸附的毒剂在解吸时二次染毒的问题。为了提高吸附型洗消剂的反应性能，可将一些反应活性成分（如次氯酸钙）或催化剂通过高科技手段均匀混入吸附型洗消剂中，所吸附的毒剂会被活性成分消毒降解，在一定程度上解决了由于毒剂解吸时的二次污染问题。

⑤乳状液洗消剂：氧化氯化型洗消剂、碱性消除型或水解型洗消剂、溶剂型洗消剂、吸附型洗消剂在洗消效果上基本能满足应急洗消的要求，但在性能上仍存在对洗消装备腐蚀性强、污染大等问题。为解决这些问题，科研人员利用新材料、新技术和新工艺，不断开发研究新的洗消剂，乳状液洗消剂就是其中的一种。乳状液洗消剂是将洗消活性成分制成乳液、微乳液或微乳胶，不仅降低了次氯酸盐类洗消剂的腐蚀性，而且乳状液洗消剂的黏度较单纯的溶液大，可在洗消物表面上滞留较长时间，从而减少了洗消剂用量，大大提高了洗消效率。目前使用的主要是德国以次氯酸钙为活性成分的 C8 乳状液洗消剂以及意大利以有机氯胺为活性成分的 BX24 洗消剂。

3）不同部位的洗消方式

①皮肤洗消：皮肤洗消时先脱去被毒物污染的衣物，用流动的清水及时反复清洗皮肤毛发 15min 以上，对于可能经皮肤吸收中毒或引起化学性烧伤的毒物更要充分冲洗，并可考虑选择适当中和剂中和处理。该种情况下，冲洗用水要足够多，冲洗时间要足够长；用一般清水（自来水、

井水与河水等）即可；冲洗要持续，且持续时间大于 1h，尤其是碱烧伤，如果冲洗时间过短则难以奏效。冲洗时可能会产热，但由于是持续冲洗，热量可以迅速消散。尽管有些有害化学品与水不相溶，但也可以通过冲洗的机械作用将创面清除干净。生石灰致伤时，应将石灰先去除再用大量清水冲洗，以免石灰遇水生热加重创面损伤。大面积烧伤时注意保暖，因此要求冲洗用水的温度在 40℃左右，持续冲洗后包裹创面，并迅速送往专科医院进一步治疗。

②眼睛和面部的洗消：眼睛和面部一旦溅入毒物要优先彻底冲洗。立刻用水冲洗眼睛，方法是把面部转向侧面，用手指撑开眼睑，把水慢慢滴入眼内，使水从面部的侧面流掉，不要使染毒面积扩大。冲洗时要屏气闭嘴，防止液体流入口腔。整个洗消过程通常在一次屏气时难以完成，可分几次进行；有时可在他人协助下进行。

③伤口的洗消：伤口洗消时必须立即用纱布将伤口内的化学毒剂液滴轻轻吸掉；肢体部位受伤时，应在其近心端扎上止血带或其他代用品，用大量净水反复冲洗伤口，然后进行包扎。接触糜烂性毒剂的患者，如果皮肤损伤非常严重，可用肥皂水进行清洗。

④呼吸道的洗消：离开毒区后立即用 2% 碳酸氢钠溶液或净水漱口和洗鼻；窒息性毒剂的洗消过程包括将患者转移到空气清新的地点，脱去污染衣物，用大量清水冲洗皮肤。

⑤消化道的洗消：立即用手指刺激舌根反复引起呕吐，必要时用 2% 碳酸氢钠溶液或肥皂水洗胃。

现场洗消应遵循以下原则：①及时、快速和高效。泄漏的危险化学品的量大、毒性强、扩散范围广，任何受到污染的物体都可能造成人员的二次中毒。这从客观上要求现场洗消工作在完成现场侦检、人员疏散和救治、泄漏物控制和处置等工作的同时，必须及时、快速和高效地实施现场染毒体的洗消工作，彻底清除二次中毒的可能性，将危险化学品事故的危害程度降到最低。②因地制宜，积极兼容。重大危险化学品事故现场的洗消任务重，时间性和技术性要求高。除大型企业具备自身洗消处理能力外，小型企业及公共场合发生的危险化学品事故多由当地公安消防部队处置。对于重大危险化学品事故的发生，消防部队在组织实施洗消时，必须考虑到社会上现有的各种可用于洗消的器材装备，因地制宜，以满足危险化学品事故应急洗消的需要。③专业洗消与指导群众自消相结合。做到人人能洗，人人会消，同时还要加大宣传力度，提高群众的自消水平和自我保护意识，以满足危险化学品事故现场对应急洗消的需要。洗消时，按先人员、服装装具，后器械装备、地面的顺序进行，还可采取洗消和刮除结合的方法。已经受到危险化学品溢出影响的人员，在送医之前，应该由首批到达并接受过专门训练的急救人员对其进行早期洗消，脱掉中毒衣物可清除 85%～90% 的吸附化学物质，然后用清水冲洗伤病员，再以肥皂水清洗干净。在所有的措施中，这种方法最为简便，同时也十分有效。

3. 应用特效解毒药 在现场应抓紧时机，根据中毒的类型，适时早期给予相应的特效解毒药。阿托品可用于有机磷类、氨基甲酸酯类杀虫剂中毒；碘解磷定、氯解磷定和双复磷可用于有机磷类杀虫剂中毒；亚甲蓝可用于亚硝酸盐、苯的氨基及硝基化合物、氰化物中毒，氰化物中毒还可用亚硝酸钠、4-二甲基氨基苯酚、硫代硫酸钠等治疗；二巯丙醇、二巯丙磺钠、二巯丁二钠、依地酸钙钠和青霉胺等主要用于重金属中毒治疗；乙酰胺用于有机氟中毒治疗。医护人员赴化学品中毒现场，应尽可能携带救治常用的特效解毒药，尤其是氰化物中毒的特效解毒药，如亚硝酸钠、亚甲蓝、4-二甲基氨基苯酚、硫代硫酸钠等。在临床治疗学上，有些学者提出"中毒症候群"（toxidrome）的概念，主要分为窒息剂症候群（如氰化物）、乙酰胆碱酯酶抑制剂症候群（如有机磷神经性毒剂）、呼吸道刺激剂症候群（如氯气）和糜烂剂症候群（如芥子气），不同的化学品可引起相同的临床中毒症候群，可采用类似的方法进行治疗。

4. 综合治疗 根据患者的具体病情，分别采用下列综合治疗：保持呼吸道通畅，密切观察患者意识状态、生命体征变化，发现异常立即处理；维持水电解质酸碱平衡；尽快查清毒物种类，明确诊断，以采取针对性治疗措施；病因不明时，应先进行抢救，同时查清毒物。

（1）迅速维持呼吸道通畅：间断高流量（3～5L/min）吸氧，同时湿化吸入 50% 乙醇抗泡；排除分泌物，适时气管插管，必要时应用呼吸机支持呼吸。

（2）解除支气管痉挛：可雾化吸入以下药物，直至中毒者呼吸功能恢复。①β₂ 受体激动药：分为短效或长效，短效有沙丁胺醇吸入剂、特布他林气雾剂；长效有福莫特罗吸入剂、沙美特罗吸入剂。②糖皮质激素气雾剂：如布地奈德气雾剂、丙酸氟替卡松气雾剂。③抗胆碱能药吸入剂：如短效有异丙托溴铵气雾剂，长效有噻托溴铵吸入剂。④色甘酸钠吸入剂：主要用于抗过敏治疗。⑤粉剂：通常是长效的 β₂ 受体激动药和糖皮质激素的复合制剂，如布地奈德福莫特罗的吸入剂、沙美特罗替卡松的吸入剂。氨茶碱或多索茶碱则由静脉缓慢注入。

（3）减少组织间液及渗出：人血清白蛋白 10g 静脉滴注后即用呋塞米 20mg 静脉注射，每日 1～2 次。

（4）防治应急性溃疡：一般可以用"808"方案，奥美拉唑 80mg 静脉快速注射，然后用 8mg/h 持续泵入，持续 3d 以后，要改成每日 80mg 静脉滴注。

（5）抗过敏、促醒：肌内注射盐酸异丙嗪 50mg，每日 1 次。纳洛酮 0.4～0.8mg 静脉注射。

（6）支持循环功能：心率快者用半量毛花苷丙 C 静脉注射，以减慢心率，保护心脏功能；出现心力衰竭时可注射 25% 葡萄糖溶液 20ml ＋毒毛旋花子苷 K0.125～0.25mg 静脉注射。

（7）预防感染：可应用抗生素，如头孢类、喹诺酮类静脉滴注。

（8）支气管镜吸痰和药物灌洗：对肺部渗出及痰堵塞而导致肺不张等，应立即行支气管镜吸痰和药物灌洗，可有效减轻急性化学性肺水肿的发生。

（9）化学性肺水肿治疗：如有呼吸道烧伤、严重上呼吸道阻塞或有窒息危险时，应尽早施行气管切开术，高流量吸氧，同时湿化吸入 50% 乙醇溶液抗泡或用 1% 二甲基硅油雾化剂消泡；如常压氧疗不能纠正 PaO₂ 降低，全身缺氧情况也未见改善，则需采取机械通气辅助呼吸。一般可采用无创通气或间歇正压通气模式，以提高患者有效肺泡通气量，减少生理无效腔和肺内分流量，改善机体氧合状态。如间歇正压通气不能使 PaO₂≥80mmHg，可考虑改用持续正压通气模式，但一般认为冲击伤伴有空气栓塞者应禁止使用，若治疗中出现空气栓塞也应立即停用。中药柴黄参祛毒固本汤（柴胡、黄芩、大黄、赤芍、玄参、丹参、生地、金银花、连翘、枳壳、栀子、甘草等）由柴胡汤、血府逐瘀汤、三黄泻心汤合方化裁而成，具有表里双解、气血同治、清热解毒、扶正固本、通经活脉的效果，对中毒性肺水肿后可能出现的肺纤维化等远期效应具有一定的预防作用。具体用法为每天 1 剂，连续服用 28 剂为一个疗程。

5. 救援人员的安全 参与中毒事件现场医学救援的人员必须采取符合要求的个体防护措施，严格按照程序开展应急救援工作，确保人员安全。在应急处置过程中，医务人员应牢记自己的以往训练水平，不应进行超出自己训练水平的工作与任务。在中毒现场，医学救援人员面临着各种各样的危险因素，来自毒物本身的危险是容易注意的，而空间的危险（如倒塌的楼房）和人与人之间暴力的危险常被忽略，所以敏锐地观察显得很重要。例如，在某些场合，先期进入或负责观察的人员进行大声呼叫，可能提示环境是安全的；但是有些细节上的变化，如呼叫声调的改变、前进路线的改变、步伐节奏的变动、死亡动物的分布等，可能就是一种危险的警告信号。另外，因人体在疲劳时容易发生失误，故医务人员保持良好的健康状态和体能储备也很重要。

第四节 医疗后送

一、转运医学基本原则

1. 救援现场应有现场淋洗装备、洗眼器、重度患者皮肤清洗装备等，由现场的医疗卫生救援队伍设立洗消点或洗消区，配合消防等有关部门，对从热区救出的公众及撤出的救援人员首先进行洗消,然后再进行转运。对有严重污染、大量摄入毒物或转运途中有生命危险的急危重症伤病员,应先予以洗消和基础生命支持等现场处理,病情相对稳定后再转运。

2.加强患者在运输设备内的安全,保护伤病员,防止出现进一步损害;如遇到有敌意的患者,要保护救援人员自身及防止患者出现次生的伤害。

3.转运过程中,医护人员必须密切观察伤病员病情变化及中毒后的心理变化,随时给予相应治疗和疏导。约有 3/4 者可出现轻重不同的恐怖综合征,失去常态,表现有恐惧感、易轻信谣言等。因此,除现场救护及早期治疗外,还必须及时采取正确的应对心理问题的防治策略。

4.统一指挥调度,合理分流伤病员。

5.做好伤病员交接,及时汇总上报。

二、注意事项

(一)途中心肺复苏注意事项

在救护车中进行 CPR 时,救援人员将处在一个危险的位置上,因为救援人员不能足够支撑自己(救援人员的手就在肩膀的正下方),而且救援人员不能将自己固定在椅子上,此时需注意如下几点:①双足张开与肩同宽,并且要将双足尽量踩实。②如果可能,让一个人坐在长凳上,系上安全带,并且在后面抓住操作人员的腰带,如果救护车突然转弯或加速,这个人能够防止操作人员弹出去。③尽可能地使用各种支撑,如屈膝,并将之放在担架的边上;把脚边顶在长凳上边,或者用一个膝盖顶住担架,另一个顶住长凳。④不要用颈部来支撑,后者承受的压力有限。⑤在救护车上发生心搏骤停且疑似颈髓损伤、气胸及胸部重伤、心脏及大血管损伤等患者,可选择腹部提压 CPR。

(二)使用不同运输工具时注意事项

1.担架搬运伤病员时,须将伤病员置于头后脚前位,利于后位担架员随时观察伤病员意识变化。

2.汽车运送伤病员时,多因灾害区域道路条件差而颠簸严重,需酌情分阶段缓行;行车中通常难以进行有创治疗或心肺复苏术,必须操作时可停车进行。

3.火车运送伤病员时,生活护理十分重要,伤病员分类标记务必清楚牢固,重度伤病员应放置在下铺,容易观察治疗。

4.船舶运送伤病员时,晕船容易引起恶心呕吐,可以造成伤病员窒息并严重污染舱内环境,因此,提前用药防止晕船,及时发现呕吐者并给予相应处理非常重要。

5.飞机运送伤病员时,尽量实施低空飞行,保持舱内压力恒定十分重要;使用高速喷气飞机运送时,由于起飞降落时的加速运动和减速运动,可以直接影响患者脑部的供血,因此,应该尽量将患者垂直飞行方向放置或置于头后脚前位,防止飞机起飞时因惯性作用造成患者一过性脑缺血。

第五节　灾后预防管理

一、完善和落实法律法规

针对危险化学品管理和泄漏问题,各地政府和相关部门都应该制定相应的管理政策,全面落实《中华人民共和国安全生产法》《危险化学品安全管理条例》等法律法规的内容。要加强执法力度,做好化学企业、化工厂的监管工作,杜绝违规操作等行为,一旦发现要依法严惩。要健全危险化学品管理的法规体系,建立明确的责任制度,将安全生产的责任落实到每个部门、每个人。

二、加强安全宣传和教育

为了减少人为原因造成的危险化学品事故，需要加强安全宣传和教育工作。要提升从业人员的安全意识，要强化从业人员的专业水平。确保每个工作人员都掌握专业的应急技术和安全知识。可以组建一个专业的危险化学品事故处理团队，针对生产、运输等环节中出现的问题，采取专业有效的应急措施。需要准备充足的应急设备和工具等，确保应急工作能够在第一时间展开。要定期进行实践训练，不断提升应急团队的专业能力。

三、制订有效的处置预案

在危险化学品行业生产的过程中，危险隐患难以根除，企业部门需要根据危险隐患的危害等级、发生概率等制订有效的处置预案，确保预案具有科学性、针对性和可操作性。在处置预案制订方面，应该做到以下几个方面。

（一）要制订初期危险化学品事故的处置预案

如果发生事故，越快展开事故处理，越能将危害控制在最低；如果应急措施的展开快速有效，甚至可以将事故扼杀在萌芽状态。所以，一定要制订相应的预案措施，将各项任务、处置环节、处理方法落实到每个部门和个人。

（二）做好预案

针对泄漏量较大、难以快速处理的泄漏问题，一定要制订有效的车间处置预案，尽可能地将事故控制在车间内，避免大规模蔓延。

（三）生产、运输、存储等单位预案完备

针对企业单位的负责内容和生产情况制订相应的危险化学品事故处置预案，运输单位的预案不仅要考虑存储、路线等方面，还要针对每台车辆制订泄漏预案。具体内容包括指挥人员和指挥职责、专职处理团队的处理任务、处理程序、各部门配合要求、措施落实方法等。

（四）主管部门处置预案

应该制订行业相应处置预案，也就是整个行业或系统的配合方案或具有指导意义的预案措施。

（五）当地政府制订相应的处理预案

政府要根据自身职责和能力制订预案，应该以协调配合、指导规划为主，明确各项重大、特大危险化学品事故，如果单位无法独立控制事态的扩大或消除事态，甚至威胁到周围区域，则各个相关部门和单位应该积极承担责任，发挥自身职责，及时采取联络并落实相应的处理措施，做好协同配合的工作，确保事态能够在多个部门和单位的配合下得到有效控制。都应该从最困难、最危险的情况来考虑，需要定期组织模拟实战演习，强化处置团队的专业能力和心理素质，确保团队成员在面对危险化学品事故时可以有条不紊地落实各项预案措施。在实践演习的过程中，也可以了解预案中存在的漏洞，进而进行预案的优化，确保预案内容更加符合实际情况。此外也可以利用计算机、云计算、互联网等技术来建立危险化学品事故处置辅助决策系统，通过对多项事故数据进行分析和处理，做出更加科学、准确的决策，进而提升事故处理的效率。

四、充分发挥公安消防的作用

我国疆域辽阔，各个区域的发展水平、建设规划各不相同，并不是每个区域、地方的政府都会设置专门的危险化学品事故处理团队。所以，针对没有专业团队的城市，应该发挥公安消防部

队的作用。在危险化学品事故处置方面，公安消防部队有很大的优势，具体有体制优势、装备优势、技术优势。所以，在危险化学品泄漏事件中，应该充分发挥公安消防部队的作用，加大对部队的投入，增加编制名额，使其承担更多灾害救援活动。这样可以贴近我国基本国情，发挥公安消防队伍的优势，进而更好地保护我国人民群众的安全。

总之，在突发中毒事件的应急医学救援过程中，医务人员应熟悉急性中毒处理的基本知识，学习突发中毒事件的相关政策，了解现场中毒急救的主要原则，并掌握保障自身安全的生存技术，还应加强平时的理论集训和模拟演练，随时准备参与处理中毒突发事件，以提高我国突发中毒事件的医学救援整体水平。

（史继学）

第11章　重大传染病

第一节　灾害的特点

重大传染病疫情是灾害的重要组成内容。历史上，传染病始终是威胁人类生命安全和身体健康的重要因素，引起传染病的病原体包括病毒（virus）、细菌（bacteria）、寄生虫（parasite）、真菌（fungus）、螺旋体（spirochete）、支原体（mycoplasma）、衣原体（chlamydia）、立克次体（rickettsia）和朊粒（prion）。伴随着生产力的发展、科学技术的进步，人们对传染病流行规律的认识逐步深化，人类比较有效地控制了天花（small pox）、鼠疫（plague）、霍乱（cholera）等烈性传染病的流行或大流行，但是传染病的流行仍然是当前人类不得不面临的严重公共卫生问题，新型冠状病毒感染疫情肆虐就是例证。传染病的现场救援工作既具有灾害应急救援的一般特点，又具有特殊性。

一、相 关 概 念

（一）突发事件

根据《中华人民共和国突发事件应对法》，突发事件是指突然发生，造成或者可能造成严重社会危害，需要采取应急处置措施予以应对的自然灾害、事故灾难、公共卫生事件和社会安全事件。

（二）突发公共卫生事件

根据《突发公共卫生事件应急条例》，突发公共卫生事件是指突然发生，造成或者可能造成社会公众健康严重损害的重大传染病疫情、群体性不明原因疾病、重大食物和职业中毒，以及其他严重影响公众健康的事件。

（三）国际关注的突发公共卫生事件

《国际卫生条例（2005）》规定，国际关注的突发公共卫生事件是指通过疾病的国际传播构成对其他国家的公共卫生风险，并可能需要采取协调一致的国际应对措施的不同寻常的事件。其中"公共卫生风险"是指具有损害人群健康可能性的事件，特别是有可能在国际传播或构成严重和直接危险的事件，如天花、野毒株引起的脊髓灰质炎、猴痘等。

（四）传染病突发事件

传染病突发事件是指各类传染病暴发、流行或大流行。

二、传染病防控基本原理

（一）传染病分类

实践中，传染病可根据病原体类型、储存宿主、侵入门户、传播方式等进行分类。

1. 按照病原体类型分类　可分为病毒性传染病、细菌性传染病、寄生虫病等。

2. 按照病原体储存宿主不同分类　可分为人类传染病、动物性传染病、土源性传染病、水源性传染病等。

3. 按照病原体侵入门户分类　可划分为呼吸道传染病、肠道传染病、虫媒传播传染病、性传播传染病等。

4. 按照病原体传播方式分类 可以分为直接传播传染病和间接传播传染病。

5. 按照管理需要分类 根据传染病暴发、流行情况和危害程度，现行《中华人民共和国传染病防治法》将传染病实行分类管理。我国的传染病分为甲、乙、丙 3 类，其中甲类传染病 2 种，乙类传染病 27 种，丙类传染病 11 种。

6. 混合分类 有时根据传染病防控工作需要，也按照传染病多种属性进行分类，如肠道传染病、呼吸道传染病、虫媒及人畜共患病、血源及性传播传染病等。

（二）病原体的基本特性

1. 传染力（infectivity） 是指病原体引起易感宿主发生感染的能力，也称感染力。传染力大小可通过引发感染所需的最小病原微生物量来衡量。在人群中，可通过易感者在暴露于病原体后发生感染的比例（继发率）来测量病原体的传染力。有些传染病的病原体具有非常强的传染力，如天花、麻疹；而有些相对较弱，如麻风、结核。

2. 致病力（pathogenicity） 是指病原体侵入宿主后引起宿主的患病能力。一般认为，致病力的大小取决于病原体在体内的繁殖速度、组织损伤的程度，以及病原体能否产生特异性毒素。可用病原体引起疾病的具有临床症状的病例数与感染人数之比作为测量某病原体致病力的指标。

3. 毒力（virulence） 是指病原体感染机体后引起疾病严重程度的能力。毒力表明疾病的严重程度，以严重病例数或致死数与所有感染人数之比作为测量某病原体毒力的指标。

致病力与毒力的差别在于致病力强调感染后发生临床疾病的能力，而毒力强调感染导致疾病的严重程度。

（三）潜伏期与感染谱

潜伏期（incubation period）是指从病原体侵入宿主到该宿主出现临床表现的间隔期。实践中通常用宿主暴露于病原体与临床发病之间的时间间隔来测量潜伏期。疾病的潜伏期可用于制定监测和搜索的病例定义、推断可疑暴露时间、确定检疫期限、判定疫情是否终止等。在传染病流行病学调查中，往往需要描述最短潜伏期、最长潜伏期和平均潜伏期或潜伏期中位数。在传染病重大疫情现场救援过程中，了解传染病的潜伏期对于推算该病可能的发病人数和所需救援资源具有重要意义。

感染谱（spectrum of infection）是指一种传染病的病原体导致宿主不同感染表现形式的总和。宿主感染病原体后，可以呈现程度不同的反应，表现为隐性感染或显性感染（轻、中、重型疾病）或死亡等表现形式。

（四）流行强度

疾病流行强度（epidemic intensity）是指某病在某地区一定时期内某人群中，发病数量的变化及其病例间的联系强度。

传染病在人群中传播的强度有以下几个类型。

1. 散发（sporadic） 病例无规律性，偶然发生。散发的特点是病例之间在发病时间和地点上没有流行病学关联，病例数少，或在一定地区的发病率呈历年一般水平。散发适用于范围较大的地区。不同病种、不同时期散发水平不同。散发一般多用于区、县以上范围，不适于托儿所、工厂和学校等小范围的人群。在小范围人群中出现的患者称为散发病例或单个病例。

以下情况下，疾病分布常呈散发形式。

（1）常年流行，病后免疫力持久，或因预防接种使人群维持一定免疫水平的疾病，如麻疹等。

（2）隐性感染为主的疾病，如脊髓灰质炎、乙型脑炎等。

（3）传播机制难以实现的传染病，如斑疹伤寒、炭疽等。

（4）潜伏期较长的传染病，如麻风等。

2. 暴发（outbreak） 是指在一定时间和空间内，某种传染病病例数超过预期水平。暴发强调短时间内该种传染病病例数激增，发生在局限的范围之内，如一个社区、村镇、学校、厂矿等。如麻疹、手足口病、腮腺炎等容易在学校、托幼机构等人群密集的地方暴发。多数病例出现在该病的最长潜伏期内，有相同的传染源或传播途径。

3. 流行（epidemic） 是指某种传染病在较大空间内的病例数超过预期水平。有些传染病流行时，隐性感染占大多数，临床症状明显的病例可能不多，而实际感染率却很高，这种现象称为隐性流行，如流行性乙型脑炎和脊髓灰质炎常出现这种现象。

在不同空间、人群和时间范围内，判断传染病是否流行的预期值标准不同。判断不同病种是否发生流行的预期发病水平时，不仅取决于该病暴露的人群类型、该病是否曾经在该区域人群中发生流行，而且还包括疾病发生的时间、地点等因素。

4. 大流行（pandemic） 是指某种传染病在全球范围内发生流行或者跨洲流行，通常感染和发病病例众多。如流行性感冒、霍乱，历史上曾发生过多次世界性的大流行；新型冠状病毒感染疫情即为全球大流行。

5. 地方性流行（endemic） 是指疾病或病原体在特定的地区或特定的人群中持续存在，或疾病在特定地区或特定人群中的发病率维持在相对稳定的水平。

三、传染病突发事件的发现

（一）传染病的特殊性

现场救援时，要高度重视传染病救援与非传染性疾病救援的不同。传染病救援过程中，需要特别注意传染病的以下特殊性。

1. 传染病患者大多具有传染性。由细菌、病毒等病原体引起的传染病大都可以通过不同的传播途径直接或间接导致易感人群中其他个体出现感染或发病。

2. 传染病的隐性感染者虽然不出现症状，但仍有可能具有传染性，甚至导致传染病隐匿性传播。

3. 易感宿主可因感染而产生免疫反应，但并非所有的免疫反应都能够清除病原体。在临床实践中，可利用传染病的这一免疫性特点，更好地指导开展免疫学诊断、治疗及预防接种。

4. 发现传染病疫情后，须紧急处置。如果控制不及时、控制措施不力，极易引发该类传染病的扩散蔓延，甚至暴发流行。

（二）传染病发生的异常情况

传染病突发事件主要的表现形式为暴发和流行。及时探测和识别传染病发生的异常情况，是早期发现暴发和流行的主要方式。提示可能发生传染病暴发、流行的异常情况主要有以下几种。

1. 某类传染病报告病例数异常增多，超过既定阈值或常年一般水平。

2. 某类传染病病例出现时间、空间、人间上的聚集性。在相对短的时间范围或局限的地区范围内集中出现多例同类病例称为聚集（cluster）。聚集可能就是暴发，或可能发展成暴发，需要进行现场调查后方能确定。

3. 传染病的人群特征发生改变。如既往多以儿童病例为主的疾病（麻疹），出现成人病例；或是既往多感染特定职业人群的疾病（森林脑炎、布鲁氏菌病），出现在一般人群中。

4. 出现新的或罕见的传播方式。如人感染高致病性禽流感出现人传人现象，或在畜产品消费者中出现布鲁氏菌病病例等。

5. 疾病严重程度增加。如重症病例增多、病死率增加、致残率增加，或出现了严重的耐药性，或既往有效的治疗措施失效，均提示有可能发生异常。

6. 出现本地区既往未曾报告的疾病或既往罕见疾病突然增多，或已消除（eliminated）、已消灭（eradicated）的疾病死灰复燃。

7. 季节性异常。季节性（seasonality）是指疾病发病率规律性地呈现出在一定季节升高的现象，病原体生长繁殖规律、动物宿主或媒介昆虫的活动习性、人群生产生活方式等都会影响疾病的季节性。传染病可表现为严格季节性（只在少数几个月发生，如流行性乙型脑炎）和季节性升高（全年各月均发病，但某些月份明显增高，如婴幼儿轮状病毒腹泻）。对于严格季节性的疾病，如在非发病季节出现病例多提示发生了输入病例。而对于季节性升高的疾病，在低发季节出现异常的发病高峰，多提示可能有暴发或流行的存在。

8. 实验室分离到新的病原体，或发现病原体发生有公共卫生意义的变异，或发现多例病例中分离出的菌株具有相同的分子类型。

四、传染病突发事件的特点

一般情况，传染病的暴发或流行即是传染病突发事件。传染病突发事件是一类特殊的突发公共卫生事件，具有以下特点。

（一）不确定性

传染病突发事件的不确定性表现在事件发生的时间、地点、人群、规模、性质等方面具有不确定性；也可能对某疾病缺乏足够了解，获取的信息有限，存在决策结果、应对措施所产生的社会反应上不确定性。

（二）公共性

传染病暴发，波及范围内所有易感人群均存在发病风险，在一定条件下可通过患者或媒介引发跨境、跨地区传播。

（三）破坏性

传染病突发事件可在较短时间内造成人群大量发病甚至死亡，给所在地公共卫生和医疗救治带来巨大压力，造成应对和处置难度增加，甚至对社会经济和社会稳定产生严重不良影响。

（四）紧迫性

由于传染病突发事件发生一般具有传染性，危害严重，必须采取紧急措施控制事件的危害程度。相比其他突发公共事件，重大传染病疫情极易发生跨境跨地区传播，如果处置不当，极易造成人们出现恐慌、焦虑、认知改变，甚至行为改变，导致社会危机或政治动荡，影响社会稳定。

（五）复杂性

传染病种类繁多，加之新发传染病不断出现，短时间内难以查明原因、准确溯源，因而不能够及时制订有针对性的防控策略。此外，在某些传染病突发事件如动物源性疾病的处置中，需要畜牧、林业等多部门联防联控或动员社会群防群控，处置的复杂性增加。

（六）应急处理的综合性

传染病突发事件与其他类别突发事件类似，往往涉及社会诸多方面，是一个综合性社会问题。实践中，传染病突发事件的应急处理必须由政府统一指挥、综合协调，需要各有关部门乃至全社会的通力协作、共同努力，方能妥善处理，将其危害降到最低。

第二节 医学救援的组织与实施

灾难发生后，医学救援工作是抢救生命、维护健康最紧迫和最重要的工作。医学救援必须根据已知的急救信息和现场具体情况，因地制宜，实事求是，科学实施，尽最大努力减少伤害。

一、医学救援的组织

按照我国现行法律法规和预案要求，各级卫生健康部门要在同级人民政府或突发公共事件应急指挥机构的统一领导、指挥下，与相关部门密切配合、共同开展医学救援工作。

（一）医学救援组织机构

灾害发生后，各级卫生健康部门负责专业医学救援。参与医学救援的相关组织机构应包括但不限于以下。

1. 医学救援领导小组 国务院卫生健康部门成立突发公共事件医学救援领导小组，领导、组织、协调、部署特别重大突发公共事件的医学救援工作。国务院卫生健康部门卫生应急办公室负责日常工作。

地方各级卫生健康部门成立相应的突发公共事件医学救援领导小组，领导本行政区域内突发公共事件医学救援工作，承担各类突发公共事件医学救援的组织、协调任务，并指定机构负责日常工作。

2. 专家组 各级卫生行政部门组建专家组，对突发公共事件医学救援工作提供咨询建议、技术指导和支持。

3. 医学救援机构 全面承担医学救援任务。其中，各级医疗急救中心（站）承担医学救援和伤病员转送；各级疾病预防控制机构和卫生监督机构根据各自职能做好突发公共事件中的疾病预防控制和卫生监督工作。此处主要指各级各类医疗机构，包括医疗急救中心（站）、综合医院、专科医院、疾病预防控制机构和卫生监督机构。

4. 现场医学救援指挥部 根据实际工作需要，在事发现场设立现场医学救援指挥部，统一指挥、协调现场救援工作。

（二）信息发布

各级卫生行政部门要及时做好突发事件医学救援信息发布工作。

（三）医学救援的应急响应与终止

1. 突发事件医学救援应急响应 突发事件医学救援工作实行分级响应，当发生特别重大（Ⅰ级）、重大（Ⅱ级）、较大（Ⅲ级）和一般（Ⅳ级）级别突发事件时，分别启动相应级别的医学卫生救援应急响应。

（1）发生特别重大突发公共事件（Ⅰ级）时，国务院有关部门启动医学卫生救援应急Ⅰ级响应。

1）Ⅰ级响应的启动条件：符合下列条件之一者，启动医学卫生救援应急Ⅰ级响应：

A. 发生特别重大突发公共事件（Ⅰ级），国务院启动国家突发公共事件总体应急预案。

B. 发生特别重大突发公共事件（Ⅰ级），国务院有关部门启动国家突发公共事件专项应急预案。

C. 其他符合医学卫生救援特别重大（Ⅰ级）级别的突发公共事件。

2）Ⅰ级响应行动内容：国务院卫生行政部门接到关于医学卫生救援特别重大突发公共事件的有关指示、通报或报告后，应立即启动医学卫生救援领导小组工作，组织专家对伤病员及救治情况进行综合评估，组织和协调医学卫生救援机构开展现场医学卫生救援，指导和协调落实医疗救治等措施，并根据需要及时派出专家和专业队伍支援地方，及时向国务院和国家相关突发公共事件应急指挥机构报告和反馈有关处理情况。凡属启动国家总体应急预案和专项应急预案的响应，医学卫生救援领导小组按相关规定启动工作。

事件发生地的省（自治区、直辖市）人民政府卫生行政部门在国务院卫生行政部门的指挥下，结合本行政区域的实际情况，组织、协调开展突发公共事件的医学卫生救援。

（2）发生重大突发公共事件（Ⅱ级）时，省级人民政府或省级有关部门启动医学卫生救援应急Ⅱ级响应。

1）Ⅱ级响应的启动条件：符合下列条件之一者，启动医学卫生救援应急Ⅱ级响应：

A. 发生重大突发公共事件（Ⅱ级），省级人民政府启动省级突发公共事件应急预案。

B. 发生重大突发公共事件（Ⅱ级），省级有关部门启动省级突发公共事件专项应急预案。

C. 其他符合医学卫生救援重大（Ⅱ级）级别的突发公共事件。

2）Ⅱ级响应行动内容：省级卫生行政部门接到关于医学卫生救援重大突发公共事件（Ⅱ级）的有关指示、通报或报告后，应立即启动医学卫生救援领导小组工作，组织专家对伤病员及救治情况进行综合评估。同时，迅速组织医学卫生救援应急队伍和有关人员到达突发公共事件现场，组织开展医疗救治，并分析突发公共事件的发展趋势，提出应急处理工作建议，及时向本级人民政府和突发公共事件应急指挥机构报告有关处理情况。凡属启动省级应急预案和省级专项应急预案的响应，医学卫生救援领导小组按相关规定启动工作。

国务院卫生行政部门对省级卫生行政部门负责的突发公共事件医学卫生救援工作进行督导，根据需要和事件发生地省级人民政府和有关部门的请求，组织国家医学卫生救援应急队伍和有关专家进行支援，并及时向有关省份通报情况。

（3）发生较大突发公共事件（Ⅲ级）时，市（地）级人民政府启动医学卫生救援应急Ⅲ级响应。

1）Ⅲ级响应的启动条件：符合下列条件之一者，启动医学卫生救援应急Ⅲ级响应：

A. 发生较大突发公共事件，市（地）级人民政府启动市（地）级突发公共事件应急预案。

B. 其他符合医学卫生救援较大（Ⅲ级）级别的突发公共事件。

2）Ⅲ级响应行动内容：市（地）级卫生行政部门接到关于医学卫生救援较大事件的有关指示、通报或报告后，应立即启动医学卫生救援领导小组工作，组织专家对伤病员及救治情况进行综合评估。同时，迅速组织开展现场医疗卫生救援工作，并及时向本级人民政府和突发公共事件应急指挥机构报告有关处理情况。凡属启动市（地）级应急预案的响应，医学卫生救援领导小组按相关规定启动工作。

省级卫生行政部门接到医学卫生救援较大事件报告后，要对事件发生地突发公共事件医学卫生救援工作进行督导，必要时组织专家提供技术指导和支持，并适时向本省（区、市）有关地区发出通报。

（4）发生一般突发公共事件（Ⅳ级）时，县级人民政府启动医学卫生救援应急Ⅳ级响应。

1）Ⅳ级响应的启动条件：符合下列条件之一者，启动医学卫生救援应急Ⅳ级响应：

A. 发生一般突发公共事件（Ⅳ级），县级人民政府启动县级突发公共事件应急预案。

B. 其他符合医学卫生救援一般事件（Ⅳ级）级别的突发公共事件。

2）Ⅳ级响应行动内容：县级卫生行政部门接到关于医学卫生救援一般事件的有关指示、通报或报告后，应立即启动医学卫生救援领导小组工作，组织医疗卫生救援机构开展突发公共事件的现场处理工作，组织专家对伤病员及救治情况进行调查、确认和评估，同时向本级人民政府和突发公共事件应急指挥机构报告有关处理情况。凡属启动县级应急预案的响应，医学卫生救援领导小组按相关规定启动工作。

市（地）级卫生行政部门在必要时应当快速组织专家对突发公共事件医学卫生救援进行技术指导。

2. 突发事件医学救援工作响应终止　突发事件医学救援工作完成，患者在医疗机构得到救治，经本级人民政府或同级突发公共事件应急指挥机构批准，或经同级卫生行政部门批准，医学救援领导小组可宣布医学救援应急响应终止，并将医学救援应急响应终止的信息报告上级卫生行政部门。

二、医学救援的保障

（一）医学救援队伍

各级卫生行政部门组建综合性医学救援队伍，传染病疫情救援队伍一般应包括但不限于感染性疾病科、重症医学、内科、呼吸科，以及急救、护理等专业，并根据需要建立特殊专业医学救援队伍。

医学救援工作队伍应保持人员相对稳定，严格管理，定期开展业务培训和演练，提高应急救治水平。

需要公众参与医学救援演练时，必须报经本级人民政府同意。

（二）物资储备

卫生行政部门根据医学救援的不同任务提出医学救援应急药品、医疗器械、设备、快速检测器材和试剂、卫生防护用品等物资的储备计划建议。发展改革部门负责组织应急物资的生产、储备和调运，保证供应，维护市场秩序，保持物价稳定。

应急储备物资应按照"先进先出、用旧补新、动态流转、保证存量"的原则定期流转，使用后要及时补充。

（三）经费保障

除了有明确规定以外，财政部门负责安排应由政府承担的传染病疫情医学救援所必需的经费，并做好经费使用情况的监督工作。

各类保险机构要按照有关规定对参加人身、医疗、健康等保险的伤亡人员，做好理赔工作。

（四）交通运输保障

各级医学救援队伍要根据实际工作需要配备救护车辆、交通工具和通信设备。

铁路、交通、民航、公安（交通管理）等有关部门，要保证医学救援人员和物资运输的优先安排、优先调度、优先放行，确保运输安全畅通。情况特别紧急时，对现场及相关通道实行交通管制，开设应急救援"绿色通道"，保证医学救援工作的顺利开展。

（五）其他保障

1. 公安机关负责维护突发公共事件现场治安秩序，保证现场医学救援工作的顺利进行。

2. 科技部门制订突发公共事件医学救援技术研究方案，组织科研力量开展医学救援应急技术科研攻关，统一协调、解决检测技术及药物研发和应用中的科技问题。

3. 海关负责突发公共事件医学救援急需的进口特殊药品、试剂、器材的优先通关验放工作。

4. 市场监管部门负责突发公共事件医学救援药品、医疗器械和设备的监督管理，参与组织特殊药品的研发和生产，并组织对特殊药品进口的审批。

5. 红十字会按照《中国红十字会总会自然灾害与突发公共事件应急预案》，负责组织群众开展现场自救和互救，做好相关工作。并根据突发公共事件的具体情况，向国内外发出呼吁，依法接受国内外组织和个人的捐赠，提供急需的人道主义援助。

6. 必要时，军队按照规定参与医学救援工作。军队参与医学救援时，由军队相关部门负责组织军队有关医疗卫生技术人员和力量，支持和配合突发公共事件医学救援工作。

三、社会大众参与医学救援

1. 各级卫生行政部门要向社会大众做好突发公共事件医学救援知识普及的组织工作。

2. 各级广播、电视、报刊、互联网等媒体要扩大对社会大众的宣传教育。

3. 各部门、企事业单位、社会团体要加强对所属人员的宣传教育。

4. 各医疗卫生机构要做好宣传资料的提供和师资培训工作。

5. 在广泛普及医学救援知识的基础上逐步组建以公安干警、企事业单位安全员和卫生员为骨干的群众性救助网络，经过培训和演练提高其自救、互救能力。

四、现场医学救援的实施

（一）现场医学救援

突发事件的现场医学救援工作一般分为现场急救、属地医院收治和异地救治3个阶段。

1.现场急救　现场医学救援的主要任务是搜寻、急救；主要目的是防止患者病情迅速恶化，为转送医院赢得时间。通常正确的做法是，对发现的患者首先给予充分的就地抢救治疗，以免在转送医院过程中延误治疗。

2.属地医院收治　事发地医院接报后，应立即调动全院相关医疗力量，通知急诊室做好接诊准备，通知相关临床科室人员迅速到达急诊现场，必要时通知手术室、血库等做好准备；当伤亡人员的数量大、伤势重时，医院的救护条件不能满足救治患者的需要时，应按照病情分类处理。当大批患者几乎在同一时间送至医院后，医院除及时进行必要的登记和统计外，应进行预检分诊。预检分诊的主要目的如下。

1）对患者进行初诊，评估患者主要病情。

2）根据患者情况，确定首诊负责科室。

3）提出进一步辅助检查的方案，如影像学或实验室检查方案等。

各项检查完成，患者疾病诊断明确后，将危重患者收到相应病房，较轻者一般可集中于一个区域，以便于观察和管理。病房应符合该类传染病救治要求。

3.异地救治　当出现大批量患者，超出就近接诊医院或当地整个卫生系统的抢救承受能力时，应及时向当地政府或指挥部申请支援。必要时就近建立临时医院或转运至邻近地区符合收治条件的医院。转运患者车辆、跟车医护人员应符合相应传染病患者转运要求。

（二）现场医学救援指挥

医学救援队伍在接到救援指令后要及时赶赴现场，并根据现场情况全力开展医学救援工作。在实施医学救援的过程中，医学救援队伍工作人员既要积极开展救治，又要注重自我防护，确保安全。

为了及时准确掌握现场情况，做好现场医学救援指挥工作，使医学救援工作紧张有序地进行，有关卫生行政部门应在事发现场设置现场医学救援指挥部，主要或分管领导要亲临现场，靠前指挥，减少中间环节，提高决策效率，加快抢救进程。现场医学救援指挥部要接受突发公共事件现场处置指挥机构的领导，加强与现场各救援部门的沟通与协调。

（三）职责分工明确

一般在没有特别明确的情况下，每个急救单位的医护人员均应听从所在急救单元医师的指令，以便有序开展医学救援工作。发生重大疫情现场抢救时，由于人员多、车辆较多，沟通联系不方便，场面显得非常忙乱，必须对现场人员进行分工，明确承担职责。

1.确立现场指挥调度　现场指挥调度应位于易于观察周围的位置，配备明显标志，全盘工作统筹安排，如人员组织、协调联络、车辆物资调集、疏导、分流。

2.发挥后勤支援保障人员的作用　后勤支援保障人员到达现场后，立即按需要建立功能区、安全通道，以及救援物资供应；协助搬运患者、现场清理消毒，以及治安或现场秩序的维护等。

3.明确现场医学救援任务　现场医学救援应按照快速、安全、有效、损失小的基本原则展开，主要目的是尽快救助受灾人员及时脱离险境。此外，救援人员应注重自身的安全，尽可能防止自身受到意外伤害。

4. 迅速实施检伤及救治　到达现场的医学救援人员，按照国际统一的标准对伤病员进行检伤分类，分别用绿、黄、红、黑四种颜色，对轻、重、危重伤病员和死亡人员做出标志（分类标记用塑料材料制成腕带），扣系在伤病员或死亡人员的手腕或脚踝部位，及时做紧急救治，为后续治疗创造条件。

5. 及时医疗运送　现场救援条件所限，无法对危重患者开展全面救治，医疗运送在所难免。医疗运送要根据伤病员的伤病情况、数量及现场与医院距离、医院承接能力、地理环境、道路状况、交通秩序、气候条件等因素决定。医疗转送必须遵照统一指令和安排展开，及时安全将伤病员送往相应的医院。实践证明医疗转运不可片面地求近，必须视具体情况而定，医院的能力、客观条件等因素也非常重要，否则将给患者造成灾难性后果。

第三节　现场救治

传染病现场救治是基于现场条件下开展的防止患者病情迅速恶化而采取的临时性医疗救助措施，轻症患者可进一步观察，中度、重度或危重患者应尽快转送条件较好医院进一步救治。通常是对发现的患者首先进行充分的就地抢救治疗后再后送，以避免患者病情加重或在转送医院过程中延误治疗。

一、传染病现场应急救治

（一）基本原则

1. 预防为主，立足应急，防治并重，防治结合。

2. 早发现、早诊断、早报告、早隔离、早治疗。

3. 快速有效、边发现边抢救、先重症后轻症。

4. 坚持病原治疗或特效治疗与对症治疗相结合。

5. 规范救治，规范防控，优质服务，确保安全。

6. 坚持中西医结合治疗。

7. 保护参加救治人员，尽可能避免或减少救治人员损失。

（二）主要职责

1. 快速实施应急医疗救治。

2. 做好现场控制、消毒隔离、个人防护、医疗垃圾和污水处理工作，防止交叉感染和污染扩散。

3. 对疑似患者及时排查或确诊，分流转运患者。

4. 协助疾控机构人员开展标本采集、流行病学调查工作。

5. 根据不同种类传染病要求及时规范完成传染病报告。

6. 规范诊疗救治防控，做好各种记录，防范事故、减少纠纷。

7. 做好病例分析与总结，积累诊断治疗的经验。

8. 重大事件按照现场救援、患者转运、后续治疗相结合的原则进行处置。

（三）管理要点

1. 牢记传染病防治专业特点，提高防控意识，规范技能操作；根据传染病传播途径的不同采取相应的防控措施，应该明确过度防护与防护不到位同样不可采取。

2. 坚持预防为主，防治控并重

（1）坚持预防为主的指导原则，制定完善的传染病防控预案，确保防控用品、设备器械及车辆符合传染病诊疗防控需要。

（2）坚持预防性防控措施的常规实施，做好现场合理防护、救治中严格规范隔离防护、救治后彻底消毒。

（3）重视救治过程中防控效果评估，确保防护合理、隔离有效，发现疏漏，及时补救。

（4）设专人负责监督防控措施的实施，确保防护到位、隔离规范、消毒彻底。

（5）严格防控措施交接，确保各阶段（现场/院内、科室之间、班次之间）防护隔离措施无缝隙衔接。

3. 规范防控，重点防范

（1）规范实施各项防护隔离消毒措施，确保有效阻断疾病传播扩散。

（2）重点做好救治过程中以下高暴露、高危险环节的防护：①现场救治诊疗及搬运工作中的接触传播；②转运过程中的呼吸道传播途径防护隔离；③患者的血液、分泌物、呕吐排泄物的存放与处置；④被污染器具的消毒处理；⑤定期开展救治人员的暴露危险监测；⑥密切接触者的医学观察与处置。

4. 做好救治后相关工作

（1）救治过程中设备设施、工具与污染物品的随时/终末消毒。

（2）各种工作记录整理归档。

（3）及时总结评估，持续提高工作质量，包括①救治工作质量评估；②防护隔离消毒措施效果检验与评估；③救治人员暴露危险评估；④救治人员及社会心理评估；⑤应急预防干预（应急免疫、心理支持）的必要性评估；⑥应急救治工作的社会、专业机构满意度调查评估；⑦评估结果汇总，完成工作总结；⑧根据评估结果，制订改进措施，不断提高工作质量。

二、传染病救治要点

（一）基本原则

1. 临床处置迅速果断，询问、检查、评估、救治、转运同步进行。

2. 严格规范实施防护隔离措施及污染物品消毒。

3. 及时规范完成疫情报告。

4. 迅速采取有效措施保护高危人群。

（二）注意事项

1. 尽快明确诊断，查明传染源与疾病传播途径，按疾病诊疗常规实施相应救治防控。

2. 病因暂时不明确，应根据临床表现，边抢救、边防控、边调查，以免延误救治防控措施的实施。

3. 救治中既要救治，又须防控。救治对象主要是患者，防控的范围不仅是患者，还包括已经或可能被波及的人群；包括应急运输工具在内的诊疗用品、设备，患者的衣物用具、血液、体液、呕吐/排泄物，以及被其污染的所有物品都必须进行规范处置与彻底消毒，确保传染不扩散，有效阻断医源性传播。

4. 从事救治工作的医护等工作人员是防护的重中之重。

三、疑似传染病的处置原则

（一）不伴发热

1. 重点处置已确立危险因素。

2. 做好防护隔离。

3. 适时实施后送。

4. 严格交接程序，做好随时/终末消毒。

（二）伴发热

1. 考虑发热及伴随的呼吸道、消化道症状；皮疹、出血斑点等皮肤病变；肝、肾、心脏损害等的不同。

2. 做好防护隔离。

3. 适时实施后送。

4. 严格交接程序，做好随时/终末消毒。

四、传染病的诊断思路

（一）评估重点问题

1. 危险因素确立的判断与应采取措施的预评估。

2. 疾病原因及传染危险、传播途径的判断与防护隔离标准的确定。

3. 已备/已实施防控措施是否可以满足需要，请求后续援助必要性的评估。

（二）注意问题

1. 危险因素确立包含在诊断与鉴别诊断之中，从众多的诊断中选择 1～2 种最有可能危及生命的疾病，比单独罗列诊断、鉴别诊断更加重要。在疾病诊断无法明确时，可采取针对性措施，并对可能产生严重后果的预防处置给予指导。

2. 疾病是单发还是群体出现，对防控相关问题的判断具有重要提示意义。

3. 传染病救治、对疾病传染危险性及传播途径的判断，与对疾病危险因素确立的判断同样重要。

4. 防护标准和隔离级别标准的拟定与相关措施的实施在抵达现场前即需完成，以便抵达现场后即刻开展救治。

5. 应当明确，即便是在缜密思维基础上形成的判断印象，也未必与现场实际情况完全符合，所以应做好相关措施变动的思想与物质准备，以避免现场措手不及。

6. 如果判定自身力量不能满足应急需要，立即请求支援。

（三）现场救治的思考要点

1. 首先按感染性与非感染性两大类疾病进行分类。

2. 先考虑传染病，再考虑非传染性感染性疾病。

3. 先考虑常见病、多发病，再考虑少见病、罕见病，最后考虑新出现的疾病。

（四）病因假设与预防性防护隔离措施的实施

1. 病因假设判定为非传染性疾病，但应急救援过程中并非不存在传染危险，绝大多数情况下基本预防措施仍然不能松懈。

2. 传染病具有的特征性临床表现，会因个体差异或外界因素影响产生表现程度或时间顺序上的变化（如患者处于传染病的潜伏期或发病初期，临床表现不典型），这些变化会对病因假设的判断形成干扰或误导。此种情况下，坚持预防性防护隔离措施的程序化、高标准实施更显重要。

3. 即使主要疾病经过分析不具有传染性，但对其伴随（原有）疾病可能的传染危险的预防性防控不能放弃。

4. 如果病因及传染性难以判断确定，且现场无法得到疾控专业人员帮助指导，防护措施应在执行标准预防的基础上，根据患者主要症状分类，分别按照呼吸道、消化道等传播途径的防护隔离要求执行。

五、应急救援的防护

（一）感染的危险因素

1. 皮肤黏膜暴露 医务人员在应急救援过程中需要面对各种不同的患者，进行各种处置操作，接触具有传染性病原体的概率高，皮肤黏膜暴露于患者血液或体液中的概率更大，存在与患者双向传播的危险。

2. 针刺伤 是一种皮肤深部的足以使受伤者出血的意外伤害，被病原体污染的血液或体液被接种到受伤者体内，在抽血及缝合等各类技术操作中最容易发生。

3. 手污染 医务人员在医疗护理工作中，手部是最容易被污染的部位。流行病学调查证实，手是医院感染的重要传播途径，洗手是阻断传播疾病的重要措施。

4. 空气污染 病原体经空气传播疾病是医院感染的重要途径之一。空气中病原微生物的来源有呼吸道分泌物、伤口脓液及渗出物、排泄物、皮肤屑等，干燥后形成菌尘或气溶胶微粒，通过讲话、咳嗽、喷嚏、人员走动、整理或传递物品、空气流动等而形成空气污染，造成传播。在呼吸机、雾化器、吸引器等诊疗抢救器械的操作过程中也会把病原体播散到空气中。污染的空气可直接经由呼吸道传播引起感染，或造成手术切口感染，或通过被污染的医疗器械间接感染人体等。救援人员长期处于空气污染的环境中，也存在被感染然后再感染患者的危险。

5. 其他因素 感染防护与隔离消毒管理监督机构不健全及工作制度不完善、执行不严格，一般救护人员对感染的认识不足、防护意识薄弱、不正确执行技术操作，也是容易造成感染传播、形成扩散的重要因素。

（二）防护要点

1. 坚持预防为主，救援人员进入现场前及实施救治中，按照要求做好个体防护。

2. 尽快完成对传染源、传播途径、传染危险因素及范围的确认。

3. 迅速采取有效措施，隔离传染源，阻断传播途径，保护高危人群，防止疾病扩散。

4. 有条件的应急现场要划分污染区、半污染区及清洁区，严格按照区域划分进行各项诊疗操作，尽量不要跨区域工作。被污染抢救器械及其他污染物品分区存放处置。

5. 防控措施实施应无缝隙进行，并根据现场对疾病病因、传染危险、传播途径等要素进一步明确，持续改进完善。

6. 尽早取得疾病预防控制专业人员的指导。

（三）防护工作管理要点

1. 各种消毒隔离制度完善，工作流程明确。隔离区域布局分区合理，进出隔离区域流程清晰、标识明显，防止误入。

2. 救援人员必须掌握传染病防护隔离及消毒常识与基本原则，能正确区分污染区、半污染区、清洁区；熟练掌握常用防护隔离操作要求与防护用品穿脱方法、正确的洗手方法及各种毒剂的使用方法。

3. 实施救援工作前，防护、消毒用品均应准备就绪。

4. 有条件者应配备专职人员监督检查、指导救援人员防护用具穿脱、隔离消毒措施的规范实施。

5. 建立健全交接班制度，及时做好工作记录，发现问题及时整改。

6. 对参加应急救援人员，根据需要进行暴露危险监测与健康评估。

7. 未经培训的人员不宜从事传染病应急救援工作。

（四）标准预防

1. 基本原则 已知有传染危险的疾病，按照相关防护要求严格执行；未确定传染危险情况下，按标准预防要求实施。

2. 标准预防（适用于所有人）

（1）医疗机构中从事诊疗活动的所有医师、护士、医技人员，都应坚持标准预防，实施基本防护。

（2）标准预防的认定：患者的血液、体液、分泌物、排泄物都具有传染性，均需进行隔离；无论是否有明显的血迹污染或接触非完整的皮肤与黏膜，必须采取防护措施。

（3）标准预防的基本特点

1）既要防止血源性疾病的传播，也要防止非血源性疾病的传播。

2）强调双向防护，既须防止疾病从患者传至医务人员，又要防止疾病从医务人员传至患者。

3）根据疾病的主要传播途径，采取相应的隔离措施，包括接触隔离、空气隔离和微粒隔离。

3. 标准预防的防护要求 诊疗操作尽可能应用不接触技术；接触感染物质后立即洗手、消毒；接触血液、体液、分泌物、排泄物、黏膜和污染物品时佩戴手套；脱手套后立即洗手；小心处理所有尖锐物品；加穿隔离衣或防水围裙，防止工作服受到污染；立即清洁感染物品的溢出物。

4. 特殊传播方式的防护（空气或飞沫传播的预防） 在标准预防的基础上戴高效防护口罩，喷溅或面部有可能污染者应戴护目镜。进行有创及高危险性操作，如给 SARS 患者进行气管插管、气管切开、吸痰及口腔护理或尸体料理时，应戴防护面具。

（五）三级防护

1. 基本防护（一级防护）

（1）防护对象：在医疗机构中从事诊疗活动的所有医师、护士、医技人员。

（2）着装要求：工作服、工作帽、医用口罩、工作鞋。

2. 加强防护（二级防护）

（1）防护对象：进行体液或可疑污染物操作的医务人员；传染病流行期的发热门诊及传染病区的工作人员；运送疑似或临床诊断传染病的医务人员和司机。

（2）着装要求：在基本防护的基础上，可按危险程度使用以下防护用品。①隔离衣：进入传染病区时；②防护镜：有体液或其他污染物喷溅的操作时；③外科口罩：进入传染病区时，无破损；④手套：操作人员皮肤破损或接触体液及破损皮肤黏膜的操作时；⑤面罩：有可能被患者的体液喷溅时；⑥鞋套：进入传染病区时。

3. 严密防护（三级防护）

（1）防护对象：进行有创操作，如给传染病患者进行气管插管、切开吸痰等操作和做传染病患者尸体解剖的医务人员。

（2）着装要求：在加强防护的基础上，应使用面罩。

（六）防护着装要求与管理

1. 在日常工作时要按标准预防着装，要求穿工作服、防护服及戴口罩、工作帽。

2. 进行有创操作、处置患者体液或可疑污染物、运送疑似甲类传染病或 SARS、人感染高致病禽流感等患者时，医护人员和司机应按严密防护标准要求着装。

3. 与传染源接触后应该尽量限制在污染区活动，未经换装及消毒处理不应随意进入其他区，以免扩大污染范围。

4. 隔离服装应严格分区管理，不同级别及不同区域穿着服装应有明显区分标志，分别放置，分区穿用。

5. 防护隔离服装应定期更换清洗及严格消毒。

6. 应使用符合防护标准、能够有效滤过或隔离空气中的微粒如飞沫、血液、体液、分泌物、粉尘等物质的医用防护口罩、服装与鞋（靴）。

六、重大传染病救治

重大传染病救治与其他疾病救治有所不同，既需要促进患者尽快康复，又需要注重传染源控制，防止传染病疫情进一步扩散，特别要防止医护人员感染。传染病救治过程中必须坚持中西医结合治疗、治疗与护理并重、隔离与消毒并重，以及一般治疗、对症治疗与病原治疗并重的综合治疗原则。

（一）治疗方法

1. 一般治疗及支持治疗

（1）一般治疗（general treatment）

1）隔离和消毒：按患者所患疾病传播途径、病原体排出方式及时间的差异，将隔离分为空气隔离、飞沫隔离、接触隔离等，并应按照防控要求做好随时消毒。

2）护理：传染病病房应安静整洁、空气畅通或定时通风、光线舒适（破伤风、狂犬病患者除外）、温度适宜，适宜于休息。对休克、出血、昏迷、窒息、呼吸衰竭、循环障碍等患者提供特殊护理。

3）心理治疗：医护人员良好的服务态度、工作作风、对患者的关心和鼓励等是心理治疗的重要组成部分，心理治疗有助于提高患者战胜疾病的信心。

（2）支持治疗（supportive treatment）

1）饮食：根据疾病类型和患者状态给予流质、半流质软食等不同的饮食，保证患者的热量供应，并及时补充各种维生素。对进食困难的患者，通过喂食、鼻饲或静脉补给必要的营养品。

2）补充液体及盐类：适量补充液体及盐类以维持患者水、电解质和酸碱平衡。

3）给氧：患者因循环衰竭或呼吸困难而出现发绀时，应及时给氧，以促使患者机体能够调节免疫功能。

2. 病原治疗（etiologic treatment） 为了达到根治和控制传染源的目的而采取的具有抑杀病原体的治疗措施。常用药物有抗生素（antibiotic）、化学治疗制剂和血清免疫制剂等。

（1）抗菌治疗：主要是利用抗生素及化学制剂对细菌和真菌感染进行治疗。病原学诊断是抗菌治疗的关键。抗菌治疗首先应该熟悉选用药物的适应证、抗菌活性、药动学特点和不良反应，然后再根据患者的生理、病理、免疫等状态科学合理适量用药。危重患者可以采用降阶梯治疗，首先采用经验性广谱治疗，防止患者病情进一步恶化，待获得可靠的实验室细菌培养和药敏试验结果后，若患者病情得到初步控制，应及时优化治疗成本，换用针对性强的窄谱抗菌药物，以减少耐药菌的发生。青霉素等某些抗生素有可能引起过敏反应，在使用前应详细询问患者药物过敏史并做好皮试。

（2）抗病毒治疗：临床上有效的抗病毒药物目前并不多，针对病毒类型可分为以下 3 类。

1）广谱抗病毒药物：如利巴韦林（ribavirin），可用于病毒性呼吸道感染、疱疹性角膜炎、肾综合征出血热，以及丙型肝炎的治疗。

2）抗 RNA 病毒药物：如奥司他韦（oseltamivir，达菲），可用于 H5N1 及 H1N1 流感病毒感染，特别是早期使用效果较好。近年来，又出现了可持续抑制病毒复制、具有直接抑制病毒蛋白酶或其他位点作用的直接抗病毒药物（directly-acting antiviral agent，DAA），这使彻底治愈丙型肝炎成为可能。

3）抗 DNA 病毒药物：如阿昔洛韦常用于疱疹病毒感染，更昔洛韦对巨细胞病毒感染有效，核苷（酸）类药物（如恩替卡韦、替诺福韦酯等）抑制病毒反转录酶活性，是目前常用的抗乙肝病毒药物。

（3）抗寄生虫治疗：原虫及蠕虫感染的病原治疗常用化学制剂，如甲硝唑、吡喹酮和伯氨喹等。氯喹是控制疟疾发作的传统药物，自从发现抗氯喹恶性疟原虫以来，青蒿素类药物受到广泛关注。阿苯达唑、甲苯达唑是目前治疗肠道线虫病的有效药物。乙胺嗪及呋喃嘧酮可用于治疗丝虫病。吡喹酮是最主要的抗吸虫药物，对血吸虫病有特效。

（4）免疫治疗：作为传染病治疗的重要手段之一，特异性免疫治疗（immunization therapy）在缺少病原治疗手段的时候尤为重要。抗毒素用于治疗白喉、破伤风、肉毒中毒等外毒素引起的疾病，因其属于动物血清制剂，容易引起过敏反应，治疗前应该做皮肤试验，必要时对抗毒素过敏者可用小剂量逐渐递增的脱敏方法。干扰素等免疫调节药可调节宿主免疫功能，用于乙型肝炎、丙型肝炎的治疗。胸腺素作为免疫增强剂在临床上广泛使用。免疫球蛋白作为一种被动免疫制剂，通常用于严重病毒或细菌感染的治疗。

3. 对症治疗（symptomatic treatment）　主要针对传染病症状明显期出现的复杂病理生理异常而采取的有效手段，具有减轻患者痛苦、调节患者各系统功能的作用。例如，在高热时采取的各种降温措施、颅内压增高时采取的脱水疗法、抽搐时采取的镇静措施、昏迷时采取的恢复苏醒措施、心力衰竭时采取的强心措施、休克时采取的改善微循环措施、严重毒血症时采用的肾上腺糖皮质激素疗法等，能使患者度过危险期，促进康复。

4. 康复治疗　主要针对某些传染病，如脊髓灰质炎、脑炎和脑膜炎等引起某些后遗症而采取的措施。主要有针灸治疗（acupuncture and moxibustion therapy）、理疗（physical therapy）、高压氧治疗（high pressure oxygen therapy）等康复治疗（rehabilitation therapy）措施。

5. 中医治疗　对调节患者各系统的功能起着相当重要的作用。某些中药，如黄连、鱼腥草、板蓝根和山豆根等有一定的抗微生物作用。

（二）呼吸道传染病

呼吸道传染病是指病原体从人体的鼻腔、咽喉、气管和支气管等部位侵入后，引起的有传染性的疾病。经呼吸道传播的疾病主要有肺鼠疫、新型冠状病毒感染、严重急性呼吸综合征、人感染高致病性禽流感、麻疹、肺炭疽、肺结核、流行性脑脊髓膜炎、百日咳、白喉、猩红热、流行性感冒、流行性腮腺炎、风疹等法定管理的传染病，以及军团菌病、腺病毒及呼吸道合胞病毒感染、水痘等非法定管理的但较为常见的传染病，上述传染病在某种情况下均可引起突发公共卫生事件。

1. 呼吸道传染病的传播特点

（1）传染源：经呼吸系统传播的病原微生物类型复杂、种类繁多，包括细菌、病毒、衣原体和支原体等。病毒是引起呼吸道感染的重要病原体，上呼吸道感染主要是由病毒引起，而在下呼吸道感染中病毒和细菌都有重要位置。传染病患者是呼吸道传染病的最主要传染源，尤其是那些不存在病原携带状态的传染病，如百日咳、麻疹、水痘，患者是其唯一的传染源。隐性感染者或健康带毒（菌）者也是重要的传染源，同时一些动物也可成为呼吸道传染病的传染源（如禽鸟类是人感染高致病性禽流感的重要传染源）。

（2）传播途径：所有呼吸道传染病，如麻疹、白喉、百日咳、水痘、猩红热、流行性腮腺炎、流行性感冒和流行性脑脊髓膜炎等,都经空气传播(包括飞沫、尘埃、气溶胶等传播方式)。重大传染病疫情中一些呼吸道传染病也可能通过间接接触传播,如日常生活用品(公共食具、公用玩具、床、被褥等)被传染源的排泄物或分泌物污染后,手—鼻—口等途径可将病原体传播给易感者。呼吸道传播方式,决定了呼吸道传染病的调查和控制中需要重视对作为传染源的人的控制管理。除做好呼吸道隔离外,患者或易感者的手消毒防护也是非常重要的。

(3)人群易感性:人群普遍易感,尤其是婴幼儿、儿童、老年人和免疫力低下者。人体产生的免疫力不持久,病原体型别较多或发生变异,都可造成类似病原体传染病的再次流行。由于人群累计感染率或免疫水平不同,可表现为不同人群对某些传染病的罹患率不同。

(4)季节性:呼吸道传染病多发生在秋冬或冬春季节,这与冬春季节门窗紧闭、室内空气不流通、居住密集,以及气候寒冷或气温骤变使人体抵抗力(如呼吸道黏膜局部抵抗力)降低有关。但不同地区的呼吸道传染病高发季节不尽相同,流行性感冒在我国北方的高发季节是冬季,而在南方是春夏季节。传染病的季节性与人们日常生活的季节性改变、机体感受性的变动和病原在外界环境中的停留和传播条件的变化等都密切相关。

2.呼吸道传染病暴发流行的调查特点

(1)流行病学特点

1)患者多分布在传染源周围,呈聚集性,离患者越近,接触越密切,被感染的机会越大,发病率越高。

2)在儿童时期常感染的传染病,如麻疹、流行性脑脊髓膜炎等,被称为儿童传染病。流行性感冒虽没有明显儿童发病率高的特点,但仍容易在学校出现暴发。

3)群体性发生多见,在短时间内罹患率可升到较高水平。

4)疾病的发生常与居住、生活条件有关。居住拥挤,飞沫、尘埃浓度高,容易传染,好发于集体单位,如学校,托幼机构等。

(2)调查特点:调查对象主要是患者或密切接触者,动物源性传染病则需要同时重点调查可疑的动物传染源。调查时必须同时采集患者的呼吸道标本、血清标本等。重大传染病疫情由于该类传染病涉及面广,好发于集体单位,人群分布广,社会影响大,因此,个案调查难度较大,常只能以登记一览表的形式开展个案调查,且常需开展健康人群带菌率和人群免疫状况调查为决策服务。

3.呼吸道传染病的控制要点

(1)隔离治疗患者:传染病患者是呼吸道传染病的最主要传染源,隔离治疗患者是控制流行的有效措施。

(2)追踪密切接触者:根据监测信息,确定暴发流行的影响范围和人群,对密切接触者进行有效观察,及时发现新病例。

(3)带菌者服药:对于细菌性呼吸道传染病的带菌者,在发生疫情时可考虑选择服用对其敏感的预防性抗生素。

(4)保护易感人群:在流行季节前进行疫苗接种,在暴发时对重点人群,特别是青少年儿童和老年人开展应急接种和预防性服药。

(5)做好环境的清洁与消毒:呼吸道传染病会通过感染的人或动物污染环境,并通过环境造成扩散。因此,应当结合可能污染来源和污染范围的流行病学调查结果,对环境进行必要的消毒。

(6)健康教育:开展和加强预防呼吸道传染病的宣传,养成良好的个人卫生习惯,注意手的卫生,咳嗽或打喷嚏时用纸巾遮挡口鼻;保持室内空气的流通;远离患者或可能染疫动物。

(三)肠道传染病

肠道传染病是病原体经口侵入肠道并引起腹泻和(或)其他脏器及全身性感染的一类疾病,

包括《中华人民共和国传染病防治法》规定的甲类传染病中的霍乱；乙类传染病中的伤寒和副伤寒、细菌性痢疾和阿米巴痢疾、脊髓灰质炎、甲型和戊型病毒性肝炎；丙类传染病中除霍乱、痢疾、伤寒和副伤寒以外的感染性腹泻；以及其他通过肠道传播的传染病。引起这些感染的病原体中，细菌性病原体包括霍乱弧菌、痢疾杆菌、致病性大肠埃希菌、伤寒杆菌和副伤寒杆菌、空肠弯曲菌、非伤寒沙门菌、副溶血弧菌等；病毒性病原体包括脊髓灰质炎病毒、甲型和戊型肝炎病毒、轮状病毒等；寄生虫性病原体包括阿米巴、蓝氏贾第鞭毛虫等。肠道传染病通常表现的症状有呕吐、腹痛、腹泻等，有时引起脱水、毒血症等并发症，严重的会造成死亡。一些肠道传染病病原体会导致系统性感染，如伤寒/副伤寒杆菌引起发热及肝脾肿大、甲型肝炎病毒引起肝炎、脊髓灰质炎病毒引起弛缓性肌肉麻痹等。

1. 肠道传染病的传播

（1）传染源：病原体可来源于环境水体（如霍乱弧菌）、被污染的食品（如霍乱弧菌、伤寒杆菌、痢疾杆菌、甲型肝炎病毒），以及被感染动物排泄物污染的外环境（如大肠埃希菌 O157:H7）等。受感染的人或动物（包括携带者）作为传染源的意义更大。病原体在感染者体内经过繁殖，排出体外时其数量已大量增加，因此，感染者排出的病原体更容易污染食品、水体，以及外环境等，再经口被新的易感者摄入体内。

（2）传播途径与方式：一般通过粪—口途径感染人或动物。在针对肠道传染病的调查与控制过程中，传播方式的差异决定了需要重视的环节和因素应有所不同。

1）经水传播：肠道传染病的许多病原体可经水传播。患者、病原携带者的粪便、呕吐物等污染水体，会造成病原体扩散，使更多的易感个体获得感染机会。一些病原体甚至以环境水体为其栖息地，在气候、水温及其他水生生物生长状态较适宜的情况下，有可能大量繁殖，引起大范围环境污染，造成该疾病的大流行，如霍乱弧菌。人群主要通过与水的直接接触如洗衣、游泳、喝生水、用污染水洗涤加工和制作食品等方式而被感染；污染水域养殖、捕捞的水产品是造成个体感染和人群暴发流行的另一重要途径。

2）经食物传播：当易感者食入被病原体污染而未经彻底消毒灭菌的食物时，即可引起肠道感染疾病。其中，食物处理过程中病原体的污染不容忽视，如用含病原体的水洗涤食物、不含病原体的生肉（或牛奶）与含病原体的生肉（或牛奶）混合等；特定环境因素可造成食品中病原体的快速增殖，如天气炎热使凉菜（或受污染的热菜）中的病原菌大量繁殖而达到感染人的剂量；另外，低温也可导致某些病原菌在食品中的优势繁殖，如冷冻食品中的小肠结肠炎耶尔森菌，会因低温抑制其他无害和有害细菌繁殖而获得更充足的营养，从而大量增殖。

3）日常生活接触传播：日常生活中，易感者接触携带病原体的人（或动物）及其排泄物、分泌物污染的环境与物品，即可能被感染。携带病原体的手在传播过程中起到重要作用，尤其是在疫区儿童中。

4）经昆虫或其他媒介传播：苍蝇、蟑螂等非吸血性节肢动物可携带并传播病原体。

（3）人群易感性：人群普遍易感。婴幼儿、儿童、老年人及免疫力低下人群，一旦感染发病，其症状更为严重。部分病原体感染后产生的免疫力不持久，有的病原体型别较多或易变异，此类情况下可造成类似病原体再次感染。

2. 肠道传染病暴发流行的调查　追溯传染源，识别传播途径，切断传播，控制流行。

（1）对病例的调查，重点考虑饮食因素：人群通过食入肠道传染病病原体而受感染。对于个体病例，应重点调查其饮食史；对于暴发流行，需要调查患者的共同饮食因素（一种或几种共同暴露的食物、饮水）。同时，调查应考虑个体反应因素，因为食入污染食物的人群，可能只有少数或个别发病。

（2）调查食物因素时，需要考虑食物供应范围：人群流动频繁地区的食品集中供应点（如街头熟食摊点），其污染食品可能被不同居住区人群购买、食用并造成感染，则病例地区分布较散在；食品加工企业的一批污染食品，可能被供应到不同城市，则病例分布可表现为不同地区和不同时间的散发、多点暴发或流行。因此，发现污染食品并追踪来源和供应范围，可能会发现更多的病例并建立起流行病学联系。

（3）考虑病原体来自环境：水体是某些病原体的滋生场所。水体内病原体大量繁殖、大范围扩散或者污染水产品，可造成人群的疾病暴发流行。因此，开展肠道传染病调查时，环境尤其是与人群生活接触密切的水体，是调查的重要内容。

（4）流行病学调查与实验室检测相结合：肠道传染病的感染和传播影响因素多种多样。对于肠道传染病疫情的调查，需要通过流行病学调查推断可能的危险因素，通过实验室检测发现可能环节的病原存在，综合考虑两方面结果以判断感染来源和传播因素。在对不同地区的疾病暴发流行进行调查时，通过流行病学调查证实共同的暴露因素，利用实验室检测发现不同暴发疫情中病原体的相似性，综合分析，可能会发现表面上互无联系的暴发疫情实际上具有共同的饮食因素。

3. 肠道传染病控制要点

（1）隔离治疗患者和带菌者：当肠道病原体感染者（包括患者和带菌者）出现腹泻症状时，病原体在感染者体内大量增殖并排出体外，极易污染环境而造成新的感染与传播。隔离治疗患者和带菌者是控制传染源的有效措施。

（2）确定疫点和疫区：根据监测信息，确定暴发流行的影响范围和波及人群，有利于发现感染来源，使疫情调查处理工作目标更加明确。

（3）严格消毒环境和灭蝇：肠道传染病可通过感染的人或动物污染环境并造成扩散，蝇类对于污染的扩散起到了重要作用。为了尽快控制疫情，应结合对可能污染来源、污染范围的流行病学判断和对环境标本的实验室检测结果，指导开展有目的的灭蝇工作和对疫区水井、自来水、池塘等进行严格消毒。

（4）加强人畜粪便管理与消毒：对厕所粪便进行消毒或利用其他方式进行无害化处理，防止污染饮水水源和其他与生活密切相关的水体。严格管理疫区家禽、家畜，实行圈养。

（5）食品卫生管理：加强食品卫生知识宣传；加强集市贸易、集市食品卫生和饮食卫生的监督管理；禁止大型的聚餐活动。

（6）开展动物检疫和管理：对于通过动物传播的肠道传染病，卫生行政部门要及时向政府部门汇报，由政府协调有关部门采取相应的动物检疫与管理措施。

（7）健康教育：在疫区和周边地区开展预防肠道传染病的宣传，防止病从口入；指导消杀药品的正确使用方法；告知群众出现腹泻症状时应及时就诊、自觉隔离；鼓励群众积极配合疫情调查以及消杀工作。

（8）环境安全性评价：暴发流行期间和暴发流行后，应开展环境安全性评价，目的在于监测环境和食品相关危险因素是否已消除，受污染的环境是否经过处理并达到卫生安全要求。具体措施：针对病原体可能污染的环境因素，采集疫点（餐馆、患者家中、聚餐点等）食品、生活用水、生活污水样本及疫点疫区的市售食品样本（尤其是与本次暴发相关的同类食品）、疫区及周边地区的环境水体样本（包括河流、沿岸海水、湖泊、池塘、水产品养殖场等，尤其是疫情处理过程中发现受到污染的环境水体），开展病原学检测，综合分析和评价环境污染状况。对于一些人畜共患肠道传染病的病原体，如大肠埃希菌 O157:H7，还需要调查疫区家畜、家禽等动物带菌情况。

4. 肠道传染病霍乱的治疗 该病预防和治疗循环衰竭、酸中毒及急性肾衰竭是关键，早期应充分补充液体和电解质。

（1）一般治疗：患者按肠道传染病隔离至症状消失 6d 后，隔日粪便培养 1 次，连续 3 次阴性时，解除隔离。根据呕吐情况给予患者流质饮食或禁食。

（2）补液疗法：原则应早期、快速、足量，先盐后糖，先快后慢，见尿补钾。输液总量包括纠正脱水量和维持量，以及生理需要的电解质和热量。

1）静脉补液

①补液种类：主要有 541 液、腹泻治疗液（每 1000ml 含氯 1g、碳酸氢钠 6.5g、氯化钾 1g、葡萄糖 10g）、2∶1 液（2 份生理盐水加 1 份 1.4% 碳酸氢钠溶液）、乳酸钠林格液。通常选用 541 液，其配制为 0.9% 氯化钠 550ml、1.4% 碳酸氢钠 300ml、10% 氯化钾溶液 10ml、10% 葡萄糖溶液 140ml。

②输液量及速度

A. 轻度脱水：以补液为主，如不能口服，每天静脉补液量为 3000～4000ml，成人起初 2h 输液速度为（5～10ml）/min。

B. 中度脱水：一般每天输液量为 4000～8000ml。成人最初 2h 内快速输入 541 液或 2∶1 液 2000～3000ml，待血压、脉搏正常后输液速度减为 5～10ml/min，入院后 8～12h 内补进累积损失量，继续损失量和生理需要量（成人每天约 2000ml），以后排出多少补多少，给予口服补液。

C. 重度脱水：每天输液量为 8000～12 000ml，经两条静脉管路输入，先按 40～80ml/min 的速度输注，30min 后按 20～30ml/min 的速度输注，直至休克纠正。补足入院前后累积损失量后，按每天生理需要量加排出量补液。

D. 儿童患者：粪便内含钠较低而含钾较高，失水严重且进展快，易发生低血糖昏迷、脑水肿和低钾血症。轻度脱水 24h 补液量为 100～150ml/kg，中、重度脱水分别补液 150～200ml/kg 和 200～250ml/kg，可用 541 液。婴幼儿最初 15min 内输液速度为 10ml/min，4 岁以上儿童为 20～30ml/min。

2）口服补液：轻型患者全程可口服治疗；重症患者纠正低血容量性休克后，可改为口服补液。口服补液的配方为 1000ml 水加葡萄糖 22g、氯化钠 3.5g、碳酸氢钠 2.5g、氯化钾 1.5g。口服剂量最初 6h 为成人 750ml/h、小儿 250ml/h，以后口服补液总量为腹泻量的 1.5 倍。

（3）抗菌药物治疗：常用的药物有多西环素，成人 200mg，每日 2 次；小儿 6mg/(kg·d)，分 2 次口服，连续服 3d。四环素，成人 0.5g，每日 4 次；环丙沙星 0.25～0.5g，每日 2 次；诺氟沙星 0.2g，每日 3 次。可选其中之一，疗程为 3d。O139 霍乱弧菌血清型对四环素敏感，宜首先采用。

（4）抗分泌药物：氯丙嗪 1～4mg/kg，口服或肌内注射，可减少肠液分泌，减轻腹泻。黄连素，成人 0.3g，每日 13 次；小儿 50mg/(kg·d)，分 3 次口服，连用 3 天。神经节苷脂-活性炭 0.2g，每 2h 给药一次，可明显减轻腹泻。

（5）并发症的治疗：重症患者补足液体后血压仍较低，可加用血管活性药物，如多巴胺、间羟胺。对急性肺水肿及心力衰竭者，应暂停输液，给予镇静药（如地西泮）、利尿药（如呋塞米）及强心药（如西地兰）。对低钾血症轻者口服氯化钾，重者静脉补充氯化钾 3～6g/d。酸中毒者给予碳酸氢钠。对急性肾衰竭，伴有高血容量、高血钾、严重酸中毒者，可采用透析治疗。

（四）虫媒传染病

必须依靠吸血节肢动物传播的传染病称为虫媒传染病，而把可以同时感染人和其他脊椎动物，并可在动物与人之间传播的传染病称为人畜共患传染病，其中不依赖人类可长期在自然界的动物中存在和流行的疾病，又称为自然疫源性疾病。在虫媒及人畜共患传染病中，传播疾病的动物不仅可作为人类疾病的传染源，而且具有保持病原微生物在自然界长期存在的作用，称为病原微生物的宿主。虫媒传染病的病原微生物必须在传播疾病的吸血节肢动物中繁殖后才能进行传播，因而媒介是疾病自然循环中的必要组成部分。由于传播疾病的动物和媒介生活在特定的生态环境之中，因此，这类疾病多具有明显的地方性。

1. 促进疾病暴发与流行的因素

（1）对原始自然环境的开发和建设，导致大量易感人群进入该类疾病的自然疫源区。

（2）自然灾害、战争等使人类居住环境遭到破坏，大量人口直接暴露于病媒生物之中，可能导致人群的集中发病。

（3）由于气候、食物、动物宿主天敌等变化或其他人为因素，造成疾病的宿主或媒介数量骤然增加，动物间疾病的流行异常活跃，可能导致人类感染的突然上升。

（4）引起此类传染病的病原微生物发生突变，导致抗原性变异，使原有的免疫人群转化为易感人群；或病原微生物产生耐药性，传染源得不到有效控制。

（5）输入性传染病或新发传染病，都可能造成疾病的突然暴发；如果媒介或环境等条件合适，有些疾病甚至可在新的地区保存并形成新的自然疫源地。

2. 现场调查注意事项

（1）考虑输入性和新发传染病的可能性：虫媒及人畜共患传染病通过动物和人员的流动，跨国家、地区传播的可能性较大。

（2）早期大多原因不明，应强化病因调查：虫媒及人畜共患传染病疫情多在意外的时间与地点造成异常的疾病流行，且早期多表现为群体性不明原因疾病。

（3）注重调查自然界中病原微生物存在情况：虫媒及人畜共患传染病发生暴发流行时，应同时开展人群和自然界流行病学调查。调查应从事件最初发生地开始，确定患者实际感染地点的动物疫情流行强度和范围；同时应调查媒介中的病原携带情况，确定疾病对人类的直接威胁；某些传染病（如炭疽等）的病原微生物可以不依赖生物机体而在自然环境中长期存在，因此，也需要调查病原微生物对环境的污染情况。

（4）媒介生物的种类和数量是重要的预警指标：一定数量的宿主和媒介，是虫媒及人畜共患传染病在自然界流传的必要条件。病媒生物的种群分布与数量，可以作为疾病的重要预警指标之一，是此类突发事件现场调查的重点内容。

（5）流行病学调查必须依赖实验室检验结果：动物间的疾病表现常常不同于人类疾病，因而对虫媒及人畜共患传染病的调查不能仅依靠观察的手段。揭示病例与自然宿主间的流行病学联系，必须依赖实验室检验结果；只有客观的、不引起歧义的检验结果，才能反映事件发生和发展的真实情况。

3. 现场处理原则

（1）判定疾病传播性质，决定是否需要采取人类疾病传播控制措施。

1）鼠疫、埃博拉出血热等疾病能够在人群中迅速传播，应当对患者进行隔离治疗，对其接触者实行医学观察，必要时还须采取区域封锁、交通检疫等强制性措施。

2）多数虫媒及人畜共患传染病并不在人与人之间直接传播，因此，处理此类疫情的重点主要为发现和救治患者。患者是否需要隔离取决于当地是否存在传播该疾病的媒介生物。

（2）媒介生物控制措施是现场处理的关键性环节。媒介生物性疾病的预防控制，一靠疫苗免疫接种，二靠媒介生物控制。针对不同的疾病，媒介生物控制措施应该互不相同。

1）针对宿主的措施：可以采用杀灭、治疗、规避等不同的策略。对人类具有危害或没有可靠治疗方法的高危传染病宿主，可以采用杀灭的办法，彻底消灭染疫动物，或将其密度降低至疾病流行水平以下；具有经济价值的牲畜或珍稀保护动物，治疗其疾病，消除其作为传染源的影响；与人类关系不密切的野生动物，可以采取规避的办法，任随疾病在其种群中流行，等候流行自然终止。

2）针对媒介的措施：可采用杀灭、防止侵袭、驱避或改造生态环境等不同策略。使用杀虫剂大规模杀灭疫区内节肢动物是终止疾病流行的有效方法，但有可能造成环境污染或公害；不可能彻底杀灭时，可使用纱门窗、蚊帐等隔绝节肢动物对人的侵袭；野外活动人群可使用驱避的方法，如在露营地周围喷洒杀虫剂、在皮肤表面使用驱避剂、使用驱避剂浸泡的防虫网等；疾病媒介控制最可靠的方法是改造人类生活环境中的生态条件，使媒介生物无法滋生。

3）输入性事件的媒介生物处理需根据实际情况决定。如果事件发生地具备作为疾病疫源地的条件，则需实施控制措施，以防止疾病侵袭当地生物群落；如果事件发生地既不存在能够维持疾病流行的宿主，也没有能够传播疾病的媒介，则媒介生物控制措施只是一种卫生学的要求，而不是控制疾病流行的必要措施。

4.媒介传染病鼠疫的治疗 该病发病急，病情进展迅速，如果救治不及时，病死率高，且传染性强、传播迅速，必须做到早发现、早诊断、早隔离、早治疗及疫区早处理。

（1）一般治疗及护理：急性期需要绝对卧床休息。应给予患者流质饮食，并充分供应液体，或给予葡萄糖、生理盐水静脉滴注，以利毒素排泄。严格遵守隔离制度，做好护理工作，及时开展心理疏导，消除患者顾虑，做到安静休息。严格隔离的患者，入院时对患者做好更衣、灭蚤和患者排泄物和分泌物及用具的消毒工作。肺鼠疫患者治疗后，体温、症状及体征均恢复正常，停止治疗后痰及咽部分泌物连续培养 3 次（各间隔 72h）病原菌均阴性者，方可解除隔离。腺鼠疫未破溃者，体温正常，症状消失，肿大的淋巴结消失或仅残留小结节，亦可解除隔离。皮肤鼠疫或肿大的淋巴结破溃者，则须创面基本愈合、局部病原菌检查 3 次阴性，可解除隔离。

（2）病原治疗：该病的关键是早期、足量应用有效抗菌药物。常用敏感的抗菌药物是链霉素及四环素，庆大霉素、氯霉素、氨苄西林、磺胺嘧啶亦有效。严重病例可联合用药。

1）链霉素：该药为治疗各型鼠疫的特效药物，常与四环素或氯霉素联合用药。一般腺鼠疫患者首剂量 1g，肌内注射，以后改为每次 0.5g，每 6h 一次。小儿 20～40mg/(kg·d)，新生儿 10～20mg/(kg·d)，分 2～4 次肌内注射。热退后继用 3～4d，疗程一般为 7～10d。肺鼠疫、败血症鼠疫及其他严重鼠疫患者，首剂量 1g，以后改为每次 0.5g，每 4h 一次，病情好转后改为每 6h 一次。

2）庆大霉素：可代替链霉素，24 万～32 万 U/d，分 3～4 次静脉滴注或肌内注射，持续 7～10d。

3）四环素：对链霉素耐药时可使用。轻症患者最初 2d，2～4g/d，分次口服，以后每日 2g；重症患者宜静脉滴注，第 1 次 0.75～1g，2～3g/d，病情好转后改为口服，疗程为 7～10d。

4）氯霉素：2～3g/d，分 4～6 次静脉滴注，病情好转后改为口服。脑膜炎型鼠疫每日 100mg/kg，分 2～4 次静脉滴注，病情好转后可减量，疗程为 7～10d。对小儿及孕妇慎用。注意血象变化，白细胞明显减少时应停药。

5）磺胺类药物：仅单独使用于轻型腺鼠疫患者，其他型鼠疫患者则须与链霉素等联合应用。可用磺胺嘧啶，首剂 2～4g，之后 1～2g，每 4h 一次，与等量或倍量的碳酸氢钠同用。一般不能口服者亦可静脉滴注，亦可用复方磺胺甲噁唑（SMZ-TMP），每次 1g（2 片），每日 3～4 次，退热后改为每日 2 次，疗程为 7～10d。

（3）对症治疗及局部治疗

1）高热及疼痛患者，用药物或物理治疗以退热；烦躁不安或疼痛者，用镇静镇痛药。

2）中毒症状严重者，可适当使用肾上腺皮质激素治疗。

3）呼吸困难、循环衰竭及合并 DIC 者，应予以吸氧、纠正休克及采用肝素抗凝治疗。

4）局部治疗：对腺鼠疫的淋巴结肿大局部应用 5%～10% 鱼石脂乙醇或 0.1% 依沙吖啶（雷佛奴尔）外敷或红外线照射，避免挤压，以免引起感染扩散及形成败血症。一旦脓肿形成亦可切开排脓，但须严格消毒，并注意预防继发感染。皮肤鼠疫除全身治疗外，局部可用磺胺或抗生素软膏、药物涂擦，必要时可局部注射链霉素。眼鼠疫局部可用生理盐水冲洗，用四环素或 0.25% 氯霉素眼药水或 10% 硝酸银滴眼，每日数次。

（五）新发传染病

新发传染病是指在一个国家或地区新出现的或已经存在的，但发病率或发病地域迅速增加的传染病。新发传染病的病原体大致可分为 3 类：一是在早已知道的疾病中发现了新的病原体，如消化性溃疡的幽门螺杆菌；二是人间可能早已存在的传染病，但近年才被发现和认识，并发现了相应的病原体，如莱姆病的伯氏疏螺旋体、戊型和庚型肝炎病毒等；三是既往人类中不存在的、新出现的传染病、病原体，如 SARS、新型冠状病毒感染、艾滋病等。前两种传染病，特别是第二种传染病的病原体，在人类中可能早已存在，未被及时发现的主要原因是这些传染病过去在人类中的发生不像现在这样频繁，或由于分离培养、检测技术的限制，过去无法识别其病原体，以致未受到人们的关注。因此，这些疾病也可视为新发传染病。

1. 新发传染病的影响因素

（1）生态及环境的变化

1）农业发展、工业化饲养家禽、猪鸭共养等，可为新发传染病病原体的筛选及传播提供机会，如流行性感冒新亚型的出现等。

2）由于人类肆意捕杀野生动物、大量饲养宠物，人与动物密切接触机会增多，使一些原本在动物间传播的病原微生物传播给了人类，如汉坦病毒肺综合征、莱姆病等。

3）全球气候变暖也有利于一些病原微生物及其传播媒介的生长和繁殖，致使一些传染病的发生地区变迁。

4）森林砍伐、洪水、干旱等气候变化，致人类居住环境及相关生物生存环境发生变化。如1993 年美国汉坦病毒肺综合征的发生与气候异常关系密切，美国和欧洲的莱姆病流行与植树造林有关，使传播媒介和宿主动物的活动范围扩大，人类进入该地区即受感染。又如，由于环境的改变使病原微生物为适应生态环境和宿主发生变异，由非致病性变为致病性，由弱毒株变为强毒株，或演变成新的病原株，如 O139 霍乱弧菌。

（2）社会发展与变革：随着社会经济的发展，大量人口涌向城市，大城市周边出现许多居住环境和卫生条件比较差的居住区，容易造成呼吸道和消化道病原微生物的繁殖与传播；另外，由于旅游、贸易、战争和贫苦造成人口流动增加，使病原体传播速度和范围增加。人类行为的改变，如不安全性交、吸毒等易造成艾滋病、梅毒、淋病等的传播。

1）人的洲际旅行与货物的全球流通：使一些传染病大范围、远距离传播。如 O139 霍乱在拉丁美洲的扩散；艾滋病病毒、登革病毒输入我国并扩散。

2）免疫受损人群的增多：由于人口老龄化、器官移植和免疫抑制药的使用等因素，机体免疫功能下降或受损，易感染各种病原微生物。

3）技术和工业的进步：输血、组织和器官移植及抗生素广泛使用、食品供应全球化、食品包装和加工改变，都可对传染病的传播发生影响。食品生产的工业化、大量半成品食物的供应，使大肠埃希菌 O157:H7 感染的危险性增加。不规范输血、使用血制品，增加丙型肝炎和艾滋病等经血传播疾病的发生。如工业化饲养使疯牛病的控制面临巨大压力，中央空调的普遍使用引发军团病暴发流行。

4）公共卫生设施的失效：媒介控制、饮水净化和消毒措施的失效，常可引起相关传染病流行，如隐孢子虫病（美国 1993 年水厂过滤失败）、鼠疫（印度 1994 年撤消鼠疫监测机构、诊治措施失当）。

2. 新发传染病的特点

（1）新发传染病在何时、何地发生不可预知，因此，无法做好针对性准备。

（2）人群普遍对其缺乏免疫力，也无有效的预防、诊断措施，来势凶、传播快、范围广和传播途径多。

（3）往往造成巨大的经济损失和社会影响，如 SARS 流行。

（4）由于从专业人员处得不到确切的预防控制建议，政府决策者无法及时做出决策。

（5）公众得不到有效的宣传和教育，易对新发传染病产生恐慌心理，造成社会的不稳定。

（6）在发生初期，由于临床医师不认识，不知如何采取有效治疗，使部分新发急性传染病病死率较高，如埃博拉出血热的病死率可达 90% 左右，尼巴病毒性脑炎病死率约为 48%。

3.新发传染病应急处置要点

（1）根据疾病的分布、临床特点，尽快与已知的传染病相鉴别，初步判断是否为新发传染病。

（2）组成联合调查小组，收集病例及相关资料，根据发病率、病死率、伤残率、续发率等，评估其危害性（包括传染性及防护要求）。

（3）开展流行病学调查研究，查找流行病学病因，及时采取控制措施。在确认病原学病因前，应充分利用控制传染病疫情的基本理论和方法，最大限度地控制疫情。

（4）就地隔离、对症治疗患者。

（5）对密切接触者实施隔离、医学观察。

（6）为查找病原学病因，应采集患者急性期和恢复期的标本（粪便、尿液、血液、呕吐物、咽拭子、毛发、组织等），并分析判定是否需采集对照人群、动物宿主、生物媒介及实施控制措施前后周围环境（水、食物、空气等）的相关标本进行实验室检测。在疫情初期，采集标本时一般应对操作人员按强致病性微生物防护级别要求实施个人防护；对所采集的可能具有传染性的标本，按国家相应管理规范进行分装、保存、运输和检测。从事标本检测的相关实验室应达到相应的生物安全级别，初期一般要求在获得认证的生物安全Ⅲ级（P_3）以上的实验室中进行。随着调查工作的开展，应不断进行对可能引起新发传染病的病原体级别进行评估，可根据评估结果，在充分论证的基础上，设定新的防护级别要求。

（7）开展疾病监测和报告，搜索和发现患者。

（8）必要时，可随时征用国家及各级政府及其卫生行政管理部门（包括疾病预防控制系统）处理突发疫情的人力、物力和技术资源储备，开展国际合作研究，提高综合处置疫情的能力。

（9）按国家有关规定，各级政府应按要求及时、准确向公众公布疫情信息。

第四节　医疗后送

在传染病应急救援过程中，安全的医疗后送是保证应急救援成功的重要环节。实行医疗救援后送的目的是保障患者得到更好的医疗救治，特别是规模较大的事件或事发地医疗救治资源严重不足时，医疗后送是应急救援过程中不可或缺的组成部分。

传染病患者医学救援尽量遵循"四集中"的原则，即集中患者、集中专家、集中资源、集中救治。现场医疗后送应将患者直送传染病定点医院或公共卫生临床中心，坚决避免将患者送至没有救治能力的医疗机构；烈性传染病应遵循"患者不动（或少动）、专家动"的原则，应尽量避免将患者远距离送至大城市医疗机构，以防发生疫情扩散。

一、后送时机

后送患者时，应选定合适的医疗后送时机。选定合适的后送时机，一方面可检验医护人员业务水平，另一方面也是尽可能避免运送途中发生意外，保障患者平安顺利到达医院。因此，医疗后送前应做好以下几个方面。

（一）患者病情识别及危险因素确定

作好患者病情评估，准确确定有无致命危险因素的存在，识别病情的严重程度。

按病情严重程度大致分为 3 类。

1. 轻症患者　即神志清醒，对检查能够配合并反应灵敏。

2. 中度患者　对检查有反应，但不灵敏，有轻度的意识障碍。

3. 重度患者　对检查完全无反应，意识丧失，随时有生命危险。

（二）确保病情稳定

1. 及时清除呼吸道异物，解除呼吸道梗阻，保持呼吸道通畅。

2. 创伤骨折患者须经过有效的止血、包扎、固定等妥善处理。

3. 对其他危重患者，酌情予以相应的初步治疗措施。

做好初步救治能够减少或避免途中意外发生或提高抢救成功率。

（三）时机选择与把握

1. 重度患者经过初步治疗后，应确定病情稳定或相对稳定，如呼吸、心率、心律、血压等生命指标相对平稳，血压维持在正常低水平值（90/60mmHg）。

2. 直接威胁生命的危险因素得到有效控制或基本控制。

3. 无直接威胁生命的因素存在，一般患者只要现场处理后即可后送到医院进一步检查或治疗。

二、安 全 后 送

（一）后送前准备

1. 准备好搬运工具，医疗后送必须配备担架及必要的抢救、监护医疗器械。

2. 后送车辆内空间，尽可能划定治疗区域（标准后送车辆多以器物台为准）。

3. 尽可能多地了解患者的基本病情，携带病历，病情标志牌。

4. 明确后送目的地及目的地接收联系人员及联系方式。

5. 与随车家属进行谈话，讲明病情及途中可能发生的危险情况，请家属签字，同意后送，并承担相应责任，配合转诊工作。

（二）途中注意事项

1. 路径选择

（1）选择近程路线，少走弯路，路面要平整；尽量回避喧闹街市或拥挤易阻塞路段，以保证途中无干扰，尽快到达医院。

（2）执行任务时运送车辆要及时启动警示灯，必要时打开警报或扩音器，寻求行人让开路面。

（3）运送过程中车辆车速应根据气象、时间（白天或黑夜）、能见度、路况等及时调整，减速慢行，避免意外。途中尽量避免急拐弯、急刹车，以免增加患者的不适、痛苦或加重病情等。

2. 防颠簸 为了确保运送患者途中的快速平稳，要减少颠簸。

（1）运送人员必须同心协力、统一步伐。

（2）驾驶员必须具有认真细致的操作态度和熟练的技能。合理选择路面、减速拐弯、爬坡下坡、停车调头等也是减少运送中振动和摇晃的重要因素。

（3）体位及担架摆放：有强迫体位者，应以患者舒适为主，有些患者病变部位在行驶中须减震，一般车头较车尾震动小，故应将患者的伤病部位尽量靠近车头。担架必须顶靠车厢并加以固定。患者必须固定在担架上，以防刹车或撞车时损伤患者。长途运送可用棉被捆成直径 30～40cm 大小的圆柱状，使之置于担架两头底下以缓冲颠簸。有条件的应配置软式担架、充气式骨折固定担架或气垫等专用设备。

3. 注意提醒随车家属协助护理患者 如制动躁动患者、保证输液管路通畅、防止患者坠床等。有条件时传染病患者与家属分开乘车。

4. 注意患者的心理护理 多数患者缺乏心理准备，应激反应使交感神经兴奋，表现为焦虑、恐惧、惊慌失措，迫切需要得到最佳的治疗和护理，要重视患者心理变化，缓解患者的心理压力或冲击，消除悲观绝望心理，使其配合运送。

5. 患者交接　到达目的地后应详尽地和接诊医护人员进行病情交流，交流信息包括患者的诊断、用药时间，以及途中治疗抢救情况。对危重患者应保证重要治疗的连续性。

总之，应急救援的运送既要迅速又要注意安全，运送途中随时观察患者的病情。若患者出现病情变化，车辆行进时不能进行操作，应立即停车应急救援。

三、后送过程的防控

（一）救援人员

在传染病患者后送过程中，每个急救单元除了常规配置医护人员以外，还应配有一名负责监督指导防控工作的人员（可由经过专业培训的护理人员担任），以防止后送过程中因防护不到位引发救援人员感染。

（二）防控用品管理

1. 后送过程应配备种类齐全、数量充足、型号适合的常用防护消毒用品，如防护口罩、防护服、防护目镜、面罩、隔离靴、常用手消及其他消毒药剂等。

2. 应随车配备污染物品专用垃圾袋等足量盛放器具，并确保器具密闭无泄漏。

3. 应配备应急预防疫苗或药品。

（三）防护隔离要点

1. 确认运送前防护隔离措施已经有效实施，且应保证途中相关措施不会中断。

2. 车辆驾驶员、随车人员（医师、护士、担架员等）的防护按照二级防护标准执行。

3. 护送甲类传染病、SARS 等烈性传染病患者时，工作人员应戴 KN95（N95）口罩（每 4h 更换新口罩，发现口罩湿润、破损等时立即更换）、防护头套、防护眼镜、医用手套，穿连身衣和长筒胶靴。

4. 运送烈性传染病，尤其是呼吸道传染病患者时，随行人员可坐在与患者隔离的车舱。如果患者病情危重需要进行监护救治，医护人员应在患者身边，但须做好防护并保持车厢空气流通。有条件时应尽量选用负压救护车。

5. 防护级别尚未能准确认定的，按严密隔离标准实施。

6. 患者的血液、分泌物、呕吐物、排泄物须用专用容器收集，运送结束后严格进行消毒，按照医疗废弃物无害化处理。

7. 属于国家法律规定的必须严格进行隔离消毒处置的传染病病种，即便救治无效患者死亡，尸体也应按相关法规要求进行消毒处置后专车运送。

8. 条件允许时，应按照一人一车、后送患者与密切接触者的车辆分开、一次一消毒原则后送。

（四）各类传染患者运送的防护隔离要求

1. 呼吸道传染病运送过程中执行严密隔离，选用负压救护车。如果运送车辆非专用负压救护车，则需注意保持通风。

2. 消化道传染病运送过程中执行接触隔离。注意患者的分泌物、呕吐物、排泄物不可排（弃）至车外，须设专门容器盛放，事后进行规范消毒处理。

3. 接触传播传染病的防护无特殊要求，注意污染物品的放置与处理。

4. 虫媒传播传染病的防护无特殊要求，注意污染物品的放置与处理。

5. 新发（原因不明）传染病按呼吸道传染病隔离要求执行，注意分泌物、呕吐物、排泄物的处置消毒。

（五）目的医院选择

1. 甲类传染病、按照甲类传染病管理的乙类传染病或部分新发传染病，要求强制送专科医疗卫生机构、定点医疗卫生机构或方舱医院等隔离治疗。其他传染病患者原则上应送专科医疗机构隔离救治。

2. 本着急救就近，争取患者及早、最大限度获得更全面生命支持的原则，乙类、丙类传染病可根据实际情况有区别地选择目的医疗卫生机构。选择目的医疗卫生机构的基本原则如下。

（1）符合疾病防控标准要求，优先选择设备先进、技术能力满足抢救治疗需要的医疗机构，尽可能避免因治疗需要二次转送。

（2）医疗卫生机构救治防控技术能力、设备条件相似的，优先就近选择。

（六）后送车辆的消毒

1. 为了控制传染病传播扩散，接触传染病患者或疑似患者后必须进行必要的消毒处理。

2. 尽量专车专用，车内设专门的污染物品放置区域，并配备消毒设备。若为呼吸道传染病患者，应尽量选用负压救护车；若条件不允许，则驾驶室与车厢应严格密封隔离。

3. 消毒剂的选择　在选择消毒剂时，应遵循效果好、毒性小、腐蚀性小、使用方便的原则。

（1）金属物品的消毒：宜选择腐蚀性较小的消毒剂。

（2）衣物的消毒：宜选择没有漂白作用且对纤维损害小的消毒剂。

（3）空气消毒：宜选择刺激性气味小且对环境无污染的消毒剂。

（4）对光滑的物品表面消毒：采取擦拭或紫外线灯照射的方式，而对多孔表面宜采用喷洒的方式。

4. 常用消毒方法

（1）空气消毒：应保证有30%的最大新风量，每次接送患者后应及时开门窗通风15～30min；然后关闭门窗使用移动式紫外线消毒，每日2～3次，每次照射30min以上，然后开门窗通风；或使用浓度为0.5%的过氧乙酸喷洒，密闭30min，然后开门窗通风30min。

（2）车内物体消毒：车内担架、座位，以及其他患者可能接触的部位，使用完毕后用含有效氯500mg/L的含氯消毒剂进行揩擦或喷雾消毒2～3次。

（3）分泌物和呕吐物消毒：患者的血液、痰液及其他分泌物、呕吐物或排泄物等，应及时用含有效氯10 000mg/L的含氯消毒剂进行2h以上消毒处理；污染物品的表面用含有效氯1000mg/L的含氯消毒剂进行擦拭或喷雾消毒。

四、工作流程

（一）后送流程

穿、戴个人防护用品→出车接感染者→感染者戴外科口罩（病情允许时戴医用防护口罩）→将感染者安置在救护车上→将感染者后送至接收医疗机构→车辆及设备消毒、脱摘个人防护用品。

（二）穿戴防护用品流程

洗手或手消毒→戴帽子→戴医用防护口罩（进行口罩密闭性测试，确保密闭性良好）→穿防护服→戴手套→戴护目镜/防护面屏→必要时选穿鞋套（全面检查防护用品穿戴情况，确保穿戴符合规范）。

（三）脱摘防护用品流程

进入一脱间（区），手卫生→摘除护目镜/防护面屏→手卫生→脱除医用防护服、手套、鞋套

（从内向外向下反卷，动作轻柔，防护服、手套、鞋套一并脱除）→手卫生→进入二脱间（区）→摘除帽子和医用防护口罩→手卫生→戴医用外科口罩→进入清洁区。

第五节　灾后公共卫生管理

新中国成立之前的历史表明，每次大的灾害都伴有传染病的流行，因此，有"大灾之后必有大疫"的说法。实际上，真正导致传染病疫情发生的是灾后卫生状况较差、人群不良卫生习惯和营养不良等因素。因此，灾害发生后，应及时采取科学有效的公共卫生管理措施，改善卫生条件、纠正不良卫生习惯、合理营养，可以避免传染病暴发流行。

一、灾后恢复传染病监测

（一）灾后传染病监测系统的恢复和建立

灾害发生后应该迅速建立疾病监测和报告系统，明确监测的疾病和症状，以及信息报告的途径、方法和人员。可实行零报告制度。对重大疾病及可疑病例要实行个案即时报告制度。重点疾病要开展哨点监测，作为对常规监测的补充和加强。对资料要及时分析和反馈，缺乏反馈会降低基层报告人员的积极性。灾区人员流动性大，参与监测和报告的人员更换时，要确保新的人员熟知自己的职责、任务和报告途径。

（二）监测内容和方法

1. 重点传染病监测　根据各种传染病流行的特点和规律，结合灾区的地理、气候、灾情、灾害发生的季节、人群等特点，研判可能发生流行的疾病种类作为监测的重点。冬春季节以常见呼吸道传染病（麻疹、流行性脑膜炎、流行性感冒等）为主，兼顾其他；夏秋季节以常见肠道传染病（痢疾、霍乱等）为主，兼顾虫媒疾病等。

2. 症状监测　灾害发生后，为尽快掌握传染病疫情发生的预兆，常常收集症状发生频度的资料，开展症状监测。症状监测的内容如下。

（1）发热：很多传染病的症状都会有发热，如果发热患者增多，应提高警惕。

（2）腹泻：肠道传染病往往出现腹泻症状，如果腹泻患者增多，提示可能发生了肠道传染病流行。症状监测敏感性强，但是特异性不强。当监测到具有某一症状的病例增加时，应迅速进行专题调查，配合必要的实验室检查，尽快明确诊断。

（三）暴发控制

通过上述监测发现疑似传染病暴发，应立即组织救援人员，特别是流行病学人员开展调查和处置。

二、饮水卫生

确保饮用水安全是灾害发生后的重点工作。

（一）选择临时性供水水源并加以防护

选择临时性水源的总原则是选用深层地下水，如有困难，依次选择泉水、浅层地下水、地面水。

（二）加强临时供水措施的卫生监督

临时供水措施主要有 3 种方式，即消防水龙带输水、用水车送水及用自备的取水工具分散取水。对这些临时供水措施的卫生监督是保证饮用水卫生的必要手段。

（三）预防尸碱中毒

人畜尸体经腐生菌腐化分解后（特别是夏季气温高时）污染环境和水源，可致尸碱中毒。因此，水源周围必须彻底清除掩埋的尸体，并进行消毒处理。如果难以找到不污染地下水源的适宜地点，需要对尸体及局部土壤环境进行消毒处理后再掩埋，可采用一层漂白粉一层尸体的掩埋方法，避免造成地下水的污染。

（四）加强饮用水净化消毒

饮用水消毒以含氯消毒剂为常用，包括缸水消毒、井水消毒。其方法有直接投加法、持续加药法。

（五）要宣传普及饮水安全知识

大力提倡饮用开水，强化饭前便后洗手意识。

三、环境卫生

重点是要做好粪便、生活垃圾、医疗垃圾、尸体的处理，以减少环境因素对健康的危害。

（一）粪便处理

灾害发生后，应及时考虑对粪便进行处理，避免其直接污染水源。

（二）生活垃圾处理

灾害初期必须建立生活垃圾存储、收集和处理系统，并引导群众不要随意丢弃生活垃圾。同时，需为灾区群众提供必要的设施，设立单独的洗衣、洗澡区，生活污水和排污设施应避开饮用水源。

（三）医疗废弃物处理

由于灾后条件有限，紧急医疗救援产生大量医疗废弃物难以及时规范处理。因此，需要明确收集、处理医疗废弃物的责任单位和人员，进行集中收集、处理，避免产生新的污染。

（四）尸体处理

因传染病死亡人员的尸体，应尽快进行处理。但尸体的处理须对逝者给予充分尊重；及时消毒，尽快处理。因无法确认身份而不能马上处理的尸体，应尽量缩短存放时间，选择远离水源、避开人群活动区、避开低洼地存放。尸体处理要做好喷、包、捆、运、埋 5 个环节。

四、消毒与媒介生物控制

（一）消毒

由于消毒是控制传染病最有效的手段之一，灾后消毒工作被有些政府部门和社会寄予很高的期望，但应避免过度消毒。灾后需要开展正确的饮用水消毒，必要时可对污染的环境进行适当的消毒处理，以改善群众对环境卫生恶化的担心。但灾后消毒工作要避免没有明确消毒处理的对象，也要注意正确的处理方法和人员保护措施，同时要注意保护环境。

（二）媒介生物控制

要坚持监测与控制相结合、滋生地治理与药物控制相结合及科学用药、综合治理的原则。首先要选择适合本地、简便易行的方法进行蚊、蝇、鼠的密度监测，及时汇总上报蚊、蝇、鼠密度监测数据，定期对监测结果分析总结，并根据监测结果，适时调整用药频率。当蚊、蝇、鼠数量较多时，应采取必要的控制措施。在安置区的规划和建设中应考虑厕所、垃圾的有效管理，对各种滋生地进行有效的管理和控制，减少滋生地蚊、蝇的滋生。

五、食物与营养

灾后要高度重视食品安全，坚持食品卫生"全程控制"，减少或避免食源性疾病的发生。应注意加强集体食堂、临时饮食供应点、外援食品和食品生产经营单位的卫生管理，严防食品污染。食品生产经营单位在灾害过后、恢复生产经营前，必须经卫生监督机构重新进行卫生审查，许可后方可恢复生产经营。在灾害袭击的非常时期，要保证灾民吃到安全的食物。

另外，要保障灾区生活物资供给，防范因营养不良与感染结合引起的传染病。

六、预防接种

预防接种是最经济、有效的预防传染病的方法。只要条件允许，灾后应及时开展预防接种工作。

要做好需求评估，了解灾区预防接种服务能力，评估疫苗可预防传染病的风险，然后根据受灾地区传染病监测和风险评估结果，并结合灾区实际情况，适时开展群体性预防接种、应急接种和重点人群的预防接种工作。

同时，要尽快恢复儿童常规免疫接种服务体系。

七、健康教育

灾害发生后，要及时在灾区群众集中安置点开展健康教育工作，科学评估确定优先解决的健康问题、确定目标人群和传播的核心信息。针对不同目标人群采取不同的工作措施。

应组织编印卫生宣传资料，宣传灾后饮用水卫生、食品卫生、环境卫生、传染病防治等应急措施及要求，充分利用大众媒介（如广播、电子报刊等）和多种形式（如黑板报、宣传画、演出、讲课等）宣传卫生防病知识，力争提高灾民的卫生知识知晓率和卫生行为形成率。

大力开展爱国卫生运动，动员灾区群众积极参与讲究卫生、减少疾病的行动。

八、心理疏导

要注重灾区群众心理疏导，科学处置精神应激问题。配备心理医师，及时对患者进行心理疏导，减少灾难引起的精神应激问题，避免或减轻患者的精神创伤。同时，高度重视一些患者因留下的残疾对精神情绪产生的不良影响，还要注意关注救灾人员的心理健康。

（孙成玺）

第12章 交通事故

第一节 灾害的特点

一、交通事故的定义

交通事故是指车辆因为过错或者意外造成人身伤亡或者财产损失的事件。交通事故可能是由不特定的人员违反交通管理法规造成的，也可能是由于地震、台风、山洪、雷击等一些不可抗拒的自然灾害造成的。例如，2013年7月，一列从西班牙首都马德里开往北部城市费罗尔的火车在途经圣地亚哥附近时发生脱轨，据西班牙媒体报道，出事列车虽然不是高铁，但属于快速列车，而脱轨原因很可能是超速，该事故造成至少80人死亡，170人受伤；2021年8月，一辆搭载4人的白色小轿车于三江县境内三柳高速公路连接线程村乡显塘村路段由北往南行驶时，恰好遇到一辆重型普通货车由南往北行驶，小轿车越过道路中心的黄色虚线与重型普通货车正面相撞，造成4个人死亡、1个人重伤，以及两辆车都有不同程度损坏的局面；2022年1月，在墨西哥境内连接瓜纳华托州和哈利斯科州的高速公路上，一辆黑色货车在高速公路旁边的沟里侧翻，挡风玻璃破碎，事故现场有12人丧生，其中包括两名儿童，另外有1人后来在医院死亡；2022年12月，我国河南省郑州市的郑新黄河大桥因为大雾和路面结冰，发生多车连环相撞的事故，相撞车辆大多数为小型车辆，现场的救援人员初步统计涉及的车辆达到了200多辆，好在事故中没有危化用品车；2021年7月，卢某驾驶普通两轮摩托车，摩托车上搭载邓某，沿国道323线由鹿寨往荔浦方向行驶时，在超车过程中在对向车道内与对向邓某驾驶的重型仓栅式货车发生正面碰撞，造成卢某、邓某死亡及两车不同程度损坏的道路交通事故。交通事故还可包括船舶、飞机、铁路机车造成的事故，但习惯上只是指公路运输和城市交通中的事故。交通不仅是城市运行的动脉和生命线，而且是社会实现快速发展的必要条件。没有交通的支撑，社会发展很难进行，城市也很难运营。随着交通越来越发达，道路交通的安全问题也成为全球关注的焦点，随着城市化的进程，我国私家车逐渐成为广大人民的生活必需品，特别是国内的一二线城市，道路交通安全也成为各大城市政府管理中的重要组成部分。针对2011年世界卫生组织发布的数据看，全世界每年约有130万人死于交通事故，约有5000万人在交通事故中受伤；而交通事故发生率高的地区主要是低收入国家。我国作为最大的发展中国家，这一情形也是尤为突出。

目前，中国正处在高速发展的阶段，经济水平大大提高，人民的生活质量也不断提高，交通行业发展势头强劲。在这种良好发展的情况下，无论是交通的发展还是交通安全事故的数量也出现上升趋势。2022年，我国汽车保有量达到4.17亿辆，可以驾驶机动车的人员达到5.02亿，其中可以驾驶汽车的人员达到4.67亿，这一年，我国的道路交通事故发生次数达24万余起，因交通事故造成的死亡人数约6万余人。造成的经济损失超过10亿元。

汽车的广泛普及确实给老百姓的生活创造了很大的便利，但是凡事都有两面性，随着汽车使用量的不断增加，随之也衍生出了交通堵塞、大气污染、交通事故频发等社会相关问题。尤其是道路交通事故，直接对社会造成的人身和财产方面的伤害非常大，对社会的发展也造成了极其严重的影响。使道路交通安全事故的发生率下降、提高城市居民的出行便捷度和给予安全出行保证，这两者协调发展成为政府在公共管理事业当中的首要大事，也是政府交通管理部门和社会公众迫切需要找到解决方案的重大问题。

近年来，许多专家、学者对交通事故的成因也进行了深入透彻的研究，这些专家、学者对于交通事故成因的研究方法主要包括故障法和贝叶斯网络法等，这些针对交通事故成因的研究有一个共性特征，就是倾向于从管理的角度提出对事故的预防对策，即摆在特别重要位置的是对道路交通事故的预防。据国际道路交通事故统计，造成道路交通事故的主要因素包括人为因素、车辆因素和道路因素3类，80%以上引起道路交通事故的因素是人为，约10%的引起道路交通事故的因素是道路，约5%的引起道路交通事故的因素是车辆。

交通事故的发生应该具备以下因素：

1. 是由包括机动车或非机动车在内的车辆导致人员死伤或者物品受损的事件。

2. 是在道路上发生的，如公路、城市道路、停车场等。

3. 是在行驶车辆或停放车辆过程中发生的事故。当路上的行人主动去剐蹭或碰撞处于完全静止状态的车辆时，或车上的乘客在上下车的过程中发生的伤害事故，不属于交通事故。

4. 是指存在碰撞、碾压、刮擦、坠车等其中一种事故的现象发生。

5. 损害后果是指一些事故造成的直接后果，一般包括人身伤害、财产损失等。

6. 发生事故中的肇事者是由于过失或者别的意外因素而造成的事故，如果肇事者是故意而为之，则属于犯罪。肇事者心理状态是过失或有其他意外因素，如果肇事者心理状态出于故意，则不属于交通事故。

二、交通事故的特点

（一）道路交通事故的发生地点一般比较集中

城市中的交通事故多发生于市区路段、城区交界处、城乡接合部位等交通相对复杂的地方。

（二）道路交通事故的高发期一般为出行的高峰期

城市内的道路交通事故多发生在早晚交通高峰的时间段，一般为早7～8时以及晚上18～19时。

（三）道路交通事故中、高安全风险因素是电动自行车

在城市道路交通中，由于电动自行车所导致的交通事故每年都呈增长趋势，而这些交通事故中，骑行者的伤亡人数增长比例更高，这远远高于其他交通方式引起的交通事故。而且，一旦发生电动自行车引起的交通事故，往往会带来很严重的后果，与其他交通方式所引起的交通事故相比，严重程度很高。

（四）道路交通事故中与行人相关的交通事故占比非常高

在我国，每年都有数万名行人因为受到交通事故的损害而出现伤亡。最近10年的数据显示，在我国城市中由于交通事故造成的行人伤亡人数所占的比例超过30%。

（五）道路交通事故中老年人群的比例也呈现出逐年上升的趋势

由于我国已经步入老龄化社会，老年人越来越多，道路交通中老年人群的出行需求和城市道路交通安全还存在一定的矛盾，因此，老年人群的交通事故风险不断增加。

三、交通事故的分类

（一）按后果分类

1. 轻微事故 一次事故造成轻伤1～2人，或者造成机动车事故中的财产损失不足1000元，非机动车事故的财产损失不足200元。

2. 一般事故 一次事故造成重伤1～2人，或者轻伤3人及以上，或者事故所造成的财产损失不足3万元。

3. 重大事故 一次事故造成死亡1～2人，或者重伤3人及以上、10人以下，或者财产损失

3 万元及以上，6 万元以下。

4. 特大事故 一次事故造成死亡 3 人及以上，或重伤 11 人及以上，或死亡 1 人同时重伤 8 个人及以上，或者死亡 2 人同时重伤 5 人及以上，或者事故造成财产损失 6 万元及以上。

（二）按责任分类

1. 机动车占主要责任的事故 当机动车和行人或者非机动车发生交通事故时，机动车需要负同样责任的，也被视为机动车占主要责任的事故。

2. 非机动车占主要责任的事故 如三轮车、自行车等非机动车辆占主要责任的事故。

3. 行人占主要责任的事故 事故中行人占主要责任的事故。

四、交通事故的引发因素

（一）客观因素引起的交通事故

道路交通事故是由道路或者气象问题所引起的。

（二）车况不佳引起的交通事故

道路交通事故是由于车辆状况不行，尤其是刹车制动、转向等系统有故障，没有及时检查及维修。

（三）疏忽大意引起的交通事故

道路交通事故是由于事故中的肇事人或当事人因生理或者是心理方面的因素，没有对外界事务做出正确的判断，而造成注意力不集中、反应迟钝；再有肇事者或当事人依靠自己的主观臆断判断事情或者过高估计自己的驾驶水平，对前方左右车辆、行人形态、道路情况等没有做出清楚的判断就盲目前行。

（四）操作失误引起的交通事故

道路交通事故是由于车辆的驾驶者技术不够娴熟，经验也不够丰富，没有足够的行车安全意识，没有确切掌握复杂路况的情况，或者遇到突发状况后心理素质不够过硬，而发生操作失误。

（五）违反规定引起的交通事故

道路交通事故中肇事者或者当事者由于不按道路交通法规和道路交通安全规定行车或者走路，导致交通事故发生。如酒后驾驶、无驾照人员开车、超速行驶、争道抢行、行人不走人行横道等造成交通违法的交通事故。

五、交通事故的危害

我国每年约有 50 万起交通事故，导致的死亡人数也超过了 10 万人，交通事故不仅严重威胁人民群众的生命安全，还会给社会带来一定经济损失。当前，各式各样的交通工具数量正在不断上升，由于一些道路配套设施不完善以及一些管理问题等，造成交通事故发生率逐年升高。

（一）道路交通事故对肇事者自身的危害

违反道路交通安全法律法规造成交通事故，将面临三大责任，即行政责任、民事责任、刑事责任。在道路交通事故中，导致一次死亡 1 人或者是一次重伤 3 人及以上，是事故责任的主要负责者；如果道路交通事故中出现一次死亡 3 人及以上，是事故责任的同等负责者；当道路交通事故直接损失他人的财产或者是公共财产的，是事故责任的主要负责者。按照《中华人民共和国刑法》第一百三十三条规定，在道路交通事故中，对于驾驶员存在上述后果之一的，便能构成交通肇事罪，会面临 3～7 年有期徒刑的刑事处罚。

（二）道路交通事故对受害家庭的危害

交通事故有可能使人受伤、致残甚至死亡，无论哪一种对受害人的家庭来说都是一种沉重的打击。轻者不能按时参加工作，重者失去工作能力以及生活能力，严重者甚至失去生命，受害者的家庭将会失去经济来源，同时也会失去劳动能力，使得受害人的家庭负重不堪等。

（三）道路交通事故对社会的危害

道路交通事故中不管是引起人的伤亡还是引起物的损失，都会对社会的资源形成极大的浪费，不仅增大各交警部门的工作量，严重者还会需要消防部门的配合，出动各种社会警力、装备工具和医院救护设备及人员。

六、交通事故的伤情特点

（一）道路交通事故中致伤因素多

在交通事故中，致伤过程复杂多变，可能发生撞击、碾压、挤伤、燃烧、爆炸等一系列伤害，同时还可能因安全带、气囊及有毒气体泄漏等导致继发的人员伤亡。因此，在一个交通事故中，伤员可以同时遭受多种损伤，而同一类损伤可能在多部位和多系统出现，即多发伤和复合伤发生率高。

（二）道路交通事故中致残率和死亡率高

道路交通事故中不仅致残率和死亡率最高，而且大出血、休克发生率也高，低血容量性休克与心源性休克可以重叠出现；严重多发伤早期的低氧血症发生率高达 90%。主要的致死原因一般为严重的颅脑损伤、胸部伤和腹部伤。

（三）道路交通事故中出现损伤后的确诊难度大

道路交通事故中出现损伤后不仅确诊难度大，而且对于损伤的漏诊率也很高。交通事故中通常闭合伤和开放伤同时存在，或者是多个部位以及多个系统的创伤同时存在，道路交通事故中很多损伤的症状和体征可以出现互相掩盖的情况，道路交通事故的损伤一般病情相对危重，需要紧急救治的情况多，很多当事者由于病情危重而无法自己描述伤情。因此，当道路交通事故出现时，进行及时、准确、全面的诊断难度很大，漏诊率极高。

第二节 医学救援的组织与实施

当我们面对各种各样的道路交通事故时，处理方法也不尽相同。道路交通事故的急救作为医学范围内的急救，其具有非常重要的意义。医学救援的基本原则是自救与互救相结合、先救命后治伤、先重伤后轻伤、先抢后救、抢中有救，医护工作者以救为主，其他人员以抢为主，在道路交通事故的医疗救援中，需要尽可能地体现"立体救护、快速反应"的救护原则，以提高抢救成功率。

一、交通事故医学救援的组织准备

交通事故救援是一项系统工程，其中包括了准备、组织、实施，以及一些具体细节。这项工程的完成需要组织者和实施者的共同努力，其准备包括思想认识上的准备、组织规划的准备、医疗资源的准备、技术力量的准备等。

（一）思想认识上的准备

作为担负急救任务的医院急救中心应该做好充分的思想准备，时刻都处在战备值班状态，当突发事件发生时，随时随地准备作战应对。当出现紧急情况时，应该首先做好两件事情。第一，以最快速度将事情的发展状况简明扼要地汇报给相关的部门和领导。第二，在汇报完成后到得到上级领导的指示前，尽一切努力完成自己职权范围内的急救任务。这种遇到突发状况的应急能力，需要在平时的工作中不断锻炼加强。

（二）组织规划的准备

组织和规划是事故救治事件非常重要的基础，要求医务工作者做好事故救治前的组织与规划，为更好且成功地救治打下坚实基础。

（三）医疗资源的准备

"将军难打无兵之仗"，再好的医学技术也离不开设备的齐全和物资的充足，需要科学地配置医疗救护资源。急救的一般设备除了普通救护车上的吸氧及供氧设备、急救箱、换药包、止血包、输液装置等药物和器材，还可备有心电监护仪、除颤仪、起搏器、气管插管装置、负压吸引器、各种类急救药物等，有的还需备有自动呼吸器、血氧饱和度测定仪和电子血压计等。

（四）技术力量的准备

医院需要建立快速且高效的应急救援组织指挥部，救援组织指挥部需要具有单独执行或参与协作救援的特性，需要将各种救援力量协调起来，实施有效的抢救工作，提高抢救的成功率，并将因突发事件引起的损失降到最低。救援行动成功的关键在于建立快速且高效的救援组织指挥部，救援组织指挥部应是受大家认可的权威机构，但组织指挥机构的形式、编配分组及层级应根据突发事故的规模、救治任务的轻重及对卫勤保障的要求而有所不同。事故救援涉及范围广、专业多、技术复杂，因此，应急队伍中应由临床医学各个相关科室的专家（如普外科、骨科、烧伤科等）组成，而且他们既要懂得临床急救知识，也要了解各种防护措施等知识。应急救援人员应该经过专门的培训和演练，需要充分了解并掌握国家相关的法律、法规及安全救护的正规程序；熟悉救治组织的任务和职责；掌握应急救援行动的方法、技能和注意事项；掌握应急救援设备的使用方法、性能及注意事项。

二、交通事故医学救援的实施

在道路交通事故的救援中，医疗救护力量的合理、科学配置很重要。其主要包括以下两个方面。

（一）收治的紧急实施阶段

此阶段的特征为道路交通事故突然发生、较短的持续时间、模糊不清的伤情、任务量的不确定性，当大量伤病员到达时，医务人员需要立即投入救援当中。此阶段需要注意以下3个方面的工作：①紧急收拢各个方面的医务工作者；②迅速实施床位腾空的举措；③保证伤病员的收治足够顺畅。道路交通事故突然发生后，一定要积极主动地从受伤人员、当地政府、卫生机构等相关部门获取各种相关的事故信息，初步判断出道路交通事故的规模、影响程度、救援任务等重要信息，以便更好地收拢不同专业的医务工作者。医院应不断完善绿色通道制度及流程，应根据各自实际工作情况，制订针对不同情况、不同环节的紧急收治预案，这也是节省时间的有效保证。

（二）收治过程中的持续救治阶段

紧急收治结束后即转入持续救治阶段。伤病员应以专科收治为主，一般情况下尽量不要调整原有的科室及人员结构，可视情况组织医护人员对专科进行有针对性的支援。持续救治阶段要注意充分发挥专家救治指导小组的作用，注意做好本院专家救治指导小组与上级和地方专家的融合与承接。

第三节 现场救治

在我国，道路交通事故的发生率很高，并呈现逐年上升的趋势。从临床上来说，交通事故所引起的创伤是常见病、多发病；道路交通事故所引起的病情多数十分复杂，常包括多发伤及合并损伤，又或者是多种因素引起的损伤。道路交通事故造成的创伤一般出现突然、病情十分凶险、发展迅速，由于病情复杂，容易出现漏诊、误诊，这也是早期死亡的主要原因之一；创伤后，伤病员常出现通气不足、缺氧、失血性休克、心功能障碍等，常发生在创伤后 1h 内，这也是常见的早期死亡原因之一；常见的死亡原因还有颅脑严重创伤、肝脾破裂大出血、血气胸等；交通事故所造成的高致残率及致死率的创伤，也非常可怕。这就要求医务工作者及救援人员等尽最大努力争取宝贵的时间，抢救伤病员生命，尽量避免出现不可挽回的损伤。

现场救治的主要目的是抢救生命、防止伤情恶化、保证机体的恢复条件。现场救治的主要原则：分清楚伤情的轻重缓急，积极且果断地实施救治措施；先救治病情危重的伤病员，再救治病情较轻的伤病员；先保证伤病员的生命指征，再处理局部损伤；观察周围环境的状况，确保伤病员的安全，避免二次损伤；利用一切可以利用的措施来协助急救。

在交通事故的现场，救援人员不仅要争分夺秒地抢救伤病员，而且要遵循一定的救治顺序，以确保急救过程的安全、有效。主要步骤：①迅速了解事故现场情况，判断伤情的严重程度；②迅速进行伤情检查与急救处理，现场实施紧急措施处理那些危及生命的伤病员以及具有开放性损伤的伤病员；③呼叫与联系，对不易搬动或转运中有生命危险的伤病员，需与院内或就近医疗机构联系，就地抢救或请求医疗支援；④伤病员分类，对批量伤病员做好检伤分类工作，分清轻重，决定优先处理及转运顺序；⑤伤病员后送，保证后送途中安全，备足抢救设备和药品，重伤就近治疗，做好伤病员平稳后向上一级医院转运前的护理工作。

在现场救治中，针对生命体征平稳的伤病员，没有急性并且危及生命的创伤，应该迅速施行伤口的止血、包扎、固定等，并将伤病员转送至医院进行诊治，并且防止再损伤可能。此阶段的工作主要是采取保护性措施，减轻伤口的污染，止血及防止失血。当发现昏迷或者气道阻塞的危重伤病员时，应立即进行气道的管理，帮助伤病员取仰卧位，放于通风良好的位置，将伤病员的内衣及衣服等松开、气道清理干净，利用抬头举颏法把伤病员的舌头调整到恰当位置，当气道通畅后，选择口对口、口对鼻、俯卧压背等方法帮助伤病员换气，如果不能通畅气道，可以使用气管插管的方法进行换气。

当发现呼吸、心搏骤停的伤病员时，应立即进行心肺复苏。在进行心肺复苏前，首先要判断患者的神志是否丧失以及颈动脉搏动是否消失等，然后进行呼救，同时拨打"120"；将伤病员翻成仰卧姿势，放在坚硬的平面上；打开气道，判断呼吸；胸外按压，按压与放松的时间相等，按压与通气之比为 30∶2，心肺复苏 5 个循环后观察伤病员的基本生命体征，如呼吸和脉搏。高质量的心肺复苏有 5 个关键的组成部分，即尽量减少胸外按压的中断、提供足够的按压速率、提供足够的按压深度、避免在按压的时候倾斜、避免过度通气。

交通事故中伤病员受伤后出血很常见，受伤后的出血分为内出血和外出血，其中内出血的情况较严重，一般无法现场处理，需要紧急送往急救中心救治。当发现外出血时，如果伤口比较小，可先用生理盐冲洗后再用纱布包扎，用绷带和三角巾包扎伤口时不要包扎太紧。有明显外出血的伤病员可加压包扎止血、填塞止血、指压止血、止血带止血，以及使用一些止血药。使用止血带时，必须标注使用止血带的时间，以便每小时放松 1min，防止肢体坏死。

交通事故后出现骨折，如果伤病员有开放性骨折，需要先进行止血包扎，再固定骨折端。固定骨折可以用夹板、木板、伞把、纸箱等作为支撑物。如果伤病员是脊柱骨折，救援人员一定要保证伤病员的身体处于水平位置搬动，不要弯曲伤病员的脊柱，让伤病员尽量平躺在硬的担架上，禁止使用帆布或者绳索担架；否则因处理不当，有可能造成伤病员的二次损伤，甚至有可能出现脊髓神经损伤，形成截瘫，造成无法挽回的后果。

交通事故的死亡者中，有60%~70%死于颅脑损伤，其中有一部分伤亡是急救不力造成的，因此，熟练妥当的头部外伤急救技能是很有必要的。

头部外伤是指头部受到外力作用后的损伤，可以是头皮损伤、颅骨损伤、脑组织损伤或三者的混合性损伤。头皮损伤一般包括头皮裂伤和挫伤，因为头部血管丰富，头皮损伤容易形成失血性休克，给予充分的包扎止血即可。颅骨损伤一般会发生颅骨骨折，包括线形骨折和粉碎性骨折。脑组织损伤后会出现脑挫裂伤以及颅内的血肿，包括脑内血肿、硬脑膜下血肿、硬脑膜外血肿。颅骨骨折和脑组织损伤容易出现头痛、头晕、恶心、呕吐等症状，严重者还可能出现神志不清，甚至截瘫。发现头部外伤的伤病员时，首先检查伤病员是否具有生命危险的状况，如果有生命危险，不要轻易挪动伤病员是重要的原则，尽量让伤病员处于侧卧、头后仰位，保证呼吸的通畅。如果头皮出血时，用纱布等直接压迫止血。如果头受伤后，有血液和脑脊液从鼻、耳等流出，一定要让伤病员平卧，患侧向下，即左侧耳、鼻流出脑脊液时左侧向下，右侧流时右侧向下，不可堵塞耳、鼻，以免引起颅内感染。如果喉、鼻等大量出血，要保持头侧位以防窒息。如果脑组织从伤口脱出，不能加压包扎，以免损伤脑组织，可以用消毒的容器扣于伤口处再包扎。如果伤病员只是出现头晕、头痛或者是短暂的神志不清，说明脑挫伤很轻微；如果出现瞳孔散大、偏瘫、昏迷等，是中度以上的脑挫伤。如果脑挫伤伤病员出现频繁呕吐、头痛剧烈、神志模糊等，说明颅内压很高，需要做紧急脱水治疗，立即送医院急救。

交通事故中由于乘客的位置关系不同，胸部创伤的比例也很高，胸部创伤占全部创伤的10%~25%，因为胸部有许多的重要脏器组织，如肺、心脏、大血管等，所以这也是交通事故重要死亡原因之一，其中25%的创伤死亡与胸部创伤有关。胸部创伤的主要临床表现为休克、呼吸困难、咯血等。休克常由伤病员胸部大出血或者是重要血管损伤后出现血胸引起；呼吸困难往往是由于气胸出现或者胸部大出血后压迫肺引起。肺撕裂伤及肺部血管损伤的伤病员常有咯血。

严重气胸是一种可以迅速使伤病员出现生命危险的一种紧急情况，需要紧急处理。通过查体对高度怀疑存在气胸的伤病员进行诊断性穿刺，以明确诊断。在急救现场迅速使用粗针头穿刺胸膜腔减压，并外接单向活瓣装置；在紧急时可在针尾端外接剪有小口的柔软塑料袋、气球等，使胸腔内高压气体容易排出体外，而外界空气不能进入胸腔。

血胸是道路交通事故中胸部创伤伤病员比较常见的疾病，血胸大多数源于胸部的损伤，如道路交通事故创伤后造成的肋骨骨折断端以及周围环境中的利器会插伤胸部的大血管而引起出血。当胸部的一些重要血管（如体循环动脉、心脏及肺门大血管）损伤后，可能会引起胸腔大量积血，并且会出现出血不止的情况。而当胸腔中的血液积聚后，随着胸腔内的血液增多，胸膜腔内的压力也逐渐增高，进而胸腔积血较多的一侧肺会被压瘪，甚至纵隔被推到健侧，导致健侧肺也受到压迫而产生呼吸困难。胸腔积血多的一侧还会随着积血的增多，而进一步压迫该侧的腔静脉，导致静脉回流心脏受阻，严重阻碍了伤病员维持生命体征的呼吸和循环。当肺组织裂伤引起出血时，由于循环压力比较低，出血一般可以自行停止；肺组织裂伤容易出现咯血，伤病员可因失血性休克在短期内死亡。血胸的主要体征是面色苍白，并且会出现呼吸困难的症状。有的伤病员还会因此出现感染等相关并发症，还有可能会并发失血性休克，伤病员的症状与血胸的出血量以及影响生命指征的严重程度有关。血胸伤病员的治疗原则是及时排出积血，促使肺复张，改善呼吸功能，并使用抗生素预防感染。通过胸腔穿刺或闭式胸腔引流术治疗血胸，辅以对其他症状的对症治疗，可以有效提高伤病员的生存率和生存质量。一般治疗周期为短期治疗。急救现场发现有血胸伤病员时，在采取一些紧急处理措施后，要紧急送往急救中心进一步救治。

腹部损伤一般分为开放性腹部损伤和闭合性腹部损伤，开放性腹部损伤一般又分为穿透伤和非穿透伤，闭合性腹部损伤又分为单纯腹壁伤和腹腔脏器伤（可合并其他损伤）。腹部损伤的临床表现：如发生实质性的器官损伤时，如肝、脾、肾、胰腺等或大血管损伤时，主要表现为腹腔内出血、伤病员面色苍白、血压下降、心率加快，严重时血压不稳定，甚至出现休克。早期需要及时送急救中心进行开腹探查、输血等积极治疗。开放性腹部损伤多伴有锐器的外伤病史，如果有腹内脏器暴露，急救现场需要用消毒的容器进行保护，再进一步包扎；需要手术探查时，根据探查的部位进行止血或者肠段切除术，预防腹腔内的感染及腹膜炎。腹部损伤的伤病员避免进食、饮水或用镇痛药。

脊柱骨折及四肢骨折也是交通事故中非常常见的损伤。交通事故是造成脊柱骨折的主要原因之一。而交通事故中常见的骨折类型为 Chance 骨折、骨折脱位、附件骨折。汽车安全带束于腰腹的位置是 Chance 骨折的典型发病机制，这时安全带会作为躯干屈曲的支点，躯干向前的惯性会引起一个向前的牵拉力，这个牵拉力可将锥体由后向前撕裂；骨折脱位后造成椎体的水平移动，脱位骨块容易进入脊髓腔，因此容易造成脊髓损伤；椎体的附件骨折多见于交通事故中的暴力冲击。颈段的脊柱损伤主要致伤原因也为交通事故，由于颈部肌群薄弱，也更容易出现颈椎的脊髓损伤。

在对脊柱骨折的伤病员进行搬运时，需要避免扭转和前屈伤病员的躯干和颈部，保持脊柱的伸直状态。在搬运过程中，需要多人参与，如头部牵引的急救人员、控制躯干在同一水平线的急救人员等。将伤病员放置到担架后，需要使用沙袋将伤病员头部固定。在伤病员转运的过程中，需要根据实际状况和转运工具的特点选择适当的转运工具，在转运期间需要确保脊柱轴线稳定，并且需要将伤病员固定在担架上，以保持伤病员的稳定性。在转运过程中，要注意观察伤病员的生命体征，避免出现意外事件。针对颈椎损伤的伤病员，应在搬运前就给伤病员使用颈托保护，在转运期间尽量避免颠簸，防止摇晃身体。

随着社会经济的不断发展，工业、农业、交通运输业等相关产业都有了长足的进步，这也导致了道路交通事故的发生大量增加，在道路交通事故中四肢骨折所占的比例也是最大的。由于骨折伤病员常伴有其他损伤，当发现其他致命损伤时应立即给予处理。针对四肢骨折，在急救现场要进行妥善固定，良好固定可以减轻伤病员的疼痛，降低伤病员出现休克的概率，减少因骨折移位而刺伤血管和神经的风险，减少出血和感染。现场急救固定大多使用简单的材料，如树枝、木杆、纸板等。现场的急救固定在缺乏固定材料时，也可以使用健侧的肢体对伤肢进行固定，这样可以起到临时固定骨折的作用。伤病员上肢骨折损伤的固定相较于下肢简单一些，当急救现场找不到临时固定的器具时，利用自己的肢体进行固定也有相当好的效果。

与上肢骨折相比下肢骨折的固定显得尤为重要，下肢骨折的固定形式也多种多样，其中也可以采取自体固定的方式，将伤肢的骨折固定于健侧的肢体上，当固定时首先要将受伤肢体牵拉起来，使用软性物体将伤肢与健肢隔离开来，避免相互摩擦挤压，随后使用绷带将两下肢绑到一起。当使用夹板固定时，需要使用足够长的木板或者扁担等进行临时固定，在骨骼突起的地方，用软性物体进行铺垫，然后用绷带将其与伤肢一起捆扎在一起。

道路交通事故不仅使伤病员机体遭受了严重的创伤，也承受着严重的心理创伤。因此，急救人员帮助伤病员改善心理的健康状况、提高患者对疾病以及自我定位的认识，减少伤病员的负面情绪，为伤病员的生活传递正能量和希望是尤为重要的。有时出现道路交通事故的严重创伤后，伤病员心理状态的坚强程度，往往更有助于伤病员的恢复。

在道路交通事故中的窒息主要是机械性窒息和中毒性窒息。窒息的主要表现为吸气性呼吸困难，轻度仍能呼气。伤病员一般会突然出现胸闷气短、精神紧张、烦躁不安、咳嗽、声音丧失、声音嘶哑、三凹征阳性等；血压先升高后降低，心脏跳动先增快后减慢，心律失常；严重时心跳和呼吸停止。出现窒息情况的伤病员在等待救护车的同时，需要采取以下急救措施，即协助伤病员身体前倾，使用手掌用力拍伤病员后背的中间部位。如果急救后伤病员的恢复效果不明显，救援者可站在伤病员的身后，用一只手的拳头抵住伤病员的腹背部，救援者的另一只手握住拳头，上下反复用力推进推出，重复5次，帮助伤病员进行呼吸。如果碰到异物堵住伤病员呼吸道的情况，伤病员也可以采取如下措施进行自救：找一个质硬的物体（如路边的建筑物），把自己的腹部抵在上边，随后用力挤压自己的腹部，促使卡在喉咙里的异物弹出。

第四节　医疗后送

在交通事故现场对伤病员进行现场救治后，为了能让绝大多数伤病员把损失低到最小，需要运送至后方医疗机构进一步救治，这一举措可使伤病员的死亡率降低，救治效果提高。

为了更好地找到或完成救治程序以改善伤病员的预后，在妥善实施转运前准备、将转运的指征以及风险充分评估后，确定出最佳的转运时间。

医疗后送的迅速实施需要遵循以下原则：①机动性原则，医疗后送过程中不能因为等待伤病员或交通工具而耽误时间；②连续性原则，在整个医疗后送过程中，需要全程持续管理；③合理性原则，在整个医疗后送过程中，合理规划医疗后送的资源和时间分配，尽可能以最大的效率完成医疗后送；④规范性原则，在整个医疗后送过程中，严格按照规范使用医疗设备及装备，实施医疗行为；⑤适应性原则，救助人员需要根据现场环境以及伤病员伤势的特点，针对伤病员转运的具体需要进行救治。参与医疗后送的救治人员需要达到一定的基本素养和救治要求：①一名医疗后送组组长、一名医师、一名护士，以及医疗后送过程中需要使用设备的操作人员，是医疗后送治疗组的重要组成部分。需要明确各个参与救治人员的职责，明确各个参与救治人员的分工。航空后送和水上后送的伤病员不能超过所配备医疗救护人员的4倍，参与这两种医疗后送方式的救护人员需要掌握一些航空或水上救护培训，以及一些物理常识。②交通事故现场的分析判断能力以及紧急的处理能力是紧急救护人员必备的素质，医疗后送团队也应该是多元化、多科室的不同专业技术人员共同组成的。③医疗后送中所需要的运送人员，需要明确自己的运送任务以及整个运输过程的交通状况。④网络、通信及数据管理等技术是医疗后送中的调度人员和通信人员需要具备的基本技能，一切以确保信息的准时、及时传送为目的。医疗后送中需要的救治设备应具备以下条件：①这些设备的优点包括灵活机动、使用实施迅速、救治能力强劲，以及不受外界环境因素的干扰等；②救治设备需要包含呼吸机、除颤仪、负压吸引器、担架、包扎及止血用品、颈托、监护仪、冷藏设备等，配套的设备不限于以上几种，设备的需求视具体情况而定；③每年都要对救治的物资设备进行检查，对过期和损坏的物资设备进行置换，出任务前也要对设备的性能进行检查。药品在医疗后送中的地位也是举足轻重的，需要具备以下条件：①药品应根据常见病的需要进行准备；②根据伤病员的伤情特点，增加相应的药物配给，如针对失血过多的伤病员，需要配备血液和胶体溶液等；③完善一些抢救用药，如肾上腺素、多巴胺等一些紧急情况需要的药物；④医疗后送前需要检查准备好的药物，及时补充消耗的药物；⑤高海拔（海拔＞3000m）的医疗后送需要配备抗缺氧的药物或者制氧设备。

医疗后送的基本原则是根据伤病员受伤情况，将伤病员分类别、分级别、分阶段地进行医疗后送，医疗后送的过程需要迅速且准确，以先重后轻为原则，降低伤病员的死伤率及致残率，提高伤病员的治愈率。

（一）医疗后送的转送时机

1. 10min内需要进行初步处置的伤病员是那些伤情比较紧急的伤病员，包括昏迷、心跳呼吸骤停、气道阻塞、大出血、肝脾破裂、严重休克、多发伤、出现严重感染或坏死及伴随肢体动脉搏动消失的伤病员等。通过紧急救治伤病员的伤情达到稳定状态后，第一时间进行优先后送。

2. 第二优先后送的伤病员主要包括可以延迟治疗或者是没有生命危险的伤病员。延迟治疗和专科专治需要在伤病员受伤 6h 内进行，这些伤病员主要包括骨折伴有血管损伤，而且血管损伤已经获得结扎的伤病员；出现中等及以下休克的伤病员；出现颅脑损伤但不伴有昏迷的伤病员；存在开放性损伤的伤病员；存在气胸但不伴有呼吸困难的伤病员；眼睛存在损伤的伤病员等。

3. 延迟后送（第三后送）的伤病员主要包括受伤轻微的伤病员。在道路交通事故中受伤后生理学上没有出现很大改变的伤病员，如只存在轻微骨折，而且这类骨折不造成脉搏的消失和肌肉软组织损伤的伤病员；出现轻度烧伤的伤病员；软组织损伤和出血不造成休克的伤病员等。

4. 第四后送的伤病员主要为可以保守治疗的伤病员，以及在道路交通事故中受到致命性损伤后必然会死亡的重症伤病员。主要包括出现严重脑外露的头部损伤、呼吸和心脏停止跳动已经超过 15min，以及进行了 30min 及以上心肺复苏后仍然没有恢复呼吸循环的伤病员等。

伤病员在等待后送期间发生病情变化，需要迅速准确地再次评估伤情变化并及时进行恰当的处置，如果伤病员病情变化后需要调整后送顺序的及时调整。伤病员在事发现场经过初步救治之后，在转运途中病情突然发生变化，出现生命体征、病情乃至神志方面的改变，需要及时采取有效措施尽快遏制伤病员病情异常情况，尽量减少致残率和死亡率。一般出现这种情况的原因如下。

（二）医疗后送过程中出现病情变化的原因

1. 缺乏院前急救知识，到现场后对伤病员未进行初步急救，抬上车就走，致使病情加重甚至死亡。

2. 救治人员没有把握好医疗后送的时机，病情不够稳定的伤病员就进行医疗后送，在医疗后送途中可能会出现病情恶化的情况。

3. 医疗后送前准备工作不完善。如骨折伤病员未经妥善固定，造成移位；转运中各种管道固定不牢，造成途中管道松脱或意外拔除等。

4. 医疗后送的过程中，一些必需的抢救设备缺失，因为设备条件的限制，病情较重伤病员在后送的过程中缺少了抢救的相关设备，如负压吸引设备、心电监护仪、除颤设备，以及呼吸机等，使得医疗后送途中的抢救变得很难实施。

5. 后送路径路况及救护车辆、驾驶员技术等方面不够熟悉。

（三）医疗后送途中出现病情恶化后的主要救护要点

1. 伤病员病情恶化，应立即短暂停车进行抢救。

2. 立即摆放适当体位，当伤病员昏迷，可以将伤病员的头偏向一侧，使伤病员处于平卧位，并且将伤病员的口鼻异物清理干净，保持呼吸道通畅；呼吸系统疾病伤病员应取半坐卧位；休克伤病员取仰卧中凹位等。

3. 给予抢救措施，如吸氧、吸痰、输液、用药、心肺复苏、气管插管、除颤、监护、导尿、止血、固定、使用约束带等，注意保持各种管道固定通畅。

4. 监测生命体征变化。医护分工明确，需要持续观察伤病员的神志是否清楚、呼吸道是否通畅、是否有自主呼吸、血压是否平稳且正常等情况，并根据伤病员相应的病情变化给予对症处理。

5. 启动绿色通道，向医院汇报伤病员病情，以利于医院做好接收准备，减少交接时间和环节，为伤病员救治赢得时机。

6. 与家属沟通，告知病情。

7. 在医疗后送的过程中，救援人员需要记录好伤病员的生命体征、抢救等相关情况，待到达医疗机构后，做详细完整的交接工作。

（四）医疗后送的转运方式

1. 航空后送 航空后送对所能运送的伤病员也有一定的要求，航空后送的伤病员一般已经进行过紧急处理，生命体征相对稳定。相反，以下交通事故中的伤病员不具备航空后送的条件：①伤病员存在生命体征不稳定的情况；②具有强烈传染病的伤病员，需要达到相应隔离要求的情况下才能获得航空后送，如果不能达到相应的隔离要求，则不能通过航空进行后送；③一些航空后送中特有的劣势，如高空的低气压、缺氧、较大的噪声等，可能会使伤病员的病情恶化，如气胸、失血过多造成的贫血、伤情导致的肺功能下降等；④受到轻微创伤的伤病员及保守治疗的伤病员须排除在外。

2. 陆地后送 陆地后送的伤病员需要具备以下条件：①陆地后送的伤病员一般要求后送的转送时间尽量小于 2h，并且是小批量的重症伤病员，其中包括通过紧急救治后病情达到相对稳定状态的第一优先医疗后送的伤病员及第二优先后送的伤病员；②陆地后送的伤病员也可以是不能耐受航空后送的一些劣势条件的伤病员；③经初步治疗可以耐受中长途转送的批量伤病员，由火车专列转送，包括初步处理后伤情达到相对稳定状态的第一优先后送伤病员、允许延迟治疗且无生命危险的伤病员、微创伤病员。陆地后送伤病员的相对禁忌证：①难以进行有效隔离的确定或可疑烈性传染病的伤病员；②紧急救治后伤情达到相对稳定状态，但耐受不了长距离转送的，如颈椎损伤伴高位截瘫等。

3. 水上后送 主要方式包括快艇、救护舰、船舶、游轮、医院船等。水上后送原则：①军地联合、互为补充、高度协同；根据灾难环境、水上条件、气象海况、装备性能和伤情伤势等诸多因素予以编成和调整。②单舰救治与编队批量救治相结合、海上救治与岸基救治相结合。③危重伤病员及特殊情况下台风等，充分发挥直升机、固定翼飞机的救护优势，减少水上换乘次数。

（五）医疗后送途中管理

伤病员在转送途中也需要科学的管理，首先救护人员要保持不间断的联络，以确保后送计划的顺利完成；救护人员要做好卫生部门、运输部门的准确衔接；救护人员要做好伤病员伤情的登记，为了确保信息的准确性，需要专人专记，内容包括一般情况信息（伤病员的姓名、性别、年龄等）、伤病员的阳性体征、诊断、针对病情的相应处置、生命体征等；重症伤病员每小时检测记录一次，无循环障碍的伤病员每 4h 检测记录一次，危重伤病员随时记录。

在伤病员的搬运过程中，需要依据医学搬运原则搬运伤病员：统一指挥，重症伤病员由担架自车（船）窗送进车（船）厢，骨盆骨折、脊柱骨折伤病员需要选择铲式担架，其他骨折伤病员选择硬担架；轻伤伤病员由护理人员协助上车。避免碰撞后引发二次损伤。

后送途中伤病员需要按伤情分区放置，妥善安置的一般原则：①车（船、机）厢的两头分别安排病情较轻的伤病员；需用担架伤病员安置在中间，按病种分类安置。②重症伤病员集中安置，接近医疗专家区域，以便及时观察处理伤情。③发热伤病员需仔细检查伤口情况，可疑特殊感染者立即临时隔离。

需要转运的伤病员在后送途中还需要采取合适的体位方式：①航空后送多采用头朝向机头方向，以增加回心血量，减轻呼吸肌的负荷；患有循环系统和呼吸系统疾病伤病员，头朝向机尾方向。②陆地、水上后送需头部朝向过道，以便医护人员观察病情。③昏迷伤病员应取侧卧位或平卧位头偏向一侧，防止误吸。④腹部伤病员应尽量取半坐位。

在后送途中及时准确地发现伤情变化，根据实际情况迅速调整救治措施，并做好医疗后送中伤病员及其家属的准备。

1. 向清醒伤病员及其家属说明后送的目的、方法及配合事项，鼓励伤病员及其家属积极参与转运。

2. 必要时建立有效的静脉通路，维持有效循环血量和保证治疗药物及时输注；休克伤病员给予早期液体复苏。

3. 身上安置有各种导管的伤病员，应先将各种导管和输液管妥善固定后再转运。

4. 外伤大出血伤病员应先止血再转运，否则可导致失血性休克甚至死亡。

5. 气道梗阻或呼吸衰竭的伤病员应该立即开放气道，进行呼吸支持，必要时建立高级气道或者进行气管切开。

6. 心跳、呼吸骤停的伤病员就地进行徒手心肺复苏后再转运，以免失去宝贵的抢救时间。

7. 骨折的伤病员应该给予固定制动，必要时镇静镇痛；骨折的伤病员需要合理地调节夹板的松紧度，防止出现骨筋膜室综合征或者缺血坏死；脊柱骨折伤病员应先进行初步固定后再转运，否则可引起瘫痪等严重的并发症。

8. 必须在保持患者呼吸道通畅和生命体征稳定的情况下方可转运。

9. 张力性气胸及心脏压塞者给予闭式引流等。

10. 为伤病员准备保暖用品。后送过程中需要保持伤病员的稳定性，减少途中颠簸而引起的振荡。怀疑颈部外伤的伤病员需要用颈托固定，四肢需用安全带系好。运送过程中需要妥善固定各种管道，确保呼吸道、静脉输液通路及各种引流管的通畅。救护人员到达急救中心后，需要妥善交接伤病员、后送文书及相应的医疗设备，清点药材、物品，补充消耗。

（六）医疗后送的信息管理原则

医疗后送需要妥善进行信息管理，基本原则：①时效性原则，掌握第一手和最新后送信息，避免信息采集的超前和滞后；②准确性原则，客观处理后送信息，不做人为的选择；③连续性原则，接收和移交伤病员时，信息要连贯通畅；④共享性原则，所有伤病员救治和后送信息将被记录并同步共享。

（王成龙　李连欣）

第13章 核和辐射事故

从1895年伦琴发现X射线到1896年贝克勒尔发现天然放射性现象，从1938年哈恩发现铀核裂变现象到1942年12月2日费米在美国芝加哥大学启动世界上第一座核反应堆，从1945年7月16日美国成功试爆了世界上第一颗原子弹宣告当今世界进入核武器时代到1954年6月27日苏联宣布建成了世界上第一座核电站，标志着人类和平利用核能成为现实，核科学技术对整个人类社会的进步与发展产生了深远影响。核科学技术作为20世纪人类最伟大的科技成就之一，已广泛应用于工业、农业、医疗、环保、安全等国民经济诸多领域。国际原子能机构（IAEA）曾指出，就核技术应用广度而言，只有现代电子学和信息技术可与之相提并论。

然而，核技术的广泛应用，既可造福人类，也可给人类造成危害，甚至灾难。2011年3月11日，日本东北太平洋地区发生里氏9.0级地震，造成东京电力公司在福岛的多座核电机组堆芯熔毁、氢气爆炸、核物质泄漏等灾难性后果。根据事故发生后向环境释放的辐射剂量，日本原子力安全保安院（NISA）将福岛核事故等级确定为核事故最高等级7级（特大事故），与1986年切尔诺贝利核电站事故同等级。时至今日，福岛核事故的影响仍在持续，特别是核污水排放入海方案仍然受到本国民众和邻国的密切关注。随着国际恐怖势力的日益猖獗，恐怖分子也可能通过袭击核设施，恶意利用放射性物质或射线装置等实施恐怖活动，引起公众恐慌和扰乱社会治安。世界各国都非常重视核事故和辐射事故的卫生应急处置。医学救援是核事故和辐射事故应急救援的重要组成部分，对于最大限度地减少事故造成的人员伤亡和社会影响、保障公众身体健康、维护社会稳定具有重要意义。

第一节 灾害的特点

一、突 发 性

核事故和辐射事故同其他灾害事故一样，往往突然发生。核事故一旦发生，其发展是迅速的。因此，事故发生后要迅速做出反应，才能快速、有效地开展应急处置。

二、释放的放射性核素种类多

核反应堆内产生的放射性核素有核裂变产生的核素、核燃料经核反应产生的超铀核素和受中子活化产生的放射性核素等，种类多，能量、半衰期不等。事故时释放的放射性核素组分，大致与被损坏的反应堆中所含成分相同。在核事故早期，主要是惰性气体和碘；在晚期主要是长寿命的核裂变产物，如^{90}Sr、^{137}Cs等。

三、放射性污染途径多

核事故发生后，有大量放射性物质释放到大气中，或漂浮于大气中成为放射性烟羽，或沉积于地面和物体表面、水源等中，造成放射性沾染。对人员造成的照射方式可以是全身或局部的外照射，也可能是吸入或食入造成甲状腺、肺或其他组织器官的内照射，以及沉积于体表、衣物上的放射性核素对皮肤的辐射损伤。辐射损伤程度取决于受照情况和不同核素的相对量。

四、影响范围广，涉及人数多，作用时间长

核事故，特别是在大量放射性物质释放情况下，由于放射性烟羽漂移，辐射影响的范围往往

较大，受照射的人数也较多。除核设施周围的居民外，在更远距离的人群，均有可能受到电离辐射的异常照射。1986 年 4 月 26 日，苏联发生的切尔诺贝利核电站事故，致使距核电站 30km 半径范围内的 11.5 万多民众被迫疏散，外泄的放射性尘埃随着大气飘散到苏联的西部地区、东欧地区、北欧的斯堪的纳维亚半岛。

核事故中释放的长寿命放射性核素，如 ^{90}Sr、^{137}Cs、^{239}Pu 等的半衰期长、作用时间长，从而使事故影响时间长。同时，辐射危害的远期效应，特别是致癌和遗传效应，要经过数十年甚至终身观察才能做出科学评价。因而，核事故的善后处理非短时间内可结束，有时需要几年、几十年甚至更长。苏联解体后独立的国家包括俄罗斯、白俄罗斯及乌克兰等每年仍然投入经费与人力致力于切尔诺贝利核电站事故的善后以及居民健康保健，因该事故而直接或间接死亡的人数难以估算，事故后的长期影响仍是个未知数。

五、社会心理影响大

由于历史上多次重大核事故所带来的灾难性危害，造成了极大的社会心理影响，社会公众对核辐射易形成错误的认识和判断，看待核问题易侧重于其破坏性和危害性。例如，2017 年中央广播电视总台"3·15晚会"上曝光某企业生产的食品产自日本核污染地区，随后引发公众舆论热潮，国内各大电商平台即刻下架相关产品，所涉企业也在官网向公众公开道歉，一时间核辐射污染产品成为公众广泛讨论的话题，在社会上引起了公众对核辐射的恐慌。公众缺乏核辐射知识，易相信流言、盲目从众，导致群体性恐慌，严重影响人们的心理与身体健康，可干扰、破坏正常的生产和生活秩序，如日本福岛核事故后引发的"抢盐热潮"。这些不良的社会心理效应可能比辐射本身导致的后果更严重。

六、辐射应急处理专业技术性强、投入力量大、持续时间长

发生核或辐射事故后，对环境进行连续、动态监测，对放射损伤及放射复合伤的防、诊、治和远期效应进行检查和评价，以及处理事件现场和消除放射性污染等工作较复杂，均需有专业人才、技术、药品和设备。因此，此类事故后的应急救援和善后处理往往投入较大、耗时较长，要动员各方面的人力、物力，甚至要全国范围或国际的合作。

第二节　医学救援的组织与实施

为迅速、有效、规范地开展核事故和辐射事故卫生应急工作，最大程度地减少事故造成的人员伤亡和社会影响，保障公众身体健康，维护社会稳定，2009 年 10 月 15 日卫生部（现国家卫生健康委员会）修订印发《卫生部核事故和辐射事故卫生应急预案》（卫应急发〔2009〕101 号）。核事故和辐射事故医学救援的组织与实施参照本应急预案。

一、核事故医学救援的组织与实施

（一）核事故分级

核事故是指核设施中发生的严重偏离运行工况的状态。在这种状态下，放射性物质的释放可能或已经失去应有的控制，达到不可接受的水平。根据核事故性质、严重程度及辐射后果、影响范围，核设施*核事故应急状态分为应急待命、厂房应急、场区应急、场外应急（总体应急），分

---

* 《中华人民共和国民用核设施安全监督管理条例》明确的核设施包括：①核动力厂（核电厂、核热电厂、核供汽供热厂等）；②核动力厂以外的其他反应堆（研究堆、实验堆、临界装置等）；③核燃料生产、加工、储存及后处理设施；④放射性废物的处理和处置设施；⑤其他需要严格监督管理的核设施。

别对应Ⅳ级响应、Ⅲ级响应、Ⅱ级响应、Ⅰ级响应。

1. 应急待命 出现可能危及核电厂安全的工况或事件的状态。宣布应急待命后，应迅速采取措施缓解后果和进行评价，加强营运单位的响应准备，并视情况加强地方政府的响应准备。

2. 厂房应急 放射性物质的释放已经或者可能即将发生，但实际的或者预期的辐射后果仅限于场区局部区域的状态。宣布厂房应急后，营运单位应迅速采取行动缓解事故后果和保护现场人员。

3. 场区应急 事故的辐射后果已经或者可能扩大到整个场区，但场区边界处的辐射水平没有或者预期不会达到干预水平的状态。宣布场区应急后，应迅速采取行动缓解事故后果和保护场区人员，并根据情况作好场外采取防护行动的准备。

4. 场外应急（总体应急） 事故的辐射后果已经或者预期可能超越场区边界，场外需要采取紧急防护行动的状态。宣布场外应急后，应迅速采取行动缓解事故后果，保护场区人员和受影响的公众。

（二）国家级卫生应急响应

1. 厂房应急状态 在厂房应急状态下，国家卫生健康委员会核事故和辐射事故应急办接到国家核应急办关于核事故的情况通知后，及时向国家卫生健康委员会核事故和辐射事故卫生应急领导小组有关领导报告，并通知国家卫生健康委员会核应急中心。国家卫生健康委员会核应急中心加强值班（电话24h值班）。各专业技术部进入待命状态，做好卫生应急准备，根据指令实施卫生应急。

2. 场区应急状态 在场区应急状态下，国家卫生健康委员会核事故和辐射事故应急办接到国家核应急办关于核事故的情况通知后，国家卫生健康委员会核和辐射应急办主任、国家卫生健康委员会核事故和辐射事故卫生应急领导小组有关领导进入国家卫生健康委员会核事故和辐射事故卫生应急指挥中心指导应急工作。国家卫生健康委员会核应急中心各专业技术部进入场区应急状态，做好卫生应急准备，根据指令实施卫生应急。国家卫生健康委员会核事故和辐射事故卫生应急领导小组及时向国家核事故应急协调委员会报告卫生应急准备和实施卫生应急的情况。

3. 场外应急（总体应急）状态 在场外应急（总体应急）状态下，国家卫生健康委员会核事故和辐射事故应急办接到国家核事故应急协调委员会关于核事故卫生应急的指令后，国家卫生健康委员会核事故和辐射事故卫生应急领导小组组长和有关人员进入国家卫生健康委员会核事故和辐射事故卫生应急指挥中心，指挥卫生应急行动。国家卫生健康委员会核应急中心各专业技术部进入场外应急状态，按照国家卫生健康委员会核事故和辐射事故应急办的指令实施卫生应急任务。国家卫生健康委员会核事故和辐射事故卫生应急领导小组及时向国家核事故应急协调委员会报告卫生应急的进展情况。

4. 卫生应急响应终止 核事故卫生应急工作完成，伤病员在指定医疗机构得到救治，国家卫生健康委员会核事故和辐射事故卫生应急领导小组可宣布核事故卫生应急响应终止，并将响应终止的信息和书面总结报告及时报国家核事故应急协调委员会。

（三）地方卫生应急响应

突发核事故，需要进行核事故卫生应急时，地方核事故卫生应急组织根据地方核事故应急组织或卫生部核事故卫生应急领导小组的指令，实施卫生应急，提出医疗救治和保护公众健康的措施和建议，做好核事故卫生应急工作，必要时可请求上级核事故卫生应急组织的支援。

1. 伤员分类 根据伤情、放射性污染和辐射照射情况对伤员进行初步分类。

2. 伤员救护 对危重伤病员进行紧急救护，非放射损伤人员和中度以下放射损伤人员送当地卫生行政部门指定的医疗机构救治，中度及以上放射损伤人员送省级卫生行政部门指定的医疗机构或核和辐射损伤救治基地救治。为避免继续受到辐射照射，应将伤员迅速撤离事故现场。

3. 受污染伤员处理 对可能和已经受到放射性污染的伤员进行放射性污染检测，对受污染伤员进行去污处理，防止污染扩散。

4. 受照剂量估算　收集可供估算人员受照剂量的生物样品和物品，对可能受到超过年剂量限值照射的人员进行辐射剂量估算。

5. 公众防护　根据需要发放和指导服用辐射防护药品，指导公众做好个人防护，开展心理效应防治；根据情况提出保护公众健康的措施建议。

6. 饮用水和食品的放射性监测　参与饮用水和食品的放射性监测，提出饮用水和食品能否饮用和食用的建议。

7. 卫生应急人员防护　卫生应急人员要做好个体防护，尽量减少受照剂量。

（四）卫生应急响应评估

1. 进程评估　针对核事故卫生应急响应过程的各个环节、处理措施的有效性和负面效应进行评估，对伤病员和公众健康的危害影响进行评估和预测，及时总结经验与教训，修订技术方案。

2. 终结评估　核事故卫生应急响应完成后，各相关部门应对卫生应急响应过程中的成功经验及时进行总结，针对出现的问题及薄弱环节加以改进，及时修改、完善核事故卫生应急预案，完善人才队伍和体系建设，不断提高核事故卫生应急能力。评估报告上报同级人民政府核事故应急组织和上级卫生行政部门。

二、辐射事故卫生应急响应

（一）辐射事故分级

辐射事故是指放射源丢失、被盗、失控，或因放射性同位素和射线装置失控导致人员受到意外的异常照射。根据辐射事故的性质、严重程度、可控性和影响范围等因素，将辐射事故的卫生应急响应分为特别重大辐射事故、重大辐射事故、较大辐射事故和一般辐射事故 4 个等级。

1. 特别重大辐射事故　是指 Ⅰ 类、Ⅱ 类放射源丢失、被盗、失控造成大范围严重辐射污染后果，或者放射性同位素和射线装置失控导致 3 人及以上受到全身照射剂量大于 8 戈瑞（Gy）。

2. 重大辐射事故　是指 Ⅰ 类、Ⅱ 类放射源丢失、被盗、失控，或者放射性同位素和射线装置失控导致 2 人及以下受到全身照射剂量大于 8 戈瑞（Gy）或者 10 人及以上急性重度放射病、局部器官残疾。

3. 较大辐射事故　是指 Ⅲ 类放射源丢失、被盗、失控，或者放射性同位素和射线装置失控导致 9 人及以下急性重度放射病、局部器官残疾。

4. 一般辐射事故　是指 Ⅳ 类、Ⅴ 类放射源丢失、被盗、失控，或者放射性同位素和射线装置失控导致人员受到超过年剂量限值的照射。

（二）辐射事故的报告

医疗机构或医师发现有患者出现典型急性放射病或放射性皮肤损伤症状时，医疗机构应在 2h 内向当地卫生行政部门报告。接到辐射事故报告的卫生行政部门，应在 2h 内向上一级卫生行政部门报告，直至省级卫生行政部门，同时向同级环境保护部门和公安部门通报，并将辐射事故信息报告同级人民政府；发生特别重大辐射事故时，应同时向国家卫生健康委员会报告。省级卫生行政部门接到辐射事故报告后，经初步判断，认为该辐射事故可能属于特别重大辐射事故和重大辐射事故时，应在 2h 内将辐射事故信息报告省级人民政府和国家卫生健康委员会，并及时通报省级环境保护部门和公安部门。

（三）辐射事故的卫生应急响应

辐射事故的卫生应急响应坚持属地为主的原则。特别重大辐射事故的卫生应急响应由国家卫生健康委员会组织实施，重大辐射事故、较大辐射事故和一般辐射事故的卫生应急响应由省级卫生行政部门组织实施。

1. 特别重大辐射事故的卫生应急响应 国家卫生健康委员会接到特别重大辐射事故的通报或报告中有人员受到放射损伤时，立即启动特别重大辐射事故卫生应急响应工作，并上报国务院应急办，同时通报生态环境部。国家卫生健康委员会核事故和辐射事故卫生应急领导小组组织专家组对损伤人员和救治情况进行综合评估，根据需要及时派专家或应急队伍赴事故现场开展卫生应急，开展医疗救治和公众防护工作。辐射事故发生地的省（自治区、直辖市）卫生行政部门在国家卫生健康委员会的指挥下，组织实施辐射事故卫生应急响应工作。

2. 重大辐射事故、较大辐射事故和一般辐射事故的卫生应急响应 省（自治区、直辖市）卫生行政部门接到重大辐射事故、较大辐射事故和一般辐射事故的通报、报告或指令，并存在人员受到超剂量照射时，组织实施辖区内的卫生应急工作，立即派遣卫生应急队伍赴事故现场开展现场处理和人员救护，必要时可请求国家卫生健康委员会支援。国家卫生健康委员会在接到支援请求后，国家卫生健康委员会核事故和辐射事故卫生应急领导小组组织实施卫生应急工作，根据需要及时派遣专家或应急队伍赴事故现场开展卫生应急。辐射事故发生地的市（地）、州和县级卫生行政部门在省（自治区、直辖市）卫生行政部门的指导下，组织实施辐射事故卫生应急工作。

（1）伤病员分类：根据伤情、放射性污染和辐射照射情况对伤病员进行初步分类。

（2）伤病员救护：对危重伤病员进行紧急救护，非放射损伤人员和中度以下放射损伤人员送当地卫生行政部门指定的医疗机构救治，中度及以上放射损伤人员送省级卫生行政部门指定的医疗机构救治。为避免继续受到辐射照射，应尽快将伤病员撤离事故现场。

（3）受污染人员处理：放射性污染事件中，对可能和已经受到放射性污染的人员进行放射性污染检测，对受污染人员进行去污处理，防止污染扩散。

（4）受照剂量估算：收集可供估算人员受照剂量的生物样品和物品，对可能受到超过年剂量限值照射的人员进行辐射剂量估算。

（5）公众防护：指导公众做好个人防护，开展心理效应防治；根据情况提出保护公众健康的措施建议。

（6）饮用水和食品的放射性监测：放射性污染事件中，参与饮用水和食品的放射性监测，提出饮用水和食品能否饮用和食用的建议。

（7）卫生应急人员防护：卫生应急人员要做好个体防护，尽量减少受照剂量。

（四）卫生应急响应终止

辐射事故的卫生应急工作完成，伤病员在医疗机构得到救治，国家卫生健康委员会核事故和辐射事故卫生应急领导小组可宣布特别重大辐射事故的卫生应急响应终止，并报国务院应急办公室备案，同时通报生态环境部；省（自治区、直辖市）卫生行政部门可宣布重大辐射事故、较大辐射事故和一般辐射事故的卫生应急响应终止，并报当地政府应急办公室备案，同时通报当地政府环保部门。辐射事故卫生应急响应终止后，组织和参与卫生应急响应的地方卫生行政部门在1个月内提交书面总结报告，报送上级卫生行政部门，抄送同级环境保护部门和公安部门。重大辐射事故和较大辐射事故的卫生应急响应总结报告上报国家卫生健康委员会。

（五）卫生应急响应评估

1. 进程评估 针对辐射事故卫生应急响应过程的各个环节、处理措施的有效性和负面效应进行评估，对伤病员和公众健康的危害影响进行评估和预测，及时总结经验与教训，修订技术方案。

2. 终结评估 辐射事故卫生应急响应完成后，各相关部门应对卫生应急响应过程中的成功经验及时进行总结，针对出现的问题及薄弱环节加以改进，及时修改、完善辐射事故卫生应急预案，完善人才队伍和体系建设，不断提高辐射事故卫生应急能力。评估报告上报本级人民政府应急办公室和上级卫生行政部门。

第三节 现场救治

一、基本原则

现场医疗救治遵循的原则是快速有效、保护救援者和被救援者，对危及生命的损伤优先救护。除了抢救生命的行动外，必须尽一切合理的努力，将救援人员受照剂量保持在100mSv以下；对于抢救生命的行动，应做出各种努力，将救援人员的受照剂量保持在500mSv以下，以防止确定性效应的发生。此外，当采取行动的救援人员受照剂量可能达到或超过500mSv时，只有在行动给他人带来的利益明显大于救援人员本人所承受的危险时，才应采取该行动。采取行动使救援人员所受的剂量可能超过50mSv时，采取这些行动的救援人员应是自愿的；应事先将采取行动所要面临的健康危险清楚而全面地通知救援人员，并应在实际可行的范围内，就需要采取的行动对他们进行特殊培训。

二、基本任务

1. 首先将伤病员撤离事件现场并进行相应的医学处理，对危重伤病员进行优先急救处理。

2. 依据早期症状和血液常规检查结果，初步估计人员受照剂量，设立临时分类站，进行初步分类诊断，必要时使用稳定性碘和（或）抗辐射药物。

3. 人员进行放射性污染检查和初步去污处理，并注意防止污染扩散，对开放性污染伤口去污后可酌情进行包扎。

4. 初步判断伤病员有无放射性核素内污染，必要时及早采取阻吸收和促排措施。

5. 收集、留取可供估计受照剂量的物品和生物样本。

6. 填好伤票或伤病员登记表，根据初步分类诊断，将各种急性放射病、放射复合伤和内污染人员，以及现场医疗单位不能处理的非放射损伤人员送至当地医疗救治单位；必要时将中度以上急性放射病、放射复合伤和严重内污染者直接送至专科医院。伤情危重不宜后送者可继续就地抢救，待伤情稳定后及时后送。

三、救治程序

（一）物资准备

一旦事件发生，救援人员应迅速做好个人防护，如穿戴防护服具、配备辐射剂量报警仪、酌情使用稳定性碘和抗辐射药物等，所需仪器设备、应急药物等见表13-1。根据地面照射量率和规定的应急照射水平，确定在污染区内的安全停留时间。

表 13-1 核事故和辐射事故辐射检测仪器、防护设备和应急药物

分类	序号	名称
辐射检测仪器及设备	1	X、γ射线巡测仪（防护水平）
	2	X、γ射线巡测仪（环境水平）
	3	α、β射线表面污染检测仪
	4	野外γ谱仪
	5	热释光剂量仪
	6	中子射线巡测仪
	7	数字式个人剂量计
	8	累积个人剂量计

续表

分类	序号	名称
放射防护用品	1	污染防护服
	2	带呼吸器的防护面具
	3	带滤膜的防护口罩
	4	防护靴、防护手套等
应急药物	1	放射损伤防治药，如500#、523片、408片、尼尔雌醇等
	2	放射性核素阻吸收药，如碘化钾片、氢氧化铝凝胶、普鲁士蓝、喷替酸钙钠（促排灵）、新促排灵、氢氯噻嗪（双氢克尿噻）等
	3	其他辅助治疗药，如艾司唑仑、消呕灵等
其他应急设备及物资	1	核辐射应急监测车
	2	放射源收储工具、设备或放射性物质回收车
	3	除污染洗消器械
	4	担架
	5	救护车

（二）现场抢救

为保护被救援者和救援者，若现场辐射水平较高，应首先将伤病员撤离事故现场，然后再进行相应的医学处理。实施抢救时，先根据伤病员的伤情做出初步（紧急）分类诊断。对危重伤病员应立即组织抢救，优先进行紧急处理，对估计受照剂量较大者应选用抗辐射药物。急救过程中，应着重注意以下几点。

1. 灭火 应帮助重度伤病员脱离现场和灭火，如脱去着火衣服、用雨衣覆灭等。告诉伤病员不要张口喊叫，防止呼吸道烧伤。

2. 止血 有出血者（内、外出血），要及时止血。

3. 固定 对伤病员的骨折要做到切实固定。

4. 包扎 一般创伤要及时包扎；烧伤一般不要包扎，保护创面，不要碰着；对污染创面在现场不能清洗，只能简单擦拭后包扎（敷料应统一处理）。

5. 抗休克 大出血、胸腹冲击伤、严重骨折，以及大面积中、重度的烧伤、冲击伤易发生休克，可给予镇静、镇痛药品，或用其他简易的防暑或保温方法进行防治，尽可能给予口服液体。输液时要做到"少量缓速"。

6. 防治窒息 严重呼吸道烧伤、肺水肿、泥沙阻塞上呼吸道的伤病员及昏迷伤病员出现舌后坠情况时，均可能发生窒息。应清除伤病员口腔内泥沙，采取半卧位姿势，牵舌引出，加以预防；已发生窒息者，要立即做气管切开，或用大号针头在环甲筋膜处刺入，以保持呼吸道畅通。

（三）现场分类

现场分类的目的是确定伤病员受损的种类和程度，以便及时对其进行合理的医疗救治，提高治愈率，减少伤残率。在核事故和辐射事故应急救援中，伤病员分类是医学救援的重要措施之一，其作用十分重要，应做好充分的人员和物资准备，保证分类工作能紧张、有序地进行。要求如下。

1. 首先检测有无放射性污染，快速准确判断伤情、伤类。

2. 分检出必须紧急救治的伤病员，优先进行紧急医学处理。

3. 评估体表、体内及创口放射性污染程度。

4. 根据伤情确定是否需要医疗后送、后送时机和地点。

5. 填写伤病员登记表。

（四）医学处理原则

我国对核事故时受照人员的救治实行三级医疗救治体系，对辐射事故时受照人员的救治实行两级医疗救治体系。对事故受照人员逐个登记并建立档案，除进行及时诊断和治疗外，还应根据其受照情况和损伤程度进行医学处理及相应的随访观察，以便及时发现可能出现的远期效应，达到早期诊断和治疗的目的。

1. 外照射事故受照人员

（1）可根据受照人员的初期症状、体征、外周血淋巴细胞绝对数和事故剂量重建计算机方法估算早期剂量，并参照其他物理剂量的估算结果，迅速做出病情的初步估计，见表 13-2。有条件者可进行外周血淋巴细胞染色体畸变分析（适用剂量范围为 0.1～5.0Gy）和淋巴细胞微核测定（适用剂量范围为 0.25～5.0Gy）等作进一步的生物学剂量估算。

表 13-2　小剂量外照射事故受照人员的早期临床表现与受照剂量的关系

受照剂量下限（Gy）	早期症状和血象变化
＜0.10	无症状，血象基本上在正常范围内波动
0.10～0.24	基本无症状，白细胞计数变化不明显，淋巴细胞计数可有暂时性下降
0.25～0.49	约有 2% 的人员有症状，白细胞、淋巴细胞计数略有减少
0.50～0.99	约有 5% 的人员有症状，白细胞、淋巴细胞和血小板计数轻度减少
≥1.00	多数人有症状，白细胞、淋巴细胞计数下降明显，血小板计数减少

（2）根据核事故与辐射事故的分级救治要求，进行分级救治。全身受照剂量小于 0.10Gy 者，可做一般医学检查，确定是否需要治疗；受照剂量 0.25～0.49Gy 者，应予以对症治疗；对受照剂量 0.50～0.99Gy 者，应住院观察，并给予及时治疗；受照剂量≥1.00Gy 者，必须住院严密观察和治疗；对受照剂量大于 2Gy 者，应送专科医院救治。

（3）外照射事故急性放射伤病员临床症状出现越早、越重、越多，表明病情越严重，因此可根据伤后初期的症状对急性放射病进行初步分类。根据受照剂量、主要受损器官和基本损伤、重要的临床表现和化验结果等，急性放射病分为 3 型：骨髓型、肠型和脑型急性放射病。

1）骨髓型急性放射病

骨髓型急性放射病的受照剂量范围为 1～10Gy，骨髓造血损伤是基本特征，主要临床表现为全血细胞减少、感染、出血和代谢紊乱。随着受照剂量增大，临床表现加重，死亡率增高，存活时间相应缩短，治疗措施也有差异。因此，又将骨髓型放射病分为轻度、中度、重度和极重度（表 13-3）。

表 13-3　骨髓型急性放射病分类

类型	受照剂量	临床表现
轻度	1～2Gy	伤病员症状不多且不严重，约有 1/3 的伤病员无明显症状；病程分期不明显。照射后头几天可有头昏、乏力、失眠、轻度恶心等症状，不发生呕吐、腹泻、脱发，无明显的感染和出血
中重度	2～4Gy（中度） 4～6Gy（重度）	两者临床经过相似，症状典型，只是病情严重程度有区别。临床过程可分为初期、假愈期、极期、恢复期。①初期（照射后当天至 4d）：指照射后出现症状至假愈期开始的一段时间，一般持续 3～5d。照射后 1～3h 伤病员可出现头昏、乏力、食欲减退、恶心呕吐等症状。有些伤病员还可出现心悸、失眠、体温升（38℃左右）等症状。②假愈期（照射后 5～25d）：此期伤病员除稍感疲乏外，其他症状均明显减退或消失，但造血损伤继续发展，病理变化还在进行，故称假愈期。外周血白细胞和血小板数呈进行性下降，重者下降较快。③极期（照射后 20～35d）：是各种症状明显出现的阶段。极期来临的先兆包括：伤病员全身状况再度变差，如

类型	受照剂量	临床表现
中重度	2～4Gy（中度） 4～6Gy（重度）	精神欠佳、食欲变差、出现脱发、皮肤黏膜出现小出血点；白细胞数<2×10⁹/L；血沉加快。若伤病员出现发热（感染）、明显出血、再度呕吐等，提示伤病员已进入极期。④恢复期（照射36～60d）：经治疗后，伤病员多可在照射后5～7周进入恢复期。随着造血逐渐恢复，症状渐减轻或消失，出血停止，体温渐正常，体温可增加。照射后2个月末，毛发开始再生。贫血和免疫功能恢复较慢，常需2～6个月。性腺恢复最慢，一般在受照1年开始缓慢恢复，两年后才可恢复生育功能。受照剂量在6Gy以上者，多终生不育
极重度	6～10Gy	极重度伤病员临床过程和主要症状与重度相似，其特点是临床表现更多、更重，症状出现早且持续时间久，进展快且分期不明显，预后不佳。其特点包括：①病程进展快，假愈期不明显。伤病员多在照射后1h内呕吐，呕吐次数较多。常见面部潮红或发热感。②造血损伤重，部分伤病员造血功能不能自身恢复。照射后数小时白细胞总数可升至10×10⁹/L以上，之后很快下降；照射后7～8d可降至1×10⁹/L以下，不出现一过性回升；照射后10d左右可降至0.5×10⁹/L以下，重者可降至0。③临床症状严重且发生早。伤病员在照射后1～2周即可进入极期，可出现全身衰竭，呕吐和腹泻较重，感染和出血表现明显加重，多发生真菌和病毒感染。④消化道症状明显，多见血性腹泻，但不出现水样便。常出现脱水、电解质紊乱和酸中毒。经造血细胞移植后，造血功能重建，但多因移植物抗宿主病或放射性间质性肺炎死亡。⑤治疗难度大，预后不良，目前尚无救治存活的极重度病例

2）肠型急性放射病

当机体受照剂量为10～50Gy时，可发生肠型急性放射病。由于受照剂量大，肠道损伤是基本特征，呕吐和血水样便为主要临床症状。该型伤病员发病急，病程短，临床分期不明显。伤病员在受照射后半小时内就发生频繁的呕吐，甚者呕吐胆汁；照射后5～8d出现严重腹泻，多为血水样便和血便，每日腹泻可达20～30次，腹泻物中常含有肠黏膜脱落物。伤病员因拒食和吐泻常发生脱水、电解质紊乱和酸中毒。此时伤病员造血功能损伤更加严重，已失去自身恢复的可能性。迄今，尚无肠型放射病经救治存活的病例。

3）脑型急性放射病

该型急性放射病是指机体受到50Gy以上照射后发生的以脑和中枢神经系统损伤为基本特征的极危重的急性放射病。其病情较肠型更为严重，发病迅猛，临床分期不明显，预后极差。主要临床表现有：严重呕吐、共济失调、肌张力增强、肢体抽动、眼球震颤、抽搐、低血压、全身衰竭等。伤病员多在两天内死亡。

（4）对伴有急性放射皮肤损伤的伤病员，立即脱离辐射源，有放射性核素皮肤沾染者予以洗消去污处理；对全身及局部吸收剂量进行测量、评估，保护创面，防止外伤和局部理化刺激。对合并危及生命的损伤（如休克、外伤、窒息和大出血），应首先抢救，维持生命。皮肤损伤面积较大、较深时，应给予全身治疗和相应护理措施。根据损伤深度、面积和患者全身情况，适时采取手术治疗和相应护理措施。

（5）对伴有放冲复合伤或放烧复合伤的伤病员，应根据《放烧复合伤诊断标准》（GBZ 103—2007）进行诊断和治疗。

2. 内照射事故受照人员　放射性核素可经呼吸道、消化道、皮肤伤口，甚至完好的皮肤进入体内造成内照射损伤，内照射放射患者应根据《内照射放射病诊断标准》诊断、治疗。内照射的判定可依据污染史（事故性质、事故现场放射性核素的种类、浓度及人体污染途径等），进行生物样品的放射性测定分析（如血、尿、便及其他内容物等）和全身或靶器官的体外放射性测量，用事故剂量重建计算机方法估算剂量，并结合临床表现等综合判定。

3. 放射性核素进入人体内的医学处理

（1）尽早清除初始进入部位的放射性核素，包括彻底洗消体表污染，防止污染物的扩散。疑有吸入时，应清拭鼻腔、含漱、祛痰，必要时使用局部血管收缩药。有摄入时，可催吐、洗胃、使用缓泻药和阻吸收药物。

（2）根据放射性核素的种类和摄入量，尽早选用相应药物进行促排治疗，见表13-4。有放射性碘进入体内时，服用稳定性碘；有氚进入体内时应大量饮水或补液。

表 13-4　放射性核素内污染医学处理药物

药物名称	用途	用法
吐根糖浆	催吐	服用 30ml，随后饮温水 500ml
阿扑吗啡	催吐	2～5mg，皮下注射
碘化钾	阻止碘甲状腺沉积	130mg，每日 1 次，连续服用不超过 10d
褐藻酸钠	阻止 Sr 吸收	首次服 3g+1g，每日 3 次，可连用 3～5d
硫酸钡	阻止 Sr 吸收	50～100g，服 1 次
普鲁士蓝	阻止 Cs 吸收	1g，每日 3 次，连用 5d 为一疗程。停 3d，可用 3～4 疗程
二乙撑三胺五乙酸（DTPA）	^{239}Pu、^{241}Am、^{147}Pm、U、Th	1g，溶于 500ml 生理盐水，静脉滴注，每日 1 次，连用 3d，停 4d 为一疗程
喹胺酸	促排 ^{144}Ce、^{147}Pm、^{239}Pu、^{234}Th、^{95}Zr、U 等	0.5g 溶于生理盐水，肌内注射，每日 2 次，连用 3d，停 4d 为一疗程
二巯基丁二酸钠	促排 ^{144}Ce、^{147}Pm、^{210}Po	1g 溶于 10ml 生理盐水，静脉注射，每日 2 次，连用 3d，停 4d 为一疗程
硫酸镁	腹泻	口服，成人 15g
氢氯噻嗪	促排	口服，25mg，每日 3 次，连用 2d，多饮茶水

4. 其他　对超过 5 个年摄入量限值（ALI）的放射性核素内照射人员，应进行医学观察及相应的治疗；超过 20 个 ALI 者属于严重内照射，应进行长期、严密的医学观察和积极治疗，并注意远期效应。

（五）污染的早期处理

存在于人体体表的放射性核素污染，原则上应尽快去除干净。但也不能过度实施去污程序，以免损伤体表，促进放射性核素吸收。尽可能现场就近处理，尽快脱去污染的衣物和鞋，并装入污染物品袋，以备详细测量。在去污过程中，污染衣物的脱放、去污剂的选取、污染人员的管理等一系列行为，要始终坚持着避免放射性核素进入体内和避免放射性核素播散到他人、他处的原则。在对污染人员分类救治时，体表污染 2 倍于天然本底者，应视为放射性核素污染人员，应进一步测量和去污处理。体表污染测量 10 倍于天然本底，或体表 γ 射线剂量率＞0.5Sv/h 者，为严重放射性核素污染人员，要给予快速去污处理。

1. 健康体表放射性核素污染的处理　要优先于严重放射性核素污染人员，优先处理人体孔腔（如眼、口、鼻等）处的污染。去污要遵循先低污染区，后高污染区和先上后下的顺序。要注意皮肤皱褶处和指甲缝处的去污。要用软毛刷认真、细致、轻柔地擦洗 3～5 次。尽可能用温热（＜40℃）的流动水冲洗去污。用香皂或中性肥皂/洗涤剂清洗的同时，尽早用效果更好的专用去污剂。眼和头面部污染，首先俯面用向上喷淋的流动水冲洗眼和头面部；继之，用生理盐水冲洗眼，然后用 3% 枸橼酸或 2% 碳酸氢钠冲漱口腔，必要时用 3% 过氧化氢溶液含漱，以冲洗咽喉部污染，最后用棉签擦拭鼻腔，必要时剪去鼻毛，向鼻腔喷洒血管收缩药，以减少放射性核素的吸收。

2. 创伤体表放射性核素污染的处理 对创面较脏或污染点小且明确的创伤，往往需要在局部麻醉下进行伤口清创，一是清除污染，二是清除异物、洁净伤口。对撕裂伤，则要清整伤口，清除破损组织。对深部刺破伤，并疑有残留物或严重残留污染，则需借助伤口探测仪在准确定位下实施手术。污染创伤的清创手术除遵循一般外科手术原则外，尚应遵循放射性污染手术的处理规则：在污染部位每进一刀，或更换刀片，或边测量污染水平边进行，以避免因手术器械导致污染的扩散。

（六）延迟处理

对不危及生命的伤病员可延迟处理，如经自救、互救和初步除污染后，应尽快使其离开现场，并到紧急分类站接受医学检查和处理。需紧急处理的伤病员意识、血压和血容量恢复和稳定后，及时去污处理。有手术指征的伤病员应尽快做早期外科处理，无手术指征的可按延迟处理伤病员的处理原则和程序继续治疗，具体如下。

1. 进入紧急分类站前，应对全部伤病员进行体表和创面放射性污染测量，若污染程度超过规定的控制水平，应及时去污直至达到或低于控制水平。

2. 根据具体情况，酌情给予稳定性碘或放射损伤防治药。

3. 询问病史时，要特别注意了解事故时伤病员所处的位置和条件（如有无屏蔽物、与辐射源的距离、在现场的停留时间、事故后的活动情况等）。注意有无听力减退、声音嘶哑、皮肤红斑、水肿、头痛、腹痛、腹泻、呕吐及其开始发生的时间和次数等。怀疑有冲击伤的伤病员，应进一步做 X 射线检查及血红蛋白、血清谷丙转氨酶和谷草转氨酶活性测定。有皮肤红斑、水肿的，除逐一记录出现的部位、开始时间和范围外，应尽量拍摄彩色照片，受照人员尽可能每隔 12～24h 查一次外周血白细胞计数及分类、网织红细胞和淋巴细胞绝对数。

4. 条件许可时，可抽取静脉血作淋巴细胞染色体培养，留尿样、鼻拭物和血液标本等作放射性测量；收集能用作估计伤病员受照剂量的物品（如个人剂量计）和资料（包括伤前健康检查资料）等，以备日后作进一步诊断的参考。

5. 伤病员人数较多时，临床症状轻微、白细胞无明显升高和白细胞分类无明显右移、淋巴细胞绝对值减少不明显的伤病员不一定收入医院观察，但须在伤后 1h、24h 和 48h 到门诊复查。临床症状特别是呕吐和皮肤红斑水肿较重、白细胞数明显升高和白细胞分类明显右移、淋巴细胞绝对值减少较明显的伤病员须住院治疗和观察，并应尽快后送到二级医疗救治单位。

6. 伤情严重、暂时无法后送的伤病员，继续抢救，待伤情稳定后再根据情况处理。条件许可时，伤情较重或伤情难以判断的伤病员也可送往上级医疗救治单位。

（七）对症处理

临床症状明显的伤病员可对症处理，但应尽量避免使用对淋巴细胞计数有影响的药物（如肾上腺皮质激素、放射损伤防治药及输血等）；如需使用，应采血后再用，防止对诊断指标的干扰。体内放射性污染超过规定限值时，应及时采取促排或阻吸收措施。

（八）加强心理辅导

伤病员很容易受来自外界暗示的影响，一个良性的暗示（能够很快好转）通常有利于伤病员的康复。短时间生理上的放松和休息对心理上的康复也有很好的作用。伤病员的恐惧和焦虑常常加重伤情，适当的情感发泄与康复过程密切相关。有利于伤病员重新获得正常的角色意识和消除自己是患者或伤病员的认识，重新建立与其他人的正常交流能力，对于伤病员恢复也极为重要。

第四节　医疗后送

一、基本原则

伤病员后送应坚持安全、迅速的原则。安全是指在后送过程中给予伤病员有效的医疗支持，同时不能由于后送造成危及生命的损伤；迅速是指在正确信息的有效指导下，使用最合适的后送工具，在最短的时间内将伤病员送到医院，并且在后送过程中不能对后送工具及人员造成二次污染。

二、适　应　证

（一）医疗后送适应证

1. 已经进行了较为彻底的全身及局部去除污染者。

2. 经过现场的救治措施暂无生命危险，但若不及时处理会出现病情转化或严重并发症者。

3. 经过现场救治措施后，仍然需要进行专科处理及进一步治疗的伤病员。有生命危险或严重并发症者，如已窒息者、有心跳呼吸停止危险者，以及休克伤病员等，宜立即抢救，待病情稳定后再后送。

4. 暂无生命危险，但若不及时处理会出现病情转化或严重并发症者。

5. 暂无明显损伤，但预期有迟发症状的伤病员，需要就地观察或转运。

（二）暂缓后送适应证

1. 推迟几小时救治无重大危险者或经对症处理后很快能得到恢复者。

2. 无明显损伤或能自行离开现场者。

3. 有歇斯底里等精神反应状态者，应立即给予照料，并与他人分开。

三、注意事项

1. 医务人员应在出发前详细了解前期抢救情况，并将全部临床资料（包括检查结果、留采的物品和采集的样本等）随伤病员一起后送。

2. 重度和重度以上损伤人员后送时，需有专人护送并注意防止休克。

3. 运送损伤人员的方式应当适合每个伤病员的具体情况。

4. 后送时应适当用床单或毯子包裹污染伤病员，以防污染扩散。

5. 后送中严密观察伤病员生命体征的改变，包括神志、血压、呼吸、心率、口唇颜色等。在后送中与清醒伤病员的语言交流，除能了解伤病员意识状态以外，还可以及时给予心理治疗，帮助缓解紧张情绪，有利于稳定伤病员生命体征。

6. 随时检查具体损伤和治疗措施的改变情况，如外伤包扎固定后有无继续出血、肢体肿胀改变及远端血供是否缺乏，以及脊柱固定有无松动、各种引流管是否通畅、输液管路是否安全可靠、氧气供应是否充足、仪器设备工作是否正常等。

7. 对发现的问题及时采取必要的处理和调整，维持伤病员在途中生命体征平稳。

8. 在严密监控下适当给予镇静或镇痛治疗，防止伤病员坠落或碰伤；适当保暖或降温，酌情添加补液或药品支持。

9. 对于有特殊需要的伤病员，采取防光、声刺激或颠簸等措施。

10. 必要时停车抢救。

第五节 灾后公共卫生管理

一、环境放射性污染监测

由于核爆炸落下的灰尘沉降范围很大，环境监测需要在较大范围内进行，需要对空中和地面各种环境介质进行监测，监测项目包括地面放射性沉降量、地面放射性微尘浓度、近地面空气放射性浓度及江河湖泊水、雨（雪）水等。较小的核事故和辐射事故影响范围小，经洗消后对周围环境影响小。

二、食品和饮用水放射性污染监测

对食品和饮用水进行辐射应急监测和评价，采取适当措施，保障公众的食品和饮水安全。对农作物、水产品、蔬菜和水产品样品的预处理，应当按照当地居民生活习惯选取可食部分制备样品进行分析。水样包括供水管线末梢水、自来水厂取水口和出厂水及农村居民饮水用浅水井、深水井等。

三、卫生防疫工作

发生核和辐射突发事件时，由于正常生产、生活可能受到某种程度的干扰，污染区的人员疏散或撤离，使人员流动、生活条件下降；同时，因精神紧张、疲劳等也可使机体免疫力降低，导致呼吸道、肠道传染病等易于扩散或流行。所以加强卫生防疫工作也是核事故和辐射事故时医学应急救援的一项重要任务。

四、过量受照人员医学观察

对事故中受到超过剂量限值照射的人员进行医学观察，目的在于了解辐射对人体健康的影响，可分为早期及远期随访观察。但应选择接受一定剂量照射的人群进行观察，以免造成人力、物力浪费或引起不良心理反应。

五、心理疏导

由于社会公众对核事故和辐射事故的危害特点和防护知识缺乏了解，容易"谈核色变"，产生严重的历史联想（如原子弹爆炸、切尔诺贝利核电站事故、日本福岛核电站事故等）。事件发生后，人们的心理反应主要是恐惧、焦虑，没有安全感，严重时影响健康甚至造成心身疾病，其负面影响可持续很长时间。因此，相关医疗机构和服务人员应早期介入心理疏导工作，同时加强核辐射防护的科普工作，使公众对核辐射有一个科学而全面的认识，从而减轻面对核辐射时的恐惧心理。

（夏志明）

第14章 航空医疗救援

第一节 国内外航空医疗救援现状

一、航空医疗救援概述

（一）航空医疗救援的概念

航空医疗救援是指利用航空器为院前急救、院间转运、应急救援和活动赛事等提供的紧急医疗服务及医疗救护，包含对伤病员的基本生命支持、监护、转运和救治；特殊血液和移植器官的转运；医护人员、医疗设备和特殊药品的快速转运等。航空医疗救援可以排除交通、地形和距离等对于地面救护车辆的限制，从而缩短转运时间，及时救治伤病员，减少伤病员的致残率和病死率。

（二）通用航空的概念

通用航空是指使用民用航空器从事公共航空运输以外的民用航空活动。通用航空业以通用航空飞行活动为核心，涵盖通用航空器研发制造、市场运营、综合保障，以及延伸服务等。通用航空包括医疗服务、公务航空、短途运输、应急救援、海洋监测等。

西方国家通用航空企业的飞速发展、通用机场及直升机停机坪的快速建设，为航空医疗救援的开展提供了重要基础保障；保险业与航空医疗救援的结合则进一步降低了使用价格；在发达的通航产业、专业的航空医疗设备设施、多元化的运营经费来源、具有专业医疗技术的航空医疗救援队伍等因素的支持下，航空医疗救援组织能实现常态化运营。航空医疗救援采用民用化、商业化的运营方式，使得航空医疗救援成为最高效的救援方式，不仅成为国家应急救援系统的重要组成部分，也是现代化医疗体系的重要组成部分，是民众生命和健康安全的重要保障。

（三）航空医疗救援体系

航空医疗救援体系是指与航空医疗救援工作相关的法律、法规、程序、标准、流程等，以及符合要求的组织、人员、航空器、设备等。大多数西方国家已建立标准化的航空医疗救援体系，形成了较为完善的航空医疗救援系统与相关法律法规。

航空医疗救援响应速度快、救援范围广、救援效果好、科技含量高、机动能力强。无论在抢险救灾还是常态下危重或意外急救，航空医疗救援都可以和地面救援形成有益补充，既可以作为迅速转移伤病员的交通工具，还可以作为及时抢救伤病员的飞行的急诊室或者重症监护病房。航空医疗救援、地面救护车医疗救援、铁路及水面医疗救援构成海陆空立体救援网络，各种交通方式间形成有效补充，实现救援范围无死角，减少救援时间，构建无缝式生命绿色救援体系，是我国航空医疗救援体系建设的必经之路。

航空医疗救援体系建设是一项复杂、庞大的系统工程，需要政府主导、军地融合、协作共享，并积极引导通航、医疗、保险等多方力量参与。我国航空医疗救援的发展落后于经济的发展水平，尚无完善的航空医疗救援服务体系。《国务院办公厅关于促进通用航空业发展的指导意见》《国家突发事件应急体系建设"十三五"规划》《院前医疗急救管理办法》等文件要求医疗机构完善航空医疗救援业务相关标准规范体系，提升航空医疗救援体系和能力建设，满足人民群众对优质航空医疗服务的迫切需要，促进我国通用航空业与航空医疗救援事业的融合发展。

（四）航空医疗救援的分类

航空医疗救援分为Ⅰ类医疗救援任务和Ⅱ类医疗救护服务。Ⅰ类航空医疗救援任务是指当突发事件时，需要配合地面医疗救援或地面医疗救援难以展开时，或紧急状态下执行特殊任务，通过航空器能够明显提高救援效率的，借助航空器快速投送专家、救援力量、设备物资到达现场、灾区，提供空中医疗紧急救援、伤病员快速转运。Ⅱ类航空医疗救护服务是指应用飞行器将伤病员快速转送至优质医疗资源目标医院进行接续治疗。换句话说，Ⅰ类医疗救援任务是政府责任，Ⅱ类医疗救护服务是市场行为，两者既有区分又有融合。根据航空飞行器类型，航空医疗救援主要分为直升机紧急医疗服务（helicopter emergency medical service，HEMS）和固定翼航空医疗救援（fixed wing air ambulance，FWAA）及无人机（unmanned aerial vehicles）救援。目前，国内外航空医疗救援大多采用以直升机为主、固定翼为辅的组合医疗救援模式。

（五）航空医疗救援的特点

应对突发事件、紧急情况，尤其是重大自然灾害，速度是实现救援效能的重要因素，患者在"黄金时间"得到救治，生存的可能性就越大，传统的陆地医疗救援模式不能满足救援需求。因此，直升机医疗救援是灾区救援、山区救援、林区救援、野外救援、离岛救援、高速公路救援和高层建筑救援的首选方式。直升机医疗救援具有独特的灾害响应能力，是急救医疗服务体系中不可缺少的一部分。固定翼航空医疗救援飞行半径长，机身空间较大，必要的医疗装备可改装固定于机舱内部。与直升机转运相比，固定翼飞机转运的速度通常更快，覆盖的服务范围较直升机大，长距离飞行任务的飞行成本远低于直升机。但是，固定翼飞机需要较长的起飞和着陆跑道，多数情况下需要其他交通工具从转诊医院将患者转运至机场。目前国内外航空医疗救援以直升机为主，固定翼飞机和其他飞行器为辅。

医疗救援直升机机型有单引擎直升机、轻型双引擎直升机、中型双引擎直升机和重型多引擎直升机。轻型双引擎机型主要包括H135、奥古斯塔109系列、贝尔429等，双引擎机型比单引擎机型能够携带更多燃料、设备、乘客。直升机的飞行半径通常在161～241km范围内，机身空间小，所携的医疗装备和药品有限。直升机的噪声、振动和湍流通常比救护车更严重，机组人员、医疗人员、清醒的患者需佩戴头戴式耳机，便于飞行交流、降低噪声干扰。直升机航空医疗救援机动性强，可实现点对点飞行，从而可最大限度缩短飞行距离，航空医疗转运较救护车地面转运更平稳、舒适、安全；航空医疗救援不受地面交通中断及堵塞、距离、地形等影响，能够更快速响应求救，节省运送时间，不仅可以为患者尤其是重病或重伤患者提供较高水平的医疗救护，而且能在最短时间将患者转运至医院，或将医师投送到患者身边。

直升机在急救和运送伤病员中的速度比救护车快3～5倍，固定翼飞机医疗后送速度比火车快4倍。英国一项研究发现，1架救护飞机的运营成本是一辆救护车成本的8倍，但其相应服务范围是救护车的17倍。美国创伤中心大约28%的伤病员通过直升机能够在60min内送达Ⅰ级、Ⅱ级创伤中心。有研究发现，经接受过航空医疗培训的医务人员从创伤现场用直升机转运的患者死亡率降低21%。汶川、玉树地震约有50%的伤病员是通过救援直升机进行医疗后送和救治，航空医疗救援速度快，可以极大地减少伤病员在运送途中所用的时间，有效提高突发事件医疗救援效率。

无人机是指由空气动力驱动并能够携带有效载荷的自主或远程控制的无人驾驶多用途飞机。联合国儿童基金会使用无人机向非洲HIV感染率最高的马拉维提供HIV检测试剂，从而大大地减少了该地区婴儿检测HIV的时间。院前急救可以使用无人机为院外心搏骤停患者提供自动体外除颤器（AED），减少院外心搏骤停患者的除颤时间，提高了患者的生存率。美国医疗系统联合航空专家开发远程医疗无人机，用来投放医疗包。医疗人员结合无人机技术进行远程医疗服务，在急救人员到达现场之前向患者提供救助和治疗是传统航空医疗的进一步延伸。

飞机造价昂贵，其飞行运营管理专业技术性需求高，相关人员如飞行员、机务保障人员、航空医疗救援人员的培训费、训练费、薪酬费、保险费昂贵；起降场所、设施建设要求高，固定翼飞机的起降机场与直升机起降机场的建设费用在数百万至数亿之间；飞行成本高，固定翼飞机的中程航线一般在 15 万元左右，以普通的直升机为例，不包括抢救费用，每小时的飞行成本为 2 万元左右。因此，航空医疗救援投入巨大，对专业化配套基础设施要求极高，成本也非常高。为更好地发展航空医疗救援，需要充分考虑航空医疗救援的巨大投入和较低的使用率，建立科学救援机制，合理配置救援资源，统筹调配救援力量，提高飞机的使用效率，最大程度地发挥最佳经济效益，才能避免运力不足或过剩，更好地满足人民群众多层次医疗服务需求。

二、国内外航空医疗救援现状

（一）美国航空医疗救援现状

美国于 1956 年颁布的《全国搜索救援计划》规定，美国空军救援协调中心协调政府、军方、各州搜救机构和拥有航空能力的企业，组织执行航空搜救。美国主要空中救援力量包括美国空军、海岸警卫队、航空警卫队、各州航空救援力量及其他社会力量等。20 世纪 70 年代初，美国开始使用直升机抢救并运送伤病员，可以从事故现场直接拨打免费电话请求空中救护或由急救中心决定是否采用空中救护。美国航空医疗救援服务非常发达，航空医疗区域网络有 300 余个救援中心、1000 余个救援点（包括固定翼飞机和直升机），采用固定翼飞机和直升机相结合的航空医疗救援模式。执行任务的航空医疗服务公司 24h 提供服务，能在 5min 内起飞，并配备 1 名医师、1 名护士，以及必备的航空医疗设备。在紧急情况下，不管伤病员有无支付能力，均进行空中运送。航空医疗救援体系覆盖全国 60% 的洲际公路网络，为全国 84.5% 的人口提供服务保障。美国约有 300 余家专业的航空医疗公司，可用于救援的直升机有近万架，每年进行 40 万架次直升机应急救援任务和 10 万～15 万架次固定翼飞机医疗转运，直接运营收入在 40 亿美元以上。航空医疗所需费用的来源主要有医疗保险（20%）、商业保险（35%），剩余费用的来源为政府提供部分资助、社会慈善捐赠、个人按需支付。

经过近几十年的发展，美国的航空医疗救援设施与设备非常先进，拥有先进专业化的医疗救援飞机，机上设有手术单元、危重患者加强护理单元、传染病隔离单元，具备在直升机上进行手术、救治危重患者的条件。机载医疗救援设备信息化程度高，已将夜视仪、增强视景系统、雷达测高仪、GPS 定位、卫星跟踪及直升机地形预警系统等高科技应用到直升机中，提高了直升机应急医疗救援的能力和效率。美国民用医疗直升机医疗人员一般由 1 名急救员和 1 名飞行护士组成，只有不到 5% 的直升机配备 1 名医师。获得资质认证的注册护士或急救员需通过航空医疗救援课程培训，才能参加直升机航空医疗救援工作。

（二）德国的航空医疗救援现状

德国的航空医疗救援系统由联邦政府国防部、军队、德国汽车协会（ADAC）和德国航空救援组织（DRF）等共同组成。航空医疗救援以直升机为主，有 49 个救援站，网络覆盖全国；其中 18 个救援站由德国政部的灾害防护署管辖，14 个救援站由 ADAC 下属空中救援公司管理，9 个救援站由德国武装部队管理，8 个救援站由一家私人公司经营。直升机服务范围是以医院为中心的 50km 半径的范围，15min 内国内任何一点均可得到紧急航空救援服务。

ADAC 的第一架救护直升机于 1970 年在慕尼黑开始投入运营，标志着德国正式开展航空医疗救援工作。德国航空救援组织（DRF）是一个民间非营利救援组织，1972 年建立了第一个配备医疗直升机的紧急呼叫服务基地。目前，DRF 已扩展至奥地利和意大利，有 42 个直升机紧急医疗服务（HEMS）基地，运营直升机 300 余架，其中德国本土有 28 个基地，救护直升机 50 多架，救护喷气机 4 架。DRF 成为德、奥、意三国的联合非营利性航空医疗救援组织，是目前欧洲规模最大、最现代化的平民航空医疗救援联盟。DRF 提供的服务分为一级救护和二级救护两种服务形式，一级救护服务是指将患者从急救现场转运至医院过程中的急救；二级救护则负责院间危重患者的转运，包括将国外的德国籍患者转运回国及人体器官的运送等服务。对于远距离和国际的急救和转运，DRF 紧急调度中心全程协调飞行航班安排和医疗支持。DRF 还参与突发自然灾害中的救援工作，配备了先进的急救设备、完善的后勤支持。德国的航空医疗直升机 24h 基地待命，可随时准备起飞执行院前现场急救和医院间转运伤病员的任务。

（三）英国的航空医疗救援现状

英国有伦敦空中急救中心和伯明翰空中急救中心两个空中急救中心。伦敦空中急救中心建立于 1990 年，24h 服务，主要任务是在自然灾害和意外事故中进行航空医疗救援，与地面急救中心形成立体救援网络体系。在收到救援请求时，直升机在 10min 内到达现场开展现场医疗救治及转运工作，并将患者运送到有救治能力和条件的医院进行救治；接收医院没有停机坪，可选择在就近的公共场所降落，再由救护车接收转运至医院。

英国的航空救援服务费主要由慈善机构资助。16 个慈善团体联合成立空中救援协会，拥有救护直升机 40 余架。慈善机构、急救医疗体系及保障机构共同建立了英国航空医疗救援网络。英国皇家空军的特种部队搜救队执行空中搜救服务，覆盖整个英国、塞浦路斯和福克兰群岛。

（四）日本的航空医疗救援现状

2007 年，日本颁布《使用直升机进行急救医疗特别措施法》，标志正式开始使用直升机执行急救任务。日本的急救医疗系统主要由初级、二级及三级急救医疗机构组成。三级急救医疗机构接收二级或初级急救医疗机构转送的危重患者，是急危重患者诊疗的高级急救医疗机构，24h 随时应诊。直升机医疗体系是三级急救医疗机构急救中心的一个重要组成部分。急救中心有专门的停机坪、技术装备、管理制度和运作制度。日本消防中心接到患者求救，派出救护车到现场，急救人员评估患者的状态后决定是否使用急救直升机；由消防中心向急救直升机的基地医院发出指示并告知患者的具体情况。急救直升机机组一般由 1 名飞行员、1 名急诊医师、1 名飞行护士和 1 名机械师组成。机械师负责协助医护人员搬运伤病员，在起飞前或着陆后负责对直升机进行安全检查；在飞行途中负责协助飞行员导航、障碍物监测，以及与地面接收人员沟通。救护车负责把患者转运至与消防中心约定的公园、学校操场等较宽阔的临时停机地点。如果附近没有事先指定的停机地点，消防中心可临时指定适合于停机的地点。

日本防灾直升机由各省市的消防部门管理，停放在消防中心的航空基地，发生灾害时进行空中救援；也负责运送交通事故中的患者或者需要及时接受治疗的危重症患者。多数防灾直升机上没有任何医疗设备，需要先飞往医院搭载医师、护士再飞往患者处。

（五）加拿大的航空医疗救援现状

加拿大安大略省空中救护服务公司（OAASC，2006 年更名为 Ornge）是唯一获得加拿大运输医学供应商认证委员会认证的航空医疗运输系统。Ornge 不隶属于加拿大紧急医疗救援体系，911 调度中心不能直接派遣，通过其专属的通信中心（OCC）派遣医疗急救任务，OCC 的呼叫号码不向社会公开，指挥调度员和医疗转运医师在调度中心 24h 工作。当现场及医疗机构需要航空医疗救援时，首先拨打加拿大法定急救号码即 911，911 根据情况将符合特定标准的患者信息转给 OCC。OCC 的医疗调度员经过专门的培训，通过急救飞机和急救车上的通信系统对转运任务及医疗人员进行调度、协调和指导。在 OCC 专门设置了一个大型灾难应急指挥中心（EOC），灾难时可以统一指挥当地航空医疗救援资源。Ornge 是北美最大的航空医疗救援组织之一，服务面积约 100 万 km^2，服务人口约 1300 万，并有 22 个专用基地。机构目前有 400 名雇员，包括急救医师、儿科急救医师、内科医师、教育及研究人员，同时拥有 11 架西科斯基 S76 型救护直升机和 4 架皮拉图斯 PC-12、10 架莱昂纳多 AW139 直升机。大城市以直升机救护为主，固定翼飞机主要负责长距离转运。急救直升机的着陆场所通常由消防部门决定，大多在公园、中小学校的操场、体育场等能够保证直升机安全着陆的场所。

（六）国际 SOS 航空医疗救援组织

国际 SOS 救援中心是一家专门提供国际化标准的健康关怀和紧急医疗救援的公司，有 27 个 24h 全年无休的援助中心，8 架覆盖全球范围的专属救援飞机，有强大的商业航空供应商网络与训练有素的飞行医疗团队。国际 SOS 有一套商业航空医疗救援体系，有 77 000 家认证供应商，包括医疗机构、航空资源、安全服务供应商等，其强大的全球救援网络，为客户提供最佳的航空医疗和安全服务。国际 SOS 不仅与国外著名保险公司合作，也与我国二十多家保险公司展开了业务合作。任何一位购买了含有国际 SOS 救援服务保险的人，都可以享受到专业、快速、周到的服务。国际 SOS 航空医疗救援体系独立于各国的航空医疗救援系统，且发展较为成熟，成为世界领先的航空医疗救援服务机构。

（七）我国航空医疗救援的发展现状

我国执行航空医疗救援的机构主要是军队、交通运输部救助打捞局、中国民用航空局、应急管理部等。我国对空域实行管制，重大灾害或紧急情况发生时，主要是依靠国家、政府和军队调配直升机，将直升机纳入救援体系的地区较少。因此，目前我国航空医疗救援的运行主要由政府与军方承担。汶川地震约有 50% 的伤病员是通过救援直升机转运和救治。巨大的灾害导致各种陆路交通中断甚至瘫痪，暴露出我国民用航空医疗救援资源的严重不足，突出了航空医疗救援体系建设的紧迫性与重要性。2019 年国家卫生健康委员会、中国民用航空局联合发布了《航空医疗救护联合试点工作实施方案》，山东省等 12 个省（市）开展航空医疗救护联合试点工作，北京大学人民医院、中日友好医院、青岛市急救中心等 71 家医院和急救中心成为航空医疗救护联合试点医疗机构。根据民航局运输司 2023 年发布的数据，我国目前拥有医疗救援飞机的通航企业 50 余家，总共拥有 5 架小型固定翼飞机和 300 余架直升机，年飞行时间约为 2166h，仅占我国通航飞行时间的 0.15%，直接运营收入不到 2 亿元。我国一些城市与机构探索使用直升机开展航空医疗救援服务，其中运作比较成功的是北京市红十字会"999"急救中心航空医疗救援、湖北亚心医院航空医疗救援和青岛市急救中心航空医疗救援。

1. 北京市红十字会"999"急救中心航空医疗救援　2014 年北京红十字会"999"引进多架航空医疗救援直升机和专业航空医疗救援固定翼飞机。引进的固定翼飞机配备世界先进的医疗救援设备，包括便携式呼吸机、心电监护除颤一体机、输液泵、微量泵、血气分析仪、供氧系统、担架床及自动担架升降系统；机上配备 7 套 ICU 抢救单元，可同时转运多名患者；另外还配备体外膜肺氧合（ECMO）系统、新生儿航空医疗转运保温箱、儿童专用呼吸机、血库、可供空地联通的机上 Wi-Fi 系统等专业医疗设备，获得欧洲航空安全局（EASA）和美国联邦航空管理局（FAA）、中国民用航空局（CAAC）适航认证，可执行从中国直飞欧洲、美洲等长航程救援任务，满足覆盖全球的航空医疗救援需求。北京市红十字会"999"急救中心航空医疗救援是拥有一支 100 人的专业化、专职化航空医疗救援队伍，其中 50% 骨干力量赴德国等进行专业培训，同时聘请国外救援机构专家对全体航空医疗队员定期进行培训。2014～2022 年，该航空医疗救援队已累计转运国内外患者 1000 余人，其中包括两名受伤的中国维和部队军人。

2. 青岛市急救中心航空医疗救援　青岛市急救中心以"120"急救的呼叫平台为依托，将两架 H135 直升机纳入院前急救网络，经评估符合直升机调派原则的急救类呼救由"120"调度员直接调派直升机进行救援，非急救类呼救交由非急救转运平台调派直升机进行救护转运。青岛市政府购买飞行服务为百姓提供应急救援和危急症的航空医疗救援服务，而非急救转运则是个人负担或商业运作。直升机急救单元由 1 名航务、2 名机务、机长、副驾驶、医师、护士组成。航务、机务等飞行人员由通航公司提供，医护人员由受过航空医疗培训的院前急救人员担任。机组实行机长负责制，执行任务时，由通航公司负责航线规划、航线申请、地面保障、航油保障，医护人员负责医疗救治。突发事件时，由急救中心协调应急、公安、消防、救援组织等救援力量相互配合，共同完成直升机立体救援。

青岛、潍坊、日照、烟台、威海五市急救中心发挥各自优势，建立胶东五市区域航空医疗救援网络，构建胶东五市重大交通事故或急危重症伤病员的胶东经济圈航空急救一体化。航空医疗救援信息互通共享机制，五市间直升机停机坪和临时起降点共享互通。五市 48 家地市级急救中心、医疗机构、通航公司、保险公司、专业救援团体等企事业单位、社会团体成立半岛航空医疗救援联盟，发挥区域联合技术资源优势，在航空医疗技术推广、标准制定、人才培养、科研协作、学术交流等领域开展了全方位合作，辐射带动整个山东半岛航空医疗事业健康有序发展。

3. 湖北亚心医院航空医疗救援 2021 年，湖北首家航空急救分中心落户武汉亚心医院。武汉亚心医院通过与"120"等公共应急平台的对接，建立 24h 航空救援服务体系，实现"网络化、常态化"的空、地一体的立体化救援。亚心医院已铺设 80 多家医院直升机起降点，直升机救援的辐射半径可达到 720km，基本上覆盖了湖北全省及周边省市范围。急症患者通过拨打"120"，即可获得专业医疗救援直升机转运服务，在"黄金时间"内入院治疗。直升机抵达亚心医院后，患者通过直升机专用梯送到外科手术室、介入导管室、ICU、急诊，进行优先抢救，保障生命安全。患者可以选择前往其他医院救治，如果患者选择的医院无停机坪，可以先停在亚心医院楼顶的停机坪，再由救护车转运。

航空医疗救援已成为现代化医疗体系中必不可少的组成部分。航空医疗专业水平，是一个城市乃至一个国家医疗水平的重要体现。我国的航空医疗救援建设存在体系不完善、规范和标准不一致、专业救援队伍不足、人员缺乏专业培训、专业基础设施不完备等问题；也未建立满足专业标准化需求的航空救援培训机构，与发达国家相比存在差距。借鉴发达国家的经验，探索建立一种符合我国国情的航空医疗救援体系，是我国航空医疗救援迅速发展的必然道路。

第二节 航空医疗救援人员及设备

一、航空医疗救援人员

航空医疗救援人员包括飞行机组人员、空中医务人员、运行控制人员、通信人员、地面急救人员、管理人员、规划监管人员、研发人员等。飞行机组人员包括飞行员和飞行协助人员（技术人员、维修人员等）。飞行员飞行时对航空器的运行和安全负直接和最终责任；空中医务人员必须是受过航空医疗救援相关专业培训并取得飞行资质的医务人员，一般包括医师、护士和其他医技人员；运行控制人员参与飞行前风险评估并监控飞行进程。欧美国家制定了航空医疗服务人员配置标准与指南。我国尚无航空医疗救援专业队伍统一配置标准、航空医疗救援专业培训及人员资质考核认证标准。

航空医疗救援的所有医务人员应取得执业资格及各类急救培训资质认证，依情况具备至少 3～5 年急诊科、重症监护室或院前急救等工作经验，且接受过航空医疗救援相关专业培训并获得飞行资质；同时具备良好的体能、心理素质、应变能力和高空适应能力，胜任在空中开展医疗救援服务。我国航空医疗救援医务人员配置大致可分为医-护组合、医-医组合和护-护组合 3 种类型。在实践中可按照病情等级配备空中医务人员：仅需基础生命支持的患者，医务人员配置可为单独 1 名医师、单独 1 名护士或医-护组合、护-护组合；要求高级生命支持的患者，航空医疗转运医务人员配置建议为医-护组合；重症监护患者，医务人员配置为医-护组合，优先配置重症医学科医师和护士，也可以为医-医组合；为特殊航空转运患者（如实施动脉气囊反搏术患者、实施体外膜肺氧合患者、新生儿及儿科患者等）、需要特殊护理的患者或特殊转运任务（如转运特殊血液、移植器官、传染病患者等）提供航空转运服务，医务人员的配置根据具体情况设定。传染病患者还应在降落点设置洗消员，转运任务结束后对航空器进行终末消毒。航空医疗救援医务人员的配置应该综合考虑患者人群、医务人员情况和转运航空器类型等多种因素，根据患者年龄、疾病类型、病情等级、不同呼救现场状况等因素调配不同类型的航空器和不同组合的航空救援医疗人员。

二、航空医疗救援装备

航空医疗救援装备是指必要、基本的抢救、诊断、治疗、监测、转运和防疫的单独或组合使用的仪器、设备、器具、材料或者其他物品。医疗救援装备应符合以下要求和配置原则：体积小、重量轻、装卸方便，具有抗噪、抗震、电磁兼容性强、低温低气压、操作性好等特点。航空医疗救援直升机应配有基本生命支持装备或高级生命支持装备，基本生命支持装备包括医用气体供应系统、气道管理系统、药材保障装备、骨折固定器材、检诊器材、药品等；可根据需要配置高级生命支持系统，包括医用气体供应系统、气道管理系统、药材保障装备、吸引器、呼吸机、心电监护仪、除颤仪、生命体征监测仪器、骨折固定器材、检诊器材、药品等。航空医疗救援服务的飞机可以按照医疗救援需求进行改装，医疗设备必须稳定固定在机舱内且能够正常运转，并保证输液、吸氧、电除颤、机械通气等能够正常实施，满足机上患者一般急救需要和专科救治的特殊需要。

航空医疗救援的机载设备如除颤监护一体机、呼吸机、微量泵等均向小型化、一体化、通用化和模块化方向发展，不但便于携带，而且可在几分钟之内完成加装，并能够满足心电监护、供氧等急救需要。航空医疗救援的机载及相关设备必须通过适航检测。

1. 除颤监护一体机 飞机空间较小，噪声较大，空中医务人员只有通过观察设备屏幕获得患者的生命体征。除颤监护一体机可以对危重患者提供持续不间断的全面监测。除了可以监控心跳、呼吸、血压、体温、血氧饱和度等生命体征参数，还可以进行除颤、心脏复律或起搏治疗。除颤监护一体机包括显示屏幕、患者体盒、除颤器/起搏器3个模块，可以分开携带，各个模块可以独立运行，在转运过程中仅携带所需功能模块。

2. 呼吸机 是航空医疗救援中必备的机载医疗设备。机载呼吸机小巧便携，集合多种功能模式，为不同病情的患者提供呼吸支持，视情况也用于婴儿和新生儿。机载呼吸机需能通过交流电供电并辅以备用电源（电池）驱动。在直升机上应用呼吸机后，应密切观察患者病情变化，评估是否适合执行航空转运任务。

3. 微量泵 由于飞机内空间狭小，加之持续振动，在空中开通输液通路的难度较大，需要提前在地面建立静脉通路。输液通路建立后，为精确控制输送药液的流速和流量，航空医疗救援中需配备微量泵。微量泵能对输液过程中出现的异常情况进行报警，同时及时自动切断输液通路。微量泵的应用有助于减轻医护工作强度，提高安全性、准确性和工作效率。

4. 胸外按压机 在航空救援中，通常不会转运已存在难治性心搏骤停的患者。但使用航空医疗救援的患者多病情较重，心搏骤停事件的发生不可避免。在抢救心搏骤停患者时，心肺复苏是治疗的基石。然而，在航空救援中，人工心肺复苏有很多局限性。首先，空间有限，空中医护人员难以保持标准的按压姿势，按压效果并不理想；其次，多数情况下，参与航空救援的医务人员仅有两人，连续的按压对操作者的体力也是巨大的考验；另外，为及时实施其他干预手段，提高复苏成功率，将有限的抢救力量集中到气管插管、药物复苏等高级生命支持中，是更明智的选择。此时胸外按压机能够提供高效、持续不间断的胸外按压，可以作为一种对人工心肺复苏的替代手段。

5. 医疗担架车 机载医疗担架车多是通过滑道上下飞机，必须稳定地固定在飞机地板上。担架车的靠背根据病情需要，角度可调；头枕可向下调整，以利于必要时充分开放气道。除具备普通转运担架的功能外，机载医疗担架车应该能携带除颤监护仪、呼吸机、微量泵、氧气瓶、吸引器等急救设备；所有设备在固定时应与患者保持同一水平面或低于患者。机载医疗担架车应与救护车上的担架车系统相匹配，尽量减少患者过床操作；机载担架车还应具备可控伸缩功能的带转轮折腿，减轻医务人员在转运患者时的劳动强度。

第三节　航空医疗救援服务

一、直升机医疗救援服务

使用直升机将患者从事发现场运送到医疗卫生机构审定合格或运营人预先检查过的起降场地（事故接应点），并在两个同类地点中（中间场所）进行运输，称为直升机医疗救援服务。直升机医疗救援服务包含与患者运送请求有关的所有航段，也包括非病患的外部接应和调机。往返于机场或已审定的直升机场的医疗救援运行与普通运行没有差异，但驾驶直升机往返于地势复杂或毫无准备的救护对象所在地需要仔细计划并考虑到多项风险因素。直升机医疗应急救援无须经局方（民航局、民航地区管理局及其派出机构）备案审定获取直升机医疗救援资格，但实施运行前需向局方备案。

二、飞行机组成员资格要求

机长至少具有 500h 直升机飞行经历，且担任机长至少 150h；具有至少 20h 按目视飞行规则夜间飞行的经历；对单人驾驶直升机，增派一名驾驶员作为观察员；夜间飞行或仪表飞行时，飞行机组成员应至少包括两名驾驶员，对于在恶劣天气（目视气象条件，但可能存在意外仪表气象条件）下按目视飞行规则飞行的，机长必须持有直升机仪表等级，且接受过脱离意外进入的仪表气象条件的训练，飞行机组还需要配备副驾驶。

三、直升机医疗救援服务训练要求

（一）驾驶员地面训练课程

课程主要内容包括风险分析程序、飞行区域介绍、飞行计划和最低天气标准、飞行机组职责、障碍物的识别与规避、航空器系统的变化等。驾驶员飞行训练通过使用飞行模拟机/训练器加强在仪表气象条件下，以及在单调光和其他特殊条件下的训练。直升机医疗救援飞行训练课程包括与指挥中心的相互配合、直升机起降场地的运行与程序、昼夜长途飞行、驾驶舱内外照明设备的使用、陆空通信及飞行机组/医护人员的通信程序等。直升机医疗救援的相关事故大多发生在夜间，飞行员应加强夜间模拟训练。

进行直升机医疗救援的驾驶员必须接受基本的仪表飞行技能训练，以便在意外进入仪表气象条件下恢复运行。意外进入仪表气象条件的训练确保在即使不断恶化的条件下也可安全着陆或启动应急操作。

（二）医护人员训练内容

机上医护人员在进行直升机医疗救援服务前，结合不同机型、不同运行环境和不同机组组成接受飞行安全和紧急程序方面的训练。医护人员在直升机上除提供医疗护理外，还要承担相应的飞行安全职责，包括对乘客进行安全检查和监督、无线电通信、搬运患者上下机等。医护人员训练的主要内容包括飞行的生理适应、患者的上下机、直升机内部和周边安全、飞行中的应急程序、应急着陆程序、应急撤离程序与飞行员的安全有效通信、医疗设备装卸及安全、医疗舱的清洁与消毒等。

（三）直升机性能与机载设备要求

直升机医疗救援使用的直升机应与其运行环境相匹配。运营人应当在实施运行前确定用于医疗救援的专用机载设备。运营人可以根据运行需要配置直升机医疗救援的设备。安装在直升机上的任何设备都应当符合相应适航审定要求。所有机上使用的设备应进行必要的固定，便携式医疗电子设备的电磁辐射水平应当符合航空安全的要求，机上使用的用于急救的医用氧气系统应当符合安全标准。

（四）运行要求

在野外起降地点起降前，需要对场地进行勘察或模拟分析，制订合适的起飞降落程序。运营人有责任为驾驶员提供支持。规模小的运行可以通过驾驶员与运行责任人之间直接沟通来实现上述职责，而规模较大的运营人可考虑建立指挥中心。运营人应当制定针对典型紧急情况的应急预案，对最低运行标准、起降场地、特殊条件下的运行，做出明确的规定。

四、直升机医疗转运

直升机医疗转运患者必须突出"快速反应、安全转运"两大特点。空中运输有其特定的条件，与地面救治又有紧密的连续性，因此，上机前要有充分的医疗准备，患者登机前要在地面尽可能完成所必需的医疗操作和治疗，使患者病情基本稳定，在转运途中进行维持医疗，尽量减少空中医疗护理操作。医护人员要明确转送的主要职责和任务，熟悉各种救治预案，使整个过程做到快速、安全、高效。

（一）直升机医疗转运的流程

1. 接受请求后应迅速联系飞行机组人员和医疗人员做好出发准备。

2. 联系接收医疗机构，并告知预计到达时间。

3. 协调联系各相关管理部门，申报飞行计划，并根据任务地区情况向飞行机组提供飞行情报。

4. 预计到达任务位置的时间，并通知请求方。

5. 执行航空医疗救护任务的医疗人员应根据转运前评估的情况，准备并检查任务所需相关的设备、药品及物品。

（二）直升机医疗转运的注意事项

1. 运送评估　运送前对患者的生命体征是否相对稳定、能否承受直升机救护、致病和致伤因素是否可逆、是否存在发生心搏骤停等危及生命的风险等情况进行评估。

2. 运送准备　告知患者或者其家属相关风险，签署接受航空医疗救护同意书；针对患者的具体情况采取相应的医疗处置措施，以适于航空器救护；搭乘航空器的家属应当具备相应的身体条件，并签署知情同意书；参与运送的医护人员应处于良好的体能状态，充分了解患者的病情，预判可能发生的意外情况及处理预案，掌握运送流程及制度，熟悉运送应急预案，建立与目标医院有效沟通联络渠道，检查机载医疗仪器设备状态。

3. 运送途中　严密观察患者的病情与生命体征，及时给予必要处理；确保抢救仪器设备处于正常状态，治疗干预措施有序进行；与目标医院保持联系，及时启动绿色通道，确保地空有效衔接。

由于受自然环境、气象条件、飞机性能、航空管制等诸多不确定因素的影响，航空医疗救援风险相对较大。服务的患者大多是急危重症患者，机舱空间狭小，救治条件有限，飞行过程中开展诊疗操作非常困难。因此航空医疗救护不是简单的"航空"+"医疗救护"，有自身的特殊性和专业性，对医护人员、运送过程、机载医疗设备、器械及药品等都有要求，必须加强医护人员培训与管理，规范开展医疗活动，切实保障运送患者的安全。

第四节　航空医疗救援转运实践与技能

危重症患者在航空转运过程中，需要持续监测生命体征，密切观察患者有无呼吸状态和血流动力学的变化，根据患者病情变化积极处理，并详细记录。在转运过程中注意各种管路安全，合理安排患者体位，妥善固定转运设备，正确使用安全带，及时处理航空外界环境变化对患者的影响，确保实施安全转运。

一、正确乘坐/离开直升机的方法

1. 登机/离机时远离直升机尾部，牢记直升机安全区域，给驾驶员登离机约定手势。

2. 接近或离开直升机时，保持屈膝蹲踞姿势。

3. 从侧方接近直升机，但绝不离开驾驶员的视线。许多直升机都由于起落架的设计，正前方的旋翼都有下沉。因此，应该从侧方接近，注意不要从尾部接近直升机，以防止尾桨的威胁。

4. 携带器械登机，器械要保持水平，不能高于腰部；器械绝不能向上笔直拿取或高于肩膀。

5. 抓紧帽子或其他易松的物品，如果帽子或其他物品被吹落，切勿去追或捡物品。

6. 如果眼睛被吹起的沙尘迷住了，用手挡住或斜视，以保护眼睛，请勿来回走动，蹲下或坐下等待援助。

二、患者登机前的准备

1. 患者教育，包括知情同意、飞行中可能出现的问题及解决办法、心理支持。

2. 做好患者符合航空环境要求的准备，如生理盐水替换气囊内空气等。

3. 担架稳定、安全固定在飞机上。

4. 做好管道、线路的安置与固定。

5. 再次医学评估。

6. 医疗文书的准备。

7. 空中所需的特殊药品、物资和器械等准备。

三、机上患者体位摆放原则

1. 常规取头朝向机头方向。

2. 根据患者病情需要摆放体位，如昏迷者取半俯卧位，防止呕吐物误吸窒息；胸、腹部伤者取半坐位，便于肺的扩张与呼吸，利于胸、腹腔内液体的引流与局限。

3. 脑水肿和容量过负荷患者，头部朝向机头方向；头部伤者抬高头部15°～30°，利于静脉回流和减轻脑水肿。

四、患者登机和离机的方法

1. 维持登机和离机现场的秩序，关键位置，如机头、机身两侧、机尾部，应有专人值守，未经许可，无关人员不得靠近飞机。

2. 按指定路线出入。

3. 车辆应沿机身左侧接近飞机，以距离直升机 7～10m 回形行车路线缓慢行进，禁止车辆在机翼下和距离少于 7～10m 的区域内行驶。

4. 禁止将静脉输液装置或其他物体高举过头，长物体应与地面平行。

五、转运前风险评估

转运前空中医师与患者的主治医师联系，确认转运患者身份、转运时间及地点，完成转运风险评估。

（一）基础医学评估

1. 呼吸系统

（1）一般呼吸情况：评估患者的呼吸频率、幅度及是否呼吸困难。

（2）气道检查：检查气道是否有阻力，妥善固定气管内置管。

（3）通气设备：主要是评估呼吸机工作情况、耗材准备及备用方案；是否行胃肠减压，防止呕吐误吸。

（4）其他：检查其他管道和设备的工作状态。

2. 心血管系统

（1）评估患者的心率、脉搏、血压，有条件时做心电图检查。

（2）评估包扎、止血效果是否有效。

（3）评估静脉通路是否通畅。

（4）评估心电监护设备导线与管路管理是否安全。

3. 中枢神经系统

（1）一般神经系统：评估患者意识水平、中枢和周围神经功能及运动、感觉、反射是否正常。

（2）进行格拉斯哥昏迷等级评分。

（3）妥善放置头颅、颈椎、胸椎和腰椎的固定装置。

（二）需要谨慎转运的病情

1. 各类严重外伤，全身状况极差、生命体征不稳定，随时可能发生死亡。

2. 颅脑损伤伴昏迷，呼吸节律不规则或脑脊液鼻漏或耳漏。

3. 颌面外伤，金属丝固定上下颌骨并伴有明显吞咽困难。

4. 外伤性气胸、血气胸伴有明显的呼吸功能障碍。

5. 外伤性大出血，血红蛋白在 60g/L 以下，休克症状明显。

6. 各系统严重疾病或患者正处于抢救状态及各种原因引起的机体严重功能障碍或衰竭，转运会使病情加重或恶化甚至危及生命的情况；处于抢救状态的休克、昏迷、窒息、癫痫、颅内压增高等；颅脑、腹部、眼球等脏器或组织损伤伴有积气的患者；腹部穿透伤未经处理，或腹部手术后不足 48h 的患者等。

7. 烈性传染病，按管制要求决策。

六、航空医疗转运中的病情监测

航空飞行中的病情观察、监护及各种医疗护理操作的内容和过程与在地面执行时没有本质的区别，但航空器飞行过程中受到噪声、振动、颠簸及灯光与空间环境等因素的影响，不但要面对常见的各种突发状况，还要克服颠簸、空间狭小、低气压、噪声等因素，防止误伤、自伤。因此，空中医疗人员要熟练掌握空中救护技术。

（一）机上沟通

由于受噪声、振动等多方面的影响，直升机上问诊常常很困难。通常要借助手势、询问牌甚至写字的方式，进行医患、医护，以及医师之间交流。

1. 询问牌　是一种用纸板、木板或有机玻璃板制作的圆盘，自圆心画出许多小格，根据机上常见症状及患者的一般要求，在每个小格中写上各种提示，如症状或其他生活要求等，医护人员可用来了解患者的要求和不适，达到问诊的目的。

2. 机上对话机　采用无线对话方式的近距离机舱内通话装置，较好地解决了机上医护人员之间和医患之间在噪声环境下的对话问题。

3. 手势　通过医-护、医-医、医护-机组人员之间约定手势，提示紧急操作和要求。

（二）生命体征的观察

1. 体温　异常体温可表现为发热和低体温。发热可分为低热（37～38℃）、中等热（38～39℃）、高热（39～40℃）、过高热（40℃以上）。体温低于正常称为低体温，可分为轻度（32～35℃）、中度（30～32℃）、重度（<30℃），致死体温为23～25℃。当体温>41℃时，可造成严重脑细胞损伤；低体温者极易出现恶性心律失常，故一旦发现高热综合征和低温综合征，应积极有效地处理，应用机载降温设备或通过物理方法降温，并加强监护。特别是昏迷者应注意排除高热综合征和低温综合征。机上体温可用红外线耳温枪来测量，或通过监护仪等设备监测体温。

2. 呼吸的观察　正常成人安静状态下呼吸频率为16～20次/分，节律规则，均匀无声且不费力。通常男性以腹式呼吸为主，女性以胸式呼吸为主。年龄越小，呼吸频率越快。体温升高或者在航空医疗救援/转运中随着海拔的增加，可使呼吸加深加快。由于受噪声、振动、空间狭小等因素影响，一般可采用观察胸廓起伏来评估是否有呼吸，通过监护仪呼吸末二氧化碳来监测呼吸情况。

3. 脉率的观察　由于机上噪声、振动、颠簸等因素的影响，测量脉搏或听诊心率非常困难，一般通过心电监护仪及指脉氧夹来监测脉率。通过监护仪监测可发现脉搏频率、节律的异常。若脉率在40次/分以下，应做好抢救准备。

4. 血压　休克、心力衰竭、血容量不足等均可影响动脉压。航空医疗救援/转运中采用多功能监护仪监测血压，对血流动力学不稳定者、需要严格控制血压者，可增加测量血压的次数，以指导及时调整血管活性药物的用量。

（三）病情的特殊观察

1. 中枢神经系统。意识障碍（disturbance of consciousness，DOC）是指人体对外界环境刺激缺乏反应的一种精神状态。应用格拉斯哥昏迷评分（GCS）计分法检查，可对患者的意识状态进行判断。正常人计分为15分，>8分预后较好，5～8分者预后较差，<5分者死亡率较高。

2. 患者带有胸腔闭式引流管时，还应观察引流液的颜色、性质、量等。

3. 腹部疾病患者，应观察腹部体征，如有无腹胀、腹痛，以及腹部压痛的部位、范围、程度等；观察手术后切口渗血、渗液情况；观察各种引流管的颜色、性质、量，保持各引流管引流通畅，妥善固定。

4. 气管插管及气管切开的患者，保持呼吸道通畅，按需吸痰，严格无菌操作；密切观察自主呼吸变化。

5. 血管伤及骨折行石膏固定的患者，应严密观察肢体肿胀及血液循环情况，如观察肢体的皮温、色泽、末梢循环及动脉搏动情况等。

（四）飞行中的监测和处置

1. 严密观察生命体征变化，特别是飞机起飞与降落阶段。

2. 做好气道管理，防止呕吐物或呼吸道分泌物阻塞气道，必要时在飞机起飞前进行一次辅助排痰或吸痰。

3. 对危及生命的情况，如心搏骤停、窒息、持续抽搐、休克等立即施救。

4. 妥善固定担架，注意防止夹板和颈托等滑脱，维护各类管路的固定与通畅。

5. 在起飞或降落时，嘱患者做吞咽动作以缓解中耳鼓室压力变化，做好必要的心理支持。

6. 及时填写医疗护理文书。

七、机械通气

机械通气是在患者自然通气和（或）氧合功能出现障碍时，运用器械（主要是呼吸机）使患者恢复有效通气并改善氧合的方法。根据是否建立人工气道分为有创机械通气与无创机械通气。有创机械通气指通过建立人工气道（经鼻或口气管插管、气管切开）进行机械通气的方式；无创机械通气是指无须建立人工气道（如气管插管）的机械通气方式。

（一）有创机械通气

1. 人机连接方式 包括气管插管和气管切开，气管插管有经口和经鼻插管两种途径。气管切开适用于需长期使用机械通气或头部外伤、上呼吸道狭窄或阻塞、解剖无效腔占潮气量比例较大而需要使用机械通气者。气管切开的缺点：①创伤较大，可发生切开感染；②操作复杂，不适用于急救；③对护理要求较高，且痊愈后颈部留有瘢痕，可造成气管狭窄。一般不作为机械通气的首选。

2. 通气模式 指呼吸机在每一个呼吸周期中气流发生的特点，主要体现在吸气触发的方式、吸-呼切换、潮气量的大小和流速波形。常用的通气模式：①持续指令通气（continuous mandatory ventilation，CMV），是指呼吸机完全替代患者自主呼吸的通气模式，包括容量控制和压力控制两种。②间歇指令通气（intermittent mandatory ventilation，IMV）和同步间歇指令通气（synchronized intermittent mandatory ventilation，SIMV）。IMV 指呼吸机按预设的呼吸频率给予 CMV，也允许患者进行自主呼吸，但由于呼吸机以固定的频率进行呼吸，因此可以影响患者的自主呼吸，出现人机对抗。SIMV 弥补了这一缺陷，即使呼吸机预设的呼吸频率由患者触发，若患者在预设的时间内没有出现吸气，则呼吸机按预设参数送气，增加了人机协调，在呼吸机提供的每次强制性通气之间允许患者进行自主呼吸。③压力支持通气，由患者自主呼吸触发，并决定呼吸频率和吸/呼（I/E）的通气模式。患者吸气达到触发标准后，呼吸机提供高速气流，用于有一定自主呼吸能力、呼吸中枢稳定的患者。④持续气道正压通气，吸气相和呼气相都保持相同水平正压。

3. 通气参数的设置 ①吸入氧浓度（fraction of inspired oxygen，FiO_2）：选择范围为 21%～100%。当 FiO_2 大于 50%，应警惕氧中毒。在保证氧合的前提下，尽量使用较低的 FiO_2。②潮气量（V_T）：一般选择 8～10ml/kg。③呼吸频率：一般选择 12～20 次/分。④吸/呼（I/E）：一般为 1/2。阻塞性通气障碍的患者可以延长呼气时间，即 I/E＜1/2，但 ARDS 患者可以加大 I/E。

4. 呼气末正压通气（PEEP） 为避免胸腔内压上升而致回心血量减少、心输出量下降，因此需选择使肺顺应性和氧运输达到最大、FiO_2 达到最低、对循环无不良影响的最小 PEEP 值。一般为 5～12cmH_2O。

5. 报警参数 设置报警参数可以保证呼吸机使用安全，常用的报警参数包括：①无呼吸报警：过了预设时间（通常 10～20s）而呼吸机未感知到呼吸时，无呼吸报警启动，可能情况有呼吸机管路脱开、气道或管道阻塞等需及时检查处理；②高呼吸。参数报警：当患者的呼吸参数超出了预设的最大值，报警启动。

6. 呼吸机监护与特别注意事项 ①上下坡时保持头高位，避免剧烈振荡；上飞机时保持头朝向飞机前；飞机上必须保证患者和呼吸机的固定可靠，减少意外损伤。②飞机上必须配备简易呼吸器和负压吸引装置，及时清除气道内分泌物，吸引频率根据分泌物的量决定。每次吸痰前后应给予高浓度氧气（FiO$_2$＞70%）吸入 2min，一次吸痰不超过 15s。③气管插管或气管切开套管要固定牢固，防止移位、脱出，记录气管插管的深度；随着飞行中气压的变化，气管插管的管道气囊也随之膨胀或萎缩，易引起气道黏膜长时间过度受压而坏死或者气道密闭性降低导致气管导管脱出，因此，飞行过程中应用生理盐水充囊。④定时检查呼吸机各项参数与要求设定的参数值是否相一致、各项报警参数的设置是否恰当、报警器是否处于开启状态。报警时及时分析报警原因并进行有效的处理。气道压力升高报警常见于咳嗽、咳痰过多或痰液黏稠阻塞气道，或输入气体管道扭曲、受压等；气道压力过低报警多与气体管道衔接不紧、气囊漏气或充盈不足有关。当患者的自主呼吸过快报警时，需及时处理，防止过度通气。

（二）无创机械通气

无创机械通气主要是气道内正压通气，又称无创正压通气（non-invasive postive pressure ventilation，NPPV），包括双水平气道正压通气（bilevel positive airway pressure ventilation，BiPAP）和持续气道正压（continuous positive airway pressure，CPAP）通气。

1.人机连接方法 包括鼻罩、口鼻面罩、全面罩、鼻囊管和接口器等。目前，鼻罩和口鼻面罩最常用。

2.通气模式 NPPV 常用的模式有 CPAP 和 BiPAP 两种，两种通气模式均可用于治疗Ⅰ型呼吸衰竭，Ⅱ型呼吸衰竭最常用的模式是 BiPAP。

3.通气参数的设置 无创呼吸机通气参数的设定通常以"患者可以耐受的最高吸气压"为原则，因此，CPAP 的压力应首先从低压开始，在 20～30min 内逐渐增加压力，并根据患者的感受调节到能够耐受的最高压力，这一过程称为参数的初始化和适应的过程。常用的参数设置：①潮气量为 6～12ml/kg；②呼吸频率为 16～30 次/分；③吸气量未自动调节或递减性，峰值为40～60ml/min（排除漏气量后）；④吸气时间为 0.8～1.2s；⑤吸气压力为 10～25cmH$_2$O；⑥ PEEP依患者情况而定（常用 4～5cmH$_2$O，Ⅰ型呼吸衰竭需增加）；⑦ CPAP 为 6～10cmH$_2$O。

4.呼吸机监护与特别注意事项 ①飞行途中注意监测患者的意识、生命体征、呼吸困难和呼吸窘迫的缓解情况、呼吸频率、脉搏血氧饱和度、面罩舒适程度和对呼吸机的依从性。如果患者的气促改善、呼吸频率减慢、血氧饱和度增加、心率改善表示治疗有效。②漏气是 NPPV 常见的问题，容易导致触发困难、人机不同步和气流过大，并使患者感到不舒服和影响治疗效果。上飞机后要检查是否存在漏气并及时调整面罩的位置和固定的张力，用鼻罩时使用下颌托协助口腔的封闭，可以避免明显的漏气。③胃胀气主要是由于反复吞气或上气道内压力超过食管、胃、贲门括约肌张力，使气体直接进入胃内所致。因此，在保证疗效的前提下应尽量避免吸气压力过高（保持吸气压力＜25cmH$_2$O）或患者上飞机之前留置胃管进行胃肠减压。

八、镇痛、镇静的管理

镇痛、镇静的目标是减轻患者的不适及疼痛。镇痛能够减轻疾病所导致的疼痛，改善吸痰、强迫体位等导致的不适感。在飞行过程中由于噪声、低气压、空气干燥、患者体位、疾病相关的原因易导致患者急性疼痛。镇痛、镇静是危重症患者航空医疗救援/转运治疗的重要组成部分。

常用的镇痛、镇静药有阿片类镇痛药、苯二氮䓬类（咪达唑仑）、丙泊酚、α2-肾上腺素受体激动剂（右美托咪定）、氯胺酮等。在飞行过程中实施镇痛、镇静治疗应注意观察呼吸与循环功能是否稳定；根据患者的病情与生命体征调整用药剂量与速度；镇痛药物常引起呕吐和胃排空延迟，同时抑制咽喉、气管、支气管神经反射，易导致呕吐、误吸，须做好处置预案。飞行医疗人员在飞行过程中应严密观察患者的生命体征，随时调整用药的剂量与速度。

（王君业）

参考文献

高甜, 刘思佳, 孙田静, 等. 2021. 航空医疗救援在院前急救中的现状与进展. 创伤外科杂志, 23(2): 145-147.

韩春茂, 王新刚. 2021.《国际烧伤协会烧伤救治实践指南》2018 版解读. 中华烧伤杂志, 37(2): 196-200.

航空医学救援医疗装备专家共识组. 2018. 航空医学救援医疗装备的专家共识. 中华急诊医学杂志, 27(2): 141-144.

侯世科, 樊毫军. 2019. 中国灾难医学高级教程. 武汉: 华中科技大学出版社.

黄彪, 李建国, 黄发贵. 2019. 多发伤的诊疗进展. 医学综述, 25(5): 973-977.

姜笃银, 贾珊珊, 王兴蕾. 2021. 烧伤治疗与创面修复. 中华损伤与修复杂志 (电子版), 16(4): 283-288.

李越, 张洁元, 李兵仓. 2023. 战创伤止血剂的研究现状与展望. 创伤外科杂志, 25(1): 16-21, 32.

李正赤, 沈彬, 黄进, 等. 2022. 国际应急医疗队 (第三类) 标准解读与建设经验. 成都: 四川大学出版社.

李宗浩. 2013. 紧急医学救援. 北京: 人民卫生出版社.

刘洪霞, 唐娜, 兰林, 等. 2021. 地震导致挤压伤/挤压综合征的临床诊治进展. 创伤外科杂志, 23(11): 871-874.

刘中民. 2021. 灾难医学. 2 版. 北京: 人民卫生出版社.

马岳峰, 何小军, 潘胜东, 等. 2018. 我国航空医学救援的现状与发展趋势. 中华急诊医学杂志, 27(8): 827-830.

毛书雷, 张元海, 吴军梅, 等. 2022. 氢氟酸烧伤救治研究进展. 中华烧伤与创面修复杂志, 38(9): 878-882.

苗丹民, 王家同. 临床心理学. 西安: 第四军医大学出版社.

上海市医学会, 上海市医学会灾难医学专科分会组. 2018. 城市防灾减灾与自救 (上). 上海: 上海科学技术出版社.

沈洪, 刘中民, 2018. 急诊与灾难医学. 3 版. 北京: 人民卫生出版社.

王慧, 范卢明, 刘文军, 等. 2019. 2016 年《ISBI 烧伤处理实践指南》解读. 护理研究, 2019, 33(5): 729-733.

王婉婷, 晏会, 董潇杨, 等. 2022. 中国国际应急医疗队 (四川) 参与联合国人道主义救援框架下全球应急演练的实践. 中华灾害救援医学, 10(4): 223-227.

卫生部卫生应急办公室. 2011. 突发中毒事件卫生应急预案及技术方案. 北京: 人民卫生出版社.

杨佳欣, 廖小利, 付熙, 等. 2021. 心理健康急救: 一项有效的公共卫生干预. 中国临床心理学杂志, 29(1): 209-213.

应急管理部化学品登记中心. 2020. 危险化学品事故应急处置与救援. 北京: 应急管理出版社.

岳茂兴, 王立祥. 2018. 灾害事故卫生应急救援与处置专家共识. 北京: 中华医学电子音像出版社.

张为, 赵晓东. 2019. 创伤失血性休克中的液体复苏. 中华急诊医学杂志, 28(2): 144-147.

钟斌, 田剑清. 2019. 我国航空医疗救援发展现状及策略. 中华灾害救援医学, 7(9): 531-535.

中国老年医学会烧创伤分会. 2018. 吸入性损伤临床诊疗全国专家共识 (2018 版). 中华烧伤杂志, 34(11): 770-775.

中国心胸血管麻醉学会急救与复苏分会, 中国心胸血管麻醉学会心肺复苏全国委员会, 中国医院协会急救中心 (站) 管理分会, 等. 2016. 淹溺急救专家共识. 中华急诊医学杂志, 25(12): 1230-1236.

中国研究型医院学会卫生应急学专业委员会, 中国中西医结合学会灾害医学专业委员会, 江苏省中西医结合学会灾害医学专业委员会. 2018. 批量复合伤伤员卫生应急救援处置原则与抢救程序专家共识 (2018). 中华卫生应急电子杂志, 4(1): 1-9.

中国医师协会创伤外科医师分会, 中华医学会创伤医学分会创伤急救与多发伤学组, 刘良明, 等. 2017. 创伤失血性休克早期救治规范. 创伤外科杂志, 19(12): 881-883, 891.

中国医师协会急诊分会, 中国人民解放军急救医学专业委员会, 中国人民解放军重症医学专业委员会, 等. 2017. 创伤失血性休克诊治中国急诊专家共识. 中华急诊医学杂志, 26(12): 1358-1365.

中国医药教育协会急诊专业委员会, 航空医学救援急诊专家共识组, 中国空中急救医院联盟. 2019. 航空医学救援医务人员培训的专家共识. 中华急诊医学杂志, 28(8): 948-951.

中国医药教育协会烧伤专业委员会. 2022. 冻伤早期的临床诊疗全国专家共识. 中华损伤与修复杂志 (电子版), 17(1): 1-6.

中华医学会急诊医学分会复苏学组, 成人体外心肺复苏专家共识组. 2018. 成人体外心肺复苏专家共识. 中华急诊医学杂志, 27(1): 22-29.

中华医学会眼科学分会角膜病学组. 2021. 中国眼烧伤临床诊疗专家共识 (2021 年). 中华眼科杂志, 57(4): 256-258.

中华医学会灾难医学分会, 中华预防医学会灾难预防医学分会, 中华医学会科学普及分会. 2018. 中国灾难应急医疗救援队伍建设专家共识 (2018). 中华卫生应急电子杂志年, 4(3): 129-130.

周开园, 袁家乐, 张建杰, 等. 2018. 国外直升机医疗救援体系发展现状及启示. 解放军医院管理杂志, 25(7): 674-678.

祝益民. 2020. 卫生应急预案与演练. 北京: 人民卫生出版社.

Chen Y, Hu H, Song C. 2021. Discussions about the predictor and outcome of transfusion therapy for earthquake patients. Prehosp Disaster Med, 36(5): 654-656.

Dalton HJ, Berg RA, Nadkarni VM, et al. 2021. Cardiopulmonary resuscitation and rescue therapies. Crit Care Med, 49(9): 1375-1388.

Hu H, Lai X, Tan C, et al. 2022. Factors associated with in-patient mortality in the rapid assessment of adult earthquake trauma patients. Prehosp Disaster Med, 37(3): 299-305.

Hu H, Liu Z, Li H. 2020. Teaching disaster medicine with a novel game-based computer application: a case study at Sichuan University. Disaster Med Public Health Prep, 16(2): 548-554.

Lin R, Lai E, Hu H. 2020. Discussions about the feasibility of using the pediatric physiological and anatomical triage score in earthquake pediatric patients. Prehosp Disaster Med, 35(2): 231-232.

Lott C, Truhlár A. 2021. Cardiac arrest in special circumstances. Curr Opin Crit Care, 27(6): 642-648.

Merchant RM, Topjian AA, Panchal AR, et al. 2020. Part 1: Executive summary: 2020 American heart association guidelines for cardiopulmonary resuscitation and emergency cardiovascular care. Circulation, 142(16_suppl_2): S337-S357.

Peng Y, Hu H. 2021. Assessment of earthquake casualties and comparison of accuracy of five injury triage methods: evidence from a retrospective study. BMJ Open, 11(10): e051802.

Teeter W, Haase D. 2020. Updates in traumatic cardiac arrest. Emerg Med Clin North Am, 38(4): 891-901.

Yoshino Y, Hashimoto A, Ikegami R, et al. 2020. Wound, pressure ulcer and burn guidelines -6: Guidelines for the management of burns, second edition. J Dermatol, 47(11): 1207-1235.